中西医结合糖尿病学

主　编　谢春光　陈　秋

副主编　龚光明　殷丽平

中国医药科技出版社

内容提要

本书共分十四章，从中西医结合角度，针对糖尿病基础知识，病因病机，诊断和辨证分型，糖尿病及并发症治疗与护理，特殊情况下管理以及糖尿病相关疾病等多方面内容进行了阐述，并结合中医治未病理论，针对糖尿病预防进行一定的阐述。本书可供内分泌科医务人员参考使用，也可供糖尿病患者及其家属参考使用。

图书在版编目（CIP）数据

中西医结合糖尿病学 / 谢春光，陈秋主编 . — 北京：中国医药科技出版社，2017.2

ISBN 978-7-5067-8859-5

Ⅰ . ①中… Ⅱ . ①谢… ②陈… Ⅲ . ①糖尿病 – 防治 Ⅳ . ① R256.23

中国版本图书馆 CIP 数据核字（2016）第 022491 号

美术编辑　陈君杞
版式设计　也　在

出版　中国医药科技出版社
地址　北京市海淀区文慧园北路甲 22 号
邮编　100082
电话　发行：010 – 62227427　　邮购：010 – 62236938
网址　www.cmstp.com
规格　710 × 1000mm $\frac{1}{16}$
印张　26 $\frac{1}{4}$
字数　382 千字
版次　2017 年 2 月第 1 版
印次　2017 年 2 月第 1 次印刷
印刷　三河市双峰印刷装订有限公司
经销　全国各地新华书店
书号　ISBN 978-7-5067-8859-5
定价　**58.00 元**

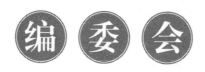

编委会

前　言

糖尿病是当前威胁全球人类健康的最为严重的非传染性疾病之一，是继心脑血管病、癌症之后严重威胁人类生命健康的疾病。近年来糖尿病的发病率无论在发达国家还是发展中国家，都呈上升趋势，根据国际糖尿病联盟（IDF）统计，2011 年全球糖尿病患者人数已达 3.7 亿，其中 80% 在发展中国家，估计到 2030 年全球将有近 5.5 亿糖尿病患者。2007-2008 年中华医学会糖尿病学分会在我国部分地区开展的糖尿病流行病学调查显示，在 20 岁以上的人群中，糖尿病患病率为 9.7%，2010 年的流行病学调查显示糖尿病患病率达到 11.6%。

目前糖尿病还不能根治，一旦患病，往往伴随终身。中医与西医作为两种不同的医学理论体系，其对人体的生理、疾病的病因病机、治疗方法均有较大的认识差异，然而中、西医在糖尿病治疗方面各有其优势与特色，充分发挥两种医学的优势，提高临床疗效，解除或缓解患者病痛，是医学服务于临床的最主要目标。中医无糖尿病的病名，但据目前文献考证，糖尿病应属于中医消渴病的范畴。早在 2000 多年前的《黄帝内经》一书中对"消渴"的病因病机，防治及预后进行了描述，后经不断发展，积累了防治"消渴"病的丰富经验。成都中医药大学附属医院作为国家中医临床（糖尿病）研究基地，国家中医药管理局中医内分泌病学重点学科、国家中医药管理局内分泌科重点专科，在糖尿病及其相关疾病的防治上，经张发荣、亓鲁光、谢春光、陈秋等多名中西医专家多年传承与发展研究，积累了丰富的经验与成果，为促进中西医防治糖尿病技术的发展与推广做出了突出的贡献。

本书共分十四章，从中西医结合角度，针对糖尿病及相关疾病病因、发病机制、诊断、治疗等内容进行了系统阐述及整理，中医药治疗部分介绍了成都中医药大学附属医院国家中医临床（糖尿病）研究基地，国家中医药管理局中医内分泌病学重点学科、国家中医药管理局内分泌科重点专科在糖尿病及其相关疾病防治成果。

在该书的撰写过程中，方威、雷星星、蔡报超等为本书的校稿和文献整理做出了贡献，在此一并致谢。同时由于时间的仓促，本书难免有疏漏之处，望广大读者与专家批评和指正。

编　者

2016 年 10 月

目　录

第一章　糖尿病学术发展史

第一节　糖尿病的概念与发病情况

糖尿病（diabetes mellitus，DM）是一组常见的以葡萄糖和脂肪代谢紊乱、血浆葡萄糖水平增高为特征的内分泌代谢性疾病。糖尿病的基本病理生理特征为绝对或相对胰岛素分泌不足伴或不伴胰高血糖素活性增高所引起的代谢紊乱，包括糖、蛋白质、脂肪、水及电解质等，严重时常导致酸碱平衡失常；其特征为高血糖、糖尿、葡萄糖耐量降低及胰岛素释放试验异常。临床上早期多无症状，至症状期才有多食、多饮、多尿、烦渴、易饥、消瘦或肥胖、疲乏无力等证候群，久病者常伴发心脑血管、肾、眼及神经等病变。严重病例或应激时可发生酮症酸中毒、高渗性昏迷、乳酸性酸中毒而威胁生命，常易并发细菌性感染、肺结核等。自从胰岛素及抗菌药物问世后，酮症及感染已少见，病死率明显下降。如能及早防治，严格和持久控制高血糖、高血压、高血脂可明显减少慢性并发症的发生。

当今世界，随着经济的高速发展和工业化进程的加速，人类健康面临非传染性疾病的威胁正日益增加，糖尿病患病率和糖尿病患者数量急剧上升。糖尿病及其并发症给人类健康和社会发展带来了严重的负担。根据国际糖尿病联盟（International Diabetes Federation，IDF）统计，2013 年全球 20~79 岁成年人中糖尿病患病率为 8.3%，患者人数已达 3.82 亿，其中 80% 在中等和低收入国家，并且在这些国家呈快速上升的趋势。估计到 2035 年全球将有近 5.92 亿人患糖尿病。当前在已经患糖尿病的人群中，约有 1.75 亿（46%）没有得到诊断。2013 年怀孕妇女有高血糖的人数为 2100 万，占全部当年产妇的 17%。2013 年全球共有 79000 名新的 1 型糖尿病患者得到诊断。2013 年全球共有 510 万人死于与糖尿病相关的疾病，占所有死亡人数的 8.39%，该年糖尿病的全球医疗花费达 5480 亿美元，占全球医疗支出的 11%。预计到 2035 年，与糖尿病相关的全球医疗花费将达到 6273 亿美元。糖尿病在中国和其他发展中国家中的快速增长，已经给这些国家的社会和经济发展带来了非常沉重的负担。在对各个国家和地区的发病率和发病趋势的估计中，中国 2013 年糖尿病的患病人数为 9840 万，居全球首位，其次是印度（6510 万）、美国（2440 万）、巴西（1190 万）、俄罗斯（1090万）。其他患病人数低于 1000 万且排在前十位的国家还包括墨西哥、印度尼西亚、德国、埃及和日本。IDF 估计，到 2035 年中国的糖尿病患病人数将达到1.43 亿，仍然居于全球首位。

糖尿病已不仅仅是发达国家的"富贵病"，包括中国在内的发展中国家已成为糖尿病的重灾区。近 30 年来，我国糖尿病患病率显著增加。1980 年全国 14省市 30 万人的流行病学资料显示，糖尿病的患病率为 0.67%。1994–1995 年进行了全国 19 省市 21 万人的糖尿病流行病学调查，25~64 岁人群的糖尿病患病率为 2.5%（人口标化率为 2.2%），糖耐量异常为 3.2%（人口标化率为 2.1%）。最近 10 年，糖尿病流行情况更为严重。2002 年全国营养调查的同时进行了糖尿病的流行情况调查。该调查利用空腹血糖 > 5.5mmol/L 作为筛选指标，高于此水平者进行口服葡萄糖耐量试验（OGTT）。18 岁以上的城市人口的糖尿病患病率为 4.5%，农村为 1.8%。城市中，年龄在 18~44 岁、45~59 岁及 60 岁以上人群的糖尿病患病率分别为 2.96%、4.41% 和 13.13%，而农村相应年龄段的患病率则分别为 1.95%、0.98% 和 7.78%。2007–2008 年，在中华医学会糖尿病学分会（CDS）的组织下，全国 14 个省市进行了糖尿病的流行病学调查。通过加权分析，考虑性别、年龄、城乡分布和地区差异的因素后，估计我国 20 岁以上成年人的糖尿病患病率为 9.7%，中国成年人糖尿病总数达 9240 万，其中农村约 4310万，城市约 4930 万。2010 年中国国家疾病控制中心和中华医学会内分泌学分会调查了中国 18 岁以上人群糖尿病的患病情况，应用世界卫生组织 1999 年的诊断标准显示糖尿病患病率为 9.7%，再次证实我国可能已成为世界上糖尿病患病人数最多的国家，若同时以糖化血红蛋白（HbA1c）≥ 6.5% 作为糖尿病诊断标准，则其患病率为 11.6%。需要指出的是，这几次调查的方法和诊断标准并不一致，如 1997 年后糖尿病诊断的空腹血糖切点从 ≥ 7.8mmol/L 改为 ≥ 7.0mmol/L。因此，如果采用最近的诊断标准，前几次的调查结果患病率是被低估的。在调查方法上，前 4 次调查都是通过筛选高危人群后再进行 OGTT 的，如 1980 年采用尿糖阳性加餐后 2 小时血糖进行 100g 葡萄糖的 OGTT 试验。1986 年和 1994 年的调查则是用 2 小时 PG 筛选高危人群，包括部分餐后 2 小时血糖相对正常者（餐后 2 小时血糖 ≥ 6.7mmol/L），2002 年则是用空腹血糖进行筛选的。筛选方法不同可能导致患病率估计的偏差，如尿糖敏感性低、用空腹血糖筛选可能遗漏空腹血糖正常的糖耐量异常或糖尿病人群；而用餐后 2 小时血糖筛选高危人群的方法，可能遗漏空腹血糖受损（IFG）的患者。而 2007-2008 年完成的全国糖尿病流行病学调查则是采用自然人群 OGTT 试验来调查糖尿病的患病率，可能更准确地反映了我国糖尿病和糖尿病前期的流行情况。HbA1c 本身作为糖尿病的诊断方法增加诊断的特异性，但降低敏感性。是否应该联合其与 OGTT 作为糖尿病及糖尿病前期的诊断方法（此方法诊断中国人糖尿病前期的患病率达 50%），需要更多的循证医学证据。目前，我们还缺乏有代表性的 1 型糖尿病患病率和发病率的研究。根据推算，我国糖尿病总体人群中 1 型糖尿病的比例应小于 5%。上述几次调查结果是糖尿病的总体情况，其中包括了 1 型糖尿病患者。

我国曾经进行过几次城市妊娠糖尿病的调查。一般先经过口服 50g OGTT 进行初次筛查，然后进行 75g OGTT。天津城区通过对近 1 万名妊娠女性进行筛查，显示妊娠糖尿病的患病率为 2.31%（世界卫生组织诊断标准）。2008 年对中国 18 个城市 16286 名妊娠女性的筛查结果表明，妊娠糖尿病的患病率为 4.3%［美国糖尿病学会（ADA）诊断标准］。高龄妊娠、糖尿病家族史、超重（或肥胖）是妊娠糖尿病的危险因素。反复阴道真菌感染、自然流产等与妊娠糖尿病也有关。但这些研究仅限于城市地区，只能代表城市的情况。

糖尿病的并发症分为微血管并发症和大血管并发症。糖尿病的并发症与很多因素有关，包括遗传、年龄、性别、血糖控制水平、糖尿病病程以及其他心血管危险因素等。CDS 糖尿病慢性并发症调查组报告，在三甲医院中住院的 2 型糖尿病患者并发症患病率分别为：高血压 34.2%、脑血管病 12.6%、心血管病 17.1%、下肢血管病 5.2%。防治心脑血管疾病所需的医疗支出，占糖尿病医疗费用的最主要部分。2010 年全世界 11.6% 的医疗卫生费用花费在防治糖尿病上，世界卫生组织估计 2005-2015 年中国由于糖尿病及相关心血管疾病导致的经济损失达 5577 亿美元。糖尿病的慢性血管并发症对患者的生命和生活质量威胁极大，给家庭以及患者个人带来了沉重的经济负担。因此，糖尿病及其并发症的防治刻不容缓。

第二节　西医对糖尿病的认识过程

西方国家关于糖尿病的记载，据传始于罗马帝国时期的 Aulus Cornelius（公元前 30 年 – 公元 50 年），他成为西方第一个对糖尿病的症状进行过描述记载的人。随后 Aretaeus（公元 30–90 年）作为西方记录糖尿病症状的第二人，最先将此病以希腊文命名为"diabetes"（尿病）。Claudius Galenus（公元 131–201 年）是西方记载"diabetes"的第三人。由于当时的历史原因及人们对糖尿病不正确的见解，从此以后在很长的一段时间内影响和延迟了糖尿病的认识和发展的进度。直到公元 1674 年，英国医生 Thomas Willis（1612–1675 年）才发现了糖尿病患者的尿"甜如蜜"。几十年以后，William Cullen（1709–1790 年）在"diabetes"一词后加用了一个形容词"mellitus"（甜），从此以后，本病即命名为"diabetes mellitus"（糖尿病）而一直沿用至今。西方关于尿甜的这个记录比中国晚了十几个世纪。由于中国长期处于封建社会的封闭状态，关于最早发现糖尿病"尿至甜"的理论只能在中医中间相互传播引证，而千余年以后才发现尿"甜如蜜"的英国人 Thomas Willis 却成为举世闻名的人物。

第三节　中医对糖尿病的认识过程

由于中国长期处于封建社会，受到当时文化思想、政治体制等诸多因素的影响，对于糖尿病的各种理论体系及防治论述只能在医者中传播引证，在相当长的一段时期中没能得到世界的关注。

中医医家通过中医医学独有的理论体系，在长期医疗诊治中，总结出中药、针灸、按摩、推拿、饮食、健身等防治糖尿病的经验方法，并且根据临床症状，将这种疾病命名为"消渴病"。《说文解字·病疏下》中言："消，欲饮也。"《广雅释诂》道："消，减也。"可见，"消渴"一词，不仅指口渴多饮，多食等症状，也说明其疾病可以导致人体消瘦、精气虚损等特点。

纵观中医学，消渴病之论述始于春秋战国时期，发展于唐宋，补充完善于明清，至于今日进入临床辨证论治与实验研究相结合的新时期。

一、肇始基源——春秋战国至东汉末年

公元前 500 年春秋战国时期，成书的古典医籍《黄帝内经》中，首次提出"消渴病"病名，并针对消渴病的症状、病因、病机、分类、预后等各方面进行了较为详细地论述，散在于 14 篇文章中。

在《内经》中，对于消渴病多饮、多食、多尿、形体消瘦有明确记载。《素问·气厥论》曰："肺消者，饮一溲二，死不治。"《灵枢·师传》谓："胃中热则消谷，令人悬心善饥。"《素问·奇病论》提出："此肥美之所发也，此人必数食甘美而多肥也，肥者令人内热，甘者令人中满，故其气上溢，转为消渴。"《内经》中根据病因病机及临床症状区别，将其分别论述为"膈消""消瘅""肺消""食㑊""消中"等 10 余种，如《素问·阴阳别论》言道："二阳结谓之消。"又如《素问·气厥论》云："大肠移热于胃，善食而消瘦，谓之食亦……心移热于肺，传为膈消。"《灵枢·五变》也有论述："皮肤薄而目坚固以深者，长冲直扬，其心刚，刚则多怒，怒则气上逆，胸中蓄积，血气逆流，腕皮充肌，血脉不行，转而为热，热则消肌肤，故为消瘅。"对于消渴病病因论述，《内经》将其总结为过食肥甘、情志失调、瘀血阻滞、五脏亏虚、外感六淫等因素。《灵枢·五变》说："余闻百病之始生也，皆生于风雨寒暑，外循毫毛而入腠理……为消瘅……五脏皆柔弱者，善病消瘅。"《素问·通评虚实论》中记载"消瘅……肥贵人，则膏粱之积也"提出肥胖体质之人与其发病有密切关系。同时《内经》各篇论述中，指出胃肠结热，上焦火盛，肺津灼伤，血瘀化热等为消渴之病机。针对病因病机，《内经》提出"治之以兰，除陈气也"，指出当用甘寒之品，生津止渴，同时禁食膏粱厚味、燥热伤津之品，如《素问·腹中论》言"热中消中，不可服高粱芳草石药"。并且，可以通过患者脉象判断疾病预后情况，如《素问·通评虚实论》记载"消瘅……脉实大，病久可治；脉悬小坚，病久不可治"。

西汉淳于意在"诊籍"中，有消渴病最早医案"肺消瘅"，详细描述发病因素、临床表现，治疗经过等，形象地记载了消渴重症患者"尸夺"——形体消瘦的典型症状，虽本书已佚，但可见于太史公马迁《史记·扁鹊仓公列传》有记载。东汉张仲景在《金匮要略》中，将消渴病通过脉症、证候与肺、胃、肾相联系，作为后世将消渴病进行"三消"分类的雏形。张仲景认为营卫气血虚竭、胃

热气盛、肾气虚弱为消渴病之病机，如"趺阳脉浮而数，浮即为气，数即为消谷而大坚，气盛则溲数……即为消渴"，"趺阳脉数，胃中有热，即消谷饮食，大便必坚，小便即数"等条文。张仲景首创白虎人参汤、肾气丸等，成为后世治疗消渴病基础方，如《金匮要略·消渴小便不利淋病》云："渴欲饮水，口干舌燥者，白虎加人参汤主之……男子消渴，小便反多，以饮一斗，小便一斗，肾气丸主之。"

二、启承发展——晋朝至唐代

东汉后，后世医家在《黄帝内经》和《金匮要略》基础上不断进行补充和完善。

晋代医家在多部论述中，从脉候的角度论述消渴病之轻重虚实及预后，以王叔和《脉经》为其代表。在《小品方》中，陈延之指出"食物皆消作小便而去，而渴不止"，提出消渴为内消之病。

隋代太医巢元方所著《诸病源候论》将消渴病分为"八候"：消渴候、消病候、大病后气虚候、渴利候、渴利后虚损候、渴利后发疮候、内消候、强中候。因自晋起，民风盛行服五石散等金石燥热之品，故巢元方在论著中指出久服五石散，肾阴被灼，服药者多现"食不厌多""食不畏多"等症，是为消渴病之病因。《诸病源候论》中首次阐述消渴病并发痈疽、水肿等并发症，如"其渴利虽瘥，热犹未尽，发于皮肤，皮肤先有风湿，湿热相搏，所以发脑疽背疮"所言，同时认识到适当运动对消渴病的益处，主张饭前"先行一百二十步，多者千步，然后食之"。

唐代涌现出许多医家，为推动消渴病研究做出了杰出贡献。孙思邈的《备急千金要方》创立清热泻火、生津止渴大法，所著中录"消渴门"共52方，所创玉泉丸、黄连丸、玉壶丸等名方沿用至今，所用之药以天花粉、麦冬、地黄、黄连等最多，对后世用药产生极大的指导意义。孙思邈作为提出消渴病应重视饮食防治的先驱，指出消渴病所慎有三"一饮酒，二房室，三咸食及面"。《千金方·消渴门》继承《内经》《金匮要略》《诸病源候论》等医理，做出进一步阐释及完善发展，不仅补充了"三多"症状，记述"呼吸少气，不得多语，心烦热，两脚酸"等精神恍惚诸证，认识到本病治愈较难，常易复发，提出"三焦猛热，五脏干燥"的燥热机制，均对后世消渴病燥热说有一定影响。唐代名医王焘根据隋朝甄立言《古今录验》所写"渴而饮水多，小便数，无脂，似麸片甜者，皆是消渴病也"，亲尝父亲小便，发现果然味甜。王焘将其发现与消渴病诊疗经验写入《外台秘要》一书，比英国 Thomas Willis 记录发现患者"尿甜"症状早 600余年。王焘在《外台秘要·消渴消中门》中，将消渴病分为三："一渴而饮水多，小便数，无脂似麸片甜者，此皆消渴病也；而吃食多，不甚渴，小便有油者，此消中病也；三渴而饮水不能多，但腿肿，脚先瘦小，阴痿弱，数小便者，此肾消病也"，将小便有无甜味作为是否治愈的标准，通过"以物推之"建立小便味甜的理论假说，与西医学认识较为相近。《外台秘要》共载方 47 首，药味近百味治疗消渴病及其并发症。

三、体系形成——宋、金、元时期

宋、金、元时期战乱较频，但社会经济发展却达到空前盛世，各民族之间、南北交流往来增多，中医学因此出现多种学派，呈现出"百家争鸣"态势，消渴病治疗的理论体系形成也得益于此。

北宋初期，朝廷官方修书《太平圣惠方》中将消渴病单独列为"三消论"一卷，明确提出"三消"一词："夫三消者，一名消渴；二名消中；三名消肾……一则饮水多而小便少者，消渴也；二则吃食多而饮水少，小便少赤黄者，消中也；三则饮水随饮便下，小便味甘而白浊，腰腿消瘦者，消肾也。"《圣惠方》中将消渴病分为 14 种症状进行论治，载方 177 首。自此以后，后世多数医家根据《圣惠方》中描述，分为上、中、下三消。北宋末期朝廷再次官修医书，在《圣济总录》中补充提出三消并非三种疾病，而是"基本为一，推其标有三"。"三消"之部位分发始见于南宋黎民寿《简验方·消渴》："若热气上腾，心虚受之，火气散漫而不收敛……名曰消渴，属于上焦，病在标也。若热蓄于中，脾虚受之……名曰消中，又曰脾消，属于中焦……若热伏于下焦，肾虚受之……名曰消肾，又曰急消，属于下焦，病在本也。"

金元时期，出现刘河间、李东垣、朱丹溪、张从正为首的四大医家分述消渴病病机及其治法。刘河间创立燥热病机说，所著《三消论》为三消燥热学说专著，认为"三消者燥热一也……上消者，上焦受病，又谓之膈消病也，多饮水而少食，大便如常，或小便清利，知其燥在上焦也，治宜利湿润燥。中消者，胃也，消而饮食多，小便黄，经曰'热能消谷'，知热在中，法宜下之，至不饮食则愈。肾消者，病在下焦，初发淋下如膏浊之状，致病成而面色黧黑，形瘦而耳焦，小便浊而有脂，治法宜养血以清肃，分其清浊而自愈也"。在治疗上，刘河间倡导除燥热而布津液，多用寒凉之剂，推崇白虎汤、承气汤等，所创宣明黄芪汤立意于补肺气而布津液。刘氏学说思想抓住"燥热""阴虚"病机，颇受后世推崇。在《三消论》基础上，李东垣进一步提出"津液不足，结而不润，皆燥热为病"，继承并发扬刘河间的学术思想，所著《兰室秘藏·消渴论》中创立生津甘露饮等新方，以清热润燥之法治疗消渴病。朱丹溪综合金元各家学说，创立"阳常有余，阴常不足"及"相火"理论，在《丹溪心法·消渴》中认为"肺为津液之脏，自上而下三焦脏腑节囿于天一真水之中"，故而治疗消渴病当以"养肺、降火、生血"为主要大法。在治疗药物选取上，朱丹溪指出当慎用辛燥之品，并言天花粉"乃消渴神药也"。同时，朱丹溪观察到消渴之人并发腹泻，提出"白术、白芍炒为末调服"，其叙述与现糖尿病合并自主神经病变相吻合。张从正也尊崇"火能消物"，在《子和医集》中提出："夫火甚于上，为隔膜之消；甚于中，为胃肠之消；甚于下，为膏液之消；甚于外，为肌肉之消……消之证不同，归之火则一也。"在这段时期各论著中，出现更多关于消渴病多种并发症的记载，如"消渴病病多传变……此病久不愈，能为水肿痈疽之病"（《圣济总录》）、"多变聋盲目疾"（《三消论》）、"足膝发恶疮，至死不救"（《卫生宝鉴》）、"上下齿皆麻，牙根强硬肿痛，四肢萎弱，前阴如冰，喜怒健忘"（《兰室秘藏》）等。至此，消渴病"三消"学说及"养阴清热"治法日趋完善，为后世奠定了从"清热""养阴"治疗消渴病的基础。

四、补充成熟——明、清时期

明、清两代，各医家在消渴病已形成的辨证论治体系上，做出不断补充与发展，开展了不同学派的学术争鸣。

明代楼英在《医学纲目》中确立酸甘养阴治疗消渴病，遵《内经》"虚则补其母，实则泻其子"之道。戴元礼在《证治要诀》记录"黄芪六一汤"加减治疗消渴病，将益气放在治疗首位。李梴传承朱丹溪的理论，在治法上以"至渴初宜养肺降心，久则滋肾养脾"为用，所著《医学入门》中提出"热在上焦……四物汤合生脉散加天花粉、地黄汁、藕汁、乳汁，酒客加葛汁"，"热在中焦……四物汤加黄柏、石膏、黄芩以降火，甚者调胃承气汤、三黄丸"，"热在下焦……四物加知母、黄柏、五味子、玄参"的用药之道，并赞"肾气丸为消渴良方也"。明代补肾学说较盛，在治疗消渴病体现出张仲景肾气丸治疗消渴病之思想，如薛己《薛氏医案》用加味八味丸治消渴。赵献可为主命门学说之代表，其学说倡导三消当以治肾为本，认为"治消之法，无分上中下，以治肾为急，为六味、八味及加减八味丸，随证而服，降其心火，滋其肾水"（《医贯·消渴论》）。因其学说治法中存用温补之品，故此"温补学说"的建立形成了与宋元医家"寒凉学说"争鸣的局面。此后又有张璐、喻昌、张景岳、陈修园等医师大家发展其观点。张景岳于《景岳全书·消渴论治》中论述消渴病当辨阴阳虚实，强调不可一概以"火证"而论，提出温补肾阳之治法。张景岳认为消渴乃肾气不足，元阳衰退，气不摄精所致，所用当"壮水养气，以左归饮、大补元煎之类主之"，若是火衰不能化气，而至于气虚不能化液，用者"当以右归饮、右归丸、八味地黄丸之类主之"。

清代医家在前人论述中，吸取精华，也提出论治新观点。郑钦安、黄坤载提出消渴病责之于肝，《医学真传·三消其于何因》云："消症生于厥阴风木主气，盖以厥阴下水而上火，风木相煽，故生消渴诸证。"费伯雄在《医醇滕义·三消》中补充化痰利湿治疗消渴之法。陈修园也根据脾"喜燥恶润"特性，在《医学实在易》中道"黄芪六一汤取气化为水之义……七味白术散，方中有藿木之香燥"，故而治疗不可忽视燥脾之药，一味使用滋润甘寒而生津液，实为"涸精液之源，而速其死也"。

五、传承创新——当代

当今中医学者在继承与发扬前人医家治疗消渴病经验的同时，也结合西医学技术与理论研究，不断总结观点，提出新的治疗理念。目前，中医学"消渴"实为两个方面：即狭义的消渴和广义的消渴。狭义消渴仅指"三多一少"为典型症状的一种疾病，相当于西医学糖尿病。广义消渴泛指包含"三多一少"症状的各种疾病，或为糖尿病本病，或为它病兼见，包含如尿崩症、部分甲状腺功能亢进症等疾病。在继承"清热养阴、滋阴降火、补肾益气、脾肾同补"等前人经验论述中，也不断提出"痰瘀、瘀血、气滞"等在消渴疾病及其并发症中的重要地位，并通过现代药理研究，将中药及其组方与氧化因子、炎症因子、胰岛素调节等影响相关联，共同指导临床用药。

第四节　糖尿病的中医药研究进展

现代中医学对糖尿病的辨证论治及用药组方，是在古代医家的经验中总结下来，并结合现代药理研究，从中药对于糖代谢、脂代谢、改善胰岛素抵抗、降低炎症因子水平表达，防治血管病变等研究中，已证实中药及其组方能够经千百年临床验证而传承，确有疗效。

一、单味中药使用及其现代药理研究

根据古人对于糖尿病病机的论述，将治疗糖尿病中药分为"滋阴类、清热类、除湿类、理血类、补气类、固涩类、温阳类、理气类"等。

滋阴类中药是治疗糖尿病最常用的一类药物，常以沙参、麦冬、天冬、石斛、地黄等为主。其根据五脏阴虚证候不同而各有所长，并随证配伍其他药物。现代药理研究发现，这类药物能显著改善患者内分泌功能，调节和促进糖、脂代谢。如麦冬的水醇提取物不仅能有降糖作用，而且能够促进胰岛素细胞恢复。此外，石斛煎剂在大鼠半乳糖性白内障试验中，发现能减少白内障形成，抑制白内障进一步发展，药理研究发现石斛能阻止晶状体中总脂类含量下降及总胆固醇的升高，以此抑制脂类过氧化并防止脂类过氧化的中间产物对晶状体的损害。

针对口渴多饮等"热症"，故而在治疗中采用清热降火类药物。此清热降火类药物又分为"清实热"和"清虚热"两大类药物。前者以黄连、黄芩、黄柏、石膏、知母、栀子、天花粉、桑白皮等为主，后者以鳖甲、地骨皮等为代表。在《新修本草》中谓黄连"疗渴为最"。现代药理表明黄连煎剂通过抑制糖异生和促进糖酵解作用，能显著降低血糖，同时可以降低血清胆固醇水平。在药理研究中显示鳖甲能抑制结缔组织增生，鳖甲胶能消除蛋白尿，在糖尿病肾病中有一定的疗效。

人参作为补气类中药的代表，大补元气，可用于气虚诸证，故而研究人参药理作用的现代文献报道诸多。人参皂苷及多糖提取物不仅能显著减低血糖，同时能增加胰岛素分泌及增加组织对于胰岛素的敏感性，并且可以使总胆固醇和低密度脂蛋白水平明显下降。

现代研究表明，随着糖尿病发生发展及并发症的出现，患者的血管病变越发严重。理血类中药，以活血化瘀类为治疗此症的代表用药，如川芎、丹参、水蛭、红花、牛膝等。而血瘀生热或者因火热之邪伤及营血之时，当用凉血之品，如赤芍、玄参等。根据兼症，可选用补血之品，如当归、白芍、鸡血藤等。有研究表明，丹参注射液能降低环孢素对大鼠胰岛 B 细胞的毒性作用，并对醛糖还原酶有一定抑制作用，同时可通过不同途径抑制糖性白内障的形成。

糖尿病后期多阴阳两虚者，故而当添补温阳之品，如肉桂、肉苁蓉、淫羊藿等。遵《内经》"少火生气"之理，一为引火归元，二可温补脾肾，使得津液气化有源。国内外多项临床实践已经证实，肉桂有明确的降糖、降脂作用，并能稳定患者血糖、血脂水平，长期维持糖化血红蛋白在正常水平的作用，其机制可能与促进胰岛素分泌，改善胰岛素抵抗有关。阴损及阳而阳不能固涩，故治疗糖尿病时或针对泄泻、汗症等加以固涩类药物，或用固涩类药物与滋阴、温阳、补气类药物合用而增其疗效，常以五味子、乌梅、龙骨等为主。现代药理也证实：乌梅具有降糖作用，其作用可能与促进胰岛 B 细胞再生和促进功能恢复有关。

糖尿病中常见各种气滞痰瘀等兼症，故而适当采用除湿类、理气类等中药。因气行则水行，故除湿理气之品常合用，如苍术、砂仁、茯苓、猪苓、泽泻、荔枝核等。荔枝核水提取物对于小鼠血糖升高具有显著防治作用，有类似双胍类降糖药作用。此外，因其痰湿瘀血等可阻于脉络，故常辨证选用地龙、僵蚕等通络之品。

二、中药药对、组方配伍的应用及研究

中医用药讲求配伍，"君臣佐使"法度沿用至今。在方剂学研究中表明，这种配伍并非单一增强单种药物疗效，而是以药物配对或组方以整体形式出现。

在治疗糖尿病药对中，不少现代医家总结古人医籍，结合自身经验与现代研究，提出不少可行的降糖"药对"，如地骨皮与桑白皮、葛根与天花粉、石膏与

知母、苍术与玄参、黄芪与山药、人参与白术等。

对于古人传承名方，如今也通过动物研究与临床药理研究证实其有效性，并将其应用发扬光大。张仲景所立人参白虎汤在研究中发现，不同剂量的组方均能有效降低血糖，同时明显降低模型大鼠的胆固醇、三酰甘油、低密度脂蛋白水平。治疗糖尿病常用的六味地黄丸对于 STZ 诱导的早期糖尿病肾病大鼠的观察中发现，其组方能降低空腹血糖，而且能降低肾组织中 LPO 含量，提高 SOD 活性，从而提示对防治糖尿病并发症有一定作用。

三、其他中医剂型和治疗方法

随着现代制药技术的发展，中药的剂型也更加多样，更多地以中成药出现，如各种丸剂、颗粒冲剂、片剂、胶囊等，或为纯中药制剂，或为中药与西药联合制剂。如今治疗糖尿病中成药逐渐增多，以消渴丸（中西药合剂）、玉泉丸、六味地黄丸、金水宝胶囊、参芪降糖颗粒等为代表。通过现代药物提取技术，不少中药已经制成注射液形式，如丹参注射液、当归注射液、生脉注射液等。

在中医学防治糖尿病中，尚有针灸、运动、膳食等疗法。有不少研究指出，通过针灸配合药物治疗糖尿病，能够更明显改善糖尿病患者症状，提高患者生活质量。中医所带来的综合疗法目前正更多地运用于治疗与防治糖尿病中，同时我们应该进一步挖掘中医药这一祖先流传下来的瑰宝，让其在世界医疗中更加璀璨。

第二章　糖尿病的中医病理基础

糖尿病的常见临床表现，如多饮、多食、多尿、身体消瘦等主要症状与临床特点，与传统中医的消渴病基本一致，现代中医临床对于糖尿病的认识与治疗也大都参照对消渴病的认识来进行。

消渴是由于先天禀赋不足、饮食不节、情志失调、劳倦内伤等导致阴虚内热，表现以多饮、多食、多尿、乏力、消瘦或尿有甜味为主要症状的病证。病变脏腑主要在肺、胃、肾，病机主要是阴津亏损，燥热偏盛，其中，阴津亏耗为其本。总属津液代谢失常的疾病，由于人体气、血、津、液之间具有相互资生、相互影响的关系，在消渴的发展过程中对气、血、津、液的运行与生成均造成一定的影响，最终涉及多个脏腑，常可并发多种病症，影响到五脏之精，变证百出。因此，糖尿病的中医病理基础涉及精、气、血、津、液、脏腑等多个方面。

第一节　中医学对精的认识

《素问·金匮真言论》云："夫精者，身之本也。"中医认为，人体之精，是人体生命本能的表现。由禀受于父母的生命物质与后天水谷精微共同形成，是人体生命的本原，是藏于人体之中精华物质的统称，也是构成人体和维持人体生命活动的最基本物质。

中医学中的"精"有广义和狭义两种涵义。广义之精包括人体精气血津液；如《内经》所云："精气夺则虚""精气竭绝，形体毁沮"，都是指广义的精。狭义之精即指藏于肾脏之精。《内经》云："肾者主水，受五脏六腑之精而藏之"，"肾者主蛰，封藏之本，精之处也"，都是指狭义之精。从来源看，精可分先天之精与后天之精。禀受于父母，构成胚胎之原始物质为先天之精；胚胎形成以后，取之于饮食五味、天地自然所化成之精微营养物质则为后天之精。"邪之所凑，其气必虚"，严格意义上来讲，人体的疾病与机体精气的盛衰均有必然的联系，精气不足，机体功能下降，抵抗外邪的能力不足，就会导致疾病的发生。

现代糖尿病与中医消渴具有密切的联系，对糖尿病的认识与治疗也多从消渴着手。从消渴的发生来看，消渴的病因主要有先天禀赋不足、五脏柔弱等方面，《灵枢·五脏》云："心脆则善病消瘅热中"，"肺脆则苦病消瘅易伤"，"肝脆则善病消瘅易伤"，"脾脆则善病消瘅易伤"，"肾脆则善病消瘅易伤"。禀赋虚弱，先天之精不足，则五脏柔弱，精气不足，气虚血少，肾亦无精可藏，复因调摄失宜，终至精亏阴竭而发为消渴病；从消渴的发展来看，阴津亏损，燥热内生是消渴病发生的基本病理，其中阴虚为本，燥热为标，病变重点以肺、胃、肾为主，三者之间相互影响，又遍及五脏，五脏之精皆损，终至变证百出；从预后来看，精气充足者，气充血足，脏腑功能健运，虽病预后较好。体质薄弱，调摄失宜者，精亏气损，血脉不行，终至"水肿""中风""雀目""恶疮""死不治"等恶证。

第二节　中医学对气血津液的认识

气、血、津液是构成人体的基本物质，也是维持人体生命活动的基本物质。是人体脏腑组织生理活动的产物，也是脏腑组织进行正常生理活动所必须的物质基础。

一、中医学中对气的认识

气的含义一是指构成人体和维持人体生命活动的精微物质，如水谷之气；另外也指脏腑组织的生理功能，如脏腑之气。

气的来源，主要有先天父母之精气、后天水谷之精气和大自然的清气。通过肺、脾、肾的综合作用，升降出入，充养五脏六腑，保持脏腑正常的生理功能和物质代谢。《素问·六节藏象论》云："天食人以五气，地食人以五味，五气入于鼻，藏于心肺，上使五色修明，声音能彰，五味入于口，藏于肠胃，味有所藏，以养五气，气和而生，津液相成，神乃自生。"

气是构成人体并维持人体生命活动基本的物质。在人体中承担着重要的作用，气有下述五方面的功能：①气化作用：是指通过气的运行，精、血、津液和各脏腑不断地在气的推动之下，运行、吸收、消耗、化生和排泄，进行一系列的新陈代谢活动。气的自身运动有两个方面：一是气的化生，如脾胃水谷精气可分化而生成营气和卫气；与肺吸入的清气相结合后，可化生为宗气；肾中先天之精得到水谷精气的培育后，又可化生为元气等。二是气的转化，如清气在机体组织中转化为能量，被机体利用后即转化为浊气，排出体外。②推动作用：人体的生长、发育，脏腑经络、四肢九窍的生理功能，血和津液的生长、运行等均有赖于气的推动、激发作用。如果气不足，则生长发育迟缓，脏腑经络活动减弱，出现血虚、血瘀以及津液不能正常输布的病理状态。③温煦作用：气具有温暖人体四肢百骸的功能。气的温煦作用是通过气自身的不断运动和由气推动脏腑、经络等组织器官的生理活动而产生热量来实现的。如果气的温煦功能发生障碍，则会出现畏寒怕冷、四肢不温等症状。④固摄作用：气能够维系血和津液的正常运行，使血液运行于脉道，津液固摄于体内，机体功能正常。如果气的固摄作用出现障碍，临床上会出现自汗、大汗、小便失禁、多尿、遗精、滑精、早泄、崩漏等症状。⑤防御作用：气能够护卫全身肌表，抵抗外邪，同时能够驱邪外出。若气的防御作用减弱，全身的抗病能力也随之减弱，外邪易侵入人体而致病。

二、中医学对血的认识

血来源于水谷的精气，通过脾胃的生化输布，注之于脉，化而为血。《灵枢·决气》中说："中焦受气取汁，变化而赤，是谓血。"血由心所主，藏于肝，统于脾，循行于脉中，充润营养全身的脏腑组织。目之视，足之步，掌之握，指之摄，五脏六腑功能之协调，无不赖血之濡养。

血具有营养和滋润全身的功能。血在脉中循行，内至五脏，外达皮肉筋骨，如环无端，运行不息，全身的脏腑、形体、九窍依靠血液的营养和滋润作用，以维持其正常的生理活动。血的功能有如下三个方面：①血是机体精神活动的主要物质基础。人体气血充盈，血脉调和通利，则表现为精力充沛、神志清晰、感觉灵敏、活动自如。无论何种原因引起的血液耗损，都可能会出现精神衰退、健忘、失眠、多梦、烦躁，甚至精神恍惚、惊悸不安、谵妄等神志失常的临床表现。②机体的运动和感觉的正常发挥靠血液的濡养。《素问·五脏生成》云："肝受血而能视，足受血而能步，掌受血而能握，指受血而能摄。"血液充盈则感觉和运动正常；血虚则会见到头晕、眼花、视物不清、耳鸣、四肢麻木、运动无力或筋骨拘挛，甚至痿废不用。③维持人体脏腑、形体、九窍等组织器官的生命活动。"血盛则形盛，血弱则形弱"。人体的脏腑、形体等各部分的生存及其功能活动，都依靠血的濡养。血液充盈则面色红润，皮肤与毛发润泽，筋骨强劲，肌肉丰满，脏腑坚韧；血液不足则面色萎黄，皮肤与毛发枯槁，筋骨痿软或拘急，肌肉瘦削，脏腑脆弱。

气和血是人体生命活动的动力和源泉。在生理上既是脏腑功能正常活动的物质基础，又是脏腑功能活动的产物。因而在病理上，脏腑发生病变，可以影响气血的变化，而气血的病变，也必然会影响到脏腑的生理功能。

三、中医学对津液的认识

津液是机体一切正常水液的总称，是组成人体的基本物质之一。包括各脏腑组织器官的内在体液及其正常的分泌物，如胃液、肠液、涕液、泪液、唾液等。津液广泛存在于脏腑、四肢、九窍等组织内和组织之间，是组成人体的基本物质，同时也维持着人体的正常生理活动。

津和液是两种不同性质的液质。都由饮食所化生，三焦所布散，出入于肌肤腠理，流行于筋骨关节。《灵枢·五癃津液别》云："三焦出气，以温肌肉、充皮肤为津，其留而不行者为液。"津指机体布散于体表、肌肤、肌肉和孔窍并渗入血脉，起滋润作用，质地较清稀，流动性较大的物质。津无固定之所，随气化出于腠理则为汗液，随气化下达则为尿液；液是指灌注于骨节、脏腑、脑、髓等组织起濡养作用，质地较稠厚，流动性较小的物质。液有固定之所，在关节腔则为滑液，在脑髓则为脑池内液。津液互相交流，互相转化。《灵枢·决气》说："腠理发泄，汗出溱溱，是谓津……谷入气满，淖泽注于骨，骨属屈伸，泄泽补益脑髓，皮肤润泽，是谓液。"《灵枢·五癃津液别》云："以温肌肉，充皮肤，为其津，其流而不行者为液。"

津液的生理功能可以归纳为以下两个方面：①布散全身，是人体的主要组成部分。津液是人体的主要组成成分之一，分布于全身，无处不有。能够滋养肌肤，润泽毛发，流转九窍，濡养脏腑，充养髓海等作用，使人体脏腑功能正常，维持正常的生理活动。②滋润肌肤毛发，使肌肤丰润，毛发光泽。如津液不足则肌肤干燥，毛发枯槁，甚则皮肤粗糙如树皮；津液大量耗伤，则肌肤干燥瘪陷，没有弹性。津液充足则九窍滋润。津液不足，则会出现口干、口燥、唇裂、鼻干、目涩、视物不清等；如胃液不足则不知纳食；肠液干燥则燥屎内结而便秘等。

四、气血津液之间的关系

气、血、津液之间的关系密切，具有互相资生、互相固摄、互相影响等联系，共同维持着人体生命活动的动态平衡。

气能生血，即血的化生依赖于水谷精微的气化。气虚可导致血虚，气虚则饮食中水谷精微化生的功能受到影响，精微物质由小便排出。患者表现为多食而反消瘦；气之推动作用使血液循环于周身而周流不息；气为血帅，血为气母；气行则血行，气虚无力推动血液，血液运行失畅，则会形成血瘀证；气能摄血，使血行于脉中而不外溢；气与血两者相辅相成，共同维持机体正常的生理活动。

气与津液的关系同气血关系相似。气的化生、推动、固摄是津液生成、输布、排泄的重要条件。而津液作为载体是气在体内的存在与运动的物质基础。津液通过气化输布周身，濡养脏腑、四肢、九窍。气虚失于固摄，则会出现汗多、尿液混浊等症，精微物质随津液中之重浊者直趋膀胱，出现小便频多且尿有甜味。伤津耗津加重气虚，气虚则不能化生津液，加重阴虚，形成恶性循环。对大部分糖尿病患者而言，阴虚为病之本，燥热为病之标，燥热伤津耗气则会出现气阴两虚。因此，气阴两虚在糖尿病发展的病理过程中占有重要地位。

血与津液来源相同，功能相似，互相转化。津在脉中，与营气结合则为血，渗出脉外即为津液。《灵枢·决气》曰："营气者，泌其津液，注之于脉，化以为血。"故有"津血同源"之说。血与津液在病理上也相互影响。失血者伤津，失津者亡血。如大汗、吐泻、严重烫伤等伤津脱液的患者表现为脉微欲绝。糖尿病酮症酸中毒和高渗性昏迷患者前期多尿和呕吐，导致津液亡失，出现舌干唇焦、心烦口渴、面色苍白、心悸气短、脉微欲绝等症状。由于津液骤然丧失，亡津亡血，气无所附，气随津脱，出现津脱阳亡的危候。

第三节　津液的代谢及其与糖尿病的关系

一、津液代谢

津液的代谢，是指津液的生成、输布和排泄等一系列复杂的生理过程。这一过程涉及多个脏腑的生理功能，是多脏腑相互协调配合的结果。主要与肺、胃、脾、肾、膀胱等有密切的关系。《素问·经脉别论》将此过程简要地概括为："饮入于胃，游溢精气，上输于脾，脾气散精，上归于肺，通调水道，下输膀胱。水精四布，五经并行。"

脾主运化，胃主受纳。津液的生成主要来源于饮食水谷，饮食入胃，经胃腑的受纳、腐熟、消化等过程，其中精微部分下传小肠，经小肠泌别清浊，吸收其中有营养的水谷精微，通过脾的运化，将精气和水液布散全身，"脾为胃行其津液"。糟粕部分下传大肠，大肠吸收糟粕中残余水分，形成粪便，从肛门排出。若脾的运化失常，则会出现食欲不振，纳差腹胀、大便稀溏等症。水湿停滞于局部而产生痰饮、水肿等症。饮食水谷不能化生为气血精微，气血亏虚、气阴不足，则会出现乏力、口干、消瘦等症状。

肺主气，司呼吸。肺呼吸的外界清气，与脾的运化的水谷精微，靠肺的宣发和肃降，将气血津液布散周身，内达脏腑，外通经络，为正常人体生理活动提供物质基础。若肺的宣发肃降功能失调，则会发生一系列津液运行输布障碍，如津液缺乏而消渴，津停饮留而为痰饮，津停水阻成为水肿等。

肾藏精，为人体生长、发育、生殖提供物质基础。肾对津液输布代谢的主宰作用主要体现于肾中精气的蒸腾气化作用，可以推动津液的生成、输布和代谢。从饮入于胃后，胃"腐熟水谷""游溢精气"，脾"散精"，肺"通调水道"，直到肾本身的化生尿液和膀胱的储尿、排尿等功能，均有赖于肾中精气的蒸腾气化。

此外，津液的输布与排泄和肝也密切相关。肝主疏泄，肝的疏泄功能正常，气机条畅，津液的输布可向上向外环流，不至于停滞在局部；若肝失疏泄，气机不畅，往往影响到津液的正常输布，导致津液在局部停滞而生痰成饮，病理产物在局部停留引发各种病症。

因此，津液的正常代谢与肺之宣发肃降、脾之运化转输，肾之蒸腾气化等功能密不可分。三焦是津液输布全身的通道。《素问·灵兰秘典论》："三焦者，决渎之官，水道出焉。"因此，津液的正常代谢，是肺、脾、肾和三焦共同作用的结果。

二、津液代谢与糖尿病的关系

糖尿病的发生主要由素体阴虚、饮食不节，复因情志失调、劳欲过度所致。以阴虚为本，燥热为标。病变的脏腑着重在于肺、胃、肾。

肺主治节，为水之上源，如肺燥阴虚，津液失于滋布，则胃失濡润，肾失滋源。肺主气为水之上源，敷布津液，肺受燥热所伤，则不能敷布津液而直趋下行，随小便排出体外，故小便频数量多；肺不布津则口渴多饮。《医学纲目·消瘅门》说："肺主气，肺无病则气能管摄津液之精微，守养筋骨血脉，余者为溲。肺病则津液无气管摄，而精微者也随溲下，故饮一溲二；胃热偏盛，则可灼伤肺津，耗损肾阴。胃为水谷之海，主腐熟水谷，脾为后天之本，主运化，为胃行其津液，脾胃受燥热所伤，胃火炽盛，脾阴不足，则口渴多饮、多食易饥；脾气虚不能转输水谷精微，则水谷精微下流而为小便，故小便味甜；水谷精微不能濡养肌肉，故形体日渐消瘦；肾阴不足，阴虚火旺，也可上炎肺胃。肾为先天之本，主藏精而寓元阴元阳，肾阴亏损则虚火内生，上燔心肺则烦渴多饮，中灼脾胃则胃热消谷，阴虚阳盛、肾之开阖失司固摄失权，则水谷精微直趋下泄为小便而排出体外，故尿多味甜，或混浊如脂膏。"《丹台玉案·三消》说："惟肾水一虚，则无以制余火，火旺不能扑灭，煎熬脏腑，火因水竭而益烈，水因火烈而益干，阳盛阴衰构成此证，而三消之患始剧矣。"疾病后期终至肺燥、胃热、肾虚同时存在。多饮、多食、多尿亦常相互并见。故《临证指南医案·三消》指出："三消一证，虽有上、中、下之分，其实不越阴亏阳亢，津涸热淫而已"可见，肺燥、胃热、肾虚是糖尿病的主要病机，与津亏液耗的津液代谢失调直接相关。

第四节　痰瘀理论及其与糖尿病的关系

一、痰浊与糖尿病

肥胖是糖尿病的诱发因素之一。肥胖与 2 型糖尿病的关系在几乎所有的横断面研究和纵向研究中（包括不同国家和地区、不同种族人群）均得到证实。调查发现，40 岁以上的糖尿病患者，约 2/3 发病前体重超出正常范围 10% 以上，已证实肥胖者脂肪细胞肥大，造成包括脂肪细胞在内的全身胰岛素受体单位面积数目减少，从而发展为 2 型糖尿病。

中医认为"肥人多痰"，这里是指广义的"痰"，是体内不能正常运化的精微津液停留聚积而成，痰浊是水液代谢障碍形成的病理产物，同时也是临床许多病症的致病因素。痰的形成是由于肺、脾、肾及三焦水液代谢功能失常，导致津液不能正常输布和排泄，水湿停聚而成。肺通调水道，糖尿病患者多因肺燥津亏，肺气与津液耗损，肺失宣降输布而聚津成痰，津液耗损，燥热内生，炼液化痰；脾主运化水谷精微，饮食不节，脾胃受损，脾失健运，水谷不能化为精微，水湿内停，聚湿成痰。《素问·奇病论》曰："此肥美之所发也。此人必数食甘美而多肥也，肥者令人内热，甘者令人中满，故其气上溢，转为消渴。"过食肥甘，醇酒厚味，伤及脾胃，脾虚失运，痰湿内聚，故而多湿多痰；或有湿热内蕴，气机不畅，肝失疏泄，痰瘀湿热互结，变证丛生；肾主气化，蒸腾水液，糖尿病患者多阴虚，肾精不足，疾病后期，阴损及阳，阴阳两虚，阳虚气化不及，水液停而成痰。因此，痰浊不但是糖尿病的诱病因素之一，还贯穿于糖尿病的整个病程，痰浊与糖尿病形成恶性循环，痰浊随气流行升降，内达脏腑，外至筋骨皮毛，形成多种病症，从而在病程中加重了糖尿病。

二、瘀血与糖尿病

瘀，指瘀积、瘀滞。《说文解字》曰："瘀，积血也"指体内有血液停滞所形成的病理产物，是多种疾病的继发病因之一。瘀血，在中医文献中有凝血、著血、留血、恶血、衃血、干血及蓄血等名称。

瘀血的成因主要有二：一是由于内外伤，或其他原因引起各种出血，离经之血积存体内而形成瘀血，如《灵枢·百病始生》说："血溢肠外，肠外有寒，则并合凝聚不得散"，"孙络外溢，则有留血"；二是外感六淫之邪、疠气，内伤七情，或饮食劳倦、久病体衰等因素，致使人体气虚、气滞或血寒、血热，血行不畅而凝滞于内，从而产生瘀血。《灵枢·经脉》说："手少阴气绝，则脉不通"，"脉不通则血不流"。《读医随笔·承制生化论》更明确指出："气虚不足以推血，则血必有瘀"，此外，"久病耗气""久病血瘀"，久病则病邪入络，影响血液的运行，导致瘀血的形成。

中医认为，糖尿病的基本病机主要是阴虚燥热。随病程日久，病势缠绵，阴损及阳，阳气虚衰，阳虚寒凝，寒则收引，血液运行障碍而致血瘀。此外，久病必虚，气虚则推动血液无力，血液运行不畅；阴虚则内热，虚热煎熬津液，血行艰涩，脉络不利，而见久虚入络之瘀血征象。西医学研究证实，糖尿病患者因脂质代谢紊乱，影响血小板的黏附和聚积，使血小板聚集功能增强，继发性促凝增加而处于一种高凝状态。均属于中医"瘀血"的范畴。

瘀血是糖尿病最常见的兼夹之症，随其瘀阻的部位不同，而有不同的临床表现。瘀阻脉络，血不荣筋可出现半身不遂、口眼歪斜等合并脑血管病变的临床症状；瘀阻心脉，可出现烦躁不安，胸闷憋气，心悸气短，甚则心痛彻背、背痛彻心等合并冠心病的临床症状；血不归经，瘀阻经脉，可见于合并视网膜病变眼底出血的临床症状；瘀血阻滞，经脉失养，不通则痛，出现肌肤瘙痒刺痛等合并神经性病变的临床症状等。

痰、瘀同属于阴邪，互相影响，相互作用，中医认为"瘀血既久，化为痰水"，"津血同源，痰瘀相关"。痰瘀二者相互交错加重病情，二者既是病理因素，也是致病因素。痰"流乎经络，郁于脏腑"，气血运行不畅，血行郁滞，而成瘀血；瘀血也可以生痰浊。《血证论》："内有瘀血，则阻碍气道，不得升降，气壅则水壅，水壅即为痰饮。"可见痰可致瘀，瘀亦可生痰，痰阻气机，影响血行，因痰致瘀，则痰瘀同病。《丹溪心法》曰："痰夹瘀血，遂成窠囊。"痰瘀互结使病顽疾固，难以治疗，且病程多缠绵难愈。因此，糖尿病的病程中，痰瘀互结加速和加重了并发症的产生和发展。临床上治疗糖尿病，采用化痰活血之法较单纯化痰或单纯活血会更全面、更理想。

第五节　脏腑与糖尿病的关系

消渴之病名始见于《素问·奇病论》。《灵枢·五变》指出"五脏皆柔弱者，善病消瘅"。消渴病机复杂，其根本原因是五脏病变导致津液代谢失常，是水精失布、五经不行的结果，与肺、脾（胃）、肝、肾、心等均有密切的关系。

一、肺与糖尿病的关系

肺主气，司呼吸，主宣发肃降，通调水道，朝百脉而主治节，肺为水之上源，敷布津液。明·楼英《医学纲目·消瘅门》云"盖肺藏气，肺无病则气能管摄津液之精微，而津液之精微者收养筋骨血脉，余者为溲，肺病则津液无气管摄，而精微亦随溲下，故饮一溲二，而溲如膏油也，筋骨血脉，无津液以养之，故其病渐成形瘦焦干也"。如肺受燥热所伤，津液不能敷布而直趋下行，随小便排出体外，故消渴时小便频数量多；肺燥津伤，肺不布津，津液不能上承于口，故而口渴多饮。

二、脾（胃）与糖尿病的关系

脾为气血生化之源，主运化和升清，为后天之本。金代医家刘完素在《三消论》中云"五脏六腑，四肢百骸，皆禀受于脾胃，行其津液，相与濡润滋养矣……消渴之病者，本湿寒之阴气极衰，燥热之阳气太甚。"胃主腐熟水谷，脾主运化，为胃行其津液。脾胃受损，水谷失于运化，则水谷精微无法上输于肺，肺津干涸，化燥生热则口渴多饮；脾胃受燥热所伤，胃热炽盛，伤及阴液，脾阴不足，则口渴多饮、多食善饥；脾气虚不能转输水谷精微，则水谷精微向下流注于小便，故小便味甘；不能濡养肌肉四肢，故形体日渐消瘦。此外，湿热困脾，脾气亏虚或脾阳不振均可导致脾的运化失权，津不上承，使体内精微不足而发生消渴。清代医家张锡纯在《医学衷中参西录》中指出"消渴一证……皆起于中焦而极于上下"说明脾的运化失常是糖尿病的重要病机。

三、肝与糖尿病的关系

肝主疏泄，调畅气机，疏泄情志，助脏腑气化，藏血，调节气血津液的代谢。《血证论》说："木之性主于疏泄，食气入胃，全赖肝木之气以疏泄之，则水谷乃化。"清·周学海《读医随笔》说："凡脏腑十二经之气化，皆必藉肝胆之气化以鼓舞之……"肝为气化之本，疏泄功能在气血津液代谢中起到了重要的作用。清代医家黄坤载在《四圣心源·消渴》中论："消渴者，足厥阴之病也，厥阴肝木与少阳相火为表里……凡木之性，专欲疏泄……疏泄不遂……则相火失其蛰藏。"《素灵微蕴·消渴》云："消渴之病则独责肝木，而不责肺金。"肝的疏泄功能对脾胃运化、水液代谢及全身脏腑气机均有调节作用。消渴的发病，离不开火热之邪，火热内犯，体内阴津被伤，则可发展为消渴。肝为刚脏，体阴而用阳，肝气主升主动，肝脏的功能太过则易出现肝火上炎，灼伤阴液；木火刑金，耗伤肺阴；情志不畅，肝失疏泄，肝气郁结，郁而化火，燔灼阴液；若肝失疏泄，横逆犯脾，脾失健运，不能运化精微物质，气血生化无源，导致气虚津亏，化燥生热；肝失疏泄，气郁化火，既伤肝阴，亦损肾阴，肾阴被耗，下焦虚衰，肾气摄纳不固，不能约束小便，故尿频量多。所以肝气疏泄正常，气机调畅，是保证全身气血调和，经络通利，各脏腑功能正常协调的重要条件。糖尿病的发生在肝脏为肝之疏泄失常，气机不畅，郁而化火，使脏腑功能紊乱而发生病变。

四、肾与糖尿病的关系

肾为先天之本，主藏精而寓元阴元阳。糖尿病的病机变化与肾藏精和主水的功能有关。先天禀赋不足，肾精亏乏，是引起糖尿病的重要内在因素。《外台秘要·消渴消中门》云："房室过度，致令肾气虚耗故也，下焦生热，热则肾燥，肾燥则渴。"房劳过度，损伤肾精，可至虚火内生，火因水竭益烈，水因火烈而益干，终发为消渴。《医贯》言："下焦命门火不归元，游于肺则为上消，游于胃则为中消。"又云："命门火衰，不能蒸熟水谷，水谷之气，不能熏蒸，上润乎肺，如釜底无薪，锅盖干燥故渴。至于肺亦无所禀，不能四布水经，并行五经，其所饮之水未经火化，直入膀胱，正谓饮一升溺一升，饮一斗溺一斗，试尝其味，甘而不咸可知矣。"张介宾曰："又有阳不化气，则水经不布，水不得火则有降无升，所以直入膀胱而饮一溲二，以致泉源不滋，天壤枯润者，是皆真阳不足，水亏于下之消症也。"《外台秘要》云："腰肾既冷，则不能蒸于上，谷气尽下为小便也，蒸即肺润，若下冷极，即阳气不能升，故肺干则热。"均解释了肾阳虚弱致多饮和尿甜等临床症状，提出肾阳虚在消渴中的主导地位。肾阳虚衰，气化失职，水液有降无升，故口渴多饮而小便多；肾阳虚则不能温煦脾土，水谷之精不得输布于脏腑，精微下趋，故多饮多食而形体消瘦；肾阴亏损则虚火内生，上燔心肺则烦渴多饮，中灼脾胃则胃热消谷。

五、心与糖尿病的关系

《灵枢·五变》云"其心刚，刚则多怒，怒则气上逆……转而为热，热则消肌肤，故为消瘅"，此乃消渴从心辨治的萌芽。《证治要诀》曰："消心之病，用心过度致心火上炎，渴而消。"心火灼津，津不上承则口渴多饮。若思虑太过，情志郁结，令心火独亢于上，肺为心火所焚，肺不布津，则咽干口渴，引水自救；输布失令，津液直趋于下，则多尿；耗伤心阴，且下汲肾水，耗伤肾阴。心藏神，肝藏魂，共司情志，若情志不遂，气机郁结，久之郁而化火，则心经蕴热，肝经火热。《临证指南医案》言："心境愁郁，内火自燃，乃消症大病。"又心主血，肝藏血，火热妄动，易伤阴血，致虚火内生，成虚实夹杂。

总之，糖尿病常病及多个脏腑，病变影响广泛，可并发多种病症，涉及多脏腑。如肺失滋养，气阴两虚，感染痨虫，正不胜邪，日久可并发肺痨；肾阴亏损，肝失濡养，肝肾精血不能上承于耳目，则可并发雀目、耳聋；燥热内结，营阴被灼，脉络瘀阻，蕴毒成脓，则发为疮疖痈疽；阴虚燥热，炼液成痰，血脉瘀阻，痰瘀阻络，脑脉闭阻或血溢脉外，发为中风偏瘫；阴损及阳，脾肾衰败，水湿潴留，泛滥肌肤，则发为水肿。

第三章 糖、蛋白质、脂肪、激素及微量元素的代谢

新陈代谢是生命最基本的特征之一，其包括物质代谢和能量代谢两个方面。机体通过物质代谢，从外界摄取营养物质，同时经过体内分解吸收将其中蕴藏的化学能释放出来转化为组织和细胞可以利用的能量，人体利用这些能量来维持生命活动。通常将在物质代谢过程中所伴随的能量的释放、转移、贮存和利用称为能量代谢（energy metabolism）。

机体从外界摄取的营养物质包括碳水化合物、脂肪、蛋白质、微量元素、水及维生素等，其中碳水化合物、脂肪和蛋白质是机体的主要能源。人体的能量需求源于消耗能量的需要。总能量平衡时，能量摄入（比如饮食摄入）和能量消耗（总能量消耗）达到平衡，人体处在一个稳定的状态，即可以满足能量消耗的补给的需要。能量平衡是一种动态平衡。然而能量失衡时，比如能量摄入过多，会导致生长速度减缓、脂肪堆积，甚至增加诸如冠心病、糖尿病、中风、肥胖等一系列疾病发生的风险。另外很多疾病会影响机体的能量代谢，比如有哮喘、慢性阻塞性肺病、气胸、上呼吸道感染、发热、恶性肿瘤、甲状腺功能亢进、糖尿病、高血压和肾脏疾病等疾病。本章讨论体内几类重要物质元素的代谢及调节，包括糖代谢、蛋白质代谢、脂肪代谢以及与糖代谢有关的激素调节及微量元素代谢。

第一节 糖、蛋白质、脂肪的代谢与调节

一、糖代谢及其调节

糖是一类化学本质为多羟醛或多羟酮及其衍生物的有机化合物，其主要的生理功能是为生命活动提供能源和碳源。糖作为机体的一种重要的能量来源，人

体所需能量的 50%~70% 来自于糖。1mol 葡萄糖完全氧化成为二氧化碳和水可释放 2840kJ 的能量。其中约 34% 转化生成 ATP，以供应机体生理活动所需的能量。同时，糖也是机体重要的碳源，糖代谢的中间产物可转化变成其他的含碳化合物，如氨基酸、脂肪酸、核苷酸等。此外，糖参与组成结缔组织等机体组织结构，调节细胞信息传递，形成 NAD、FDA、ATP 等多种生物活性物质，构成激素、酶、免疫球蛋白等具有特殊生理功能的糖蛋白。在人体内，糖的主要形式是葡萄糖及糖原。葡萄糖是糖在血液中的运输形式，在机体糖代谢中占据主要地位；糖原是葡萄糖的多聚体，包括肝糖原、肌糖原和肾糖原等，是糖在体内的储存形式。葡萄糖与糖原都能在体内氧化提供能量。本节重点介绍葡萄糖在机体内的代谢。

细胞内葡萄糖的代谢涉及分解、存储、合成三方面，葡萄糖的分解代谢主要包括糖的无氧氧化、有氧氧化和磷酸戊糖途径，取决于不同类型细胞的代谢特点和供养情况。简单来说，机体绝大多数组织在供氧充足时，葡萄糖进行有氧氧化生成二氧化碳和水；组织在缺氧时，葡萄糖进行无氧酵解生成乳酸，饱食后肝内由于合成脂质的需要，葡萄糖进入磷酸戊糖途径代谢生成磷酸核糖和 NAPDH。饱食后葡萄糖也可聚合成糖原储存在肝内或肌组织中，以便在短期饥饿时补充血糖或分解利用。长期饥饿时，有些非糖物质如乳酸、丙氨酸等还可经糖异生途径转变成为葡萄糖或糖原。这些分解、储存、合成代谢途径在多种激素调控下相互协调、制约，使血中葡萄糖的来源与去路相对平衡，血糖水平趋于稳定。下面简单介绍葡萄糖的主要代谢途径、生理意义及其相关调控。

（一）糖的消化吸收与转运

食物中的糖是机体中糖的主要来源，人类食物中可被机体分解利用的糖类主要有植物淀粉、动物糖原、麦芽糖、蔗糖、乳糖、葡萄糖等。主食中糖类以淀粉为主。淀粉的消化主要在小肠内进行，糖类被消化成单糖后才能被小肠吸收，随后经门静脉进入血循环，供身体各组织利用。而葡萄糖进入血液后，在体内代谢首先需要进入细胞，葡萄糖进入细胞的方式有多种，包括被动扩散、易化扩散和主动转运等。一些细胞的细胞膜对葡萄糖等通透性大，葡萄糖可以顺浓度梯度自由出入细胞，这种方式称为被动扩散，主要见于肝脏、脑组织以及胰岛细胞。葡萄糖也可以通过葡萄糖转运蛋白的携带穿过细胞膜的脂质双层结构，从高浓度向低浓度运输，这种方式称为易化扩散。易化扩散机制广泛存在于骨骼肌、心肌、脂肪、乳腺、成纤维细胞、白细胞、内皮细胞及神经组织中。小肠黏膜及肾小管上皮细胞上有特殊的运输系统，能逆浓度梯度吸收肠腔及肾小管内的葡萄糖，这种方式需要耗能，称为主动运输。

（二）糖的利用

1. 无氧酵解

当机体处于相对缺氧情况（如剧烈运动）时，葡萄糖或糖原分解生成丙酮酸、乳酸同时产生少量能量的过程。成熟的红细胞无线粒体，完全依赖糖酵解供能。肌肉收缩（尤其在氧供应不足时）也通过糖酵解生成乳酸，乳酸通过细胞膜弥散入血，进入肝脏，在肝内异生为葡萄糖，葡萄糖释放入血后又可被肌肉利用摄取，这样构成了一个循环，称为乳酸循环。神经细胞、白细胞、骨骼等代谢极为活跃，即使不缺氧，也常由糖酵解提供部分能量。参与糖酵解反应的一系列酶存在细胞质中，因此糖酵解的全部反应过程均在细胞质中进行。途径中有 3 个不可逆反应：分别由己糖激酶（葡萄糖激酶）、6- 磷酸果糖激酶 1 和丙酮酸激酶催化的反应。它们是糖无氧酵解途径的三个调节点，其中以 6- 磷酸果糖激酶 1 的活性是该途径中的主要调节点。糖酵解的主要生理意义在于：在缺氧时迅速提供能量；正常情况下为一些细胞提供部分能量；糖酵解是糖有氧氧化的前段过程，其一些中间代谢物是脂类、氨基酸等合成的前体。

2. 有氧氧化

利用氧将葡萄糖彻底氧化成二氧化碳和水的反应过程称为有氧氧化（aerobicoxidation）。这是体内糖分解功能的主要方式，绝大多数细胞都通过它获得能量。在肌肉组织中葡萄糖通过无氧氧化所生成的乳酸，也可作为运动时机体某些组织（如心肌）的重要能源，彻底氧化生成 CO_2 和 H_2O 提供足够的能量。糖的有氧氧化分为三个阶段：第一阶段葡萄糖在细胞质中经糖酵解生成丙酮酸（同糖无氧氧化的第一阶段）；第二阶段丙酮酸进入线粒体氧化脱羧生成乙酰辅酶 A；第三阶段为乙酰辅酶 A 进入辅酶 A 枸橼酸循环，并偶联进行氧化磷酸化。其中枸橼酸循环式三大营养物质分解产能的共同通路，同时也是糖、脂肪、氨基酸代谢联系的枢纽。

巴斯德效应（Pastuer effect）是指：在有氧的条件下糖的有氧氧化抑制无氧

酵解。这个效应是 Pastuer 在研究酵母菌葡萄糖发酵时发现的：在无氧的条件下，糖无氧酵解产生的 ATP 的速度和数量远远大于有氧氧化，为产生 ATP 的主要方式。但在有氧的条件下，酵母菌的酵解作用受到抑制。这种现象同样出现在肌肉中：当肌肉组织供氧充分的情况下，有氧氧化抑制糖无氧酵解，产生大量能量供肌肉组织活动所需。缺氧时，则以糖无氧酵解为主。在一些代谢旺盛的正常组织和肿瘤细胞中，即使在有氧的条件下，仍然以糖无氧酵解为产生 ATP 的主要方式，这种现象称为 Cratree 效应或反巴斯德效应。在具有 Cratree 效应的组织细胞中，其糖无氧酵解酶系（己糖激酶、6 磷酸果糖激酶 1、丙酮酸激酶）活性较强，而线粒体中产生 ATP 的酶系活性较低，氧化磷酸化减弱，以糖无氧酵解酶系产生能量为主。

3. 磷酸戊糖途径

葡萄糖在细胞内除通过无氧氧化和有氧氧化分解产能外，还存在其他不产能的分解代谢途径，如：磷酸戊糖途径（pentose phosphate pathway）。磷酸戊糖途径是指从糖酵解的中间产物葡萄糖 -6- 磷酸开始形成旁路，通过氧化、基团转移两个阶段生成果糖 -6- 磷酸和 3- 磷酸甘油醛，从而返回糖酵解的代谢途径，故也称为磷酸戊糖旁路（pentose phosphate shunt）。这条途径存在于肝脏、脂肪组织、甲状腺、肾上腺皮质、性腺、红细胞等组织中。它的功能不是产生 ATP，而是产生细胞所需的具有重要生理作用的特殊物质，如 NADPH 和 5- 磷酸核糖。NADPH 为供氢体，参与生物合成反应。如脂肪酸、类固醇激素等生物合成时都需 NADPH，所以脂类合成旺盛的组织如肝脏、乳腺、肾上腺皮质、脂肪组织等磷酸戊糖途径比较活跃；另一方面，NADPH 是加单氧酶体系的辅酶之一，参与体内羟化反应，例如一些药物、毒物在肝脏中的生物转化作用等。同时它也是谷胱甘肽还原酶的辅酶，NADPH 使氧化型谷胱甘肽变为还原型谷胱甘肽（GSH），GSH 是体内重要的抗氧化剂，可保护一些含巯基的蛋白质或酶免受氧化剂，尤其是过氧化物的损害。而另一种物质，5- 磷酸核糖则为核苷酸、核酸的合成提供原料。

4. 糖原的合成与分解

糖原（glycogen）是由许多葡萄糖通过 α-1, 4- 糖苷键（直链）及 α-1, 6- 糖苷键（分支）相连而成的带有分支的多糖，是动物体内糖的储存形式。摄入的糖类大部分转变为脂肪（三酰甘油）后储存于脂肪组织内，只有小部分以糖原形式储存。糖原作为葡萄糖储备的生物学意义在于当机体需要葡萄糖时，它可以被迅速动用以供急需，而脂肪则不能。肝和肌肉是贮存糖原的主要器官，但肝糖原和肌糖原的生理意义有很大不同。肌糖原主要供肌收缩时能量需要，肝糖原则是血糖的主要来源，对于一些依赖葡萄糖作为能量来源的组织，如脑、红细胞等尤为重要。

糖原合成（glycogenesis）是指由葡萄糖生成糖原的过程，主要发生在肝脏和骨骼肌，合成时葡萄糖先活化，再连接形成直链和支链。而糖原分解（glycogenolysis）则是糖原分解为葡萄糖 -6- 磷酸或葡萄糖的过程，但它并不是糖原合成的逆反应。肝糖原和肌糖原分解的起始阶段一样，至生成葡萄糖 -6- 磷酸开始分道扬镳。肝脏中含有葡萄糖 -6- 磷酸酶，可使 G-6-P 水解变成游离葡萄糖，释放到血液中，维持血糖浓度的相对恒定。由于肌肉组织中不含葡萄糖 -6- 磷酸酶，肌糖原分解后不能直接转变为血糖，产生的 G-6-P 在有氧的条件下被有氧氧化彻底分解，在无氧的条件下糖酵解生成乳酸，后者经血循环运到肝脏进行糖异生，再合成葡萄糖或糖原。

在肌肉中糖原的合成与分解主要是为肌肉提供 ATP；在肝脏，糖原合成、糖原分解主要是为了维持血糖浓度的相对恒定。它们的作用受到肾上腺素、胰高血糖素、胰岛素等激素的影响：肾上腺素主要作用于肌肉；胰高血糖素、胰岛素主要调节肝脏中糖原合成和分解的平衡。糖原合酶与糖原磷酸化酶分别是糖原合成和糖原分解的限速酶，糖原磷酸化酶和糖原合酶的活性不会同时被激活或同时抑制，它们可以通过别构调节和共价修饰调节两种方式进行活性的调节。糖原贮积病（glycogen storage disease）是一类遗传性疾病，表现为异常种类和数量的糖原在组织中沉积，产生不同类型的糖原贮积病，每种类型表现为糖原代谢中的一个特定的酶缺陷或缺失而使糖原贮存，由于肝脏和骨骼肌是糖原代谢的重要部位，因此是糖原贮积病的最主要累及部位是肝脏、肌肉。

5. 糖异生

体内糖原的储备有限，正常人每小时可释出葡萄糖 210mg/kg 体重，如果没有补充，10 多个小时肝糖原即被耗尽，血糖来源断绝。但事实上即便禁食 24 小时，血糖仍保持于正常范围，长期饥饿时也仅略下降。这时除了周围组织减少对葡萄糖的利用外，主要还依赖肝脏将氨基酸、乳酸等转变为葡萄糖，不断地补充血糖。而这种由非糖化合物（乳酸、三酰甘油、生糖氨基酸等）转变为葡萄糖或糖原的过程称为糖异生（gluconeogenesis）。糖异生的主要器官是肝，正常情况下，肾脏的糖异生能力仅有肝脏的十分之一，但在长期饥饿时则大为增强。

糖异生的原料主要有生糖氨基酸、乳酸、甘油和丙酮酸，许多氨基酸可以转变成糖，但以丙氨酸、丝氨酸、苏氨酸及甘氨酸的活性最强，各种糖异生原料转变成糖的速度不一，而且受血中糖含量的影响极大。糖异生的途径基本上是糖酵解的逆行过程，但并非完全是糖酵解的逆反应，其最终产物是葡萄糖或糖原，此逆反应需要消耗能量和四种关键酶，即葡萄糖-6-磷酸酶、果糖二磷酸酶-1、丙酮酸羧化酶和磷酸烯醇式丙酮酸羧激酶。糖异生的生理意义在于：①维持血糖恒定，当饥饿或其他情况引起储存糖原耗竭时，糖异生加快，以维持血糖的相对稳定，特别是保证体内必须利用葡萄糖功能的大脑、肾髓质和红细胞等组织细胞的葡萄糖供应；②乳酸和甘油通过糖异生得以很好利用；③肾脏糖异生增强有利于维持酸碱平衡，长期饥饿时，肾脏的糖异生加快，促使 NH_3 的产量增多，用于中和尿中酸性物质；④从肠道吸收以及体内蛋白质分解而来的氨基酸，通过糖异生得以充分利用；⑤糖异生也是补充或恢复肝糖原储备的重要途径。

6. 血糖及其调节

血糖（blood sugar）指血中的葡萄糖。体内血糖浓度是反映机体内糖代谢状况的一项重要指标。正常情况下，血糖浓度是相对恒定的。正常人空腹血浆葡萄糖糖浓度为 3.9~6.1mmol/L（葡萄糖氧化酶法）。空腹血浆葡萄糖浓度高于 7.0mmol/L 称为高血糖，低于 3.9mmol/L 称为低血糖。要维持血糖浓度的相对恒定，必须保持血糖的来源和去路的动态平衡。血糖的来源有 3 个：饱食时，食物消化吸收提供血糖；短期饥饿时，肝糖原分解补充血糖；长期饥饿时，非糖物质通过糖异生补充血糖。血糖的去路有 4 个，有氧氧化分解供能；合成肝糖原和肌糖原储备；转变成其他糖；转变成脂肪酸或氨基酸。饱食时这 4 个去路活跃；短期饥饿时，仅有氧氧化通路保持开放；长期饥饿时，所有去路都关闭以节约葡萄糖。

正常人体内存在着精细的调节血糖来源和去路动态平衡的机制，保持血糖浓度的相对恒定是神经系统、激素及组织器官共同调节的结果。神经系统对血糖浓度的调节主要通过下丘脑和自主神经系统调节相关激素的分泌。激素对血糖浓度的调节主要是通过胰岛素、胰高血糖素、肾上腺素、糖皮质激素、生长激素及甲状腺激素之间相互协同、相互拮抗以维持血糖浓度的恒定。临床上糖代谢障碍可引起低血糖或高血糖，其中糖尿病是最常见的糖代谢紊乱疾病。

二、蛋白质代谢

蛋白质代谢指蛋白质在细胞内的代谢途径。各种生物均含有水解蛋白质的蛋白酶或肽酶，这些酶的专一性不同，但均能破坏肽键，使各种蛋白质水解成其氨基酸成分的混合物。氨基酸是蛋白质的基本组成单位，由于蛋白质在体内首先分解成氨基酸而后再进一步代谢，所以氨基酸代谢是蛋白质分解代谢的中心环节。体内蛋白质的更新和氨基酸的分解均需要食物蛋白质来补充，下面简单说说蛋白质的营养作用及其消化、吸收问题。

蛋白质是组织细胞的主要成分，参与构成各种组织细胞是蛋白质最重要的生理功能，同时体内具有众多特殊功能的蛋白质，例如酶、抗体、蛋白质类激素等，故蛋白质也是整体生命活动的重要物质基础，另一方面蛋白质也可作为能源物质氧化供能，但蛋白质的这种功能可由糖和脂肪代替，故供能是蛋白质的次要功能。而体内蛋白质的代谢状况可用氮平衡描述。氮平衡是指每日氮的摄入量与排出量之间的关系，蛋白质的含氮量平均为16%。摄入的氮主要来源于食物中的蛋白质，主要用于体内蛋白质的合成，而排出的氮主要来源于粪便和尿液中的含氮化合物，主要是蛋白质在体内分解代谢产物。

食物中的蛋白质都要降解为氨基酸才能被机体利用，氨基酸通过特殊代谢可合成体内重要的含氮化合物，如神经递质、嘌呤、嘧啶、磷脂、卟啉、辅酶等。磷脂的合成需S-腺苷甲硫氨酸，氨基酸脱羧产生的胺类常有特殊作用，如5-羟色胺是神经递质，缺少则易发生抑郁、自杀；组胺与变态反应有密切联系。

三、脂肪代谢

脂质是脂肪和类脂的总称。脂肪及三酰甘油（triglyceride TG），也称甘油三酯。三酰甘油是甘油的脂肪酸酯，体内脂肪酸来源有两种：一是机体自身合成，二是食物供给特别是某些不饱和脂肪酸，机体不能合成，称必需脂肪酸，如亚油酸、α- 亚麻酸。脂代谢是指人体摄入的大部分脂肪经胆汁乳化成小颗粒，胰腺和小肠内分泌的脂肪酶将脂肪里的脂肪酸水解成游离脂肪酸和甘油单酯（偶尔也有完全水解成甘油和脂肪酸）。水解后的小分子，如甘油、短链和中链脂肪酸，被小肠吸收进入血液。甘油单脂和长链脂肪酸被吸收后，先在小肠细胞中重新合成三酰甘油，并和磷脂、胆固醇和蛋白质形成乳糜微粒（chylomicron），由淋巴系统进入血液循环。

第二节　胰岛素及相关激素

一、胰岛素

（一）胰岛素

胰岛素是受内源性或外源性物质如葡萄糖、乳糖、核糖、精氨酸、胰高血糖素等的刺激而分泌的一种蛋白质激素。胰岛素在胰岛 B 细胞中合成。胰岛素合成的控制基因在第 11 对染色体短臂上。人胰岛素含 51 个氨基酸残基的小分子蛋白质，分子量为 5.8kd，由 21 肽的 A 链和 30 肽的 B 链组成。A、B 两链之间借助于两个二硫键相连，A 链内还有一个二硫键，如果二硫键断开，胰岛素便失去活性。在胰岛 B 细胞内，前胰岛素原（preproinsulin）在粗面内质网中被水解成胰岛素原（proinsulin），随后被运至高尔基复合体进一步加工，最后经剪切形成胰岛素和连接肽（connectingpeptide，C 肽）。由于 C 肽与胰岛素一同被释放入血，两者的分泌量呈平行关系，故测定 C 肽含量可反映 B 细胞的分泌功能。B 细胞分泌时亦有少量的胰岛素原进入血液，但其生物活性仅为胰岛素的 3%~5%。C 肽虽无胰岛素活性，但具有激活钠泵及内皮细胞中一氧化氮合酶等作用。

正常成年人胰岛素的分泌量为 40~50U/d（1.6~2.0mg/d）。空腹时，血清胰岛素浓度约为 10μU/ml。胰岛素在血液中以与血浆蛋白结合和游离的两种形式存在，二者之间保持动态平衡，只有游离的胰岛素具有生物活性，人血中胰岛素的半衰期仅 5~6 分钟，主要在肝脏被胰岛素酶灭活，亦有少量胰岛素在肌肉和肾脏中被灭活。

（二）胰岛素的生物作用

胰岛素是机体内唯一降低血糖的激素，同时促进糖原、脂肪、蛋白质合成。胰岛素是维持血糖水平稳态的关键激素，对于机体能源物质的储存及生长发育有重要意义。

根据胰岛素与胰岛素受体（insulin receptor，IR）结合后出现生物效应的时间顺序，可先后表现即刻作用、快速作用和延迟作用。即刻作用发生在数秒内，通过转运蛋白的磷酸化，可促进靶细胞快速转运葡萄糖、氨基酸、K^+、磷酸根离子等进入肌肉和脂肪细胞；快速作用发生在数分钟内，通过改变酶的活性，可促进糖原合成、糖酵解、蛋白质合成、抑制糖原分解、糖异生、蛋白质分解等；延迟作用发生在数小时或数天后，通过调控基因转录，可影响多种 mRNA 的生成，促进脂肪、蛋白质合成及细胞生长。

1. 对糖代谢的作用

胰岛素具有降低血糖的作用。它是通过增加血糖的去路及减少血糖的来源而实现的，并与其他激素共同维持血糖稳态：①促进肌肉摄取、储存和利用葡萄糖，胰岛素通过增加肌肉和脂肪组织细胞膜中的葡萄糖转运体（glucose transporter GLUT）的数量来促进葡萄糖的摄取、储存和利用；②促进肝脏摄取、储存和利用葡萄糖，胰岛素的重要作用之一是调节肝糖代谢，主要作用环节一是提高葡萄糖激酶的活性，促进葡萄糖的磷酸化，进而促进肝细胞摄取葡萄糖；二是提高糖原合酶的活性，促进肝糖原合成；三是抑制磷酸化酶活性，阻止糖原分解；四是抑制糖异生有关酶的活性，抑制肝糖原异生。

2. 对脂代谢的作用

胰岛素可促进脂肪的合成与储存，抑制脂肪的分解和利用，降低血中脂肪酸的浓度。

3. 对蛋白质代谢的作用

胰岛素能促进蛋白质合成和储存，抑制蛋白质的分解。

4. 对电解质的作用

胰岛素可促进 K^+、Mg^{2+} 及磷酸盐进入细胞，参与细胞物质代谢活动。

5. 对生长的作用

在促进机体生长方面，胰岛素与生长激素具有协同作用。

（三）胰岛素分泌的调节

胰岛素在体内调节物质代谢等活动的同时，其分泌亦受到营养物质、神经体液等多种因素的控制。

1. 营养成分的调节作用

（1）血中葡萄糖水平是影响胰岛素分泌的最重要因素。胰岛 B 细胞对血糖变化十分敏感，正常人空腹血糖浓度为 3.9~6.1mmol/L，胰岛素分泌很少，仅约25ng/（min·kg），当血糖升高到 16mmol/L 左右时，产生最大分泌反应；当血糖水平降至正常时，胰岛素分泌也随之恢复到基础水平；当血糖降至 2.7mmol/L 左右时，则无胰岛素分泌。口服或静脉注射葡萄糖后，胰岛素释放呈两相反应。早期快速相，门静脉血浆中胰岛素在 2 分钟内即达到最高值，随即迅速下降；延迟缓慢相，10 分钟后血浆胰岛素水平又逐渐上升，一直延续 1 小时以上。早期快速相显示葡萄糖促使储存的胰岛素释放，延迟缓慢相显示胰岛素的合成和胰岛素原转变的胰岛素。

（2）进食含蛋白质较多的食物当进食含蛋白质较多的食物后，血液中氨基酸浓度升高，许多氨基酸也能刺激胰岛素分泌，其中以精氨酸和赖氨酸的刺激作用最强，血液中氨基酸和葡萄糖对胰岛素分泌的刺激作用具有协同效应。

2. 激素的调节作用

多种激素参与对胰岛素分泌的调节。

（1）胃肠激素：促胃液素、促胰液素、缩胆囊素和抑胃肽等均可促进胰岛素分泌，其中，抑胃肽的刺激作用属于生理性调节，而其余胃肠激素的作用都是通过升高血糖而间接实现的。葡萄糖、氨基酸、脂肪酸及盐酸等均能刺激抑胃肽释放，进而促进胰岛素分泌，餐后抑胃肽的分泌可在血糖升高前就促进胰岛素的分泌。胃肠激素与胰岛素分泌之间的功能联系构成肠 - 胰岛素轴，其生理意义在于餐后血糖升高前就刺激胰岛素分泌，为营养物质吸收后的细胞利用做好准备，而肠 - 胰岛素轴活动受到支配胰岛的副交感神经调节。

（2）胰岛激素：胰岛内胰高血糖素可通过直接作用于 B 细胞及升高血糖间接

促进胰岛素的分泌。生长抑素则通过旁分泌抑制 B 细胞分泌胰岛素。胰腺内的垂体腺苷酸环化酶激活肽也能引起 B 细胞 Ca^{2+} 内流，促进胰岛素分泌。胰岛素还可通过自分泌方式对 B 细胞进行负反馈调节（不依赖血糖水平）。此外，胰岛素也有促进 B 细胞分裂的正反馈作用。

（3）其他激素：生长激素、皮质醇及甲状腺激素均可通过升高血糖间接刺激胰岛素分泌，所以长期、大量使用这些激素可使 B 细胞衰竭而导致糖尿病，肾上腺素和去甲肾上腺素可作用于 B 细胞的 α_2 受体，抑制胰岛素分泌，而作用于 β_2 受体则促进胰岛素分泌。此外，生长激素释放激素、甲状腺激素释放激素、促肾上腺皮质激素释放激素、胰高血糖样肽等也可促进胰岛素分泌，而肠抑素、瘦素、神经肽 Y、C 肽则能抑制胰岛素分泌。

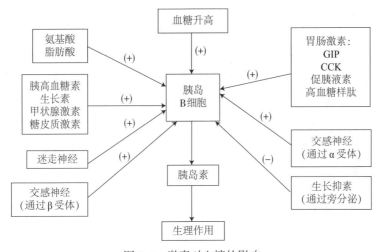

图 3-1 激素对血糖的影响

3. 神经调节

胰岛 B 细胞受迷走神经和交感神经的双重支配。迷走神经兴奋时，可直接刺激胰岛素分泌，也可通过引起胃肠激素分泌增多而间接促进胰岛素分泌。交感神经兴奋时释放去甲肾上腺素，通过作用于 B 细胞膜上的 α_2 受体抑制胰岛素分泌，也可通过 β_2 受体则刺激胰岛素分泌，但以前者为主。神经调节对正常情况下的胰岛素分泌作用不大，主要在于维持胰岛 B 细胞对葡萄糖的敏感性。在运动时，交感神经抑制胰岛素分泌可防止低血糖的发生。

二、调节糖代谢的其他激素

除胰岛素外，参与糖代谢调节的激素还有很多，其中对糖代谢影响较明显的有：①下丘脑激素，如生长抑素、促肾上腺皮质激素释放激素、食欲素；②垂体激素，如生长激素、促肾上腺皮质激素、促甲状腺激素、$\beta-$ 促脂素等；③甲状腺激素；④肾上腺皮质髓质激素，如皮质醇、肾上腺素、性腺类固醇激素等；⑤内分泌胰腺激素，如胰高血糖素、胰高血糖素样肽 –1 等；⑥其他激素，如胰岛素样生长因子 –1、胰岛素样生长因子 –2、瘦素、葡萄糖依赖性胰岛素释放肽、肠高糖素、胰淀粉样多肽等。在这些激素中，以皮质醇、肾上腺素和胰高血糖素的作用最为突出，下面简单介绍一下。

（一）胰高血糖素及胰高血糖素样肽 –1

胰高血糖素（glucagon）是胰岛素 α 细胞分泌的一种激素。以 N– 末端组氨酸为起点，C 末端苏氨酸为终点的 29 个氨基酸残基组成的一条单链肽（分子量约为 3500），分子内不具有 S–S 键，在这一点上，完全不同于胰岛素。胰高血糖素主要在肝内降解，部分在肾内降解。与胰岛素的作用相反，胰高血糖素是一种促进分解代谢的激素。胰高血糖素的主要靶器官是肝。其作用主要有以下几个方面：①促进肝糖原分解、减少肝糖原合成及增强糖异生作用，从而提高血糖水平；②减少肝内脂肪酸合成三酰甘油，促进脂肪酸分解，促使酮体生成增加；③抑制肝内蛋白质合成，促进其分解，同时增加氨基酸进入肝细胞的量，加速氨基酸转化为葡萄糖（增加糖异生）；④通过旁分泌促进胰岛 B 细胞、A 细胞的分泌；⑤另外，药理剂量的胰高血糖素可使心肌细胞内 cAMP 含量增加，心肌收缩增强。影响胰高血糖素分泌的因素很多，血糖浓度是重要的因素。血糖降低时，胰高血糖素胰分泌增加；血糖升高时，则胰高血糖素分泌减少。氨基酸的作用与葡萄糖相反，能促进胰高血糖素的分泌。蛋白质或静脉注射各种氨基酸均可使胰高血糖素分泌增多。血中氨基酸增多一方面促进胰岛素释放，可使血糖降低，另一方面还能同时刺激胰高血糖素分泌，这对防止低血糖有一定的生理意义。

胰高血糖素样肽 –1（glucagon-likepeptide1，GLP–1）是由人胰高血糖素基因编码，并由肠道 L 细胞分泌的一种肽类激素，研究已证实，肠促胰素以葡萄糖浓度依赖性方式促进胰岛 B 细胞分泌胰岛素，并减少胰岛 A 细胞分泌胰高血糖素

（glucagon），从而降低血糖。正常人在进餐后，肠促胰素开始分泌，进而促进胰岛素分泌，以减少餐后血糖的波动。GLP-1 主要通过以下几方面发挥降糖作用：①GLP-1 具有保护 B 细胞的作用 GLP-1 可作用于胰岛 B 细胞，促进胰岛素基因的转录、胰岛素的合成和分泌，并可刺激胰岛 B 细胞的增殖和分化，抑制胰岛 B 细胞凋亡，增加胰岛 B 细胞数量。此外，GLP-1 还可作用于胰岛 A 细胞，强烈抑制胰高血糖素的释放，并作用于胰岛 δ 细胞，促进生长抑素的分泌，生长抑素又可作为旁分泌激素参与抑制胰高血糖素的分泌。②GLP-1 具有葡萄糖浓度依赖性降糖作用，作为一种肠源性激素，GLP-1 是在营养物质特别是碳水化合物的刺激下才释放入血的，其促胰岛素分泌作用呈葡萄糖浓度依赖性，即只有在血糖水平升高的情况下，GLP-1 才能发挥降糖作用，而在血糖水平正常时，则不会使其进一步降低。GLP-1 的这种葡萄糖浓度依赖性降糖特性是其临床应用安全性的基础与保障，从而免除了人们对现有糖尿病治疗药物及方案可能造成患者严重低血糖的担心。③GLP-1 具有减轻体重的功效研究者认为，GLP-1 是通过多种途径产生降低体重的作用，包括抑制胃肠道蠕动和胃液分泌，抑制食欲及摄食，延缓胃内容物排空。此外，GLP-1 还可作用于中枢神经系统（特别是下丘脑），从而使人体产生饱胀感和食欲下降。④除此之外，GLP-1 还具有许多其他生物学特性及功能。例如，GLP-1 可能发挥降脂、降压作用，从而对心血管系统产生保护作用；它还可通过作用于中枢增强学习和记忆功能，保护神经。

（二）皮质醇

肾上腺皮质激素包括糖皮质激素、盐皮质激素和性激素。肾上腺皮质由外向内依次分为球状带、束状带和网状带，球状带分泌的以醛固酮为代表的盐皮质激素；束状带与网状带主要分泌以皮质醇为代表的糖皮质激素及少量的雄激素。胆固醇是肾上腺皮质激素合成的原料，血液中的皮质醇80% 左右与皮质内固醇结合球蛋白或皮质醇结合球蛋白结合，约15% 与白蛋白结合，仅 5% 左右呈游离状态，只有游离的皮质醇才能进入靶细胞发挥生物作用，结合型与游离型之间可相互转化，保持动态平衡。皮质醇主要在肝内降解而失活，其降解产物中约70%为 17- 羟类固醇化合物，可从尿中排泄，另有15% 以原形的形式从胆汁分泌排泄，少量从尿中排泄。皮质醇主要通过调节靶基因的转录而发挥生物效应。下面简单介绍一下皮质醇对物质代谢的影响。

皮质醇是调节糖代谢的重要激素之一，主要通过减少组织对糖的利用和加速肝糖异生而使血糖升高。主要的作用环节是：①增强肝内糖异生和糖原合成所需酶活性，利用外周组织，尤其是肌肉组织蛋白质分解产生的氨基酸，加速肝糖异生；②加强禁食期间肝对糖异生激素（胰高血糖素和肾上腺素）的反应；③抑制NADH的氧化，从而减少葡萄糖酵解，降低外周组织细胞对葡萄糖的利用；④抑制胰岛素与其受体结合，降低组织细胞对胰岛素的敏感性，使外周组织，特别是肌肉和脂肪组织对糖的利用减少，故而，皮质醇缺乏将导致低血糖，过多则可升高血糖。另外，皮质醇还可提高四肢部分和脂肪酶活性，促进脂肪分解，抑制肝外组织细胞内的蛋白合成，加速其分解，减少氨基酸转运入肌肉等肝外组织，为肝糖异生提供原料。

（三）肾上腺素

肾上腺素和去甲肾上腺素与各型肾上腺素能受体结合后调节新陈代谢的机制不同，骨骼肌运动增强时，肾上腺素可通过激活 β_2 受体，加强肌糖原的分解，为肌肉收缩提供即时的能源供应，必要时也能加强脂肪组织的脂肪分解，为肌肉较为持久的活动提供游离脂肪酸分解功能。肾上腺素还能通过激活肝细胞的 α_1 受体来促进糖异生，以维持血糖浓度；此外，骨骼肌运动还能通过局部自主神经的支配激活 α_2 受体，抑制胰岛素分泌，促进糖异生，协同维持血糖浓度。

一般情况下，血中儿茶酚胺浓度很低，几乎不参与机体的代谢及功能调节，但当机体遇到紧急情况时，如遭遇恐惧、焦虑、运动、低血糖等刺激，支配肾上腺髓质嗜铬细胞的交感神经兴奋，肾上腺髓质激素分泌水平急剧升高，血糖升高，脂肪分解，葡萄糖、脂肪氧化增强，以满足机体在紧急情况下急增的能量需求。这种在紧急情况下发生的交感 – 肾上腺髓质系统活动增强的适应性反应，称为应急反应（emergency reaction）。

（四）其他调节糖代谢的激素

1. 生长激素

研究表明，生长激素可抑制外周组织（如肌肉、脂肪等）摄取葡萄糖，增加肝糖原输出，减少胰岛素受体的数目，使胰岛素与细胞受体的结合减少。其本身没有刺激胰岛素分泌的作用，但它能引起糖耐量减低，间接使胰岛素分泌增多。

研究表明，正常人在葡萄糖耐量试验的恢复期，血糖从高水平下降到基础水平时伴有生长激素分泌增多。

2. 胰岛素样生长因子

目前已知有生物活性的胰岛素样生长因子（insulin-like growth factors，IGF）有两类：第一类 IGF-1，依赖于生长激素，有很强的促进生长的作用；第二类 IGF-2，比前一类具有更强的胰岛素样活性。肝脏与肾脏是体内合成 IGF 的最主要场所，一次性静脉注射 13mmol/kg 的 IGF-1 可引起低血糖反应，但 IGF-1 的降糖作用仅为胰岛素的 1/13，且二者引起低血糖的机制不同。研究表明 IGF-1 只刺激外周组织对葡萄糖的摄取和利用。

3. 甲状腺激素

甲状腺激素对糖代谢的影响既有升糖作用，也有降糖作用，其综合作用为升高血糖，故被看作是一种升糖激素。该激素可促进肠道对葡萄糖的吸收，又可促进葡萄糖的氧化利用，还能加速胰岛素降解，同时改变机体对胰岛素的敏感性，从而调节糖代谢。

4. 胰淀粉样多肽

该激素与胰岛素、胰高血糖素三者在维持血糖平衡中具有重要的协同作用，其对糖代谢的调节主要表现在：抑制胰岛素的分泌；抑制葡萄糖的转运，刺激糖原分解，使血糖升高；抑制胰高血糖素分泌。

5. 瘦素

胰岛素是调节瘦素基因表达的非常重要的激素之一，血浆胰岛素水平升高可使得瘦素水平增加，而瘦素对胰岛素的分泌具有抑制作用，这种作用可以通过自主神经系统来介导。

第三节 微量元素代谢

人体是由 50 多种元素所组成。根据元素在人体内的含量不同，可分为常量元素和微量元素两大类。凡是占人体总重量的万分之一以上的元素，如碳、氢、氧、氮、磷、硫、钙、镁、钠、钾等，称为常量元素；凡是占人体总重量的万分之一以下的元素，如铁、锌、铜、锰、铬、硒、钼、钴、氟等，称为微量元素

（铁又称半微量元素）。微量元素在人体内的含量真是微乎其微，微量元素虽然在人体内的含量不多，但与人的生存和健康息息相关，对人的生命起至关重要的作用。它们的摄入过量、不足、不平衡或缺乏都会不同程度地引起人体生理的异常或发生疾病。微量元素最突出的作用是与生命活动密切相关，仅仅像火柴头那样大小或更少的量就能发挥巨大的生理作用。根据科学研究，到目前为止，已被确认与人体健康和生命有关的必需微量元素有 18 种，即有铁、铜、锌、钴、锰、铬、硒、碘、镍、氟、钼、钒、锡、硅、锶、硼、铷、砷等。每种微量元素都有其特殊的生理功能。尽管它们在人体内含量极小，但它们对维持人体中的一些决定性的新陈代谢却是十分必要的。一旦缺少了这些必需的微量元素，人体就会出现疾病，甚至危及生命。比较明确的是约 30% 的疾病直接由微量元素缺乏或不平衡所致。如缺锌可引起口、眼、肛门或外阴部红肿、丘疹、湿疹。又如铁是构成血红蛋白的主要成分之一，缺铁可引起缺铁性贫血。国外曾有报道：机体内含铁、铜、锌总量减少，均可减弱免疫机制（抵抗疾病力量），降低抗病能力，助长细菌感染，而且感染后的死亡率亦较高。微量元素在抗病、防癌、延年益寿等方面都还起着非常重要的作用。

随着临床研究和检测技术的不断发展，微量元素与糖尿病关系也日益受到关注。糖尿病是一种由胰岛素分泌不足和（或）胰岛素抵抗引起的以慢性血糖水平增高为特征的代谢性疾病。一方面糖尿病患者因分泌代谢紊乱，一些参与调节血糖的微量元素表现出明显的不足或下降，另一方面，微量元素能影响胰岛素的敏感性和胰岛的分泌功能，导致糖尿病的发生与发展。已有不少研究表明，糖尿病的发生除遗传因素外，还与环境、饮食结构和生活习惯因素中的微量元素密切相关。如铬、锌、锰、硒等与糖尿病的发生、发展、并发症的产生等有一定关系。

一、铬与糖尿病

人体自身不能合成铬，只能从食物中摄取。铬一般存在于谷类、豆类、肉和乳制品，粮食精加工后的铬含量大大减少，啤酒酵母、家畜肝脏不仅含铬高，而且其所含的铬活性也大。铬是胰岛素发挥降糖作用必需的元素，也是人体中唯一随着年龄的增长而含量降低的元素。Cr^{3+} 与氨基酸形成其他有机铬化合物或通过与烟酸结合形成 GTF（葡萄糖耐量因子），协同胰岛素发挥其生理功能，铬还可作用于葡萄糖代谢中的磷酸变位酶和琥珀酸脱氢酶，增加糖的利用；促进葡萄糖转运体（GLUT）-4mRNA 的表达，增加葡萄糖转运，另外铬是胰岛素的一种"协同激素"，作为胰岛素的增敏剂参与并影响糖、蛋白质和脂肪的代谢。有相应研究表明，我国糖尿病患者血清铬含量也明显低于健康人群，且与病程、血糖、三酰甘油及胆固醇水平呈负相关，补铬后患者的血铬水平升高，血糖、三酰甘油及胆固醇水平降低。

二、锌与糖尿病

有学者发现，糖尿病患者普遍缺锌。锌存在于动物肝脏和牛羊肉、乳制品、蛋黄、全麦面粉、谷类及其制品等多种食物中，海产品如牡蛎也含有丰富的锌，植物性食物含锌较少。锌在人体内的微量元素含量中居第 2 位，仅次于铁。它主要分布在胰岛 B 细胞颗粒中并能促进胰岛素的结晶化，结晶的胰岛素大约有 0.5% 的成分是锌。锌与胰岛素的合成、分泌、贮存、降解、生物活性及抗原性有关。锌能激活羧化酶使胰岛素原转变为胰岛素，并提高胰岛素的稳定性，缺锌的胰岛素易变性失效。另外，锌和铜是一对相互拮抗的微量元素，它们在肠道吸收过程中竞争同一载体蛋白——金属硫蛋白。铜增多则会影响锌的吸收，而锌的减少会促使糖尿病发生。据观察，胰岛素分泌不足也使糖尿病患者血清铜/锌比值及肠铜吸收率均较健康人高，铜代谢呈明显的正平衡。

三、硒与糖尿病

硒在机体内主要作为谷胱甘肽过氧化物酶（GSH-PX）的构成成分而发挥其抗氧化作用，GSH-PX 能分解过氧化物，减少自由基产生，故能保护胰岛素 A、B 肽键间二硫键免受氧化破坏，从而表现出降血糖作用。硒的类胰岛素样作用能刺激脂肪细胞膜上葡萄糖载体的转运，在肝脏抑制肝糖原的异生和分解，增加肝糖原的合成，在脂肪、肌肉等组织中促进细胞对糖的吸收和利用。同时，硒通过抗氧化作用，保护胰岛细胞，提高葡萄糖耐量。此外，硒还能促进细胞摄取糖的能力，因此硒含量不足会导致 GSH-PX 的活力降低，从而影响体内自由基的清除，而自由基造成的膜损害正是糖尿病及其多种慢性并发症的发病基础。此硒对维持胰腺的正常功能、预防糖尿病有重要的作用。动物脏器、海产品是很好的硒来源。

综上所述，2 型糖尿病的发病机制除环境及遗传因素外涉及多种病理过程。目前研究发现，除糖代谢紊乱外与微量元素也有着密切的关系。由于微量元素不能在体内合成，主要靠外界补充，因此应合理膳食，多吃粗粮，少食精加工食品，注意食物品种的多样化。

第四章　糖尿病的病因和发病机制

糖尿病的特点是"三多一少"，即多饮、多食、多尿、消瘦，同时伴有乏力、尿浊、尿有甜味。本病可归属于中医"消渴病"的范畴，消渴病名最早见于《素问·奇病论》："此肥美之所发也，此人必数食甘美而多肥也，肥者令人内热，甘者令人中满，故其气上溢，转为消渴。"西医学和中医学从不同角度对消渴病都有了越来越多的认识。

第一节　中医学对消渴病因病机的认识

早在《黄帝内经》中就已提出禀赋不足、五脏虚弱；精神刺激、情志失调；过食肥甘、形体肥胖与糖尿病的发生有着密切的关系。此后历代医家在此基础上不断补充发展，使消渴病的病因病机理论不断发展，内容逐渐充实。

1.病因

（1）素体阴虚，五脏虚弱：或由于先天禀赋不足，五脏虚弱；或由于后天阴津化生不足所引起。其中，古代医家更加强调肾脾两脏亏虚在糖尿病发病中的重要性。

（2）饮食不节，形体肥胖：长期过食肥甘，形体肥胖，醇酒厚味，损伤脾胃，脾胃运化失司，积热内蕴，消谷耗液，损耗阴液，易发生消渴。

（3）精神刺激，情志失调：长期过度的精神刺激，情志不舒，或郁怒伤肝，肝失疏泄，气郁化火，上灼肺胃阴津，下灼肾液；或思虑过度，心气郁结，心火亢盛，耗损心脾精血，灼伤胃肾阴液，均可导致糖尿病的发生。

（4）外感六淫，毒邪侵害：外感六淫，燥火风热毒邪内侵，旁及脏腑，燥热伤津，亦可发生糖尿病。

（5）久服丹药，化燥伤津：在中国古代，自隋唐以后，常有人为了壮阳纵欲或延年益寿而炼制丹药，使燥热内生，阴津耗损而发生糖尿病。

（6）长期饮酒，房劳不节：长期嗜酒，损伤脾胃，积热内蕴，化火伤津；劳伤过度，肾精亏耗，虚火内生，灼伤阴津，均可发生糖尿病。

2. 病机

（1）病变早期，阴津亏耗，燥热偏盛：糖尿病早期的基本病机为阴津亏耗，燥热偏盛，阴虚为本，燥热为标。燥热愈甚阴津愈虚，阴津愈虚燥热愈盛，二者相互影响，互为因果。其病变部位虽与五脏有关，但主要在肺、脾（胃）、肾三脏，且三脏之间常相互影响。如肺燥津伤，津液失于输布，则脾不得濡养，肾精不得资助；脾胃燥热偏盛，上可灼伤肺津，下可损耗肾阴；肾精不足则阴虚火旺，亦可上灼肺胃；终至肺燥、胃热、脾虚、肾亏同时存在，而多饮、多食、多尿三多症状常可相互并见。

（2）病变中期，病程迁延，气阴两伤，脉络瘀阻：若糖尿病早期得不到及时、恰当的治疗，则病程迁延，燥热伤阴耗气而致气阴两虚，同时脏腑功能失调，津液代谢障碍，气血运行受阻，痰浊瘀血内生，全身脉络瘀阻，相应的脏腑器官失去气血的濡养而变生诸多并发症。其气虚的形成可因阴损耗气；或因燥热耗气；或因先天不足，后天失养；或因过度安逸，体力活动减少，致气虚体胖。其痰浊的形成，可因饮食不节，过食肥甘厚味，损伤脾胃；或因忧思、劳倦伤脾，以致脾气虚弱，健运失司，水湿内停，积聚化痰；或因肺气不足，宣降失司，水津不得通调输布，津液留聚而生痰；或因肾虚不能化气行水，水湿内停而为痰；或因肝气郁结，气郁湿滞而生痰。其血瘀的形成可因热灼津亏而致血瘀；或因气滞而致血瘀；或因气虚而致血瘀；或因阳虚寒凝而致血瘀；或因痰浊阻络而致血瘀。

气阴两虚，痰浊瘀血痹阻脉络是消渴病发生多种并发症的主要病机。若气阴两伤，心脉痹阻则出现胸痹、心悸等心系并发症；若肝肾阴虚，肝阳上亢，痰闭清窍，脑脉瘀阻则出现中风、眩晕、健忘、痴呆等脑系并发症；若肝肾阴亏，脾肾两虚，肾络瘀阻则出现尿浊、腰痛、水肿、阳痿、遗精、癃闭等肾系并发症；若肝肾亏虚，精血不能上承于目，目络瘀阻，则视物模糊，甚则目盲失明；若肝肾阴虚，痰浊瘀血痹阻四肢脉络，则肢体麻木疼痛或肢端坏疽；肾开窍于耳，肾主骨，齿为骨之余，肝肾精血亏虚则耳鸣耳聋，齿落；若疮毒内陷，邪热攻心，扰乱神明，则神昏谵语；若肺肾气阴两虚，易感受外邪，出现感冒、肺热咳嗽、或并发肺痨；肝胆气郁，湿浊瘀血阻滞而出现胁痛、黄疸；若肝肾阴虚，湿热下注膀胱则出现尿频急痛，小腹坠胀；若脾气虚弱，胃失和降则出现泄泻、呕吐、痞满、呃逆等证；若胃热炽盛，心脾积热则牙龈脓肿，口舌生疮；若皮肤络脉瘀阻，皮肤失去气血濡养，或兼感受风湿毒邪，则出现皮肤瘙痒、疖肿、痈疽疔疮、皮癣、水疱、紫癜、溃疡等多种皮肤病变。

（3）病变后期，阴损及阳，阴阳俱虚：人之阴阳互根，互相依存。消渴病之本于阴虚，若病程迁延日久，阴损及阳，或因治疗失当，过用苦寒伤阳之品，终致阴阳俱虚。若脾阳亏虚，肾阳衰败，水湿潴留，浊毒内停，壅塞三焦则出现全身浮肿、四肢厥冷、纳呆、呕吐、恶心、面色苍白、尿少尿闭等症；若心肾阳衰，阳不化阴，水湿浊邪上凌心肺则出现胸闷心悸、水肿喘促、不能平卧，甚则突然出现心阳欲脱、气急倚息、大汗淋漓、四肢厥逆、脉微欲绝等危候；若肝肾阴竭，五脏之气衰微，虚阳外脱，则出现猝然昏仆、神志昏迷、目合口张、鼻鼾息微、手撒肢冷、二便自遗等阴阳离决之象。临床资料表明消渴病晚期大多因并发消渴病心病、消渴病脑病、消渴病肾病而死亡。

另外，少数消渴病患者起病急骤，病情严重。迅速导致阴津极度损耗，阴不敛阳，虚阳浮越而出现面赤烦躁、头痛呕吐、皮肤干燥、目眶下陷、唇舌干红、呼吸深长、有烂苹果样气味，若不及时抢救，则真阴耗竭，阴绝阳亡，昏迷死亡。

第二节　西医学对病因病机的研究

糖尿病的病因和发病机制非常复杂，至今未完全阐明，在该病的发病过程中，遗传因素及环境因素的相互作用参与其中。

一、1型糖尿病的病因及发病机制

西医学认为 1 型糖尿病的发病原因主要由于遗传与环境因素中的病毒感染、化学物质所致的胰岛 B 细胞自身免疫性炎症，导致 B 细胞破坏、功能损害、胰岛素分泌缺乏所致。

1. 遗传因素

1 型糖尿病遗传因素包括主效基因（IDDM1/HLA、IDDM2/INS5'VNTR）和次效基因（IDDM3~IDDM13 和 IDDM15 等）。决定 1 型糖尿病易感性的最重要遗传因素是主要组织相容性复合物基因区，也被称为人类白细胞抗原（human leukocyte antigen，HLA）基因区。根据其功能，HLA 基因可被分为三类：Ⅰ类基因包括 HLA-A、B、C 等；Ⅱ类基因包括 HLA-DR、DQ 和 DP 等；Ⅲ类基因主要包括编码补体、肿瘤坏死因子（TNF）等。HLA Ⅰ类及Ⅱ类分子均为抗原递呈分子，负责启动 T 淋巴细胞介导的免疫应答反应。IDDM1 主要是 HLA-DRB1、DQA1 和 DQB1。其中 DQA1*0301-B1*0302（DQ8）和 DQA1*0501-B1*0201（DQ2）与 1 型糖尿病的易感性相关；DQA2*0102-B1*0602（DQ6）与 1 型糖尿病的保护性相关。同样，DR3、DR4 与易感性相关；DR2 与保护性相关。

IDDM2/INS5'VNTR 是 1 型糖尿病第二位重要的基因，分为Ⅰ类、Ⅱ类及Ⅲ类等位基因。Ⅰ类短 VNTR 与对 1 型糖尿病的易感性有关，Ⅲ类长 VNTR 与对 1 型糖尿病的保护性有关。认为后者的显性保护效应与其诱发自身免疫耐受有关。

1 型糖尿病的发生，早期仅具有遗传易感性，可在某些触发事件如病毒感染引起胰岛 B 细胞破坏并启动自身免疫过程，继而出现免疫异常，可检测出各种胰岛细胞抗体。自身免疫导致胰岛 B 细胞数目开始减少，胰岛素分泌不足，最终胰岛 B 细胞功能几乎完全丧失。

2. 环境因素

（1）病毒感染：据报道与 1 型糖尿病有关的病毒包括风疹病毒、腮腺炎病毒、柯萨奇病毒等。病毒感染可直接损伤胰岛 B 细胞，迅速、大量破坏 B 细胞或使细胞发生微细变化、数量逐渐减少。病毒感染还可损伤胰岛 B 细胞而暴露其抗原成分、启动自身免疫反应，这是病毒感染导致胰岛 B 细胞损伤的主要机制。

（2）化学毒性物质和饮食因素：链脲佐菌素和四氧嘧啶等化学药物可通过非自身免疫性或自身免疫性破坏胰岛 B 细胞。母乳喂养期短或缺乏母乳喂养的儿童 1 型糖尿病，可能系血清中存在与牛乳制品有关的抗体参与了 B 细胞破坏过程。

3. 自身免疫

在遗传的基础上，病毒感染或其他环境因素启动了自身免疫过程，造成胰岛 B 细胞破坏和 1 型糖尿病的发生。常见的胰岛细胞抗体有胰岛细胞胞浆抗体（ICA）、胰岛素自身抗体（IAA）、谷氨酸脱羧酶（GAD）抗体和胰岛抗原 2（IA-2）抗体等，提示自身免疫因素在糖尿病的发病中有着重要的作用。

首先，与 1 型糖尿病相关的 HLA Ⅱ类抗原与启动 1 型糖尿病自身免疫过程的短肽特异性结合。这种结合物被 CD4⁺T 淋巴细胞表面的 T 细胞受体识别后，激活对 B 细胞具有杀伤性的 T 淋巴细胞和针对抗原产生抗体的 B 淋巴细胞。由抗原提呈细胞或 T 细胞释放出来的细胞因子在这个过程中起到了调控作用。在这些细胞因子中，干扰素 γ 和白细胞介素 2 促进细胞免疫反应（Th1 反应），而其他的细胞因子如白细胞介素 4 和白细胞介素 10 促进细胞免疫反应（Th2 反应）。细胞毒性 T 细胞表面 Fas 配体的表达同样也是进展为显性糖尿病的标志。在发生胰岛炎时对胰岛进行的检查结果提示发生了 Fas 介导的细胞凋亡，有可能是另一种 B 细胞功能损伤的机制。

二、2 型糖尿病的病因及发病机制

2 型糖尿病同样是遗传因素和环境因素共同作用的结果，其发病情况具有异质性。

1. 遗传因素

参与 2 型糖尿病发病基因有很多，相互之间存在交叉作用，因此确定 2 型糖尿病发病的主效基因相当困难，大多数基因可能为次效基因。

2. 环境因素

2 型糖尿病是以遗传、宫内发育不良等为先天病因，在持续能量正平衡的环境因素如久坐的生活方式、营养过剩、体力活动不足等作用下，导致胰岛素抵抗和分泌不足。

3. 胰岛素抵抗和 B 细胞功能缺陷

胰岛素抵抗和胰岛素分泌缺陷是 2 型糖尿病发病机制的两个重要方面。

（1）胰岛素抵抗：胰岛素作用的靶器官主要是肝脏、肌肉和脂肪组织对胰岛素作用的敏感性降低。胰岛素起效首先与靶器官的胰岛素受体结合及其调节过程，进一步通过细胞内信号导通路发挥其生物学效应。因此，胰岛素抵抗可能发生在胰岛素受体前、受体及受体后三个不同的环节。

（2）B 细胞功能缺陷：早期 B 细胞功能缺陷主要表现为：随着空腹血糖浓度增高，空腹及葡萄糖刺激后胰岛素分泌代偿性增多（但相对于血糖浓度而言，胰岛素分泌仍不足）；但当空腹血糖浓度进一步增高时，胰岛素分泌反应逐渐降低。B 细胞功能缺陷还表现为胰岛素分泌模式异常，如第一时相胰岛素分泌高峰减弱或消失；胰岛素分泌高峰延迟、减弱或消失；胰岛素脉冲式分泌削弱等。

各种原因引起的 B 细胞数量减少、胰岛淀粉样沉积物等均可影响 B 细胞胰岛素合成及分泌过程，导致 B 细胞功能缺陷。

4. 葡萄糖毒性和脂毒性

高血糖和脂代谢紊乱可进一步降低胰岛素敏感性和损伤胰岛 B 细胞功能，分别称为 "葡萄糖毒性（glucotoxicity）" 和 "脂毒性（lipotoxicity）"。

第三节　糖尿病分子病因学的研究进展

1 型糖尿病的发生主要与自身免疫反应损伤 B 细胞有关，2 型糖尿病的发生则与胰岛素抵抗和 B 细胞功能缺陷有关。

一、1 型糖尿病的分子病因学研究进展

1 型糖尿病主要是由细胞免疫介导的自身免疫反应，当一定的 B 细胞自身抗原被巨噬细胞或其他抗原递呈细胞处理后，与 MHC Ⅱ 类分子一起递呈到抗原递呈细胞表面，引起自身免疫信号的释放，引起炎症反应，导致胰岛炎症、B 细胞破坏，从而导致 1 型糖尿病的发生。CD4$^+$T 细胞与 CD8$^+$T（CTL）细胞在 1 型糖尿病的发病过程中均起着重要作用。CD4$^+$T 细胞根据其所分泌的细胞因子类型可大致分为 Th1 细胞和 Th2 细胞两大类。Th1 细胞主要分泌 IL-2、IFN-γ、TNF-α 等，其主要介导与细胞免疫及局部炎症有关的免疫应答，在细胞免疫过程中发挥重要作用。Th2 细胞主要分泌 IL-4、IL-5、IL-6、1L-10 和 IL-13，其主要功能为辅助 B 细胞增殖并产生相应的抗体，参与体液免疫。在正常机体内 Th1/Th2 主要通过自身或其他免疫细胞分泌的细胞因子进行自我调节和相互调节，以维持平衡，处于一个动态平衡状态。当自身免疫信号释放时，Th1 细胞被激活，Th2 细胞被抑制从而打破 Th1/Th2 平衡，激活细胞毒性巨噬细胞，细胞毒性 T 细胞（CD8$^+$TC）和自然杀伤细胞（NK），导致胰岛 B 细胞破坏。

CTL 在胰腺组织中浸润最为常见，因此通常认为是 1 型糖尿病的终末效应器。CTL 能识别 B 细胞抗原，其中一种抗原表位为胰岛特定葡萄糖 6 磷酸酶催

化亚单位相关蛋白，包括 proinsulin，aninsulin precursor 等。其中，能特异性识别 proinsulin 的 CTL 能直接裂解 B 细胞，但其破坏 B 细胞的具体机制目前不明。

研究发现，缺乏细胞因子时，Fas 表达不能上调，但阻断 Fas 表达并不能保护 B 细胞。同样，全程抑制 caspase 反应也不能阻断 CTL 介导的 B 细胞破坏。

免疫细胞是产生 ROS 的主要来源，而 ROS 是导致 B 细胞破坏的可溶性介导因子。线粒体是细胞内 ROS 产生的主要场所，可通过 caspase 途径启动 B 细胞凋亡。Bcl 家族相关的蛋白表达增加能减少 IL-β，TNF-α 和 INF-α 对 B 细胞的损伤。

二、2 型糖尿病的分子病因学研究进展

2 型糖尿病是一种多基因相互作用的疾病，使得确定该病的易感基因比较困难。在过去的数年中，针对糖尿病家族和非糖尿病家族进行了研究，通过遗传标记物方法发现与该病风险相关的 DNA 位点位于 CAPN10 和 CTFTL2 基因。类似的研究在特定的人群开展，筛选出了与血糖稳态相关的蛋白编码基因和 positional candidate gene 基因，如 ADARMS9，ADCY5，ANK1，ANKRD55，ADCY5 等。自 2007 年至今，越来越多的易感基因被发现。这些易感基因具有异源性，但这些基因如何增加 2 型糖尿病的易感性目前尚不清楚。这些基因大部分位于非编码区域，而与胰岛素水平相关的基因参与了胰岛细胞的生长和功能形成，提示 B 细胞的遗传缺陷是主要的危险因素。

1. 与胰岛素分泌相关的基因

IRS-1 的多形性在 2 型糖尿病的发病中得到了充分研究。Gly Arg 是 IRS-1 的变异体，与 PI3K 的 p85 亚单位结合后，能减少高血糖刺激和磺脲类作用的胰岛素分泌。ABCCg，又称为 SUR1，和 KCNJ11 的蛋白产物作用于 B 细胞膜上的 ATP 依赖的钾通道和磺脲类受体，能减少磺脲类的胰岛素促分泌作用。

一些少见类型的糖尿病相关基因近年来也发现与 2 型糖尿病风险相关。如与 MODY 相关的 AHNF1A 和 HNF1B，均编码胰岛功能相关的转录因子，参与了 2 型糖尿病的发病。

在 2 型糖尿病患者中发现了褪黑素分泌异常，与 MTNR1B 基因有关。肾上腺素受体相关的 ADRA2A 能抑制胰岛素分泌。在 2 型糖尿病患者中 alpha2a 受体

表达上调，导致胰岛素分泌减少。

研究发现 Ankyrin1 基因与 2 型糖尿病相关，其编码的 ankyrin 蛋白存在于 B 细胞中，具有与 SUR1 相似的作用。

SLC2A2 基因编码葡萄糖转运子 Glut2，以及与细胞周期有关的基因如 CDKN2A 和 CNKN2B 均能影响 B 细胞的胰岛素分泌。

2. 与胰岛素抵抗有关的基因

胰岛素受体（INSR）的激活是胰岛素起效的启始步骤，INSR 缺陷能导致胰岛素抵抗。INSR 缺陷在 2 型糖尿病患者中普遍存在，但 INSR 基因仅在 3%~4% 的患者中发现。但在 INRS 基因正常的 2 型糖尿病患者中，INRS 蛋白和 mRNA 表达水平均减少。

基因变异影响了胰岛素作用于靶器官和组织，引起胰岛素抵抗。GKRR，IGF-1 在 3 个位点（FTO，KLE14，PPARG）与空腹高胰岛素血症和胰岛素敏感性下降有关。FTO 还调控 BMI 和脂肪含量。KLE14 能调控与体脂含量相关的基因。

近年来发现，GRB14 能抑制 INSR 的作用从而抑制胰岛素分泌。SREBF1 基因与脂肪代谢相关。HMG20A 在肥胖患者中与 2 型糖尿病相关，但机制不明。HMGA1 基因减少了 INSR 在胰岛素作用的靶器官和组织中的表达，导致胰岛素抵抗。

第五章　糖尿病的诊断和辨证分型

第一节　糖尿病的诊断与分型

糖尿病的诊断由血糖水平确定，主要依据血糖水平对人类健康的危害程度确定其分割点。随着血糖水平对人类健康影响研究的深化，对其血糖分割点会不断进行修正。其血糖水平测定多依据静脉血浆血糖，而非毛细血管血的血糖检测结果。若没有特殊提示，文中所提到的血糖均为静脉血浆葡萄糖值。

一、糖尿病的诊断

目前，常用的诊断标准和分类有世界卫生组织（1999 年）标准和美国糖尿病学会（ADA）2003 年标准。我国目前采用世界卫生组织（1999 年）糖尿病诊断标准（表 5-1，5-2）。

表 5-1　糖代谢分类世界卫生组织 1999 年（mmol/L）

糖代谢分类	空腹血糖	餐后 2 小时血糖
正常血糖（NGR）	< 6.1	< 7.8
空腹血糖受损（IFG）	6.1~7.0	< 7.8
糖耐量减低（IGT）	< 7.0	7.8~11.1
糖尿病（DM）	≥ 7.0	≥ 11.1

注：IFG 或 IGT 统称为糖调节受损（IGR，即糖尿病前期）。

表 5-2　糖尿病的诊断标准

糖尿病	静脉血浆葡萄糖水平 [mmol/L（mg/dl）]
1. 糖尿病症状（典型症状包括多饮、多尿和不明原因的体重下降等）	
（1）随机血糖（指不考虑上次用餐时间，1 天中任意时间的血糖）	≥ 11.1（200）
（2）空腹血糖（空腹状态指至少 8 小时没有进食热量）	≥ 7.0（126）
（3）葡萄糖负荷后 2 小时血糖	≥ 11.1（200）

续 表

糖尿病	静脉血浆葡萄糖水平 [mmol/L（mg/dl）]
2.无糖尿病症状者，需另日重复检查明确诊断	

注：①随机血糖不能用来诊断 IFG 或 IGT。②静脉血浆葡萄糖水平只有相对应的 2 小时毛细血管血糖值有所不同。糖尿病：2 小时血糖≥12.2mmol/L（＞220mg/dl）；IGT：2 小时血糖≥8.9mmol/L（≥160mg/dl）且＜12.2mmol/L（＜220mg/dl）。

ADA 的 IFG 切点为≥5.6mmol/L，IFG 下限切点下调，扩大了糖尿病的高危人群，对糖尿病及心血管并发症的防治可能具有意义。但目前对空腹血糖≥5.6mmol/L 的人群发生大血管病变的危险性是否明显增加尚缺乏充分的证据。我国空腹血糖异常切点仍用世界卫生组织的标准。空腹血浆葡萄糖或 75g 葡萄糖口服负荷试验（OGTT）后 2 小时血糖值可以单独用于流行病学调查或人群筛查。但我国资料显示，仅查空腹血糖，糖尿病的漏诊率较高，理想的调查是同时检查空腹及 OGTT 后 2 小时血糖值。

由于 HbA1c 较 OGTT 实验简便易行，结果稳定，变异性小，且不受进食时间、短期生活方式改变的影响，患者依从性好，因此 2010 年 ADA 指南将 HbA1c≥6.5% 作为糖尿病诊断标准之一。2011 年世界卫生组织建议在条件具备的国家和地区采用 HbA1c 诊断糖尿病。但我国对于 HbA1c 检测技术尚不成熟，标准化程度不够，因此我国仍未将 HbA1c 列入指南，仅将 HbA1c 作为诊断糖尿病的参考。

（一）初诊

为确定个体化的治疗目标，初诊时要详细询问糖尿病及其并发症的临床症状、了解糖尿病的家族史。对已经诊断的糖尿病患者，复习以往的治疗方案和血糖控制情况，并进行以下体格检查和化验检查（表5-3）。

制定最初需要达到的目标及应该采取的措施：综合患者的年龄、心血管疾病史等情况，确定个体化的血糖控制的最初目标。帮助患者制定饮食和运动的方案，肥胖者确定减轻体重的目标。建议患者戒烟、限酒。根据患者的具体病情处方合理的降糖药物并指导药物的使用。教育患者进行自我血糖监测，如血糖测定的时间和频度，并做好记录。告诉患者下次随诊的时间及注意事项。

表 5-3　糖尿病初诊评估的内容

病史	有无
年龄、发病特点（如有无糖尿病症状、酮症、DKA）	
饮食、运动习惯、营养状况、儿童和青少年要了解生长发育情况	
是否接受过糖尿病教育	
询问以往的治疗方案和治疗效果（如 HbA1c 记录），目前治疗情况包括药物、饮食和运动、血糖检测结果	
DKA 发生史：发生频率、严重程度和原因	
低血糖发生史：发生频率、严重程度和原因	
糖尿病相关并发症和合并症史：①微血管并发症：糖尿病视网膜病变、糖尿病肾病、神经病变（感觉性包括足部损伤；自主神经性包括性功能异常和胃轻瘫）；②大血管并发症：心血管病、脑血管病、外周动脉疾病；③合并症：高血压、血脂紊乱、代谢综合征、高尿酸血症；④其他：心理问题、口腔疾病	
体格检查	
身高、体重、BMI、腰围、臀围	
血压	
眼底检查	
甲状腺触诊	
皮肤检查（黑棘皮、胰岛素注射部位）	
详细的足部检查（望诊、足背动脉和胫后动脉搏动触诊、膝反射、震动觉、痛觉、温度觉和单尼龙丝触觉）	
实验室检测	
HbA1c：如果没有 2~3 个月内的结果，需要重新测定	
以下项目在 1 年之内没有结果，需要重新测定	
（1）血脂谱，包括 TC、LDL-C、HDL-C 和 TG	
（2）肝脏功能	
（3）尿微量白蛋白和尿肌酐，并计算比值	
（4）血清肌酐和计算的 GFR	
（5）1 型糖尿病、血脂异常症和年龄 > 50 岁的妇女需测定血清 TSH	

注：DKA：糖尿病酮症酸中毒；HbA1c：糖化血红蛋白；BMI：体重指数；LDL-C：低密度脂蛋白胆固醇；HDL-C：高密度脂蛋白胆固醇；GFR：肾小球滤过率；TSH：促甲状腺激素。

（二）随诊

查看患者血糖记录手册，分析化验结果如空腹和餐后血糖、HbA1c。讨论饮食及运动方案的实施情况，询问药物的使用剂量、方法及不良反应。确定下一步要达到的目标和下一步的治疗方案。对于血糖控制平稳并达标的患者建议 HbA1c 每年测定 2 次；对于治疗方案改变或血糖控制没能达标的患者，建议 HbA1c 每季度测定 1 次。对于高血压的患者每次随访都要测定血压，根据血压水平调整治疗方案，同时要注意降压药的不良反应。

二、糖尿病的分型

（一）通常分型

1. 1 型糖尿病

①免疫介导；②特发性。

2. 2 型糖尿病

3. 其他特殊类型糖尿病

①胰岛 B 细胞功能遗传性缺陷：第 12 号染色体，肝细胞核因子基因突变（MODY3）；第 7 号染色体，葡萄糖激酶基因突变；第 20 号染色体，肝细胞核因子基因突变（MODY1）；线粒体 DNA。②胰岛素作用遗传性缺陷：A 型胰岛素抵抗；矮妖精貌综合征；脂肪萎缩性糖尿病。③胰腺外分泌疾病：胰腺炎、创伤、胰腺肿瘤、胰腺囊性纤维化、血色病、纤维钙化性胰腺病及其他。④内分泌病：肢端肥大症、库欣综合征、胰高糖素瘤、嗜铬细胞瘤、甲状腺功能亢进症、生长抑素瘤、醛固酮瘤及其他。⑤药物和化学品所致糖尿病：喷他脒、烟酸、糖皮质激素、甲状腺激素、二氮嗪、噻嗪类利尿剂、苯妥英钠、干扰素及其他。⑥感染所致：先天性风疹、巨细胞病毒感染及其他。⑦不常见的免疫介导糖尿病：僵人综合征、胰岛素自身免疫综合征、胰岛素受体抗体及其他。⑧其他与糖尿病相关的遗传综合征：Down 综合征、Turner 综合征、Wolfram 综合征、Friedreich 共济失调、强直性肌营养不良、Laurence–Moon–Beidel 综合征。

4. 妊娠期糖尿病（GDM）

（二）1 型糖尿病与 2 型糖尿病的鉴别

单用血糖水平不能区分 1 型还是 2 型糖尿病。即使是被视为 1 型糖尿病典型特征的酮症酸中毒，有时在 2 型糖尿病也会出现。患者起始的分类有时的确很困难。年轻糖尿病患者的分类尤为困难，因为 1 型、2 型和成人迟发性自身免疫性糖尿病（LADA）在青年人群中发病率相近。LADA 开始起病时类似于 2 型糖尿病，但在数月或数年之内将会很快进展为胰岛素依赖性。尽管在欧洲 2 型糖尿病的发病年龄常 > 50 岁，然而在太平洋岛屿的居民和其他一些高发族群，如南亚和东南亚人，20~30 岁年龄组发病的人数逐渐增加，而且目前同样的情形也出现于青少年前期儿童。因此，如果对诊断有任何不确定时，可先做一个临时性分类，用于指导治疗。然后依据对治疗的初始反应再重新评估。包括 ASDIAB（Asia Diabetes Study Group）在内的许多研究结果提示，血清 C 肽和谷氨酸脱羧酶（GAD）抗体的检测有助于鉴别诊断。大多数 2 型糖尿病患者起病隐匿，肥胖，有较强的 2 型糖尿病家族史。极少数为急性起病，表现为多饮、多尿、酮症，而需要暂时性胰岛素治疗，ADA 和美国儿科学会在联合声明中已加以论述，在临床上应作鉴别。

（三）儿童、青少年 2 型糖尿病

2 型糖尿病近来在儿童和青少年，尤其在高发族群中的发病率迅速增加，已成为社会关注的问题。尽管 1 型糖尿病儿童多见，但是儿童和青少年发生 2 型糖尿病的几率正在不断增加。国内目前尚无儿童和青少年 2 型糖尿病的全国性流行病学统计资料。青少年 1 型和 2 型糖尿病的鉴别要点见表 5-4。

表 5-4 青少年 1 型和 2 型糖尿病的鉴别要点

	1 型糖尿病	2 型糖尿病
起病	急性起病 - 症状明显	缓慢起病 - 症状不明显
临床特点	体重下降、肥胖、多尿	较强的 2 型糖尿病家族史、烦渴、多饮、种族性 - 高发病率族群、黑棘皮病、多囊卵巢综合征
酮症	常见	通常没有
C 肽	低 / 缺乏	正常 / 升高
抗体	ICA 阳性、GAD 抗体阳性、ICA512 阳性	ICA 阴性、GAD 抗体、阴性 ICA512 阴性
治疗	胰岛素	生活方式、口服降糖药或胰岛素
相关的自身免疫性疾病	有	无

第二节 糖尿病的中医诊断与辨证分型

一、诊断标准

（1）口渴多饮、多食易饥、尿频量多、形体消瘦或尿有甜味等具有特征性的临床症状，是诊断消渴病的主要依据。

（2）有的患者"三多一少"症状不显著，但若于中年之后发病，且嗜食膏粱厚味，以及病久并发眩晕、胸痹、心痛、中风、雀目、疮痈等病证者，应考虑消渴可能。

（3）消渴发生与禀赋不足关系密切，具本病家族史可供诊断参考。

（4）查空腹、餐后2小时血糖、尿糖及葡萄糖耐量试验有助于辨病诊断。

二、鉴别诊断

1. 消渴与口渴症

口渴症是口渴饮水的一个临床症状，可出现多种临床疾病过程，尤以外感热病多见。但这类口渴各随其所患病证的不同而出现相应临床症状，不伴多食、多尿、尿甜、瘦削等消渴特点。

2. 消渴与瘿病

瘿病中气郁化火、阴虚火旺的证型，以情绪激动，多食易饥，形体日渐消瘦，心悸，眼突，手抖，颈部一侧或两侧肿大为特征。其中多食易饥、消瘦类似消渴；但眼突、手抖、颈前瘿肿有形则与消渴有别。

三、辨证分型

1. 肝胃郁热证

临床表现：脘腹痞满，胸胁胀闷，面色红赤，形体偏胖，腹部胀大，心烦易怒，口干口苦，大便干结，小便色黄，舌质红，苔黄，脉弦数。

2. 胃肠实热证

临床表现：脘腹胀满，痞塞不适，大便秘结，口干口苦，或有口臭，或咽痛，或牙龈出血，口渴喜冷饮，饮水量多，多食易饥，舌红，边有瘀斑，舌下脉络青紫，苔黄，脉滑数。

3. 脾虚胃热证

临床表现：心下痞满，胀闷呕恶，呃逆，水谷不消，纳呆，便溏，或肠鸣下利，或虚烦不眠，或头眩心悸，或痰多、舌淡胖，舌下络脉瘀阻，苔白腻，脉弦滑无力。

4. 上热下寒证

临床表现：心烦口苦，胃脘灼热，痞满不痛，或干呕呕吐，肠鸣下利，手足及下肢冷甚，舌红，苔黄根部腐腻，舌下络脉瘀阻，脉弦滑。

5. 阴虚火旺证

临床表现：五心烦热，急躁易怒，口干口渴，渴喜冷饮，易饥多食，时时汗出，少寐多梦，溲赤便秘，舌红赤，少苔，脉虚细数。

6. 气阴两虚证

临床表现：消瘦，倦怠乏力，气短懒言，易汗出，胸闷憋气，脘腹胀满，腰膝酸软，虚浮便溏，口干口苦，舌淡体胖，舌薄白干或少苔，脉虚细无力。

7. 阴阳两虚证

临床表现：小便频数，夜尿增多，混浊如脂膏，甚至饮一溲一，五心烦热，口干咽燥，耳轮干枯，面色黧黑；畏寒肢凉，面色苍白，神疲乏力，腰膝酸软，脘腹胀满，食纳不香，阳痿，面目浮肿，五更泄泻，舌淡体胖，苔白而干，脉沉细无力。

四、兼证

1. 瘀证

临床表现：胸闷刺痛，肢体麻木或疼痛，疼痛不移，肌肤甲错，健忘心悸，心烦失眠，或中风偏瘫，或视物不清，唇舌紫暗，舌质暗，有瘀斑，舌下脉络青紫迂曲，苔薄白，脉弦或沉而涩。

2. 痰证

临床表现：嗜食肥甘，形体肥胖，呕恶眩晕，口黏痰多，食油腻则加重，舌体胖大，苔白厚腻，脉滑。

3. 湿证

临床表现：头重昏蒙，四肢沉重，遇阴雨天加重，倦怠嗜卧，脘腹胀满，食少纳呆，便溏或黏滞不爽，舌胖大，边齿痕，苔腻，脉弦滑。

4. 浊证

临床表现：腹部肥胖，实验检查血脂或血尿酸升高，或伴脂肪肝，舌胖大，苔腐腻，脉滑。

第六章 糖尿病的治疗

第一节 "六驾马车"概念

糖尿病作为一个终身性疾病，对人类的危害巨大。经过多年在糖尿病治疗领域的探索研究，医学科研人员总结出糖尿病综合治疗的六个方法，即：糖尿病健康教育、科学饮食、合理运动、药物治疗、自我检测、清除药毒。并将它们称之为糖尿病安全治疗的"六驾马车"。

1. 糖尿病知识教育 + 心理治疗

糖尿病健康教育使糖尿病治疗效果事半功倍，学习糖尿病知识是战胜糖尿病的第一步。只有掌握糖尿病基本知识，才能有效地参与治疗，开展自我监测、自我管理。配合心理治疗，减少思想负担，增强自我战胜疾病的信心。

2. 科学饮食

科学饮食是糖尿病的基础治疗之一，保持每日总热量平衡，营养（糖、蛋白质、膳食纤维素等）平衡，少食多餐，可以有效地减少胰岛负担，有利于胰岛功能恢复，有利于减少胰岛素抵抗。

3. 合理运动

合理运动可以改善糖耐量，可以降糖、调脂、减肥、提高身体素质，愉悦身心，增强战胜疾病的体质。

4. 糖尿病监测

血糖及并发症的监测，是"六驾马车"治疗的核心一环，定期的糖尿病监测可以了解疾病的控制情况，如有异常可以及时调整治疗方案，做到早发现、早预防、早治疗，有利于精准化治疗。自我监测包括代谢指标的监测如血糖监测、糖化血红蛋白监测、尿糖监测、血脂监测等，并发症的监测如尿微量白蛋白监测、眼底监测、膀胱功能监测、足部监测，其他如血压、体重的监测。

5. 药物治疗

药物治疗是糖尿病治疗的重点，依据糖尿病的类型、血糖水平和胰岛素抵抗程度及体型胖瘦合理选药，严格掌握用药时间和剂量。既要达到降糖的目的又要尽可能减少药物的不良反应。

6. 清除药毒

无论服用中药西药，还是注射胰岛素都会伴随药毒的伤害，及时清除药毒，可以减少药物伤害，有利于自身各器官功能的康复，可以有效地防止并发症的发生发展。各器官功能的康复，内分泌的逐步正常是有效控制血糖的必备条件。

随着医学界对糖尿病病因和发病机制研究的深入，学者们开始关注起糖尿病患者服用药物对身体的毒副作用。在 2005 年欧洲糖尿病协会年会上，国际糖尿病联合会（IDF）指引呼吁采取更为积极的态度预防和治疗 2 型糖尿病，并制定了治疗糖尿病的新标准以减少威胁生命的并发症。指南建议，对于 2 型糖尿病患者，在坚持生活方式干预，服用降糖药物的同时，要全面注意药物对人体的毒副作用。2006 年我国糖尿病学会决定采纳该新标准。2008 年 6 月 16 日，糖尿病安全治疗专家共识会上来自全球 17 个国家的 100 多名糖尿病专家一致提出："药毒严重阻碍糖尿病康复进程"的观念，呼吁各界专家、医生在糖尿病安全治疗的同时注意药毒对患者的伤害，最终达成"将清药毒列入糖尿病安全治疗标准"的共识。从 2008 年开始，糖尿病安全治疗标准将由原来的"五驾马车"，变为包含了：糖尿病健康教育、科学饮食、合理运动、药物治疗、自我检测、清除药毒这六项治疗原则的"六驾马车"，向广大糖尿病患者推广普及。通过清除糖尿病药毒伤害，能极大地避免患者依赖药物，并发症增多的现状。糖尿病患病率虽高，糖尿病的危害虽大，但糖尿病是一种可防治之病。对糖尿病没有警惕，缺乏认知，不正确对待，患者将会为它付出惨痛的代价。但只要我们共同努力，就能降低糖尿病及其并发症的发生率，即使得了糖尿病的并发症，也能避免由于糖尿病并发症而引起的残疾或者过早死亡。我们完全能够使老年糖尿病患者维持正常的精力和工作能力，和非糖尿病患者一样的享受高质量生活和同等寿命。

第二节　糖尿病患者的教育和自我管理

糖尿病迄今为止仍是一种非治愈性的疾病，因此应给予糖尿病患者终身的密切医疗关注。糖尿病治疗的近期目标是通过控制高血糖和相关代谢紊乱来消除糖尿病症状和防止出现急性代谢并发症，糖尿病的远期目标是通过良好的代谢控制达到预防慢性并发症，提高糖尿病患者的生活质量和延长寿命。为了达到这一目的应建立较完善的糖尿病患者教育和管理体系。

一、糖尿病患者的教育

1. 教育的目标和形式

患者一旦诊断为糖尿病即应接受糖尿病教育，糖尿病教育的目标是使患者充分认识糖尿病并掌握糖尿病的自我管理能力。糖尿病的教育可以是大课堂式、小组式或个体化的饮食、运动、血糖监测和培养自我管理能力的指导，后两种形式的针对性更强，更易于个体化。这样的教育和指导应该是长期的和随时随地进行的，特别是当血糖控制较差需要调整治疗方案或因出现并发症需要进行胰岛素治疗时，具体的教育和指导是必不可少的。

2. 教育的内容

糖尿病的教育内容十分广泛，贯穿于糖尿病整个防治过程。通过教育不仅要使患者了解到糖尿病这个疾病的自然进程、临床表现、糖尿病的危害以及如何防治急慢性并发症，还应给每位患者制定个体化的生活方式干预和饮食计划、运动处方，明确治疗的目标。对于接受口服药或胰岛素治疗的患者，应当给予其服药方法和胰岛素注射技术的指导，让患者了解自我血糖监测和尿糖监测的重要性和必要性。另外，还应告知患者治疗期间发生特殊情况如低血糖、应激、手术时的应对措施。对于每一位糖尿病患者，还应特别告知其重视日常足部及皮肤的护理。

二、糖尿病的患者的自我管理

1. 血糖监测

血糖监测包括糖化血红蛋白监测和自我血糖监测。

（1）糖化血红蛋白（HbA1c）是评价长期血糖控制的金指标，也是指导临床调整治疗方案的重要依据之一。标准的 HbA1c 检测方法的正常值范围为4%~6%，在治疗之初建议每 3 个月检查一次，一旦达到治疗目标可每 6 个月检查一次。对于还有贫血和血红蛋白异常疾病的患者，HbA1c 的检测结果是不可靠的，可用糖化血清白蛋白来评价近 2~3 周的血糖控制情况。

（2）自我血糖监测是指糖尿病患者在家中开展的血糖监测，用于了解血糖的控制水平和波动情况。是调整血糖达标的重要措施，也是减少低血糖风险的重要手段。但如条件所限不能监测血糖，自我尿糖的监测也是可以采用的。医务人员在患者开展自我血糖监测的同时也应教育患者血糖监测的方法和目的，为患者制定个体化的血糖监测方案，并指导其正确解读血糖监测的结果和应采取的措施。

2. 糖尿病其他心血管疾病风险因子的监测

血压和血脂是两个重要而且可以干预的心血管疾病风险因子，对其进行监测和控制达标与血糖监测和控制达标同等重要。在患者每次就诊时均应测量血压，并应指导高血压患者每日在家中自我监测血压并记录。糖尿病患者每年还应至少检查一次血脂（包括 LDL-C、总胆固醇 TC、三酰甘油 TG、LDL-C）以及心、肾、神经、眼底等情况。

3. 饮食管理

饮食管理的目的在于使患者保持合理的饮食习惯，在确保患者摄入足够营养的同时，能控制血糖、血脂维持标准体质。早在《素问·脏气法时论》就有云："五谷为养，五果为助，五畜为益，五菜为充，气味合而服之，以补精益气"，"酸入肝、辛入肺、苦入心、咸入肾、甘入脾"，五味调和，水谷精微充足，才能气血旺盛、脏腑调和。《饮膳正要》也提出：日食以三餐为宜，早餐好，中餐饱，晚餐少。故糖尿病患者的饮食要合理搭配，切不可偏嗜，一日三餐要合理分配及有规律，做到定时定量，避免暴饮暴食，戒烟限酒。此外还提倡适量膳食纤维、优质蛋白、植物脂肪。

4. 运动管理

糖尿病患者的运动必须根据年龄、性别、体力、病情及有无并发症等不同条件进行个体化设定。提倡比较温和的有氧运动，避免过度剧烈。运动量大或激烈运动时应建议患者调整食物及药物，运动前、后监测血糖，以免发生低血糖。运动的方式多样，内容丰富，可选择散步、中速或快速步行、慢跑、太极、气功、八段锦、五禽戏、骑自行车、打球、游泳等等。每周有氧运动至少 150 分钟。

5. 心理管理

人的心理状态、精神情绪对保持健康、预防疾病发生及决定病情转归等发挥重要作用。"怒则气上，喜则气缓，悲则气消，恐则气下，惊则气乱，思则气结"（《素问·举痛论》），情志内伤可导致机体气机失衡，脏腑、气血、阴阳功能失调，可诱发或加重多种疾病。糖尿病是一种慢性终身性疾病，病程长，又有遗传倾向，因此对患者及家属都增加了一定的心理负担，故在对糖尿病患者进行教育管理时应特别重视心理上的辅导，帮助他们正确认识疾病，增强治疗的信心，克服不良的心态，保持心情愉悦，减轻糖尿病患者的心理压力。

第三节 饮食、运动治疗

科学饮食、合理运动是糖尿病的控制与治疗的根基，对于病情的控制有着非常重要的意义，对所有患者均应进行合理的指导，制定相应的个体化方案。

（一）饮食指导

1. 饮食指导的意义

对 1 型糖尿病患者，在合适的总热量、食物成分、规律的餐次安排等措施基础上，配合胰岛素治疗有利于控制高血糖并防止发生低血糖。对 2 型糖尿病患者，尤其是肥胖或超重者，饮食指导有助于减轻体重，改善糖脂代谢紊乱和高血压以及减少降糖药物的剂量。此外，合理饮食有利于胰岛 B 细胞功能。

2. 糖尿病饮食指导的原则

①避免食用甜食等含糖量高的食物。②减少高脂肪及高胆固醇食物。③适量进食高纤维及淀粉类食物。④定时定量，少食多餐，保持食量稳定。⑤戒烟、限酒。每日红酒摄入量不超过 150ml，每日白酒摄入量不超过 30ml，酒精能增加低血糖风险，应与食物同时饮用。

3. 计算总热量

首先根据患者性别、年龄和身高计算理想体重［体重（kg）＝身高（cm）–105］，

体重在理想体重的 ±10% 以内，可视为正常，超过 20% 为肥胖，低于 20% 为消瘦。然后再根据理想体重和工作性质，参照原来生活习惯等，计算每日所需总热量。成年人休息状态下每日每千克理想体重给予热量（25~30kcal），轻体力劳动（30~35kcal），中度体力劳动（35~40kcal），重体力劳动（40kcal）以上。儿童、孕妇、乳母、营养不良和消瘦以及伴有消耗性疾病者应酌情增加，肥胖者酌减，是体重逐渐恢复至理想体重的 ±5% 左右。

4. 各种营养物质的分配和摄入量

①碳水化合物：占总膳食热量的 50%~60%，多用一定米面和杂粮，女性以 200~250g/d 大米，男性以 300~350g/d 大米为宜。忌食用葡萄糖、蜜糖及其制品。②蛋白质：每日蛋白质的摄入应占总能量的 15%~20%，成人每日每千克理想体重 0.8~1.2g，儿童、乳母、营养不良伴有消耗性疾病增至 1.5~2.0g，伴有糖尿病肾病而肾功正常者应限制至 0.8g，血尿素氮升高者应限制在 0.6g。蛋白质应至少有 1/3 来自动物蛋白质，以保证必需氨基酸的供给。③脂类：脂肪约占总热量 30% 以下，饱和脂肪酸、多价不饱和脂肪酸、单价不饱和脂肪酸的比例应为 1：1：1，每日胆固醇含量应在 300mg 以下。④维生素、无机盐、微量元素：维生素和矿物质充足，尤其是维生素 B 和钙元素，食盐摄入量应限制在 10g 以下。⑤膳食纤维：20~35g/d。

5. 膳食分配

确定每日饮食总热量和糖类、蛋白质、脂类的组成后，按每克糖类产热 4kcal，每克蛋白质产热 4kcal，每克脂肪产热 9kcal，将热量换算成食品后制定食谱，并根据生活习惯、病情和配合药物治疗需要进行安排。可按每日三餐分配为 1/5、2/5、2/5 或 1/3、1/3、1/3。

6. 饮食技巧

①改变进餐顺序：在进餐前，先吃一些生西红柿或黄瓜；在吃饭前，首先喝汤；在吃饭开始，首先吃一些用餐的菜，然后食用主食和蔬菜。②改进进餐方法：不要盛菜后到处走着吃饭，养成在餐桌上吃饭的习惯；不要边吃饭边看电视边，应该集中精神；不要一边干活一边吃饭，应该专心专意地吃；不要多次盛饭，应该一次性盛好；不要吃太快，应该细嚼慢咽；不要吃完饭后不愿意下桌，应该吃完饭后立即离开餐桌；不要打扫剩菜饭，应该吃到八分饱。③改变进餐习惯：少

量多餐，少细多粗，少盐多醋，少油多清淡，少荤多素，少食鱼肉，少吃零食，少吃多动，少烟多茶。④食用具有降糖止渴作用的食品，如猪胰、洋葱、豌豆等。

7. 随访

肥胖患者在治疗措施适当的前提下，体重不下降，应进一步减少饮食总热量；消瘦患者，在治疗中体重有所恢复，其饮食方案也应适当调整，以避免体重继续增加。

（二）糖尿病患者运动教育

1. 运动教育的意义

合理运动可以改善糖耐量，可以降糖、调脂、减肥、提高身体素质，愉悦身心，增强战胜疾病的体质。

2. 运动时机和频率

糖尿病患者的运动原则是坚持循序渐进，由浅入深的原则。运动时机为餐后60~90分钟，3~5次/周，20~30分钟/次，不要剧烈运动，患者在运动后不气喘，能够舒适就可以，特别是并发高血压等疾病的患者，运动要定时、定量，持之以恒。

3. 注意运动的强度和量

糖尿病患者在进行运动时，要根据自己的耐受能力，切勿活动过猛，持续时间过长。早晚气温较低，可适当运动，散步、做操、打太极拳、舞剑等，尤其是轻松的散步有利于糖尿病的康复。步行是世界上最好的运动，简便易行，是行之有效的运动方式，只要每天步行＞6000步，既有保护心血管作用.还能降低糖尿病的并发症；有较多并发症的患者在运动时最好有人陪练，以防止意外发生；重症患者宜卧床休息，尽量减少活动。如果患者在运动中出现饥饿感、心慌、出冷汗、头晕及四肢无力等低血糖症状时应马上停止运动并立即进食，通常患者在休息后得到一定的缓解，如果患者没有缓解，甚至出现胸痛、胸闷等症状时，应立即前往医院就诊。

第四节　口服降糖药治疗

目前在临床上使用的口服降糖药物主要包括：促胰岛素分泌剂（磺酰脲

类和格列奈类）、双胍类、噻唑烷二酮类、α- 葡萄糖苷酶抑制剂、二肽基肽酶 4（Dipeptidyl peptidase 4，DPP-4）抑制剂等五大类，DDP-4 抑制剂是近年来研制并推广应用的新型降糖药物，其可阻断胰高糖素样肽 1（Glucagon-like peptide-1，GLP-1）的降解，是后者生理作用时间延长而起到降糖作用。上述各类药物作用机制各异，降糖效果、安全性、不良反应亦不同，可综合考虑患者情况单独或联合应用于 2 型糖尿病（type 2 diabetes mellitus，T2DM）的不同阶段。

一、促胰岛素分泌剂

（一）磺酰脲类（Sulfonylureas，SUs）

磺酰脲类药物是应用最早、品种最多、临床应用也最广泛的口服降糖药，有第一代和第二代之分，前者包括氯磺丙脲、甲磺氮䓬脲、甲苯磺丁脲等，第二代包括格列本脲、格列吡嗪、格列齐特、格列喹酮、格列美脲等，其中，格列美脲用药剂量小、具有一定的改善胰岛素抵抗作用、减少胰岛素用量，也被称为第三代 SU 类药物。

1. 作用机制

磺酰脲类药物主要是通过刺激胰岛 B 细胞分泌胰岛素从而达到降血的作用，故有"促胰岛素分泌剂"之称，目前认为其仍具有部分胰外降糖作用。SUs 的作用部位是胰岛 B 细胞膜上的 ATP 敏感的钾离子通道（ATP-K$^+$ 通道），ATP-K$^+$ 通道是钾离子进出细胞的调节通道，对葡萄糖以及 SUs 刺激胰岛素分泌非常重要。SUs 与胰岛 B 细胞膜上的磺酰脲类受体（sulfonylurea receptor，SUR）结合，然后与 B 细胞膜上的 ATP-K$^+$ 通道发生偶联，关闭此通道，细胞内 K$^+$ 外流减少，细胞膜去极化，激活电压依赖性钙离子通道，促进钙离子内流增加，刺激含有胰岛素的颗粒外移和胰岛素的释放，从而达到降血糖的作用。生理情况下，血糖水平升高，B 细胞摄取利用葡萄糖产生 ATP，ATP/ADP 比值升高，关闭 ATP-K$^+$ 通道，经过上述相同的过程促进胰岛素的分泌，降低血糖。由此可知，SUs 和 SUR 结合后直接调节 ATP-K$^+$ 通道的开放与关闭；SUs 降血糖的前提是机体尚存在相当数量（30% 以上）有功能的胰岛 B 细胞。

不同的 SUs 结合的 SUR 不同，如格列本脲是与 140kd 受体蛋白结合，而格列美脲则是与 65kd 受体蛋白结合，因而不同的 SU 对胰岛 B 细胞的作用并不完全相同。

目前认为除了单纯的促进胰岛素分泌作用外，还可以增强靶组织对胰岛素的敏感性，改善胰岛素受体和（或）受体后缺陷，促进肝糖原合成，减缓肝脏葡萄糖向血液中的释放速率等胰外降糖作用。

2. 临床应用

（1）磺酰脲类药物分类：第一代：氯磺丙脲、甲苯磺丁脲、甲磺氮䓬脲。

第二代：格列本脲、格列吡嗪、格列喹酮、格列齐特、格列美脲。

（2）服用时间：磺酰脲类药物应从低剂量开始，据监测血糖结果每 4~7 天增减剂量一次。餐前半小时服用，服药后 1.5 小时药效最强，而餐后 1 小时血糖最高，两个高峰重叠可以取得更好的疗效。但磺酰脲类药物药效时间长，餐后服用药效相对温和，尤其是针对老年患者，降糖作用较平稳，对预防低血糖的发生有重要意义。

（3）药物选择：首先，最大剂量时第一代与第二代磺酰脲类药物基本相似，前者的作用较强、作用时间长，相应的其半衰期较长、低血糖发生率较高、药物交互作用较常见，后者恰好相反。所以，目前不推荐使用第一代药物，除非患者有良好的服药史，而且第二代磺酰脲类药副作用较小。第二代药物格列本脲降糖作用在口服药中最强，作用时间长，是中长效制剂，低血糖发生率高，甚至导致严重或顽固性的低血糖及低血糖昏迷，代谢产物经胆汁和肾脏排出者各占 50%，故老年、肝肾功能不全或有心脑血管并发症的患者应慎用或禁用；格列吡嗪 24 小时内经肾脏排泄达 97%，一般不易在体内蓄积，不易发生低血糖症，有肾功能减退者优先选用；格列齐特约 65% 从肾脏排泄、约 15% 从胃肠道排出，比较适用于老年糖尿病患者，剂量过大可引起低血糖；Advance 研究证实格列齐特为基础的降糖治疗可使 2 型糖尿病患者糖化血红蛋白长期维持在 6.5% 以下，可显著减低血小板黏附于血管壁及减低 ADP 诱导的血小板互相凝聚，从而可能降低血栓的形成，显著降低新发和恶化肾病发生率及大量蛋白尿的发生率；格列喹酮 95% 从胆囊经肠随粪便排泄，仅 5% 由肾脏排出，适用于老年糖尿病或伴有轻中度肾功能减退或者服用其他磺酰脲类药物反复出现低血糖的患者；格列美脲相对同类药物起效时间更快，研究发现其对心血管影响小，低血糖反应较少。

其次，应根据患者的一般情况如年龄、并发症、依从性、肝肾功能及药物的特点选择不同的药物。如老年糖尿病患者、肾功能较差的患者可选用格列喹酮，以防药物蓄积引起的低血糖反应；依从性差的患者，可选用使用方便的、作用时间较长的药物，比如格列本脲；对于老年、合并糖尿病并发症尤其是肾并发症者，应选用半衰期短的速效药物如格列吡嗪，防止低血糖的发生；对于有心脑等缺血性疾病的糖尿病患者应该选用对 B 细胞膜 ATP-K$^+$ 有高亲和力和高选择性的磺酰脲类药物如格列齐特、格列吡嗪缓释片等，在治疗浓度下不阻断心脑 ATP-K$^+$ 开放所激发的舒张血管作用。

3. 适应证和禁忌证

适用于：①饮食控制和体育锻炼不能良好控制血糖的非肥胖型 2 型糖尿病患者；②肥胖 2 型糖尿病患者应用双胍类降糖药物血糖控制仍不满意，或因胃肠道反应不能耐受，可加用或改用磺酰脲类降糖药；③磺酰脲类继发性失效后可与胰岛素联合；④每日胰岛素需要量在 0.3U/kg 体重以下者。

禁忌证：① 1 型糖尿病；② 2 型糖尿病晚期，胰岛 B 细胞功能几乎消失殆尽者；③糖尿病合并急慢性并发症；④严重感染、手术、创伤等应激状态；⑤严重肝肾功能不全；⑥儿童糖尿病；⑦孕妇、哺乳期妇女；⑧对 SUs 过敏或严重不良反应者。

4. 不良反应

（1）低血糖反应：是磺酰脲类药物最常见的严重副作用，常见于夜间、空腹、餐后 4~6 小时，多发生在药物剂量过大或血糖下降后未及时减量、饮食不配合、体力活动增加、联合应用降糖药、年老体弱和肝肾功能损害者。轻微的低血糖反应通过及时进食即可纠正，但仍需密切监护；严重的低血糖反应则需静脉给予葡萄糖治疗。严重低血糖可诱发心绞痛、心肌梗死、脑血管意外等，反复或持续低血糖可导致神经系统不可逆的损伤，甚至昏迷死亡。作用持续时间长的药物（如格列本脲等）较容易引起低血糖，而且持续时间长、不容易短时间内纠正，急诊处理应予重视。

（2）体重增加：可能与胰岛素分泌增加有关。

（3）消化道反应：上腹不适、食欲减退、恶心呕吐、腹泻等，一般反应轻，不需中断治疗，偶可引起胆汁淤积性黄疸、肝功能损害。

（4）过敏反应：皮肤瘙痒、荨麻疹、红斑、剥脱性皮炎等。

（5）血液系统反应：白细胞、中性粒细胞、血小板或全血细胞减少、溶血性贫血等，以第一代磺酰脲类药物更多见。一旦出现不良反应，应立即停药，给予相应处理。

5. 注意事项

（1）磺酰脲类药在肝内代谢，可以定期评估肝功能。

（2）与其他药物的相互作用：如保泰松、胰岛素和口服降糖药物、水杨酸盐、对氨基水杨酸钠、氯霉素、胍乙啶、磺胺类抗生素、β-肾上腺素与拮抗剂、单胺氧化酶抑制剂等药可通过减弱糖异生或降低磺酰脲类在肝内的代谢和肾内的排泄等机制，增强其降糖作用。雌激素和孕激素、利尿药、甲状腺激素、皮质激素、苯妥英类、巴比妥类等药物因抑制胰岛素、拮抗胰岛素作用或促进磺酰脲类药物在肝内降解等可减低磺酰脲类药物的降糖作用。

（3）对磺脲类药物或磺胺类药物中任何成分过敏者禁用。

（二）格列奈类

1. 作用机制

格列奈类药物是一种类非磺酰脲类药物的新型促胰岛素分泌剂，是苯甲酸或苯丙氨酸的衍生物，包括瑞格列奈和那格列奈，其作用机制是通过与胰岛 B 细胞膜上 ATP-K$^+$ 通道上的受体结合，关闭 B 细胞膜上的 ATP 依赖性钾通道，使细胞膜去极化，激活电压依赖性钙离子通道，促进钙离子内流，细胞内钙离子浓度增高引起胰岛素的释放，降低餐后血糖，但其与磺酰脲类药物的结合位点完全不同，不影响 B 细胞的胞吐作用。此类药物可有效增加胰岛素基础分泌、第一相分泌，增强胰岛素脉冲分泌的振幅，对胰岛素第二相的分泌影响很小，所以刺激胰腺在进餐后更快、更多地分泌胰岛素，从而有效地控制餐后高血糖。格列奈类药物刺激胰岛 B 细胞释放胰岛素的作用依赖于一定的血浆葡萄糖水平，在葡萄糖水平较低的情况下其作用较弱。此外，格列奈类还能保护 B 细胞数量，不诱导 B 细胞凋亡。

2. 临床应用

目前临床应用的有瑞格列奈和那格列奈，适用于经饮食控制、减轻体重及运动治疗后仍不能有效控制血糖的 2 型糖尿病患者，对非肥胖者伴有餐后高血糖这更适用。每次进餐前（多在 30 分钟内）服药即可，不进餐不服药。瑞格列奈约90% 经大便跟胆汁途径排泄，对肾功能要求低，不会因肾功能不全引起药物蓄积，是 2 型糖尿病并发肾功能不全患者的首选药物。那格列奈引起餐后第一相胰岛素快速、短期分泌，起效比瑞格列奈快，持续时间 2 小时，可餐前即时服用。

3. 注意事项

（1）不良反应：低血糖反应、体重增加、高胰岛素血症，此外，可见暂时性视觉异常、胃肠道反应、皮肤变态反应、肝功酶指标轻度和暂时性升高等。

（2）禁忌证：对本品过敏者、妊娠及哺乳期妇女、病酮症酸中毒和 1 型糖尿病、重症感染、手术前后和严重外伤患者、肝肾功能不全者禁用。

（3）其他：对于肝功能异常者需定期评估肝功能；口服起效快，根据进餐时间灵活掌握服药时间，进餐服药，不进餐不服药。

二、双胍类

1. 作用机制

双胍类主要通过改善胰岛素敏感性、减少肝葡萄糖的生成、抑制葡萄糖在肠道的吸收、轻度改善外周组织对葡萄糖的利用等多种作用降低血糖、减轻胰岛素抵抗、改善血脂及减轻体重，但不刺激胰岛素的分泌，不引起高胰岛素血症，是公认的胰岛素增敏剂之一。现认为其改善胰岛素抵抗的作用机制主要是通过抑制2 型糖尿病患者中过度表达的浆细胞膜糖蛋白（其活性增高可引起胰岛素抵抗）。

2. 临床应用

双胍类药物包括苯乙双胍和二甲双胍，前者因严重不良反应而被弃用。适用于单纯饮食及运动治疗不能有效控制的 2 型糖尿病，特别是肥胖的 2 型糖尿病。本品应从小剂量开始，起始剂量为 0.5g/d，每日 1~2 次，或 0.85g/d，每日 1 次，随餐服用；每 1~3 周增加 0.5g，逐渐加至最有效剂量每日 2g，分次服用，最大剂量 2.55g/d（即每次 0.85g，每天 3 次）；每日剂量超过 2g 时，为了更好地耐受，药物最好随三餐分次服用。二甲双胍是目前唯一一个被各大指南推荐为 2 型糖尿病治疗的一线用药药物。对于 1 型或 2 型糖尿病，本品与胰岛素合用，可增加胰岛素的降血糖作用，减少胰岛素用量，防止低血糖发生。本品也可与磺脲类口服降血糖药合用，具协同作用。

3. 不良反应

本品常见不良反应包括腹泻、金属味、恶心、呕吐、胃胀、乏力、腹部不适等胃肠道症状，通过调节剂量可减轻或避免，少见低血糖、头痛、头昏、头晕、指甲异常、皮疹、味觉异常、体重减轻等。二甲双胍可减少维生素 B_{12} 吸收，但极少引起贫血。本品在治疗剂量范围内，引起乳酸性酸中毒罕见。

4. 禁忌证

（1）肾脏疾病或下列情况禁用本品：心力衰竭（休克）、急性心肌梗死和败血症等引起的肾功能障碍〔血清肌酐水平 ≥ 1.5mg/dl（男性），≥ 1.4mg/dl（女性）或肌酐清除异常〕。

（2）需要药物治疗的充血性心衰和其他严重心、肺疾患。

（3）严重感染和外伤，外科大手术，临床表现有低血压和缺氧等。

（4）已知对盐酸二甲双胍过敏者。

（5）急性或慢性代谢性酸中毒，包括有或无昏迷的糖尿病酮症酸中毒。糖尿病酮症酸中毒需要用胰岛素治疗。

（6）酗酒者。

（7）接受血管内注射碘化造影剂者，应暂时停用本品。

（8）维生素 B_{12}、叶酸缺乏未纠正者。

5. 注意事项

（1）单独接受盐酸二甲双胍片治疗的患者正常情况下不会产生低血糖，但当进食过少，或大运动量后没有补充足够的热量，与其他降糖药联合使用（例如磺脲类药物和胰岛素），饮酒等情况下会出现低血糖，须注意。

（2）二甲双胍引起乳酸酸中毒的发生非常罕见，发生率低于百万分之一，口服本品期间，应定期检查肾功能，尤其是老年患者更应定期检查肾功能。

（3）应激状态：在发热、昏迷、感染和外科手术时，服用口服降糖药患者易发生血糖暂时控制不良，此时必须暂时停用本品，改用胰岛素。待应激状态缓解后恢复使用。

（4）由于该药物在肝脏代谢，故不应在肝疾病或者重度酒精摄入的患者中使用。

三、α- 葡萄糖苷酶抑制剂（α-glucosidase inhibitor，AGI）

1. 作用机制

食物中淀粉、糊精、寡糖等碳水化合物需被小肠黏膜刷状缘的 α- 葡萄糖苷酶分解为单糖，才能被吸收、利用，AGI 抑制这一类酶的活性，延缓碳水化合物和双糖的降解、吸收，延迟并减少肠道对葡萄糖的吸收，由此可见，延缓并降低餐后血糖的升高，由于平衡了葡萄糖的吸收速度，减小了全天血糖的波动，不影响葡萄糖的利用和胰岛素的分泌。但长期使用仍然可以降低空腹血糖，可能是因为餐后血糖降低后减少了胰岛素的需求量，消除了高葡萄糖毒性，减轻了胰岛 B 细胞的负荷。

2. 临床应用

作为治疗 2 型糖尿病的一线用药，适用于通过单纯饮食控制和体育锻炼仍不能满意的餐后高血糖，尤其是伴空腹血糖正常或不太高的肥胖患者；可单独使用，亦可与双胍类、磺酰脲类、胰岛素联合使用；1 型糖尿病在胰岛素应用的基础上加用此类药物有助于餐后高血糖的控制。该类药物必须和第一口饭一同嚼服，饮食成分中有一定的碳水化合物才会发挥降糖作用，因此，适合于传统中国饮食结构的患者。目前临床常用药物主要有阿卡波糖、米格列醇、伏格列波糖。阿卡波糖主要抑制 α- 淀粉酶，米格列醇主要抑制蔗糖酶，采用从小剂量开始，逐渐加量法，如一次 25mg，一天 3 次开始，每隔 1~2 周，每日增加 25mg 至预定剂量；常规剂量为每次 50~100mg，一天 3 次。

3. 注意事项

（1）不良反应：胃肠道症状如腹痛、泻泄、胃胀气是此类药物最常见的不良反应，可能与寡糖排至大肠有关，其中部分患者腹痛和腹泻的发生率会随着持续给药而有所减轻；使用米格列醇时皮疹发病率为 4.3%，通常是暂时性的；阿卡波糖可引起肝功异常和肝损伤，应注意监测。

（2）禁忌证：糖尿病酮症酸中毒者；有明显消化和吸收障碍的慢性胃肠功能紊乱患者禁用；对该药物或其非活性成分过敏者；此类药物部分从肾脏排泄，故血肌酐小于 2mg/dl 应避免使用。

（3）其他：此类药物单独使用一般不产生低血糖，跟磺酰脲类或胰岛素联合使用是较容易出现，且不能用蔗糖口服，应用葡萄糖来纠正；如同时存在胃肠道疾病，不宜使用本药，且应避免与消化酶制剂、抗酸制剂同时治疗。

四、噻唑烷二酮类（thiazolidinediones，TZDs）

1. 作用机制

噻唑烷二酮类降糖药是过氧化物酶增殖物活化受体 γ（PPARγ）激动剂起作用；PPARγ 是一种调节基因转录的因子，被激活后调控与胰岛素效应相关的多种基因的转录，诱导调节糖脂代谢蛋白的表达，从而改善胰岛素抵抗，促进葡萄糖的吸收和脂肪分化；轻度降低肝葡萄糖输出；保护 B 细胞功能；还可提高纤溶系统活性，改善血管内皮细胞功能，减轻血管炎症反应等，对心血管系统和肾脏系统先输出潜在的器官保护作用。

2. 临床应用

噻唑烷二酮类药物又称为胰岛素增敏剂，可增加胰岛素的敏感性，降低空腹和餐后血糖，防治糖尿病血管并发症，因此，此类药物适用于 2 型糖尿病的胰岛素抵抗及糖耐量减低的患者，此外，肥胖、高血压、血脂异常、多囊卵巢综合征等常伴有胰岛素抵抗，也可使用本类药物。早期开发的环格列酮、恩格列酮、曲格列酮因疗效低、不良反应大而被淘汰，目前临床上使用的有罗格列酮和吡格列酮，可与双胍类或磺酰脲类联合使用。罗格列酮用量为 4~8mg/d，每日 1 次或分 2 次口服；吡格列酮用量为 15~30mg/d，每日 1 次口服，口服时间与进食无关。

3. 注意事项

（1）不良反应：低血糖反应，合并使用其他降糖药物时有发生低血糖的风险；轻中度水肿；贫血，可能会使血红蛋白和红细胞压积下降，可能与其造成血浆容量增加有关；肝功能异常，均为轻中度转氨酶升高，多数可逆。

（2）禁忌证：对本品或其中成分过敏者；心力衰竭或有心力衰竭病史的患者；严重肝功能障碍的患者（本品主要在肝脏进行代谢，有可能引起蓄积）；严重肾功能障碍的患者；严重酮症、糖尿病性昏迷或昏迷前或 1 型糖尿病患者。

（3）其他：不适用于 1 型糖尿病患者和糖尿病酮酸中毒患者；可能会导致停经、停止排卵妇女的再次排卵，故服药期间应注意避孕；如出现浮肿、体重突然增加、心力衰竭症状等，应采取停药等适当措施，或酌情给予祥利尿剂；水肿患者应慎用，老年患者可能有轻至中度浮肿及轻度贫血；在开始服用后至1年内，需每2个月进行1次肝功能检查，以后也定期检查（每3个月左右1次），如果谷丙转氨酶大于正常的上限2.5倍，应避免使用，大于正常上限3倍，停止使用。

五、二肽基肽酶4（dipeptidyl peptidase 4，DPP-4）抑制剂

DDP-4抑制剂是近年来研制并推广应用的新型降糖药物，其可阻断胰高糖素样肽1（glucagon-like peptide-1，GLP-1）的降解而起到降糖作用。研究证实糖耐量异常（impaired glucose tolerance，IGT）和2型糖尿病患者餐后GLP-1下降，应用GLP-1类似物明显改善血糖，其机制包括增加胰岛素的合成和分泌，降低胰高糖素分泌，刺激B细胞生长、增殖、存活，减少B细胞凋亡，抑制肝糖输出，增加组织葡萄糖摄取，延缓胃排空，抑制食欲和食物摄取等。但GLP-1从肠道L细胞分泌至血循环中很快被DDP-4降解，而DDP-4抑制剂抑制本身的活性，从而阻断GLP-1的降解，延长GLP-1的活性周期，通过上述一系列的作用达到降低血糖的目的。应用于临床的制剂包括西格列汀、沙格列汀、维格列汀等。DPP-4抑制剂降糖疗效与磺脲类相当，可有效控制血糖；安全性好，低血糖发生率低；对患者的体重的减轻有益；未增加2型糖尿病患者的心血管风险。最常见的不良反应包括鼻塞或流涕以及咽喉痛、上呼吸道感染和头痛等，其对胰腺炎和胰腺癌的发生风险仍存在争议。

六、钠葡萄糖共转运蛋白2（SGLT2）抑制剂

钠-葡萄糖协同转运蛋白（SGLTs）在葡萄糖的跨细胞转运中发挥重要作用，其中SGLT1负责膳食葡萄糖的吸收，SGLT2负责肾脏中葡萄糖的重吸收。在糖尿病状态下，肠道SGLT1表达的增加将促进葡萄糖的吸收，从而加重了高血糖，而涎腺导管SGLT1表达的增加则使唾液分泌减少，促进了口腔并发症的发生；肾脏SGLT2和SGLT1表达的增加使葡萄糖的重吸收增加，加重了高血糖，并促进了糖尿病肾病的进展。

目前，选择性SLGT2抑制剂已经成为新型的抗糖尿病药物。SGLT2抑制剂主要作用于肾脏近端小管钠葡萄糖转运体2。通过抑制这些转运体，防止已滤过的葡萄糖在肾脏内重吸收，因此葡萄糖能经过肾单位、Bellini管和输尿管，

最后经由尿液排出，从而清除尿液中过量的葡萄糖。这一类型治疗改变了我们对于尿糖的认知，即尿糖不仅仅是一个血糖控制不佳的标志。通过增加尿糖以去除血液中多余的葡萄糖，可以达到控制高血糖的目的。SGLT2 抑制剂依赖于足够的肾功能。需要足够的肾小球滤过使葡萄糖进入近端肾小管，然后抑制其重吸收。肾小球滤过功能下降，疗效可能会下降；因为这个原因，对于肾小球滤过率很低的患者，SGLT2 抑制剂治疗是不适用的，其效能不够。另外，晚期2 型糖尿病患者通常合并慢性肾脏病，所以在选择 SGLT2 抑制剂治疗时需要认真考虑。

当 SGLT2 抑制剂被评价批准时，主要的担忧是与泌尿生殖道感染相关的副作用，其他则担心体积损耗、低血压及骨折，但尚未有研究发现这些并发症的主要迹象，有关主要心血管疾病如中风、心脏病发作及其他血管并发症的信息目前比较有限。

第五节　胰岛素治疗

一、胰岛素的发现和发展回顾

1921 年，弗雷德里克·班丁（Frederick Banting）与约翰·麦克劳德（John Macleod）合作首次成功提取到了胰岛素。他们从狗胰腺中分离出一种液体，使用初步纯化胰脏萃取物的方法，并进行临床试验。他们将其中的有效物质定名为胰岛素。并与美国的一家药厂合作，成功地从屠宰场取得的动物胰脏中，分离出足以提供全球糖尿病患者使用的胰岛素。在不到两年的时间内，胰岛素已在世界各地的医院使用，取得空前的成效。1923 年 10 月，瑞典的卡洛琳研究院决定将该年的诺贝尔生理及医学奖颁给 Banting 及 Macleod 两人。

二十世纪中国科学家首次合成人工胰岛素，成为糖尿病史上的里程碑事件。目前，在众多糖尿病治疗方法中，胰岛素注射是最直接和最有效的方法。自1921 年人类首次成功提取胰岛素以来，历经了 90 年的发展：从早期含有杂质的动物胰岛素、经过提纯的单组份动物胰岛素，到生物合成人胰岛素，而胰岛素类似物的发明是胰岛素发展历史上又一座具有划时代意义的里程碑。

二、胰岛素的生理特征

（一）人胰岛素的分子结构

胰岛素分子由两条多肽链组成，分别为 A 链和 B 链，两条肽链由两个二硫键连接起来。A 链内部还有一个二硫键。人胰岛素 A 链由 21 个氨基酸残基组成，B 链由 30 个氨基酸残基组成。

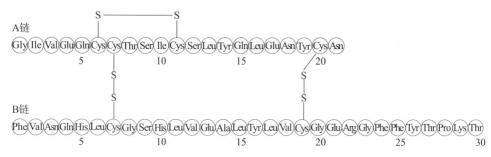

图 6-1 人胰岛素分子结构图

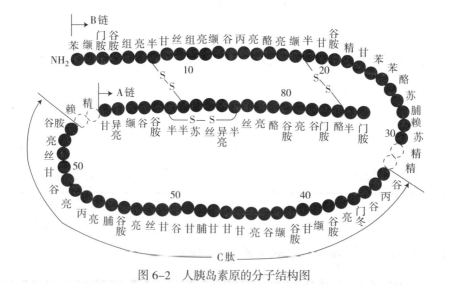

图 6-2 人胰岛素原的分子结构图

"胰岛素原"即胰岛素的前体，包含胰岛素 A、B 链及 C 肽的肽链。"C 肽"是连接在胰岛素 A 链和 B 链之间的一段多肽，其长度在 30~50 个氨基酸残基之间，其主要的功能是排列连接在 A 链和 B 链之间的二硫键，以使分子为进行裂解而明确地折叠。当胰岛素原裂解成为胰岛素时，C 肽链断落下来和胰岛素储存在同一个颗粒囊中，最终以等分子量的形式释放。但是 C 肽不被肝脏破坏，半衰期较胰岛素明显为长，故测定 C 肽水平更能反映 B 细胞合成与释放胰岛素功能。对已经用胰岛素治疗的患者，体内产生的胰岛素抗体可干扰胰岛素测定；同时现在采用的放射免疫法测定胰岛素，也分辨不出是内生的还是外源性胰岛素，对了解 B 细胞的功能带来困难，而 C 肽与胰岛素之间有相当稳定的比例关系，且不受胰岛素抗体的干扰，注射的外源性胰岛素又不含 C 肽，所以测定血中 C 肽水平，可以反应内生胰岛素的水平，即可了解 B 细胞的功能。

（二）胰岛素的生理作用

胰岛素由胰腺 B 细胞分泌后，直接进入门静脉，对碳水化合物、蛋白质、脂类及核酸的代谢起调节作用：

（1）胰岛素对碳水化合物代谢影响是其最显著的生物学作用。胰岛素通过增加肝脏、肌肉和脂肪摄取葡萄糖，从而增加胰岛素的利用；另一个作用是抑制葡萄糖的产生，是通过抑制糖原分解和降低糖异生而达到的。其共同结果是使血糖的浓度降低。

（2）胰岛素对脂质代谢也有很重要的影响。如果胰岛素缺乏，可导致脂质代谢紊乱、脂肪分解增加，血脂增高，加速脂肪酸在肝内氧化，产生大量酮体，可能导致酮症。

（3）胰岛素同样影响蛋白质的代谢。胰岛素可以抑制蛋白质的分解，增加蛋白质的合成，抑制肝糖异生。

同时，胰岛素对于生长也有促进作用。胰岛素为促合成代谢的激素，其对合成代谢的促进作用为生命存在和生长所必需。胰岛素本身也是生长促进因子，可与生长介素，又称胰岛素样生长因子 –1（IGF–1）的受体相互作用，促进生长相关基因表达而引起细胞增生，并刺激生长介素的产生。

（三）生理性胰岛素分泌

胰岛素作为正常人体所必须的内分泌激素，其生理性分泌可分为基础胰岛素分泌和餐时胰岛素分泌。了解其生理性分泌，在使用胰岛素治疗时，尽量模拟胰岛素的生理性分泌，才能使患者最大获益，减少胰岛素使用的不良反应。

正常人每天约分泌 1U/kg 体重的胰岛素。在两餐间、夜间空腹或者 24 小时禁食时，胰岛素有微量的基础分泌，每小时 0.5~1U。基础胰岛素分泌占全部胰岛素分泌的 40%~50%，其主要的生理作用是抑制肝糖原的输出，保持与基础血糖间的平衡，以维持血糖在一个狭窄的范围内波动。进餐后碳水化合物经胃肠道吸收入血，胰岛素分泌增加，促进葡萄糖的利用、储存，并抑制肝糖输出，以免血糖过高。正常成人空腹血浆胰岛素的浓度为 5~20mU/L，进食后 8~10 分钟外周血浆胰岛素浓度开始升高，30~45 分钟达到高峰，随后逐渐下降，120 分钟恢复至基础水平。

胰岛 B 细胞在感受到血糖升高后会立即分泌胰岛素，这种分泌是由第一期的快速分泌与第二期的慢速分泌组成。当人进食后，血浆葡萄糖浓度开始升高，血糖刚超过 100mg/dl（5.6mmol/L）时胰岛 B 细胞就开始了第一期的分泌，B 细胞可以在 30s~1min 内快速将已贮存在细胞表面颗粒内的胰岛素直接释放到血液中，使血中胰岛素迅速升高，有益于迅速抑制血糖的升高，但这种快速分泌仅能持续数分钟，紧接着随着 B 细胞内胰岛素的合成分泌的增加，胰岛素的释放逐渐增强并持续 10~45 分钟，这就是第二期的慢速大量释放期，此期的分泌可较基础分泌增加 10~30 倍。

第一期胰岛素分泌的减弱或消失是很多糖耐量异常（IGT）、糖尿病（DM）患者 B 细胞损害的最早期的特点。一般口服葡萄糖耐量试验不能发现双时相分泌变化，只有通过静脉葡萄糖耐量试验才能发现。第二期分泌与第一期分泌不同，B 细胞在第二期慢速分泌过程中不但要将早已合成好并预先贮存在胰岛素颗粒中的胰岛素直接"胞吐"到血液中，还要源源不断的再合成、再加工与再分泌新的胰岛素入血，以满足生理需要，所以此期持续时间长，分泌量最大，对降低餐后高血糖起了关键作用。绝大多数临床显性糖尿病患者已有胰岛素双时相分泌的缺陷，晚期 2 型糖尿病患者第一、第二期分泌均已消失，血糖全面增高。

三、胰岛素的分类

（一）按照来源分类

1. 动物胰岛素

是动物胰腺的提取物经过纯化等一系列工艺后生产出来的，对人来说属于异种蛋白，有较强的免疫原性，可能致敏，长期应用可能产生胰岛素抗体导致疗效降低，目前临床应用较少。

2. 重组人胰岛素

是应用基因重组技术生产的生物工程药物，具有与人内源性胰岛素完全相同的结构和生物学活性。

3. 重组人胰岛素类似物

是应用氨基酸修饰技术将重组人胰岛素的氨基酸结构进行改造，可改变其在人体内的药代动力学，加快或延长其在体内的起效或作用时间，但由于其与人内源性胰岛素的结构不完全一致，对人来说也属于异源多肽，仍具有免疫原性，可能致敏，或产生抗体导致疗效降低。

（二）按照作用时间分类

表 6-1　胰岛素的分类

胰岛素制剂		起效时间（小时）	高峰时间（小时）	药效持续时间（小时）
普通人胰岛素	短效胰岛素（RI）	0.5~1	2~3	6~8
	中效胰岛素（NPH）	2~4	6~10	14~18
	长效胰岛素（PZI）	4~6	10~16	20~24
	预混胰岛素			
新一代胰岛素（胰岛素类似物）	超短（速）效胰岛素	5~15min	1	4~5
	超长效胰岛素	1~2	无	24

四、胰岛素的适应证及不良反应

（一）适应证

（1）1型糖尿病患者的替代治疗。

（2）2型糖尿病患者：对口服降糖药失效；初发的严重高血糖患者；因口服药副作用不能或不宜坚持用药者；规律治疗和口服药物治疗后，HbA1c > 7%者；HbA1c > 9% 未使用药物治疗，临床症状明显者，可直接使用胰岛素治疗。

（3）用于治疗糖尿病的急性并发症：糖尿病酮症酸中毒、非酮症高渗性昏迷和乳酸酸中毒等。

（4）应激状态。用于控制糖尿病患者围手术期、糖尿病患者并发急性感染等。

（5）糖尿病合并妊娠、妊娠糖尿病和分娩期的血糖。

（6）糖尿病患者有慢性肝、肾疾病及功能不全。

（7）老年2型糖尿病患者如明显消瘦、营养不良或精神抑郁等，适量胰岛素治疗有助于食物的吸收利用，促进体重增加，对改善现状有一定益处，但要防止低血糖的发生。

（8）某些继发性糖尿病，如垂体性糖尿病（生长激素瘤）、胰源性糖尿病（胰腺切除后、重症胰腺炎后、血色病等）、类固醇糖尿病、生长抑素瘤和胰高血糖素瘤导致的糖尿病、肝源性糖尿病（急性或亚急性肝坏死后、肝硬化）等。

（9）具有类似2型糖尿病的临床表现，但血液中胰岛细胞自身抗体 ICA 或谷氨酸脱羧酶抗体 GADA 阳性，可能为成人隐匿性自身免疫型糖尿病 LADA，应给予胰岛素治疗以保护 B 细胞功能。

（10）临床暂时难以确定分型的糖尿病患者，应给予胰岛素治疗。

（二）不良反应及其处理

1.低血糖

原因：胰岛素剂量过大或进食过少。剂量过大可以因人为误差，如医疗差错、抽吸胰岛素时计算错误、针筒刻度看错以及针头间的死腔过大使两种胰岛素抽吸不准等。也可以因从动物胰岛素改为人胰岛素时剂量未变所致，一般应减少20% 左右。有时胰岛素注射部位在多活动处，如手臂，也可使吸收过快而产生低血糖。更常见的是调整胰岛素剂量时未严格的每日测血糖，而患者又对低血糖的反应不灵敏，有时仅依靠尿糖测定而调整剂量，都可造成剂量过大。据统计，改用人胰岛素后低血糖的发生次数减少。胰岛素剂量是对的但进食过少或活动过多也可以产生低血糖。如有感冒、发热、呕吐、食欲减退、腹泻或体育运动过强等。有时中断妊娠，应激状态恢复期也可产生低血糖。如同时发生肝、肾疾病，甲状腺功能减退或肾上腺皮质功能减退等也容易发生低血糖。

症状：以交感神经过度兴奋为特点，如出汗、烦躁、心悸、震颤、苍白、饥饿、头晕等。血糖进一步向下降可出现亚急性神经低血糖。其症状往往不知不觉出现，以短暂的大脑功能损害为主要表现。如出现精神病症状，甚至嗜睡、谵妄、昏迷。此时如未及时抢救，可危及生命或遗留大脑损害。有些易发生低血糖的糖尿病患者因中枢神经某种适应而未能识别血糖降低，所以不出现交感神经过度兴奋的症状，一直到血糖很低而直接进入嗜睡、昏迷。这种情况称为未察觉的低血糖或不自觉的低血糖（hypoglycemiaunawareness）。据统计约占糖尿病低血糖的 25%。

诊断：根据《2013 中国 2 型糖尿病防治指南》，对非糖尿病患者低血糖症的诊断标准为血糖＜ 2.8mmol/L，而接受药物治疗的糖尿病患者只要血糖水平小于 3.9mmol/L 就属于低血糖范畴。

治疗：对诊断低血糖者或疑似低血糖而一时无法快速测定血糖者可饮牛奶、橙汁或糖水 1 杯。对神志不清者，如有配备注射器的胰高糖素针，可皮下注射 1mg，使患者清醒约 15 分钟，以口服糖水处理。如在医院则可静脉注射 25%~50% 葡萄糖液 40~100ml，必要时以 10% 葡萄糖静脉继续滴注。

2. 过敏

注射胰岛素后，注射局部或全身可出现皮肤痒、红肿、热、灼痛等。多数在注射后几分钟内出现，也可在注射后 4~6 小时发生，这种反应不是由于循环中的抗体所致，95% 以上可自然消失，因此不一定要治疗。可以改用较纯的胰岛素。严重的局部反应可口服抗组胺药或氢化可的松处理。有时也可出现全身反应，荨麻疹、恶心、呕吐、腹泻、血管神经性水肿或哮喘。过敏性休克极罕见。对这些反应如无法得到较纯的胰岛素，可进行脱敏。

3. 胰岛素的耐药性

由于牛及猪胰岛素与人胰岛素的结构不同，尤其前者差别 3 个氨基酸，故注入人体后，可逐渐于 4~6 周内产生抗胰岛素抗休，使所需剂量逐渐增大，有时一日剂量超过 100U，甚至＞ 200U，称为胰岛素耐药性。此种情况有时可自行缓解，一般可改用较纯的单组份胰岛素，或最好改用人胰岛素则情况可好转。但是，除了胰岛素自身结构原因外，其他造成胰岛素耐药性的原因目前还不十分清楚，可能与免疫机制障碍有关，也可能是由于胰岛素的作用对象——靶细胞缺陷所致，所以即使是人胰岛素一样存在发生耐药性的可能。如上述换用单组份或人胰岛素后效果仍不佳者，可考虑改用或加用口服降糖药，如拜糖平或二甲双胍、TZD 等类药物，增强身体对胰岛素的敏感性。

4. 皮下脂肪萎缩及皮下脂肪纤维化增生

在注射局部发生脂肪萎缩成凹陷性皮下脂肪缺失。多见于女青年及小儿大腿、腹臂、臀部等部位。据国内 50 家医院统计，630 例中有 69 例在用动物胰岛素后发生脂肪萎缩，改用人胰岛素后仅见 3 例，故很可能是商品中杂质所致。如将高纯制剂注入萎缩脂肪部位边缘，非但可避免进一步脂肪萎缩，还可促使原来萎缩者迅速恢复。与以上情况相反，有时反复多次注射的局部可发生皮下脂肪增生伴有纤维化。由于此种组织内痛觉轻，患者喜欢注射于同一部位，更促进局部脂肪组织生长。其原因可能因胰岛素能促进局部脂肪组织生长，应经常改变注射部位以防止或减少其发生。上述统计原见 15 例，改用人胰岛素后仅 1 例。

5. 胰岛素性水肿

因糖尿病未控制前常有失水失钠，细胞外液减少，经过胰岛素治疗病情控制后 4~6 天可发生水钠滞留而水肿。可能因运动促进肾小管回吸收钠有关，称为胰岛素性水肿。

6. 屈光失常

胰岛素治疗开始后有时患者感视力模糊。这种情况可能因治疗后血糖迅速下降，影响晶状体内及玻璃体内渗透压，而致屈光下降，发生远视。但此为暂时性变化，随着血糖浓度平稳后而消失，不必治疗。

7. 体重增加

胰岛素除了能调节血糖，还会促进脂肪细胞内中性脂肪合成并抑制其分解，在脂肪组织中引起脂肪沉积，从而导致肥胖。由于 1 型糖尿病患者在接受外源性胰岛素剂量偏大时，易产生低血糖的饥饿感，从而导致食量增加而产生肥胖。2 型糖尿病患者由于存在胰岛素抵抗，对外源性胰岛素不敏感，因此往往需要使用较大胰岛素才能控制血糖，体重也会随之增加。所以需要医务工作者仔细审查胰岛素治疗的适应证。可不用者不用，可少用者不多用；严格控制饮食、增加活动量；加用噻唑烷二酮药，减少胰岛素用量；加用双胍药，以降低食欲，减少胰岛素用量。

此外，在胰岛素治疗或者低血糖试验的过程中，还可以发生低血钾、低血镁及低血磷。大多是因为钾等随代谢过程而进入细胞内所致。另外乌干达有报道用胰岛素患者有 3%~5% 发生腮腺肿大。可能与营养不良者发生胰岛素水肿所致，称为"胰岛素面容"。不过这些在我国胰岛素治疗过程中均少见，仅供参考。

五、胰岛素临床治疗

（一）胰岛素剂量的确定及调整

由于个体对胰岛素治疗反应不同，胰岛素剂量的确定应遵循个体化的原则，以下介绍的用量制定方法只是临床估算，总的原则为：在饮食及运动保证基本规律的前提下，初始剂量宜小，根据治疗反应及血糖监测结果逐渐调整。

1. 估算初始用量

（1）按空腹血糖估算：

每日胰岛素用量（U）=［空腹血糖（mg/dl－100）］×10×体重（kg）×0.6÷1000÷2

注：100 为血糖正常值；×10 换算每升体液中高于正常血糖量；×0.6 是全身液量为60%；÷1000 是将血糖 mg 换算为 g；÷2 是 2g 血糖使用 1U 胰岛素。为避免低血糖，实际用其 1/2~1/3 量。

（2）按体重计算：1 型糖尿病患者起始的胰岛素剂量一般为 0.1~0.3U/（kg·d），2 型糖尿病患者起始的胰岛素剂量一般为 0.3~0.5U/（kg·d）。

2. 分配胰岛素用量

按上述估算的所需胰岛素总量，来分配一天中具体每一次胰岛素的用量。

餐前胰岛素量与基础胰岛素量 1∶1 原则。前文介绍胰岛素的生理时已提到"基础胰岛素分泌占全部胰岛素分泌的 40%~50%"。因此若采用"餐前＋基础"的治疗方式应按 1∶1 的原则来确定基础量及餐前总量。根据餐前总量，再进行每日三餐前胰岛素分配，以"早餐前＞晚餐前＞午餐前"的用量来分配。

3. 调整胰岛素剂量

在初始估算用量观察 2~3 天后，根据病情、血糖来进一步调节用量。

根据餐后 2 小时血糖结果调整餐前胰岛素（速效、短效胰岛素）剂量：详见下表：

表 6-2　餐后 2 小时血糖变化

餐后 2h 血糖值（mmol/L）	餐后 2h 血糖值（mg/dl）	餐前胰岛素增减量	其他处理
< 2.8	< 50	减少 2~3U	立即进餐
3.9~7.2	70~130	原剂量	
7.2~8.3	130~150	加 1U	
8.3~11.1	150~200	加 2U	
11.1~13.9	200~250	加 3U	
13.9~16.6	250~300	加 4~6U	
16.6~19.4	300~350	加 8~10U	

另外，需要更加具体的运动量及饮食量具体调整，如餐前活动量增加，宜减少 1~2U 或加餐；若餐前活动量减少，加 1~2U。

根据空腹血糖调整睡前胰岛素（超长效胰岛素）量，一般采用"2，4，6，8，10 方案"，详见下表：

表 6-3　空腹血糖变化

空腹血糖值（mmol/L）	空腹 2h 血糖值（mg/dl）	睡前胰岛素增减量
< 3.1	< 56	减少 4U
3.1~4.0	56~72	减少 2U
4.1~6.0	73~108	不变
6.1~7.0	109~126	加 2U
7.1~8.0	127~144	加 4U
8.1~9.0	145~162	加 6U
9.1~10.0	163~180	加 8U
> 10.0	> 180	加 10U

（二）胰岛素三大治疗方案

1. 补充治疗

（1）适应证：在 2 型糖尿病病程的晚期，大多数的 2 型糖尿病患者需要补充胰岛素来使血糖得到良好的控制。在口服降糖药逐渐失去控制血糖能力的时候，可采用口服降糖药和中效或长效胰岛素的联合治疗。

（2）使用指征：尚余 B 细胞功能；已用足量的口服药物失效。

（3）方案：白天继续口服降糖药物，早餐前或睡前加用中效胰岛素或者甘精胰岛素。

2. 替代治疗

（1）指征：联合疗法仍然无法满意控制者。

（2）方案：

表 6-4　1 型糖尿病常用的胰岛素替代治疗方案

胰岛素注射时间	早餐前	午餐前	晚餐前	睡前（10pm）
方案 1	RI 或 IA +NPH	RI 或 IA	RI 或 IA	NPH
方案 2	RI 或 IA +NPH	RI 或 IA +NPH		
方案 3	* RI 或 IA +	RI 或 IA	RI 或 IA	Glargine 或 PZI

注：RI= 普通（常规，短效）胰岛素；IA = 胰岛素类似物（超短效，速效胰岛素）；NPH= 中效胰岛素；PZI= 精蛋白锌胰岛素（长效胰岛素）。

*RI 或 IA 与长效胰岛素（Glargine 或 PZI）合用时应分开注射，且不能注射在同一部位。

1 型糖尿病患者因体内自身胰岛素分泌的绝对缺乏，胰岛素治疗基本或完全需要靠外源性胰岛素替代来维持体内血糖的代谢和其他体内需要胰岛素的生命活动。因此，无论是采用多次的胰岛素注射还是连续皮下胰岛素输注来补充，均要模拟体内生理的胰岛素分泌方式。需要使用胰岛素的总量：如无其他的伴随疾病，1 型糖尿病患者每日的胰岛素需要量为 0.5~1.0U/kg。在出现其他的伴随疾病时（如感染等），胰岛素的用量要相应增加。儿童在生长发育期对胰岛素的需要量相对增加。

3. 强化治疗

糖尿病强化治疗是指胰岛素强化治疗，是近年提出的一种胰岛素的使用方法。

（1）每天注射 3~4 次胰岛素或使用胰岛素泵病经常监测血糖。

（2）把早晨空腹血糖及三餐后的血糖水平控制在正常或接近正常的水平。

（3）延迟或防止糖尿病患者心、脑、肾、视网膜及神经等各系统并发症的发生，使糖尿病患者的死亡率明显下降，健康水平有很大的提高，生活质量也将有明显提高和改善。

（三）胰岛素给药途径

1. 静脉治疗

胰岛素静脉治疗的适应证：糖尿病酮症酸中毒；糖尿病高血糖高渗状态；皮下注射胰岛素后血糖控制未改善的患者（血糖＞ 350mg/dl 超过 12 小时）；肠外营养的患者；禁食、手术期或临产的 1 型糖尿病患者；患高血糖（血糖＞ 180mg/dl）的重症监护患者；皮下注射胰岛素吸收差的患者（罕见）。

2. 皮下注射

胰岛素专用注射器：BD 注射器比较普遍。

胰岛素笔：胰岛素注射笔的出现，是胰岛素注射方式上的一次重大的革新；大大简化了胰岛素的注射方式，提高了患者的顺应性，而且剂量更准确，提高了治疗效果。

3. 胰岛素泵（CSII）

CSII 作为一种特殊的胰岛素输入装置，通过人工智能控制，以可调节的脉冲式皮下输注，这就使医生可以模拟胰岛素的生理性分泌精确调节胰岛素的给药剂量和给药时间，从而体现出 CSII 的优势：①更有利于血糖控制，平稳控制血糖，减少血糖波动。CSII 可根据患者的血糖情况灵活地调整餐前大剂量及基础输注量，有效地控制餐后高血糖和黎明现象，降低糖化血红蛋白（HbA1c）水平，平稳控制血糖。②更少的体重增加。胰岛素泵可以减少胰岛素用量，避免过大剂量使用胰岛素导致的体重增加。③明显减少低血糖发生的风险。CSII 夜间减少输注基础输注量，避免了夜间低血糖的发生。同时用于餐前大剂量的胰岛素也有所减少，避免了多次注射治疗方式时胰岛素在体内的重叠作用，从而减少了低血糖的发生。④加强了糖尿病围手术期的血糖控制：糖尿病患者手术的风险较非糖尿病患者高，术后感染率也较非糖尿病患者高 10 倍左右，死亡率高出 2~3 倍。因此，只有加强糖尿病患者围手术期的血糖监控与处理，才能降低手术并发症和死亡率，使手术变得更为安全有效。

附：3C 疗法

3C 疗法，即持续皮下胰岛素输注（Continuous subcutanuous insulin injection）+ 持续血糖监测（Continuous glucose monitoring system）+ 信息管理、数据分析（Carelink）。

首先，持续皮下胰岛素输注（Continuous subcutanuous insulin injection），这是胰岛素泵的根本，简单讲，就是模拟正常人的胰腺分泌胰岛素的模式，优势在于：每 2~3 分钟自动向体内注射零点几个单位至最多两个单位的胰岛素，打过胰岛素的人都知道，这对于常规的胰岛素笔还不够沾针头的，是根本不可能实现的。医生会根据患者的需求设定不同的剂量。

其次，持续血糖监测（Continuous glucose monitoring system），血糖检测是糖尿病患者血糖控制达标的重要前提。目前临床普遍使用的手指末梢血糖检测有利于患者获得任何一个时间点的血糖，帮助患者了解当时的血糖情况和与自我症状之间的关系。糖化血红蛋白（HbA1c）代表了大约 3 个月的总体血糖情况，是血糖是否达标的重要指标。但两者均无法显示患者每一天的整体血糖变化规律和具体趋势。最近几年，实时动态血糖监测技术逐渐开展，患者能随时了解血糖变化。实时动态血糖监测可以每 5 分钟显示一个血糖值，实时反映出血糖的信息，明确提示血糖变化规律和趋势，并能对过高或过低血糖进行报警，更加有助于患者采取及时的措施提高治疗的疗效和减少低血糖风险。

最后，信息管理、数据分析（Carelink），将所监测到的血糖值进一步整合分析，指导治疗。

4. 非注射途径

局部外用：对于糖尿病合并溃疡或糖尿病合并压疮的患者，在处理患处时用 INS 联合山莨菪碱等敷于创面。

吸入给药：相对于蛋白多肽药物的吸收而言，肺部具有较多的优点，如巨大的肺泡表面积、极薄的肺泡细胞膜、丰富的毛细血管网、通透性高且无首过效应、狭小的气血通路、低酶活性、肺深处较慢的清除速率等，这些良好的生理环境为蛋白多肽的吸收提供了有利条件。

口服给药：是所有给药途径中最为方便的一种，患者使用依从性最好。但由于 INS 作为一种蛋白质，在胃肠道内的吸收难以克服酸催化分解、蛋白酶降解以及黏膜穿透性差等屏障，具有生物利用度低的缺点，因而提高该药物的生物利用度是药剂学家多年来一直研究的难题，目前常用的技术手段和剂型如：INS 脂质体。通过改变脂质体的成分来提高 INS 的生物利用度或作用时间是近年来的研究热点。最近研制了 INS 微制剂，他们将 INS 与明胶形成复合物后，通过高速匀浆分散法制备成脂质体，经过冷冻干燥和过筛等处理得到微粒剂。此制剂不含蛋白酶抑制剂，辅料无毒，有较大的临床应用前景。INS 微乳及油制剂微乳作为口服 INS 载体具有粒径细小和渗透能力强的特点。可保护 INS 在肠胃道中不受酸和酶的破坏，同时可模拟食物中乳糜微粒的成分被吸收进去淋巴系统，最终进入血液循环。口服后药物可被上皮细胞吸收，而达到降血压作用。

腹腔内给药：是国外研制出的一种装置叫下腹入口装置，将它安装在脐上，埋在皮下，内部开口在腹腔，输液器开关在腹腔壁，通过该开关每日向腹腔内注射所需 INS。

眼部给药：INS 滴眼剂是一种简便易行的剂型，患者通过 INS 滴入眼结膜加以吸收。INS 主要通过眼结膜和鼻泪管黏膜吸收进入体循环而达到降糖效果。一般眼内容量少，INS 作用时间短，生物利用度低，因此人们致力于研究能延长 INS 作用时间的滴眼剂，并选择刺激性小的滴眼液。

鼻腔给药：鼻黏膜内血管丰富，黏膜上蛋白酶含量也比胃肠道中少，减少了 INS 被酶破坏失活，提高了药物的生物利用度。许多药物动力学研究表明，鼻黏膜吸收了 INS 的体制与体内内源性的 INS 释放极为相似为鼻腔 INS 给约提供了埋论研究。鼻腔给药需加入吸收促进剂，提高药物的生物利用度，但是 25% 的患者出现鼻部刺激。

口腔黏膜给药：颊黏膜的吸收表面积为 $100\sim200cm^2$，通透性良好，蛋白酶活性极低，血管丰富。因此，颊黏膜给药也不是为肽类药物较合适的一种给药途径。

直肠给药：INS 栓剂是代替注射给药的重要途径之一。为了增加吸收，需要向起其中加入吸收促进剂。直肠给药方法有两大优点：①直肠内 pH 接近中性或微碱性，且水解酶活性低，药物极少被破坏；②可基本避免肝脏的首过效应。因此，直肠给药是一条颇为理想的给药途径。由于 INS 是大分子药物，直肠内吸收相对困难，因而要加入促吸收剂，以提高生物利用度。

经皮给药：皮肤中的水解酶活性很低，可利于 INS 透皮给药，但这种大分子蛋白质一般难于穿透皮肤，离子导入技术可使其在电场作用下透过皮肤角质层而被吸收入血。角质层对大分子肽类药物的透皮吸收能力差，但只要措施得当，仍可透过皮肤发挥全身治疗作用。

第六节　中医药辨证论治

糖尿病属于中医"消渴"范畴，消渴病名首见于《素问·奇病论》，而消渴的中医辨证论治在汉·张仲景《金匮要略》中就有专篇论述，并最早提出治疗方药。但目前中医对消渴的辨证分型至今尚缺乏统一标准。

一、据"三消"论治

宋元明时期的医家，在前人的理论基础上，逐渐形成了按症状分类的"三消"论治。明·戴思恭《证治要诀》明确提出上、中、下消论治。《证治准绳·消瘅》进一步对三消的临床分类做了规范，"渴而多饮为上消（经谓膈消），消谷善饥为中消（经谓消中），渴而便数有膏为下消（经谓肾消）"。上消主症为烦渴多饮、口干舌燥；中消主症为多食易饥，形体消瘦，大便干结；下消主症为尿频量多，尿如脂膏。而《医学心悟·三消》说："治上消者宜润其肺，兼清其胃"，"治中消者宜清其胃，兼滋其肾"，"治下消者宜滋其肾，兼补其肺"可谓经验之谈。现多版教材均以三消论治，这里就不再赘述了。

二、特色论治

在这里介绍四川省中医院内分泌科针对消渴病开展研究制定的方案，本方案是在国家中医药管理局消渴诊疗方案与临床路径基础上，结合本院实际情况而制定，具体方案如下。

（一）诊断标准

1. 现代医学诊断标准 1999 年世界卫生组织 /ADA 所定标准（略）

2. 中医辨证标准

以中医四诊获取第一手资料、以八纲辨证为纲、脏腑辨证为目，进行系统辨证。

（1）证候辨证

①热盛证

主症：口渴引饮，易饥多食，舌红苔黄，脉弦数或滑数。

次症：心烦怕热，急躁易怒，尿频便秘。

②阴虚证

主症：咽干喜饮，五心烦热，舌红少苔，脉细数。

次症：头晕耳鸣，心悸失眠，潮热盗汗。

③气虚证

主症：倦怠乏力，气短自汗，舌淡体胖，脉虚细无力。

次症：面色㿠白，头晕目眩，少气懒言。

（2）分型辨证　证候及兼证在临床较少单独出现，多数以 2 种或 2 种以上证候相兼并存，并随病情、病程的进展有一定演变规律，按其演变规律分型。

（二）中医治疗方案

1. 中医药辨证论治

（1）阴虚热盛证

主症：咽干口燥，心烦畏热。

次症：渴喜冷饮，多食易饥，溲赤便秘。

舌脉：舌红苔黄，脉细滑数，或细弦数。

治法：滋阴降火。

方剂：玉女煎加减、白虎汤加减、三才降糖方加减。

处方：玉女煎（石膏、熟地黄、麦冬、知母、牛膝）。

白虎汤（石膏、知母、炙甘草、粳米）。

三才降糖颗粒（黄连、乌梅、人参、肉桂、生地黄、天冬）。

（2）湿热困脾证

主症：胸脘腹胀，或食后饱满，头身困重。

次症：体形肥胖，心胸烦闷，四肢倦怠，小便黄赤，大便不爽。

舌脉：舌红，苔黄腻，脉滑而数。

治法：燥湿泄热。

方剂：三仁汤加减、葛根芩连汤加减、藿朴夏苓汤加减。

处方：三仁汤（杏仁、滑石、白通草、白蔻仁、淡竹叶、厚朴、生薏苡仁、半夏）。

葛根芩连汤（葛根、黄连、黄芩、炙甘草）。

藿朴夏苓汤（藿香、厚朴、姜半夏、茯苓、杏仁、薏苡仁、白蔻仁、猪苓、淡香豉、泽泻、通草）。

（3）气阴两虚证

主症：咽干口燥，倦怠乏力。

次症：多食易饥，口渴喜饮，气短懒言，五心烦热，心悸失眠，溲赤便秘。

舌脉：舌红少津液，苔薄或花剥，脉细数无力，或细而弦。

治法：益气养阴。

方剂：生脉散加减、益气固本汤加减、滋膵饮加减。

处方：生脉散（人参、麦冬、五味子）。

益气固本汤（生黄芪、党参、黄精、枸杞子、鸡内金、荔枝核、桑椹等）。

滋膵饮（生黄芪、生地黄、山药、山茱萸）。

（4）气虚夹湿证

主症：神疲乏力，或食后倦怠，少气纳呆。

次症：体形肥胖，心胸烦闷，四肢倦怠，小便黄赤，大便不爽。

舌脉：舌淡苔白腻，脉滑。

治法：益气化湿。

方剂：七味白术散加减。

处方：七味白术散（人参、茯苓、炒白术、甘草、藿香、木香、葛根）。

（5）阴阳两虚，血瘀水停证

主症：神疲乏力，咽干口燥，腰膝酸冷，或手足畏寒，夜尿频多。

次症：头晕眼花，心悸失眠，自汗易感，气短懒言，颜面肢体浮肿，尿多浊沫、或小便量少，男子阳痿，女子性欲淡漠，大便干稀不调。

舌脉：舌体胖大，有齿痕，脉沉细无力。

治法：温阳利水。

方剂：真武汤加减、肾气丸加减。

处方：真武汤（制附子、茯苓、芍药、生姜、白术）。

肾气丸（干地黄、山药、山茱萸、茯苓、泽泻、牡丹皮、桂枝、制附子）。

（6）血瘀脉络证

主症：胸痛，胁痛，腰痛，背痛，部位固定，或为刺痛，肢体麻木，疼痛夜甚。

次症：肌肤甲错，口唇紫暗，面部瘀斑，健忘心悸，心烦失眠。

舌脉：舌质暗，有瘀斑，舌下脉络青紫纤曲，脉弦，或沉而涩。

治法：活血通络。

方剂：黄芪桂枝五物汤加减、补阳还五汤加减。

处方：黄芪桂枝五物汤（黄芪、芍药、桂枝、生姜、大枣）。

补阳还五汤（黄芪、当归、赤芍、地龙、川芎、红花、桃仁）。

第七节　中医特色治疗

一、针灸治疗

糖尿病发病机制主要是胰岛素抵抗和胰岛 B 细胞功能受损，而针灸可改善胰岛素抵抗，调整胰岛 B 细胞的功能，抑制其凋亡，并起中枢系统的调节作用，降低血糖，调节免疫，改善糖尿病多种并发症等作用。有学者统计近 20 年来针灸治疗较多的并发症依次为神经、胃肠、膀胱、眼部病变等，其中针灸治疗神经病变占 49%，胃肠病变占 22%，这些病变多能体现针灸的临床优势，也体现了现代针灸治疗消渴病将辨病论治与辨证论治相结合的特点。临床针药结合治疗糖尿病，从而提高临床疗效，缩短疗程，亦可以克服药物的副作用，有广泛的应用前景。

（一）辨证要点

主证：多饮、多食、多尿、消瘦，或尿中有甜味。

上消证：口渴多饮，口干舌燥，尿量频多，舌边尖红，苔薄黄，脉洪数。

中消证：多食易饥，形体消瘦，大便干燥，苔黄，脉滑实有力。

下消证：尿频量多，浑浊如脂膏，或尿甜，口干舌燥，舌红，脉细数。

（二）治疗

1. 基本治疗

（1）治则：清热润燥，养阴生津。取相应的背俞穴为主。

（2）主穴：肺俞、胃俞、肾俞、胃脘下俞、三阴交、太溪。

（3）配穴：上消证配太渊、少府；中消证配内庭、地机；下消证配复溜、太冲；视物模糊配太冲、光明；肌肤瘙痒配曲池、血海；上肢疼痛配肩髃、曲池；上肢麻木配手三里、少海；下肢疼痛或麻木配足三里、阳陵泉、太溪；胃肠病变配足三里、中脘、内关、天枢、公孙；膀胱病变配关元、气海、中极、阴陵泉、三焦俞，水道。

操作：肺俞、胃俞、胃脘下俞不可深刺，余穴常规刺。消渴患者多为病程长且体质弱者，针刺后可能不会马上得气或得气感不明显，结合患者病情及体质，采取静留针法最为合适，留针时间依病程长短而定，避免强刺激，留针以候气，一般以 10 天为 1 疗程，但消渴迁延难愈，针灸治疗多少疗程应根据治疗效果而定。

方义：消渴因肺燥、胃热、肾虚等所致，故取肺俞以清热润肺，生津止渴；取胃俞、三阴交清胃泄火，和中养阴；取肾俞、太溪以益肾滋阴，增液润燥；胃脘下俞为治疗消渴的经验穴，古代医家选用针刺胃脘下俞或梅花针叩击脊柱胸椎髓 $T_8 \sim T_{10}$ 两侧部位，以从阳引阴，使阴阳平衡，对阴虚内热的消渴有良好的治疗作用。胃脘下俞位于第 8 胸椎棘突下旁开 1.5 寸，通过针刺对支配胰腺的迷走神经的调节，促进胰岛素分泌的影响从而可以调节血糖代谢。实验研究电针胃脘下俞可以使大鼠的空腹血糖值显著降低，同时也明显降低糖尿病大鼠血清瘦素的含量，改善胰岛素抵抗。足三里为足阳明胃经之合穴，针刺足三里可对胃肠道生理活动进行双向调节，使胃弛缓时收缩增强，胃紧张时变为弛缓，调节胃肠神经功能，并改善消化道微循环，从而促进胃排空，缓解胃轻瘫症状。足三里穴处有腓肠肌外侧皮神经、隐神经的皮支和腓深神经、阳陵泉穴处有腓总神经、三阴交穴处有小腿内侧皮神经、深后方有胫神经、太溪穴处有跖背神经，针刺可在一定程度上改善神经的运动传导速度和感觉传导速度。

2. 其他治疗

（1）耳针　如《灵枢》中所述："耳者，宗脉之所聚也。"通过在耳穴上施以一定的刺激可达到疏通经络、调整脏腑、运行气血的作用，并且西医学研究证实，耳穴诊治疾病的原理是一个通过多条途径、在多个层次上进行调整的综合功能体系，而不是一个单独的体系，刺激耳穴对调节全身各系统功能，尤其对调整内分泌的功能非常重要。

①取穴：胰（胆）、内分泌、肾、心、肝、神门、耳迷根。

②操作：每次选用 2~4 穴，毫针刺法或压籽法或埋穴法。

③方义：电针耳甲区穴位（有迷走神经耳支分布）可降低 2 型糖尿病模型大鼠循环血液中促炎因子白细胞介素（IL）–1β、IL–6 和肿瘤坏死因子（TNF）–α以及 C 反应蛋白（CRP）的水平，并改善胰岛素抵抗指数，据此推测耳针刺激可能具有与迷走神经刺激相类似的胆碱能抗炎效应。

（2）穴位注射　穴位注射法是用注射器的针头代为针具刺入穴位，在得气后注入药液来治疗疾病的方法。它是把针刺与药物药理作用结合而发挥治疗作用的方法。

①取穴：肺俞、胃俞、肾俞、胃脘下俞、脾俞、三阴交、足三里。

②每次选用 2~4 穴，用当归注射用、黄芪注射液或小剂量胰岛素，每穴注射0.5~2ml，弥可保注射液，每次 0.1ml。

③方义：董勤，曹雯萍等人对糖尿病模型大鼠通过电针及穴位注射的疗效研究，说明 2 种方法均能提高神经传导速度及上调神经营养因子及其受体 TrKA 的表达，对本病异常的电生理状态有良好的干预作用，但在感觉神经传导速度方面穴位注射组上升的幅度高于电针组，穴位注射更有利于促进感觉神经传导功能的康复，而且穴位注射对 NGF 及其受体 TrkA 表达的提升效应更优于电针。

（3）腹针疗法

①取穴：关元。

②配穴：下巨虚，别浊平（自拟名）（在上巨虚下1寸）。

上消加少商，中消加中脘，下消加太溪；末梢神经病变加五腧穴。

③操作：用毫针刺法，每日1次，2周为1疗程。

（4）贴脐法

①取穴：神阙。

②方法：用胰岛素加中药敷贴材料（1∶1的山药粉及羧甲基纤维素混合而成）敷贴脐部，每剂含普通胰岛素12U及长效胰岛素10U。

③操作：每日1次，于午餐前2小时至次晨8时，疗程为3天。

（5）灸法　灸法是用艾绒或其他药物放置在体表的穴位部位上烧灼、温熨，借灸火的温和热力以及药物的作用，通过经络的传导，起到温通气血，扶正祛邪，达到治疗疾病和预防保健目的的一种外治方法。具有"简、便、验、廉、效"的特点。作为一种辅助疗法，灸法在治疗糖尿病，特别是2型糖尿病及糖尿病并发症方面疗效确切，操作简单。

①取穴：气海、关元、三阴交、阴陵泉、太溪、肾俞、命门、脾俞、中极、复溜、足三里、神阙。

②操作：艾柱置于穴位上点燃，每穴灸治5~10壮，每次选用6个穴，以上各穴交替使用。1次/日，15日为1个疗程。或采用温和灸的方法，按时间医学规律，逢时灸疗。

③方义：逢时灸疗可能与该时段胰岛素分泌的高峰期有关，此时灸疗能更好地促进糖代谢顺利进行，控制血糖的升高，从而更好地控制糖尿病及其并发症。

（三）注意事项

（1）针灸治疗消渴对早、中期患者及轻型患者的效果较好，但需坚持较长时间治疗，若病程长而病情重者，应积极配合药物治疗。

（2）消渴病患者的皮肤极易并发感染，在针刺过程中应注意严格消毒。

二、推拿治疗法

推拿治疗糖尿病疗效得到认可，穴位按压刺激有调节脾、肝、肾之功效，加强脾之运化，肝之疏泻，肾之固脏，除调整了人体内分泌失衡之别，按脊治疗还可通过改善椎间关节之微错、滑利关节、活血化瘀、调整交感神经刺激，使胰腺功能得到改善，腹部推拿治疗，改善了胰岛素抵抗现象，胰岛素受体的靶器官主要是肝脏、脂肪和骨骼肌。腹部是全身脂肪最易堆积之处，梁门、天枢穴位于腹部，对此二穴的良性刺激可以增强脂肪内靶器官的敏感性。推拿刺激胰俞、肝俞穴通过经络传导于脏器可以直接发挥推拿对胰岛素水平的良性调整作用。推拿手法作用于经穴，改善中枢神经系统和自主神经系统及免疫系统的调节功能，加强机体内新陈代谢，使肌肉组织内葡萄糖得到充分利用，使血液中葡萄糖迅速到达肌肉和其他组织内，血糖下降，从而达到治疗目的。推拿对糖尿病患者的血糖有良性调整作用，为糖尿病的治疗提供了一种新的选择。

1. 治疗原则

宜益阴清热，益气补肾。

2. 基本治法

（1）腰背部操作

①取穴：膈俞、胰俞、肝俞、胆俞、脾俞、胃俞、命门、三焦俞、阿是穴、大椎。

②手法：滚法、一指禅法、按揉法、振法、擦法。

（2）胁腹部操作

①取穴：中脘、梁门、气海、关元、神阙、上腹部、小腹部、胁肋部。

②手法：一指禅推法、按揉法、平推法、振法、擦法。

（3）四肢部操作

①取穴：曲池、手三里、三阴交、涌泉。

②手法：指按揉法、点法、振法、擦法。

3. 辨证加减

（1）上消明显者

①指按揉肺俞、心俞、中府、云门、膻中、气户、库房、阳陵泉，每穴约1分钟。

②用掐法掐少商穴，约1分钟。

③用手拿法拿肩井、上臂、前臂，约3分钟。

（2）中消明显者

①指按揉肝俞、建里、天枢、期门、章门、血海，每穴约1分钟。

②搓胁肋部1分钟左右。

（3）下消明显者

①指按揉肝俞、志室、水分、中极、然谷、太溪，每穴约1分钟。

②横擦骶部八髎穴，以透热为度。

（4）三消并存者　在基本治法后，用指按揉法按揉上述上、中、下三消所加用的全部或部分穴位。

4. 注意事项

（1）糖尿病是一种慢性病，因此要嘱患者树立信心，坚持长期治疗。

（2）治疗前患者已用药物治疗，则应继续使用。

（3）对空腹血糖在16.8mmol/L以上者，症状明显，起病急、易糖尿病酮症酸中毒，皮肤瘙痒，易生痈、重度骨质疏松的患者，不宜用推拿治疗。

第八节　新的治疗手段与方法

由于糖尿病的病因及发病机制尚未完全阐明，目前仍缺乏病因治疗，糖尿病目前仍是一种不能治愈的疾病。目前在一些糖尿病新的治疗方法上已取得了一定的成果，随着科学技术的发展，在胰腺胰岛移植、基因治疗、干细胞治疗、减重手术等方面研究的不断深入，糖尿病有望在不远的将来成为可治愈的疾病。

一、胰腺和胰岛移植

严格的血糖控制是减少并发症的有效手段，但影响血糖的因素很多，任何控制血糖的方法都很难达到生理调控水平。实践证明有些用胰岛素治疗的糖尿病患者血糖控制不理想而且发生各种并发症，说明外源性胰岛素并不能像人体自身分泌的胰岛素那样完美的控制血糖，恒定维持血糖稳定。而应用有生理功能的胰腺组织和胰腺细胞移植，可以期望在糖尿病长期控制方面起到良好作用。

胰腺移植（pancreas transplantation PT）的目的是给不稳定的糖尿病患者提供足够量的B细胞，从而控制患者的并发症。胰腺移植能逆转糖尿病患者早期的糖尿病肾病，并能预防糖尿病肾病的再发生，也可能逆转糖尿病外周感觉神经病变，稳定已发生的糖尿病视网膜病变，并且能明显改善患者的生活质量。由于胰腺移植需要进行较大手术，而临床上希望用较小手术的胰岛移植替代胰腺移植来治疗糖尿病。但胰岛移植后，胰岛的功能会在半年到几年内逐渐消失，故这一方法还需进一步完善。据国际胰腺移植登记（IPTR）的资料，已有超过 30000 例胰腺移植的报道。多数患者为 1 型糖尿病，约 6% 的患者为 2 型糖尿病。SPK 约占 72%，PAK 约占 17%，PTA 约占 7%，包括胰腺的多器官移植约占 4%。

（一）适应证

胰腺移植主要用于 1 型糖尿病和有选择的 2 型糖尿病的治疗。

1.1 型糖尿病

出现以下情况时考虑胰腺移植：糖尿病并发症，如糖尿病肾病、外周血管病变、神经系统病变等；胰岛素无法控制的高血糖；伴严重糖尿病酮症酸中毒或反复低血糖导致的意识障碍；胰岛素过敏及抗皮下注射胰岛素状态等。

对合并有严重肾脏病变的 1 型糖尿病患者，应考虑胰腺和肾脏同时移植（SPK）。近期的研究表明接受了 SPK 的患者，其存活率高于仅接受了肾脏移植的糖尿病患者的存活率。对这些患者也可选择先接受肾脏移植，再接受胰腺移植（PAK）。对于没有肾脏病变的 1 型糖尿病仅需接受胰腺移植（PTA）。

2.2 型糖尿病

2 型糖尿病曾被认为是胰腺移植的禁忌证，但最近的临床试验表明胰腺移植可用于部分 2 型糖尿病的治疗。选择 2 型糖尿病患者来接受胰腺移植的标准是年龄＜ 60 岁，体重指数（BMI）＜ 32kg/m^2，仅伴有轻微的心血管并发症，患者不吸烟，未接受过截肢术，超声心动图未见异常心壁运动。近 5 年内胰岛素抵抗较轻 [胰岛素用量小于 1U/（kg·d）]，空腹血清 C 肽水平＜ 10ng/ml。所选择的患者在接受胰腺移植后其疗效与 1 型糖尿病患者接受胰腺移植后的疗效相似。

（二）胰腺移植的分类

目前胰腺移植根据是否联合肾脏移植分为三类：胰肾联合移植（simultaneous pancreas–kidney transplantation，SPK），肾移植后胰腺移植（pancreas after kidney transplantation，PAK）和单纯胰腺移植（pancreas transplantation alone，PTA）。

1.胰肾联合移植

SPK 是最常见的胰腺移植方式，约占胰腺移植总数的 78%。所有胰腺移植方式中，SPK 具有最高的 1 年存活率和移植物长期存活率。有研究发现，SPK 受者长期存活率明显优于单独肾移植。近来越来越多的研究结果证实，SPK 在治疗 1 型糖尿病合并终末期肾病中具有重要价值。

2.肾移植后胰腺移植

PAK 的优势在于可减少移植等待时间，并且可从活体获得供肾，因而在胰腺移植术前肾功能已恢复正常。

3.单纯胰腺移植

PTA 适用于频发低血糖昏迷但肾功能正常的患者。Kiberd 和 Larson 研究发现，无肾脏疾病的糖尿病患者在采用 PTA 治疗后，可较原有生存时间延长 42%。但由于目前该类研究结果尚少，对于肾功能代偿期的糖尿病患者采用 PTA 还是保守治疗仍需进一步探讨。

（三）胰腺移植后的并发症

胰腺移植术后急性排斥反应分为 T 淋巴细胞介导排斥反应、抗体介导排斥反应和混合型排斥反应。目前，急性排斥反应仍然是胰腺移植主要的挑战，其早期症状不明显不易被发现，血糖升高则显示移植物严重损伤。以胰酶作为急性排斥反应的观察指标缺乏特异性，血液检测指标也仅能反映移植后的免疫状态，而对急性排斥反应诊断意义不大。目前临床上常采用十二指肠黏膜活检来判断胰腺移植物是否发生急性排斥反应。

胰腺移植后外科性的并发症发生率仍然很高。最常见的是血栓形成和出血。其他常见的有膀胱漏或肠漏，移植后的胰腺炎、感染和肠梗阻。胰腺移植后的 3~6 个月，手术的问题是引起所移植的胰腺功能丧失的主要原因。

（四）胰岛移植

到目前为止，全球共开展胰岛移植超过 1500 例。与胰腺移植相比，胰岛移植的优势在于以下两点：①避免胰腺移植的较大手术以及由手术引起的并发症；②胰岛可从不适合胰腺移植的胰腺分离而得到，故可减少器官的浪费。目前，胰岛移植的主要适应证为胰岛素治疗血糖仍难以控制，而无法接受胰腺移植的 1 型糖尿病患者。目前关于胰岛移植的长期随访结果的报道较少。

胰岛细胞移植的技术和操作包括以下几个步骤：

（1）胰岛细胞的分离和纯化，从供体胰腺到胰岛细胞分离和纯化的冷缺血时间需要控制在 8 小时内。

（2）胰岛细胞的保存，包括冷藏法和单层细胞培养和组织培养保存法、冷冻保存法。其中冷藏法最简单，分散的胰岛细胞在 4℃以下，一般小量培养液中可保存 63 小时，大量培养液中可保存 101 小时。

（3）对胰岛进行鉴定，测定胰岛成活率，估计胰岛纯度，测定胰岛细胞胰岛素释放量，用双硫腙染色法计数胰岛。

（4）胰岛移植的部位，包括原位移植和异位移植，前者包括门静脉、肝、脾、大网膜、腹膜腔等血流经门静脉进入肝代谢的部位，后者包括皮下、肌肉、睾丸内、肾包膜下、脑内、胸腺内等部位。目前多采用的是门静脉和肾包膜下。

（5）肝内门静脉诸如方法所进行的胰岛细胞移植，应注意坚持持续免疫抑制药如环孢 A、硫唑嘌呤、糖皮质激素、骁悉等。应注意胰腺保存的冷缺血时间少于 8 小时，移植细胞量 > 6000IEQ/kg，早期免疫抑制剂首选抗 T 淋巴细胞抗体。

Vrochides 等对全球开展的胰腺移植和胰岛移植登记数据分析发现，存在胰岛功能的胰岛移植受者 5 年存活率可达 90%，与胰腺移植的 85% 相近，但失去胰岛功能后胰岛移植受者的存活率降至 67%；在不依赖胰岛素治疗的情况下，胰腺移植的 1、5、10 年移植物存活率分别为 90%、70%、45%，而胰岛移植后 1 年不依赖胰岛素治疗的比例仅为 44%。在供体的选择上，北美地区的多项研究结果发现，对于年龄 < 50 岁、体重指数 < 30kg/m^2 的供体尤其适合胰腺移植，而对于年龄 ≥ 50 岁，体重超标的供体，胰岛移植更为合适，因为此类供体胰腺更易提取胰岛。由此可见，胰岛移植创伤小，且受者胰岛素分泌能恢复正常，但摆脱胰岛素替代治疗的成功率较胰腺移植者低。因此，尽管胰岛移植可能在将来成为更主流的治疗方法，现阶段胰腺移植仍然是首要的治疗方式。

二、减重手术治疗

减重手术可明显改善肥胖 2 型糖尿病患者的血糖控制，术后 2~5 年的缓解率可达 60%~80%。目前四种主要的减重手术类型有：可调节胃束带手术、胰胆分流术、袖状胃切除术、胃旁路术，尤其是胃旁路术患者获益最大。

（一）适应证

2009 年 ADA 将减肥手术列入治疗肥胖 2 型糖尿病患者的措施之一。2011 年 6 月，国际糖尿病联盟（IDF）发表声明建议 BMI > 35kg/m² 的 2 型糖尿病患者应早期选用手术方法治疗糖尿病。2007 年中华医学会外科学分会制定的《肥胖病外科治疗指南》中将 BMI > 32kg/m² 伴有 2 型糖尿病的患者纳入了手术适应证，2011 年中华医学会糖尿病学分会和外科学分会就手术治疗 2 型糖尿病达成共识，并在《中国 2 型糖尿病防治指南》（2010 版）中将其纳入 2 型糖尿病治疗措施。据 "2010 年中国糖尿病手术治疗高峰论坛暨专家共识大会" 上多数专家的观点：BMI ≥ 24kg/m²；病程 < 10 年；使用胰岛素时间 < 10 年，年龄 < 65 岁，满足以上条件的患者可选择手术治疗糖尿病。是否参考腰围指标，意见尚不一。郑成竹教授指出：适应证的选择不应局限于 BMI 的水平，而应实际综合患者的代谢、血脂、血压考虑，应预先评定疗效。

（二）禁忌证

药物、酒精成瘾，患有严重精神疾病及缺乏配合的患者；1 型糖尿病的患者；胰岛 B 细胞已基本丧失功能的 2 型糖尿病患者；凝血异常、心肺功能无法耐受手术者；妊娠糖尿病及其他特殊类型的糖尿病。此外，合并严重糖尿病并发症、胃肠功能紊乱、中重度糖尿病性胃轻瘫也不在手术范围内。

（三）手术的优点

其优点主要体现为减肥以及改善胰岛素敏感性（可提高 4~5 倍），肥胖（尤其是中心性肥胖）是 2 糖尿病胰岛素抵抗的独立危险因素。临床证据显示，手术治疗可明显改善肥胖伴 2 型糖尿病患者的血糖控制，甚至可以使一些糖尿病患者的病情 "缓解"。此外非糖尿病肥胖症患者在接受手术治疗后发生糖尿病的风险也显著下降。

（四）手术治疗的机制

（1）摄食减少和体重减轻　在胃旁路术治疗 2 型糖尿病中，切除部分胃体后，食物摄入较术前明显减少，使得乙二腈水平增高（它具有提高胰岛素敏感性的作用）；同时，肌间的乙酰辅酶 A 氧化酶（具有降低胰岛素敏感性的作用）的表达下降，总体提高了胰岛素的敏感性。此外，早前有研究证明，高水平的游离脂肪酸能够诱发胰岛素拮抗，而低水平的游离脂肪酸能够改善甚至提高胰岛素的敏感度，因此，摄入减少后致体内脂肪酸含量下降，也使得胰岛素敏感性增强。据此推论，血糖水平的恢复应基本与体重下降时期相一致，但在行胃转流手术后早期，血糖水平和胰岛素水平就基本恢复正常，早于体重的显著减轻。

（2）肠 – 胰岛轴学说　胃肠道所分泌的和胰岛素相关的激素，这些激素和胰岛素构成了肠 – 胰岛素轴，包括胰岛素、胆囊收缩素、抑胃肽（GIP）、胰高血糖样肽 –1（GLP-1）、胃底 ghrelin 类生长激素、瘦素、乙二腈、肽激素（PYY）等。

（3）前肠学说　行糖尿病胃肠道外科重建术后，减少或停止了对十二指肠和近端小肠的刺激，从而使得上段空肠壁上的 K 细胞释放的 GIP 减少，进而解除了胰岛素抵抗；切除部分胃及上段小肠后，ghrelin 激素分泌下降，从而减少对食欲的刺激，体外摄入糖分也减少。

（4）后肠学说　手术后，食物快速进入小肠，刺激回肠 L 细胞，增强了 GLP-1 和 PYY 的表达，增加了饱胀感，减少摄食，抑制胃排空和近端小肠向远端传送未完全消化的食物。目前认为 GLP-1 是肠 – 胰岛轴控制 2 型糖尿病最核心的介导因子，其具有促进胰腺 B 细胞增生，抑制 B 细胞凋亡的功能。另外，GLP-1 具有提高胰岛素基因表达，促进胰岛 B 细胞增生并抑制其凋亡的作用。基于此，血糖得到改善。在临床研究中，后肠学说被多数学者认同。

（5）脂肪 – 胰岛轴学说　已知的脂肪细胞因子有瘦素、脂联素、抵抗素等，其表达与胰岛素之间存在相关性，能增强其在肌肉中胰岛素受体的表达。瘦素可能具有诱导增强脂肪氧化，提高葡萄糖利用率，降低血脂水平，进而影响胰岛素敏感性的作用。瘦素水平的高低与胰岛素表达量存在一定关联。对 G-K 非肥胖糖尿病的大鼠十二指肠旷置术试验后血清瘦素水平有明显下降，胃转流手术后瘦素水平下降、脂联素水平升高，提示脂肪因子的间接降糖作用可能与胃肠道中相关激素存在一定关系。

（五）手术治疗的缓解标准

术后单纯生活方式治疗可使 HbA1c ≤ 6.5%，空腹血糖 < 7.0mmol/L，餐后 2h PG < 10mmol/L，不用任何药物治疗，可视为 2 型糖尿病已缓解。

匹兹堡大学医学中心 Courcoulas 博士等指出，关于减肥手术在 2 型糖尿病中的治疗作用有几个关键问题仍未解答，包括治疗选择的相对安全性和有效性（手术治疗与非手术治疗比较）、未来微血管和大血管并发症风险的改变，这些治疗的经济影响，短期糖尿病影响与减重程度、手术类型和其他因素的相关性等。

我国已开展 2 型糖尿病的手术治疗，但目前各国的手术治疗 BMI 切点不同，应该规范手术适应证，避免手术扩大化、降低手术并发症的风险，并加强围手术期的管理。目前还不适合大规模推广。

三、基因治疗

胰岛素的发现和其类似物的不断发展挽救了无数 1 型糖尿病患者的生命。但外源性胰岛素及其类似物的补充治疗存在需要多次注射、严密监视血糖及无法按生理需求分泌等缺陷。目前 2 型糖尿病和糖尿病相关并发症的治疗也属于对症治疗，尚不能治愈。这激励着科学家们研究出治疗糖尿病及其相关并发症的更好方法。在诸多尝试之中，基因治疗（Gene Therapy）是一种新的尝试。随着新病毒载体的成熟运用，载送方式的不断改进以及治疗思路的不断扩展，科学家们开始尝试用基因治疗技术来治疗 1 型糖尿病、2 型糖尿病和糖尿病相关并发症。

从基因重组技术发明开始，人们就憧憬有朝一日实现基因治疗，摆脱注射胰岛素的痛苦。但是随着第一例因免疫重建基因治疗其免疫缺陷的患儿的死亡，基因治疗的临床试验几乎被全部封杀。当前在糖尿病相关治疗领域仅血管内皮生长因子（VEGF）基因治疗下肢缺血方面进入 Ⅱ ~ Ⅲ 期临床。目前尚无有关糖尿病血糖控制方面的基因治疗方案被药品管理局批准进行临床试验。因此，糖尿病血糖控制相关的基因治疗还需走很长的路才能见到曙光。

糖尿病的基因治疗，有针对 1 型糖尿病的基因治疗，有针对 2 型糖尿病的基因治疗，还有针对糖尿病相关慢性并发症的基因治疗（下肢动脉闭塞症、糖尿病视网膜病变、糖尿病肾病、糖尿病神经病变，勃起功能障碍等）。外源基因在体内表达需要合适的宿主细胞。目前常用的宿主或用于外源基因转导的靶细胞有成纤维母细胞、骨髓间充质/造血干细胞、肝（卵圆）细胞和骨骼肌细胞。还有许许多多其他类型的细胞也可供基因治疗用，如脂肪细胞等。对于糖尿病基因治疗当前能获得的工具基因有：胰岛素基因，促进葡萄糖代谢基因，GK，PEPCK，脂联素基因，瘦素基因，POMC，胰岛细胞分化相关的转录因子基因，抑制 B 细胞凋亡和自身免疫损伤的基因，可诱导免疫耐受的蛋白质基因等。

就糖尿病基因治疗而言，对于胰岛素绝对缺乏的 1 型糖尿病患者，胰岛素基因替代治疗是必不可少的。非调控基础胰岛素基因表达虽然在一定程度上改善血糖控制程度，但是很难实现安全，全方位的血糖达标。对于 2 型糖尿病，由于胰岛素作用的不足，补充胰岛素基因治疗可能不实用，因为一般异位胰岛素基因表达很难满足胰岛素抵抗对胰岛素剂量的需求。

糖尿病的基因治疗途径，包括以下几方面。首先是生殖细胞水平胰岛素基因治疗。是指将正常基因导入患病个体的生殖细胞——受精卵内，保证此受精卵的个体免疫于换上特定基因缺陷所致的疾病。其次，是体内间接基因转移治疗。是指利用基因重组和转移技术，在体外使自体的非胰岛 B 细胞获得胰岛素合成和分泌的能力，然后移植到体内，通过其内生的胰岛素调节血糖。还有就是体内直接转基因治疗。是指将胰岛素原基因通过一定的载体直接导入到体内有关组织或器官，并使其进入相应细胞，表达胰岛素。

糖尿病的基因治疗策略：

1. 1 型糖尿病的基因治疗策略

1 型糖尿病的主要病因与自身免疫对于机体胰岛 B 细胞的破坏有关。目前研究人员尝试用基因治疗的方法，通过以下 3 种策略来平稳控制血糖。首先是直接载送具有合适启动子的胰岛素原 cDNA 到胰腺以外的部位（通常是肝），通过异位分泌胰岛素来维持正常血糖水平。其次是通过刺激新生 B 细胞的生成来促使胰腺恢复原来的功能。第 3 种思路则是改善胰岛 B 细胞的自身免疫反应。

2. 2 型糖尿病的基因治疗策略

2 型糖尿病的特点是伴随胰岛素抵抗的慢性高血糖。肠促胰岛素胰高血糖素样肽 –1（GLP–1）可以根据血糖浓度刺激胰岛素分泌，抑制胰高血糖素分泌，增加胰岛 B 细胞对高血糖刺激的敏感性以及抑制胰岛 B 细胞凋亡，而治疗 2 型糖尿病。但是这种蛋白的半衰期非常短（约 2 分钟），因此需要每天多次皮下注射，很大程度上影响了其在临床上的运用。研究人员尝试合成 GLP–1 受体类似物或激动剂，并用病毒载体来载送 GLP–1，用基因治疗的技术来弥补其半衰期短暂的缺陷。有研究人员采用腺病毒作为载体表达 GLP-1 来治疗 Zucker 肥胖糖尿病大鼠。结果显示：在注入病毒后 15 日内，糖尿病大鼠血浆中可测到 GLP-1，同时伴随质量显著减轻以及接近正常水平的血糖。他们建议使用腺相关病毒载送 GLP-1 来延长治疗效果。另有体外实验证实腺相关病毒可成功递送 GLP-1。Choi 等发现仅通过单次注射载有 GLP-1 的双链腺病毒，可使 db/db 肥胖小鼠的血糖显著下降达 4 个月。Samson 等采用腺病毒在肝内表达 GLP-1 受体激动剂—— 醋酸艾塞那肽（Exendin 4）来治疗高脂饮食诱导肥胖小鼠。该实验中使用的新型腺病毒不编码任何病毒蛋白，几乎没有细胞毒性，其在小鼠肝脏内载送目的基因，可实现目的基因的永久性表达。同时由于避免采用 ob/ob，db/db 以及 Zucker 肥胖糖尿病大鼠，从而排除了上述模型中瘦素对于代谢的干扰作用。此项研究显示：在单次注射载有醋酸艾塞那肽的新型腺病毒后，小鼠血浆醋酸艾塞那肽表达水平比正常人体血浆 GLP-1 表达水平高出 5~10 倍，且可以持续表达 15 周；治疗组小鼠的血糖调节能力相对于对照组明显得到改善，以第 15 周时最为显著。其原因并非是增加胰岛素的分泌，而是明显改善胰岛素的敏感性。还有研究发现胰岛内存在局部的肾素 - 血管紧张素 - 醛固酮系统，而且胰岛细胞表达血管紧张素 I 转换酶 2（angio-ten sin I converting enzyme 2，ACE 2）基因。其表达产物 ACE2 可将血管紧张素 II 转换为血管紧张素 1~7，并将血管紧张素 I 转换为九肽血管紧张素 1~9，从而具有类似血管紧张素转化酶抑制剂（angio-ten sin-converting enzyme inhibitor，ACEI）的作用效果。Bindom 等尝试以腺病毒为载体，在 db/db 糖尿病小鼠胰腺内持续表达人类 ACE2 基因。结果显示：8 周大小的 db/db 糖尿病小鼠经过治疗后，空腹血糖得到显著改善，B 细胞凋亡减少，但胰岛素敏感性并没有显著改善。其具体作用机制有待进一步研究。

目前对糖尿病的基因疗法或防治可能会在 1 型糖尿病方面取得较大进展，但乐观估计也要有 10 年左右才会有所突破，而成熟的技术可能会更晚。而对 2 型糖尿病，可能需要的时间更长，因为此病涉及的基因太多，也更复杂。

四、干细胞治疗

尽管西医学在治疗糖尿病方面有了长足进步，但 1 型糖尿病和部分 2 型糖尿病仍终身需要外源性胰岛素治疗，从而增加了感染、酮症酸中毒、低血糖及视网膜、神经、肾脏、心脑血管疾病等慢性并发症的危险。尽管随着胰腺或胰岛移植等手段建立内源性胰岛素分泌系统已经取得了令人瞩目的进展，但供体器官的严重缺乏以及移植术后的排斥反应阻碍了它的广泛应用。因此，开发干细胞移植或许是根治糖尿病的更好选择。

干细胞（stem cells）是一群具有高度自我更新和多向分化潜能的细胞，理论上具有分化为人体所有组织器官类型细胞的能力，因而是再生医学和组织工程的理想细胞来源。自从发现干细胞可以补充成熟器官中的衰老、损伤或死亡细胞以来，已被越来越广泛地尝试用于多种终末期、难治性疾病（如心肌梗死、严重烧伤、神经系统退行性病变等）的研究中。干细胞的多向分化潜能和自我更新的特性，使其在细胞替代治疗、发育生物学等领域的研究中有着独特的作用和优越性。干细胞治疗糖尿病具有以下优势：不受供体来源的限制；可以提供功能性 B 细胞的长期来源；自体干细胞来源的胰岛细胞可避免同种异体移植带来的排斥反应，从而减少免疫抑制治疗的需要；分泌多种细胞因子，改善病变胰腺的局部微环境从而改善预后。

目前用于 B 细胞替代的干细胞来源包括：胰腺干细胞、肝干细胞、间充质干细胞（mesenchymal stem cells，MSCs）、胚胎干细胞（embryonic stem cells，ESCs）和诱导多能干细胞（induced pluripotent stem cells，iPSCs）等。

1. 胚胎干细胞

胚胎干细胞是指来源于囊胚的内细胞团和受精卵发育至囊胚之前的胚胎细胞，是一种全能干细胞，因具有发育成各胚层的潜能而成为胰岛素分泌细胞替代治疗中最有希望的种子细胞。已有许多研究结果证明，胚胎干细胞可以被诱导分化为胰岛素分泌细胞。

2. 间充质干细胞

间充质干细胞（mesenchymal stem cells，MSC）具有自我更新和分化为 3 个胚层细胞的能力，是糖尿病 B 细胞替代治疗的另一可供选择的细胞来源。MSC 能分化为 B 细胞替代受损的 B 细胞；同时 MSC 能迁移到受损的胰腺，通过分泌多种生物活性物质和调节性的增长因子，促进血管生成，改善 B 细胞生存微环境，修复受损胰腺。此外，MSC 还具有调节免疫作用，通过减少自体免疫介导的对胰岛的攻击，从而阻止胰岛 B 细胞的进一步受损。

3. 胰腺干细胞

胰腺干细胞是胚胎发育中没有进行终末分化的胰腺细胞，能分化为各种胰腺细胞，成为糖尿病治疗的重要干细胞来源。Peck 等成功地从人和小鼠的胰腺导管上皮分离了干细胞，在体外培养条件下能快速增殖，并失去导管上皮细胞特异性的表型，该细胞在合适的条件下可分化形成诱导的各种分泌细胞，具有多向分化潜能，被称为胰腺干细胞。

4. 肝干细胞

在发育生物学上，肝脏和胰腺均起源于内胚层，拥有共同的祖细胞，所以人们推测肝脏细胞也可作为 B 细胞的替代来源之一。科学家通过腺病毒将外源 PDX1 或 NGN3 导入小鼠肝内，可以诱导一系列胰腺内分泌和外分泌基因的表达，而且这些转分化细胞可以在肝内长期存活，新生的胰腺组织会在肝中央静脉周围形成簇，在释放胰岛素的同时不影响肝脏的正常功能；更重要的是，这些分泌胰岛素的肝脏组织可以纠正 STZ 诱导的高血糖状态，正常血糖水平可维持 8 个月之久。不过，有研究发现在某些情况，PDX1 重编程的肝组织只能形成胰腺祖细胞，仅在体外较高葡萄糖或体内高血糖水平状态下，才能进一步分化为有功能的 IPC。截至目前，还没有证据证明被修饰的肝细胞可在体外扩增，并继而获得足够数量的功能细胞用于移植治疗。尽管如此，肝组织仍然具有良好的应用前景，而且不像胰腺干细胞那样颇具争议。因为肝组织易于从活检中获得，并具有较强的再生能力，这些优点使肝组织成为理想的转分化种子细胞来源。未来应找到一种扩增体外转分化肝组织的有效方法。此外，在人体内诱导肝组织转分化的安全性也需要进一步探讨。

目前的研究已经在利用干细胞治疗糖尿病方面取得一些令人振奋的进展，但这些研究尚处于初期阶段。用干细胞对糖尿病进行细胞替代治疗中的许多问题还未研究清楚，仍需深入研究胰腺发育的内在复杂机制，确定干细胞的本质特征以及诱导分化为可移植的、有功能的 B 细胞的体外培养条件。人类干细胞研究已经向前迈出了一大步，其技术的突破将意味着对糖尿病从控制血糖转入治愈的阶段。相信随着基因工程及细胞工程技术的蓬勃发展，人类最终可以利用干细胞移植治愈糖尿病。

表6-5 各类干细胞在糖尿病细胞治疗研究中的运用

干细胞类型	来源	诱导分化策略	体外功能验证（糖反应性）	IPC移植数量及途径	体内功能验证（糖反应性）	有利因素	局限性
胚胎干细胞 CyT49、H8、H9	内细胞团	分阶段诱导	有，弱	$(2\sim7)\times10^6$，经肾包囊；$(0.15\sim1)\times10^7$，经附睾脂肪垫	有	数量无限制；利于发育生物学研究	免疫排斥；成瘤性；伦理学限制
诱导多能干细胞	皮肤成纤维细胞、胰腺细胞、精原细胞	分阶段诱导	有，弱	$(2\sim7)\times10^6$，经肾包囊	有	自体来源的细胞；无免疫原性；无伦理学限制	表观遗传学基因修饰
成体干细胞　肝干细胞	肝卵圆细胞、肝胆管细胞、WB细胞	腺病毒感染	未检测，有	无	有	取材方便；与胰岛细胞具有共同的干祖细胞，易于诱导分化	扩增效率低；表观遗传学基因修饰
成体干细胞　胰腺干细胞	胰管细胞、胰岛细胞、外分泌腺细胞	流式细胞术分选PDX1细胞；腺病毒感染	未检测，有	350~500，胰腺组细胞球；$(2\sim7)\times10^6$，经肾包囊	有	理论上可直接应用，不需诱导分化	增殖效率低，无良好的扩增方法
成体干细胞　间充质干细胞	骨髓、脂肪、脐带、脐血、骨膜	体外分阶段诱导	有，弱	4.2×10^7，经尾静脉；2×10^6，经肾包囊利远端脾静脉	有	取材方便；移植后可调节全身免疫反应；改善局部微环境	诱导后长期体外培养有恶性转化倾向；体内移植有成瘤风险；直接移植后是否能直接分化成IPC仍有争议

第七章　糖尿病的护理

糖尿病是慢性、终身性、全身性内分泌代谢性疾病，其主要危害来源于各种严重的并发症。糖尿病的护理（即健康管理）是通过健康宣教提高患者自我管理能力，合理饮食，规律运动，进行疾病监测和必要的药物治疗、心理调适，从而良好控制血糖、血压、血脂、体重，定时筛查并发症并早期干预，防止或延缓急、慢性并发症的发生发展，提高患者的生存质量。加强对糖尿病患者的护理，是控制糖尿病及其并发症的关键之一。

第一节　中西医结合糖尿病护理

一、糖尿病护理常规

（1）内科疾病护理常规。

（2）糖尿病饮食：控制总热量、饮食结构合理、按时定量进餐。

（3）坚持合理运动：规律运动、量力而行、循序渐进、持之以恒。

（4）按时监测血糖并记录。

（5）定期监测血压、血脂、体重、尿量，定期筛查并发症。

（6）做好急性和慢性并发症的观察和护理。

（7）重视健康宣教，提高患者自我管理能力。

二、糖尿病患者的健康管理

糖尿病患者的健康管理包括：饮食治疗与护理、运动治疗与护理、药物治疗与护理、情志护理、自我监测、健康教育。

（一）饮食护理

（1）合理控制总能量　是糖尿病饮食护理的首要原则。能量摄入的标准，成人以达到或维持理想体重为标准；儿童青少年则保持正常生长发育为标准；妊娠期糖尿病则需要同时保证胎儿与母体的营养需求。

（2）保证碳水化合物的摄入　碳水化合物是能量的主要来源。在其充足的状态下，可减少体内脂肪和蛋白质的分解，预防酮症发生。碳水化合物供给量占总能量的50%~60%为宜。

（3）限制脂肪和胆固醇　占总能量的20%~30%，饱和脂肪酸和反式脂肪酸占每天总能量比不超过10%。对于超重或肥胖的患者，脂肪摄入占总能量比还可进一步降低。

（4）适量的蛋白质　糖尿病患者蛋白质供给量与正常人接近，占总能量的15%~20%。膳食中的蛋白质分为植物蛋白质和动物蛋白质，应有1/3以上的蛋白质为优质动物蛋白质，如瘦肉、鱼、乳、蛋、豆制品等。对于有肾功能损害者，蛋白质的摄入为0.6~0.8g/（kg·d），并以优质动物蛋白为主，限制豆类及豆制品中植物蛋白。

（5）充足的维生素　流行病学研究显示，接受饮食治疗的糖尿病患者常存在多种维生素的缺乏。因此，供给足够的维生素也是糖尿病营养治疗的原则之一。补充B族维生素（包括维生素B_1、维生素B_2、维生素PP、维生素B_{12}等）可改善患者的神经系统并发症；补充维生素C可防止微血管病变，供给足够的维生素A可以弥补患者难以将胡萝卜素转化为维生素A的缺陷；充足的维生素E、维生素C和B（胡萝卜素）能加强患者体内已减弱的抗氧化能力。

（6）合适的矿物质　调查研究发现，锌、铬、硒、镁、钙、磷、钠与糖尿病的发生、并发症的发展之间有密切关联。比如血镁低的糖尿病患者容易并发视网膜病变；钙不足易并发骨质疏松症；锌与胰岛素的分泌和活性有关，并帮助人体利用维生素A；三价铬是葡萄糖耐量因子的成分；锰可改善机体对葡萄糖的耐受性；锂能促进胰岛素的合成和分泌。因此，糖尿病患者应均衡饮食，在日常生活中可适当补充含多种微量元素的营养制剂，保证矿物质的供给量满足机体的需要。但应限制钠盐摄入，以防止和减轻高血压、高脂血症、动脉硬化和肾功能不全等并发症。

（7）丰富的膳食纤维　膳食纤维能有效地改善糖代谢，降血压、降血脂和防止便秘等。膳食纤维又可根据其水溶性分为不溶性膳食纤维和可溶性膳食纤维。

前者包括纤维素、木质素和半纤维素等，存在于谷类和豆类的外皮及植物的茎叶部，可在肠道吸附水分，形成网络状，使食物与消化液不能充分接触，减慢淀粉类食物的消化吸收，可降低餐后血糖、血脂，增加饱腹感并软化粪便；后者包括果胶、豆胶、藻胶、树胶等，在豆类、水果、海带等食品中较多，在胃肠道遇水后与葡萄糖形成黏胶，从而减慢糖的吸收，使餐后血糖和胰岛素的水平降低，并具有降低胆固醇的作用。膳食纤维不宜摄入过多，否则影响矿物质的吸收，建议膳食纤维供给量每天 30~40g。

（二）运动指导

1. 运动的原则

（1）安全性　指合理运动治疗，改善代谢紊乱的同时应避免发生运动不当导致的心血管事件、代谢紊乱以及外伤等。

（2）科学性、有效性　运动治疗应循序渐进、量力而行、持之以恒。高强度的运动有可能使血糖进一步升高，并加重原有脏器的损伤，提倡进行中等强度以下的运动。以有氧耐力训练为主，适当辅以轻度的抗阻力运动。运动方式应在患者病情、治疗方案以及自身实际情况的基础上，尽量选择喜好的运动方式，并维持终生。

（3）个体化　在指导患者运动治疗前，应了解患者年龄、体重指数 BMI、腰臀比、病程、足背动脉搏动及骨关节运动器官情况、有无并发症，以及患者工作生活特点、文化背景、喜好、以往运动能力和习惯、社会支持系统、目前对运动的积极性及主要障碍等，根据他们的情况进行个体化的运动指导。

（4）专业人员指导　患者运动治疗应在专业人员指导下进行，包括内分泌医师、糖尿病教育护士、运动康复师等，并定期接受其他专业人员指导，如心血管医师、眼科医师、营养师等，建立糖尿病团队治疗。

2. 运动方式的选择

运动方式要选择能改善和维持心肺功能、增进心血管健康的运动，应以等张、持续时间长、有节律并有大肌肉群参与的有氧运动为主，辅以轻度抗阻力运动，并且运动间隔时间不宜超过 3 天。

（1）散步　运动度小，适合于体质较差的老年糖尿病患者和消瘦且体力不足的 1 型糖尿病患者。行走时应全身放松，眼观前方。自然而有节律地摆动上肢，每次 10~30 分钟。

（2）医疗步行　医疗步行是在平地上或适当的坡道上做定距离、定速的步行。按计划逐渐增加步行距离（如从 1500m 至 4000m）提高步行速度（由50m/min 至 100m/min），可进行适度的爬坡或登阶梯运动。例如，来回各步行400~800m，每 3~5 分钟走 200m，中间休息 3 分钟；或来回各步行 1000m，用 18分钟走完 1000m，中间休息 3~5 分钟；或来回各步行 1000m，其中要走一段斜坡，用 25 分钟走完 1000m，中间休息 8~10 分钟。可根据环境条件设计具有不同运动量的几条路线方案，根据患者的功能情况选用，每天或隔天进行 1 次。

（3）慢跑　属中等偏高的运动强度，适合于身体条件较好，无心血管疾病的2 型糖尿病患者，慢跑时要求全身放松。

此外，还可选择骑自行车、游泳、登山、打太极、跳健身操、跳交际舞等运动方式。对糖尿病患者来说，应选择适量的、全身性的、有节奏的锻炼项目为宜，也可结合自己的兴趣爱好，因地制宜地选择适合自己的运动方式。

（三）用药护理

1. 磺脲类药物

协助患者于餐前按时服用（特殊情况下餐后服用），严密观察药物的不良反应。最主要的不良反应是低血糖。少见不良反应有肠道反应、皮肤瘙痒、胆汁淤滞性黄疸、肝肾功能损害、再生障碍性贫血、溶血性贫血、血小板减少等。此外，还应注意水杨酸类、磺胺类、保泰松、利血平、β 受体阻滞剂等药物，可增强磺脲类降糖药的作用。而噻嗪类利尿药、呋塞米、依他尼酸（利尿酸）、糖皮质激素等药物可降低磺脲类降血糖的作用。

2. 双胍类药物

不良反应有腹部不适、口中金属味、恶心、畏食、腹泻等，严重时发生乳酸血症（服用苯乙双胍常见）。餐中或餐后服药或小剂量开始可减轻不适症状。

3. α 葡萄糖苷酶抑制剂类药物

应与第一口饭同时服用，服用后常有腹部胀气、排气增多或腹泻等症状。如与胰岛素促泌剂或胰岛素合用可能出现低血糖，其处理应直接给予葡萄糖口服或静脉注射，进食淀粉类食物无效。

4.噻唑烷二酮类药物

密切观察有无水肿、体重增加等不良反应，缺血性心血管疾病的风险增高，一旦出现应立即停药。

5.DPP-4 抑制剂

沙格列汀最常见的不良作用为上呼吸道感染、尿路感染和头痛；在有肾功能不全的患者中使用时，应注意按照药物说明书来减少药物剂量。

附：胰岛素的使用及护理要点

胰岛素是临床最常用的治疗糖尿病的药物之一。胰岛素注射方式包括静脉注射和皮下注射。除非抢救或特殊情况（如糖尿病患者输注葡萄糖）胰岛素需静脉滴注外，胰岛素应皮下注射。胰岛素注射技术与治疗效果息息相关，内容涉及注射装置和注射部位的选择、注射部位的轮换、针头的选择和注射角度、注射时间、注射流程及技巧等多个方面。

一、注射装置的选择

目前常使用的有胰岛素专用注射器、胰岛素笔和胰岛素泵。具有注射灵活、允许混合不同类型胰岛素制剂而减少每天注射次数的优点。无针注射器（又称无针注射系统）是一种通过压力注射的设备，以"液体针"的形式瞬间透过表皮细胞，渗入皮下组织，消除了患者对针头的恐惧。在为患者选用胰岛素注射装置时要综合考虑患者个人喜好和需要、视力状况、手的灵活性和混合胰岛素有无困难、各种注射装置的优缺点等因素。临床常用胰岛素注射装置的优缺点见下表。

表 7-1　临床常用胰岛素注射装置优缺点

注射装置	优点	缺点
胰岛素专用注射器	死腔小，剂量准确；可按需混合胰岛素；注射时药液浪费少、痛感小；注射后不需在皮下停留；价格便宜	使用时需抽取胰岛素，携带和注射较为不便；不能直接抽吸笔芯胰岛素
胰岛素笔	设置剂量时的声响提示利于视力不佳者使用；药笔一体，不需抽吸胰岛素，携带和使用方便；针头细小，减轻注射疼痛	笔的种类较多，必须与相应胰岛素匹配，需要妥善使用和保养
胰岛素泵	模拟人体的生理性分泌，兼顾有效降低血糖和减少发生夜间低血糖；操作简便，生活自由度大，尤其适合生活不规律者	价格较昂贵；需 24 小时佩戴，影响患者生活自由度；对使用者的 SMBG、生活自理能力和经济能力要求较高

注射装置	优点	缺点
无针注射器	消除患者对针头的恐惧感和疼痛感；药液分布广，扩散快且吸收均匀	价格较高；拆卸安装过程较复杂，可造成注射部位水肿及疼痛

二、皮下注射部位的选择和轮换

（一）部位的选择

（1）胰岛素皮下注射时宜选取皮下脂肪丰满的部位，常用部位包括腹部脐周 2.5cm 以外、大腿上端外侧、上臂外上侧、臀部外上侧。不同注射部位吸收胰岛素速度快慢不一，腹部最快，其次为上臂、大腿和臀部。

（2）由于不同胰岛素制剂的起效和作用时间不同，临床常用于控制不同时间的血糖，适当的部位选择可以更好地保证这一治疗目的。短效胰岛素和速效胰岛素最好选择腹部注射，尤其是用于紧急降低高血糖时；中效胰岛素或者长效胰岛素最好选择臀部或大腿。

（3）妊娠期末三个月应避免在肚脐周注射；有剖宫产手术风险者，妊娠后期应避免在前腹部注射，可在侧腹部捏皮注射。

（4）运动前，不要在运动部位注射胰岛素。

（二）注射部位的轮换

注射部位轮换可以有效预防注射胰岛素后产生的局部硬结和皮下脂肪增生，包括不同部位之间的轮换和同一注射部位内的轮换。

（1）不同部位之间的轮换　将注射部位（上臂外侧、腹部、臀部、大腿外侧）分为四个区域，每周使用一个等分区域并始终按顺时针方向进行轮换。

（2）同一注射部位的轮换　为避免短时间内重复的组织损伤，在任何一个等分区域内注射时注射点间应至少间隔 1cm。

（3）注射前检查注射部位，做好注射部位的清洁和消毒，不在发生皮下脂肪增生、炎症或感染的部位注射胰岛素。一旦注射部位出现疼痛、凹陷或硬结等现象，应立即停止在该部位注射，直至炎症消失。

三、注射针头和进针角度的选择

（一）胰岛素注射笔针头的选择

临床有多种规格胰岛素注射笔针头可供选择，12.7mm、8mm、5mm 等，应根据患者的身体状况、药理学和心理学等因素，选择适宜的胰岛素注射笔针头，保证皮下注射，避免注射到肌肉，减轻患者疼痛。

（二）进针角度的选择

1. 儿童及青少年

（1）不推荐长度超过 5mm 的针头。4mm 针头垂直皮肤进针时大多数儿童和青少年不需要捏皮，但过度消瘦或四肢部位注射者仍需捏皮后再注射；6mm 针头 45° 角进针，捏皮注射。

（2）尽量避免使用 8mm 针头，如果使用 8mm 针头，应捏皮并 45° 角进针。

（3）在上臂注射胰岛素时需捏皮注射，患者最好不要自行在上臂注射，除非使用 4mm 或 5mm 的短针头。

（4）注射时不要按压皮肤出现凹陷，以免注射到肌肉。

2. 成人

（1）大部分成人患者在使用 4mm、5mm 和 6mm 针头时，宜垂直进针且无需捏起皮肤，但极度消瘦患者需捏皮注射或 45° 角注射。

（2）使用长度 ≥ 8mm 针头注射的患者，需捏皮注射或 45° 角注射以免注射到肌肉。

（三）胰岛素泵输注管路的选择

胰岛素泵输注管路按材质分为钢针和软针。按植入角度分为直插式（90°）和斜插式（30°~45°）不同种类的输注管路具不同规格的针头，适用于不同人群。

1. 钢针

（1）优点：锐利，不需借助助针器而手工扎针完成注射，几乎无痛；不易弯折和堵管，能确保胰岛素输注畅通和稳定；创口小，愈合快，减少感染和皮下瘢痕的产生；与胰岛素相容性好，不易引起过敏。

（2）缺点：进针部位周围偶尔感到疼痛，个别患者对不锈钢中的镍过敏。

（3）适用人群：对软管有过敏反应或偏爱硬针的患者；追求操作简单，输注可靠的患者；容易发生皮肤过敏和堵管的患者。建议使用时尽量选择腹部等不易活动部位。

2. 软针

（1）优点：软针埋置患者舒适性高，活动时无针感，心理上更易于接受。

（2）缺点：易脱出、打折和堵管，影响血糖控制；进针出针眼较大，可能出现瘢痕。

（3）适用人群：喜爱软针的患者；容易晕针的患者（助针器隐蔽注射）；追求佩戴达到最大舒适度和方便性的患者。

3. 直插式针头

（1）优点：舒适、美观；进针速度快，几乎无疼痛；皮下留置针管短，不易堵管。

（2）缺点：易脱出；针眼处不透明，不方便观察；不适用于经常运动的部位。

（3）适用人群：6mm 针长适合婴儿、儿童、第二阶段孕周期（孕 28 周前）前的孕妇、偏瘦的成人、BMI 正常或偏低的人群；8~10mm 针长适合 BMI 正常或偏高的人群。

4. 斜插式针头

（1）优点：舒适性高；皮下留置软管长，不易脱落，特别适合运动佩戴；透明窗口可观察置针部位是否有红肿；30°~45° 角斜插植入，深度可控，特别适合体形偏瘦的人群。

（2）适用人群：用于软管红肿；体形偏瘦或肌肉型患者；运动型患者（软针容易脱出）；孕妇（从第二阶段孕周期开始）；输注部位反复感染患者（透明窗口可观察置针部位是否有红肿）；13mm 适合婴儿、儿童、BMI 偏低或正常人群；17mm 适合 BMI 正常或偏高的人群。

四、捏皮方法

注射前，仔细检查注射部位，推测注射部位皮下组织的厚度，根据患者的体形、注射部位以及针头的长度，确定是否需要捏皮注射及注射角度。捏起皮肤可以加深局部皮下组织的深度，避免肌内注射，有效提升注射的安全性。

（一）捏皮注射的方法

（1）用拇指、食指和中指提起皮肤形成皮褶。

（2）使用 4mm 或 5mm 针头时，大部分患者可使针头和皮褶表面呈 90° 角进针且无需捏起皮肤，但消瘦者除外；使用 ≥ 8mm 针头时，需要捏皮和（或）45° 角进针以免注射到肌内。

（3）缓慢推注胰岛素，至活塞完全推压到底后，针头在皮肤内停留至少10秒后拔出（胰岛素笔）或立即拔出（胰岛素专用注射器）。

（4）松开皮褶。

（二）注意事项

（1）注意控制捏皮时的力度，过大可导致皮肤发白或疼痛。

（2）不要用整只手捏皮，以免将肌肉或皮下组织一同捏起。

（3）糖尿病伴有妊娠患者需在腹部注射时，应捏皮注射。

五、胰岛素笔注射胰岛素的护理

胰岛素注射笔又名胰岛素笔式注射器，包括笔身、笔芯架（装胰岛素）、笔帽（针头），笔身上的显示窗口可清晰显示胰岛素的剂量，胰岛素注射笔使用的针头非常细小，能较好地保证注射的准确性和减少注射时的疼痛和心理负担。目前，临床常用的胰岛素注射笔有诺和笔、优伴笔、来得时预填充笔、甘舒霖笔、秀霖笔、联邦笔等系列。胰岛素注射笔只能与同一品牌的胰岛素笔芯匹配，使用方法也存在一定差异。现以诺和笔为例介绍胰岛素注射笔的操作。

（一）操作规范

1. 操作前准备

（1）评估

①患者注射部位皮肤的颜色、温度、污染以及感染等情况。

②患者的合作程度。

③必要时评估患者食物是否准备妥当，能否按时进餐。

（2）准备

①护士：洗手，戴口罩。

②环境：清洁、安静。

2. 用具

笔芯胰岛素、胰岛素笔、针头、皮肤消毒液、速干洗手液、消毒棉签、注射单、笔、表、锐器盒、污物桶等。

3. 操作流程

（1）安装胰岛素笔

①核对医嘱，检查胰岛素制剂。

②检查胰岛素笔的旋钮和推杆是否正常。

③扭开笔芯架，将推杆归位，装入笔芯，旋回笔芯架。

④将笔放入治疗盘中待用。

（2）注射胰岛素

①备齐用物，携至床旁。

②呼叫患者床号、询问患者姓名、核对腕带，向患者解释操作的目的，取得同意。

③协助患者取合适的体位，选择注射部位。

④消毒手。

⑤消毒笔芯前端橡皮膜和注射部位皮肤。

⑥核对医嘱，检查针头包装和有效期。

⑦再次消毒笔芯前端橡皮膜和注射部位皮肤。

⑧取出针头，打开包装，顺时针旋紧针头。

⑨摘去针头保护帽，排气后将旋钮调至所需单位数。如为中效或预混胰岛素，应在排气前充分混匀。

⑩左手拇指、食指和中指捏起注射部位的皮肤、右手握笔按45°角（瘦人）或垂直（胖人）快速进针，右拇指按压旋钮缓慢匀速推注药液，注射完毕后针头在皮下停留至少10秒钟后再顺着进针方向快速拔出针头，剂量较大时需超过10秒。

⑪取下针头弃于锐器盒，整理床单元，交代注意事项。

⑫消毒手，再次核对医嘱后在注射单上签时间和全名。

⑬收拾用物，离开病房。

（二）操作注意事项

（1）胰岛素笔只能注射U100胰岛素。胰岛素笔和胰岛素笔芯要互相匹配。

（2）每次注射前要确认笔内有足够剂量的胰岛素。

（3）每套胰岛素笔和笔芯只能用于一个患者。

（4）针头一次性使用，注射前安装，排气后使用，使用后即取下弃于锐器盒。

六、胰岛素泵注射胰岛素的护理

胰岛素泵是一种人工智能控制的胰岛素输入装置，可以通过持续皮下注射基础率和餐前注射大剂量模拟人体胰岛素的生理性分泌，精细调节血糖。目前，国内使用胰岛素泵主要有 MiniMed（美国）、ACCU-CHEK Spirit（瑞士）、丹纳（韩国）、微创火凤凰（中国）等系列。现以 MiniMed712 泵为例进行介绍。

（一）操作规范

1. 操作前准备

（1）评估：参见前"胰岛素专用注射器注射胰岛素的护理"。

（2）准备

①护士：洗手，戴口罩。

②环境：清洁，安静。

③用物：U100 速效或短效胰岛素制剂、胰岛素泵、储药器、输注导管、电池、助针器、配件、消毒液、消毒棉签、治疗单、笔、锐器盒、污物桶等。

2. 操作流程

（1）安装耗材和设置胰岛素泵

①装电池，泵自检。

②设置时间和马达复位。

③核对医嘱，检查胰岛素和耗材的有效期和包装。将胰岛素灌装入储药器，接上输注导管。

④将储药器放入胰岛素泵的储药室，轻轻旋紧，注意使刻度朝外。

⑤按住 ACT 键不放，进行排气，至针头处见一小滴液体溢出，确认输注导管内无气泡后放松按键。

⑥设置胰岛素类型（速效／短效）和基础率等参数。

⑦将胰岛素泵装上配件，备用。

（2）安装胰岛素泵

①备齐用物，携至床旁。

②呼叫患者的床号、询问患者姓名，查对腕带，向患者解释操作目的。

③协助患者平卧或半卧，暴露穿刺部位，选择穿刺点。

④消毒手。

⑤消毒皮肤，待干。

⑥核对医嘱和泵设置。

⑦再次消毒皮肤。

⑧将针头装入助针器，压下弹簧，取下保护膜和枕套。

⑨再次核对医嘱。

⑩右手持助针器压住进针点皮肤，摁下按钮，将针头插入皮下；左手压住针翼，右手轻轻取下助针器；贴上透明贴，固定针头。取出针芯，定量充盈0.3~0.5IU胰岛素。固定软管，标注时间。

⑪消毒手，整理床单元，交代注意事项。

⑫再次核对医嘱后，在注射单上签全名和时间。

⑬整理用物，离开病房。

3.操作后护理

（1）胰岛素泵的保管　胰岛素泵可放于衣服的口袋中或配在腰带上。洗澡时使用快速分离器将泵脱开，最好不超过1小时，沐浴完毕立即装上。特殊检查如X线检查、CT、MRI等应使用快速分离器将泵取下，检查完后再接上，充盈0.5IU。防止管道过度扭曲、折叠。

（2）严密监测血糖：刚开始使用胰岛素泵时，每天监测血糖7~8次（三餐前、三餐后2小时、22:00、3:00），后根据血糖控制情况改为每天监测3~4次。注意观察患者的低血糖反应，尤其是置泵后1周内为胰岛素剂量调整期，容易发生低血糖。要做好患者教育，告知患者低血糖的症状。护士严密观察，及时指导患者适量加餐，并让患者掌握自救方法，确保安全。

（3）正确追加大剂量和调整泵的设置。

（4）皮肤护理：每天检查置针处皮肤有无红肿、水疱、硬结及贴膜过敏等现象。为防止输注部位出现免疫反应，3~7天更换一次管路，如输注部位有发红、发痒或皮下硬结应立即更换，新置针部位与原部位相隔2~3cm以上。在更换管路前和更换管路后1~3小时监测血糖，以防止操作不当引起的胰岛素吸收不完全造成高血糖。尽量干餐前更换管路，更换后立即给予餐前大剂量胰岛素注射可清除软管中可能存在的血液或组织液，防止导管堵塞。避免在睡前更换管路。

（5）报警的预防或处理：每天检查胰岛素泵运转是否正常，电池电量是否充足，观察胰岛素剩余液量，核对泵设置，及时更换耗材。熟悉泵常见报警原因和处理方法。

4. 健康指导

①按时定量进餐。②根据身体情况适当运动。携带胰岛素泵时不宜做剧烈、幅度较大的运动，防止导管脱出。③沐浴、剧烈运动和特殊检查，如 X 线检查、CT、MRI 时应将泵取下，检查完后再接上。④防止管道的过度扭曲、折叠。⑤避免日光直接照射。⑥使用手机时必须与泵保持 10cm 以上距离。⑦泵在使用中避免接触尖锐或坚硬的物品，避免被撞击、滑落，以免损坏仪器。⑧出院后长期带泵的患者，还要做好相关知识和操作培训，包括血糖监测、常见故障的处理、定期门诊随访等。

5. 心理指导

胰岛素泵治疗糖尿病在国内尚未得到广泛应用，大多数患者对于这种治疗方法缺乏了解，容易产生紧张、焦虑和疑虑心理。主要表现为怀疑胰岛素泵治疗的效果，带泵会给生活带来不便以及害怕胰岛素泵发生故障会出现危险，惧怕每天多次测指血糖带来的疼痛等。护士要向患者详细介绍胰岛素的生理分泌及作用特点，胰岛素泵的工作原理和基本操作过程，安泵后的注意事项和机器发生报警的应急处理，必要时介绍以前接受胰岛素泵治疗成功的病例。指导患者测血糖时根据手指皮肤正确调节采血针的深度，避开指尖、指腹等神经敏感部位，以减轻患者疼痛和紧张情绪，愉快接受胰岛素泵治疗。

6. 胰岛素泵的保养和维护

不要将泵置于过冷或过热的地方，以免胰岛素变性；胰岛素泵的马达和螺杆要用专用的润滑剂，避免使用其他润滑剂；停用的胰岛素泵不必取下电池，但需将基础率归零。

（二）操作注意事项

（1）胰岛素泵只能使用短效胰岛素和速效胰岛素。

（2）正确设置胰岛素泵的各项参数，胰岛素泵时间设置为当前时间，最好使用 24 小时制。

（3）胰岛素应提前 2~3 小时从冷藏箱中取出使与室温相近，避免抽吸胰岛素时因胰岛素受热在储药器中产生气泡。

（4）输注导管内不能有气泡。

（四）血糖监测

1. 血糖检测的意义

血糖检测是糖尿病管理中的重要组成部分，其结果有助于评估糖尿病患者代谢紊乱的程度，制定合理的降糖方案，同时反映降糖治疗的效果并指导治疗方案的调整。目前临床上检测血糖途径有：毛细血管血糖、静脉血糖和组织间液血糖检测。其监测方式包括：便携式血糖仪、动态血糖监测、果糖胺（GA）和HbA1c的测定。便携式血糖仪监测反映的是即刻的血糖水平，它与动态血糖监测还可以反映血糖的波动情况和监测低血糖的发生，是"点"；GA和HbA1c是判定糖尿病长期控制血糖总体水平的重要指标，是"线"。只有通过"点"与"线"的结合，才能既了解某些特定时间的血糖情况，又了解其在某一时期的总体水平。

2. 血糖监测的方法

（1）便携式血糖仪监测血糖　便携式血糖仪进行的毛细血管血糖监测，是最基本的评价血糖控制水平的方式，能反映实时血糖，评估餐前和餐后高血糖及生活事件（锻炼、用餐、运动及情绪应激等）和降糖药物对血糖的影响，发现低血糖，有助于为患者制订个体化生活方式干预和有效的药物治疗方案。血糖仪均有一定血糖测定范围，血糖高于或低于测定范围时，仪器会显示"Hi"或"Low"，应抽静脉血测定静脉血浆葡萄糖。

（2）CGM　CGM是通过葡萄糖感应器连续监测皮下组织间液的葡萄糖浓度而反映血糖水平的监测技术，可提供连续、全面、可靠的全天血糖信息，了解血糖波动的趋势，发现不易被传统监测方法所探测的高血糖和低血糖，测定范围2.2~22.2mmol/L。因此，CGM可成为传统血糖监测方法的一种有效补充。

（3）静脉血糖　是通过静脉血测定的血浆葡萄糖，是糖尿病的临床诊断依据，通常以空腹血浆葡萄糖或葡萄糖耐量试验进行糖尿病筛查和诊断。

（4）果糖胺（GA）的监测　GA是用血清糖化清蛋白和血清白蛋白的百分比来表示的，反映2~3周平均血糖水平。

（5）糖化血红蛋白（HbA1c）的监测　HbA1c也是通过静脉血测定的。HbA1c是反映2~3月平均血糖水平，是评估长期血糖控制状况的金标准，也是临床决定是否调整治疗的重要依据。GA和HbA1c联合测定有助于判断高血糖的持续时间，可作为既往是否患糖尿病的辅助检测方法，客观评估代谢紊乱发生的时间和严重程度。根据《中国 2 型糖尿病防治指南》的建议，HbA1c 在治疗之初至少每 3 个月检测 1 次，达到治疗目标可每 6 个月检查 1 次。

3. 血糖监测的频率

血糖监测的各种方法中，最基本最常用的方法就是患者利用血糖仪进行的自我血糖监测（SMBG）。SMBG 作为糖尿病自我管理的一部分，可以帮助糖尿病患者更好地了解自己的疾病状态，并提供一种积极参与糖尿病管理、按需调整行为及药物干预、及时向医务工作者咨询的手段，从而提高治疗依从性。但我国临床上对血糖监测的重视仍然不够，糖尿病患者仍缺乏针对血糖监测的系统的指导和教育。下面重点介绍不同情况下 SMBG 的监测频率、监测时间和监测方案。

（1）SMBG 频率和时间　SMBG 的监测频率和时间要根据患者的病情的实际需要来决定。

SMBG 的频率：中国 2 型糖尿病防治指南推荐：①使用胰岛素治疗的患者，在治疗开始阶段每天至少自我监测血糖 5 次，达到治疗目标后可每天监测血糖 2~4 次。②非胰岛素治疗的患者，在治疗开始阶段每周 3 天，5~7 次 / 天，达到治疗目标后可每周监测 3 天，2 次 / 天。③若患者的血糖控制较差或病情危重时，则应每天监测 4~7 次，直到病情稳定、血糖得到控制为止；当患者的病情稳定或已达到血糖控制目标时，则可每周监测 3 天，2 次 / 天。不同指南对 SMBG 的推荐频率详见表 7-2。

表 7-2　各类指南对 SMBG 频率的建议

治疗方案	指南	未达标或开始治疗时	已达标
胰岛素治疗	CDS（2010 年）	≥ 5 次 / 天	2~4 次 / 天
	ADA（2010 年）	多次注射或胰岛素泵治疗：1~2 次注射：SMBG 有助于血糖达标	≥ 3 次 / 天
非胰岛素治疗	IDF（2009 年）	每周 1~3 天，5~7 次 / 天（适用于短期强化监测）	1 周 2~3 次餐前和餐后血糖
	CDS（2010 年）	每周 3 天，5~7 次 / 天	3 天 / 周，2 次 / 天

（2）SMBG 监测时间：可选择一天中不同的时间点，包括餐前、餐后 2 小时、睡前及夜间（一般为凌晨 2~3 时）。各时间点血糖的适用范围见表 7-3。

表 7-3　各时间点血糖的适用范围

时间	适用范围
餐前血糖	血糖水平很高或有低血糖风险时（老年人、血糖控制较好者）
餐后 2 小时血糖	空腹血糖已获良好控制，但 HbA1c 仍不能达标者；需要了解饮食和运动对血糖影响者
睡前血糖	注射胰岛素患者，特别是晚餐前注射胰岛素患者
夜间血糖	血糖已接近达标，但空腹血糖仍高者；或疑有夜间低血糖者
其他	出现低血糖症状时应及时检测血糖剧烈运动后宜检测血糖

（3）SMBG 方案

①胰岛素强化治疗患者的 SMBG 方案：胰岛素强化治疗（多次胰岛素注射或胰岛素泵治疗）的患者在治疗开始阶段应每天监测血糖 5~7 次，建议涵盖空腹、三餐前后、睡前。如有低血糖表现需随时测血糖。达到治疗目标后每天监测血糖 2~4 次。多次胰岛素注射治疗的血糖监测方案举例见表 7-4。

表 7-4　多次胰岛素注射治疗的血糖监测方案举例

血糖监测	空腹	早餐后	午餐前	午餐后	晚餐前	晚餐后	睡前
未达标	√	√	×	√	×	√	√
已达标	√				√	√	√

②基础胰岛素治疗患者的 SMBG 方案：使用基础胰岛素的患者在血糖达标前每周监测 3 天空腹血糖，每 2 周复诊 1 次，复诊前 1 天加测 5 个时间点血糖谱；在血糖达标后每周监测 3 次血糖，即：空腹、早餐后和晚餐后，每月复诊 1 次，复诊前 1 天加测 5 个时间点血糖谱。具体监测方案举例见表 7-5。

表 7-5　基础胰岛素治疗的血糖监测方案举例

血糖监测	空腹	早餐后	午餐前	午餐后	晚餐前	晚餐后	睡前
未达标							
每周 3 天	√						
复诊前 1 天	√	√		√		√	√
已达标							
每周 3 天	√	√				√	
复诊前 1 天	√	√		√	√	√	√

③每天 2 次预混胰岛素治疗的 SMBG 方案：使用预混胰岛素者在血糖达标前每周监测 3 天空腹血糖和 3 次晚餐前血糖，每 2 周复诊 1 次，复诊前 1 天加测 5 个时间点血糖谱；在血糖达标后每周监测 3 次血糖，即：空腹、早餐后和晚餐后各 1 次，每月复诊 1 次，复诊前 1 天加测 5 个时间点血糖谱。具体监测方案举例见表 7–6。

表 7–6　每日 2 次预混胰岛素注射患者的血糖监测方案举例

血糖监测	空腹	早餐后	午餐前	午餐后	晚餐前	晚餐后	睡前
未达标							
每周 3 天	√				√		
复诊前 1 天	√	√		√		√	√
已达标							
每周 3 天	√				√	√	
复诊前 1 天	√	√		√		√	√

注：√：需测血糖的时间

④未使用胰岛素治疗者的强化血糖监测方案：每周 3 天，每天 5~7 次血糖监测，主要在药物调整期间使用。

⑤未使用胰岛素治疗的低强度血糖监测方案：每周 3 天，每天一餐前后的血糖监测，以此既掌握血糖控制趋势又能了解进餐对血糖的影响，如疑有无症状低血糖则应重点监测餐前血糖。

附：

一、影响血糖准确性的因素

（1）贫血患者用血糖仪测定血糖结果偏高；红细胞增多症、脱水或高原地区则会偏低。

（2）消毒液未待干就进行测量，残余消毒液影响测定值。

（3）患者过度紧张会使血糖升高。

（4）患者静脉滴注葡萄糖，血液中存在大量干扰物，如非葡萄糖的其他糖类物质、维生素 C、高胆红素会使结果偏高，谷胱甘肽尿酸会使结果偏低。

（5）末梢循环良好，血糖监测结果更准确、可靠；末梢循环差，使血糖结果偏低。

二、糖尿病患者居家自我血糖测定

SMBG 适用于所有糖尿病患者，但在实际生活中大多数患者只注重药物治疗而忽略血糖监测，影响糖尿病患者 SMBG 的主要因素是患者自身原因，如知识缺乏，对血糖监测的重要性认识不足，对治疗的态度和信念缺乏，经济的原因等。因此，在患者开始进行 SMBG 之前，医护人员应加强有关血糖监测相关的健康教育，根据个体情况提供合理有效的血糖监测方案，并进行检测技术和检测方法的指导，包括自我监测血糖的步骤、何时进行监测、监测频率、如何记录和简单分析监测结果等。

三、血糖控制目标

（1）中国 2 型糖尿病患者血糖控制目标，空腹 4.4~7.0mmol/L，非空腹 ≤ 10mmol/L，HbA1c < 7.0%。

（2）60 岁以下的患者，理想血糖控制目标是 "2、4、6、8"，2、4 即两个 4（4.4），指空腹血糖控制在 4.4~6mmol/L，餐后血糖控制在 4.4~8mmol/L。

（3）60 岁以上且合并心血管疾病患者，空腹血糖 < 7.0mmol/L，餐后血糖 < 10.0mmol/L，平稳降血糖，不可过猛。

（4）妊娠糖尿病患者和儿童、青少年 1 型糖尿病控制目标参见第八章特殊情况血糖管理。

四、SMBG 的管理

（1）根据自己经济情况选择准确性高、操作简便的血糖仪，并定期使用标准液进行校正。试纸不能过期，不同品牌试纸保质期不同，购买试纸时看清楚保质期，试纸开封后必须在 3 个月内用完，并密封干燥保存。

（2）测血糖时应轮换采血部位，为减轻疼痛程度，等消毒液待干后在手指侧面采血，而不是在指尖或指腹采血，采血量要足，勿使劲挤压。冬天时，手指温度太冷血供受影响，要等手指暖和后再采血。

（3）采血针丢弃在指定的专用容器或加盖的硬壳容器等不会被钊头刺穿的容器中，防止扎伤，容器装满 2/3 后，盖上盖，密封后贴好标签，放到指定地点。

（4）准备一个血糖记录本，每次检测血糖后正确记录血糖值，测血糖的日期、时间，是餐前还是餐后。必要时可记录血糖值与注射胰岛素或口服降糖药的时间、种类、剂量；影响血糖的因素，如进食种类、数量、运动量、生病情况；

低血糖症状出现的时间、症状等，方便就医时为医生诊断病情提供参考。

（5）如要外出旅行，应在旅行前4周做体检，并征求医生意见，加强SMBG了解血糖控制水平，如有高血糖倾向或血糖波动较大、发生感染、眼部、肾脏、足溃疡等病变时应禁止外出旅行。随身携带病情卡，出发前仔细检查血糖仪功能和电量，试纸的有效期和用量等，旅行期间坚持监测血糖，并做好记录。

五、情志护理

详见第十三章糖尿病合并心理障碍的护理。

六、健康教育

糖尿病健康教育是糖尿病综合治疗方案中一个重要组成部分。主要形式包括个体教育、小组教育、大课堂教育。教育工具包括"糖尿病看图对话""胰岛素使用访谈工具"等。

七、辨证施护详见附页（中医护理方案）

（一）消渴病中医护理方案

1. 常见证候要点

（1）肝胃郁热证：脘腹痞满，胸胁胀闷，面色红赤，形体偏胖，腹部胀大，心烦易怒，口干口苦，大便干结，小便色黄，舌质红，苔黄，脉弦数。

（2）胃肠实热证：脘腹胀满，痞塞不适，大便秘结，口干口苦，或有口臭，或咽痛，或牙龈出血，口渴喜冷饮，饮水量多，多食易饥，舌红，边有瘀斑，舌下络脉青紫，苔黄，脉滑数。

（3）脾虚胃热证：心下痞满，胀闷呕恶，呃逆，纳呆，便溏，或肠鸣下利，或虚烦不眠，或头眩心悸，或痰多，舌淡胖，舌下络脉瘀阻，苔白腻，脉弦滑无力。

（4）上热下寒证：心烦口苦，胃脘灼热，痞满不痛，或干呕呕吐，肠鸣下利，手足及下肢冷甚，舌红，苔黄根部腐腻，舌下络脉瘀阻，脉弦滑。

（5）阴虚火旺证：五心烦热，急躁易怒，口干口渴，渴喜冷饮，易饥多食，时时汗出，少寐多梦，溲赤便秘，舌红赤，少苔，脉虚细数。

（6）气阴两虚证：消瘦，倦怠乏力，气短懒言，易汗出，胸闷憋气，脘腹胀满，腰膝酸软，便溏，口干口苦，舌淡体胖，苔薄白干或少苔，脉虚细无力。

（7）阴阳两虚证：小便频数，夜尿增多，浑浊如脂如膏，五心烦热，口干咽燥，畏寒肢冷，面色苍白，神疲乏力，腰膝酸软，脘腹胀满，食纳不香，五更泄泻，舌淡体胖，苔白而干，脉沉细无力。

2.常见症状/证候施护

（1）尿量增多

①观察排尿次数、尿量及尿色。

②嘱患者睡前少饮水。

③指导患者饮食调理，适当进食芡实、枸杞等补肾之品，食疗方：芡实瘦肉汤。

（2）口干多饮

①保持病室空气温湿度适宜。

②观察口干、口渴、每日饮水量。

③多食生津润燥类食物，如百合、西葫芦等，可选用鲜芦根煎水代茶饮；口含乌梅、饮用菊花玉竹茶、苦丁茶以缓解口干口渴。食疗方：凉拌黄瓜、蓝莓山药、葛根鱼汤。

④遵医嘱耳穴贴压（耳穴埋豆），根据病情需要可选择皮质下、内分泌、糖尿病点、脾、胰、三焦等穴位。

（3）多食易饥

①询问饮食习惯及饮食量。宜选择混合餐，每餐进食种类包含主食、蔬菜、肉蛋类等；粗细粮合理搭配，少食多餐，细嚼慢咽。

②适当增加膳食纤维的摄入，如燕麦、芹菜、韭菜等，以增加饱腹感，延缓食物吸收稳定血糖。

③观察记录身高、体重、腰围、臀围。

④遵医嘱耳穴贴压（耳穴埋豆），根据病情需要可选择皮质下、内分泌、糖尿病点、脾、胰、饥点等穴位。

（4）倦怠乏力

①起居有时，避免劳累。

②进食补中益气类食物，如山药、鱼肉、香菇等。食疗方：乌鸡汤、香菇木耳汤、山药炖排骨。

③病情稳定者适量运动，循序渐进。

④遵医嘱艾灸，取穴足三里、关元、气海，或穴位贴敷肾俞、脾俞、足三里以调节脏腑气血功能。

（5）肢体麻木、疼痛、肢冷

①进食活血化瘀食物，如黄鳝、木耳等。食疗方：洋葱烧黄鳝。

②给予足部中药泡洗以祛风通络，活血通脉。

③双下肢穴位按摩，取足三里、阳陵泉、三阴交、涌泉穴等。

④遵医嘱穴位贴敷涌泉穴。

⑤遵医嘱耳穴贴压（耳穴埋豆），根据病情需要可选择皮质下、内分泌、糖尿病点、脾、足等穴位。

（6）视物模糊

①注意视力变化，定期检查眼底，减少阅读、看电视及使用电脑，宜闭目养神，饮用菊花茶或银杞明目汤等。

②按摩睛明、四白、丝竹空等穴位以辅助通络明目。

③遵医嘱予珍珠明目液滴眼或中药眼部雾化以改善症状。

④评估跌倒高危因素，落实防跌倒措施。

（7）皮肤瘙痒

①指导患者洗澡忌用刺激性强的皂液，洗后皮肤涂抹润肤露，穿棉质内衣，避免搔抓、热水烫洗；修剪指（趾）甲；瘙痒甚者，遵医嘱予以清热燥湿洗剂，如苦参、苍术、黄柏、白花蛇舌草、连翘等煎汤外洗，亦可涂尿素乳膏防止皮肤干燥。

②饮食宜清淡，少食辛辣油腻及海鲜之品。

（8）腰膝酸软

①适当食用枸杞、黑豆等固肾之品。食疗方：韭菜炒虾仁，山药芡实瘦肉饮。

②操练八段锦"两手攀足固肾腰"动作。

③指导患者按摩腰背部及气海、关元、涌泉穴。艾灸肾俞、关元、气海、三阴交等穴。

④遵医嘱耳穴贴压（耳穴埋豆），根据病情需要可选择皮质下、内分泌、糖尿病点、肾、胰等穴位。

⑤遵医嘱中药保留灌肠。

3. 饮食指导

（1）肝胃郁热证：宜食开郁清热之品，如苦瓜、黄瓜、丝瓜、芹菜、莲子、银耳等。食疗方：苦瓜山药烧豆腐、凉拌黄瓜、丝瓜炒蘑菇等。

（2）胃肠实热证：宜食清利胃肠实热之品，如芦荟、马齿苋、苦瓜、冬瓜、荞麦、燕麦片等。食疗方：凉拌马齿苋、冬瓜炒竹笋、苦丁茶等。

（3）脾虚胃热证：宜食补脾清胃热之品，如山药、粟米、高粱、菠菜、赤小豆、鱼肉等。食疗方：山药芡实瘦肉饮等。

（4）上热下寒证：宜食清上温下之品。如白萝卜、狗肉、党参、鲜芦根等。食疗方：白萝卜汁等。

（5）阴虚火旺证：宜食滋阴降火之品，如甲鱼、老鸭、莲子、百合、银耳、茼蒿、枸杞子、桑椹等。食疗方：菊花茶、枸杞茶、银耳莲子百合饮等。

（6）气阴两虚证：宜食益气养阴之品，如瘦肉、蛋类、鱼肉、山药等。食疗方：皮蛋瘦肉粥等。

（7）阴阳两虚证：宜食温益肾阳、补肾滋阴之品，如牛肉、羊肉、虾仁、韭菜、猪胰、干姜、黑豆、黑芝麻等。食疗方：韭菜炒虾仁、香菇木耳汤等。

4. 运动指导

（1）根据病情选择合适的有氧运动方式，如太极拳、气功、八段锦、五禽戏、散步、快走、慢跑、游泳等；运动项目的选择要与患者的年龄、病情、经济、文化背景及体质相适应。每周进行2次轻度或中度阻力性肌肉运动。

（2）运动选择在饭后1小时（第一口饭记录时间）左右，运动频率和时间为每周至少150分钟，如一周运动5天、每次30分钟，运动后脉搏宜控制在170-年龄（次/分钟）左右，以周身发热、微微出汗、精神愉悦为宜。

（3）血糖＞16.7mmol/L、合并糖尿病急性代谢并发症及各种心、肾等器官严重慢性并发症者暂不宜运动。

（4）血糖＜5.5mmol/L运动前需适量补充含糖食物如饼干、面包等。

5. 生活起居

（1）环境温、湿度适宜，顺应四时及时增减衣物。

（2）起居有常，戒烟限酒。

（3）保持眼、口腔、会阴、皮肤等清洁卫生。

（4）建立较完善的糖尿病教育管理体系，通过糖尿病健康大讲堂、小组式教育或个体化的饮食和运动指导，为患者提供生活方式干预和药物治疗的个体化指导。

6.情志调理

（1）护士多与患者沟通，了解其心理状态，增强其与慢性疾病做斗争的信心，保持乐观心态。

（2）鼓励家属理解支持患者，避免不良情绪的影响。

（3）组织形式多样、寓教于乐的病友活动，开展同伴支持教育，介绍成功的病例，鼓励参与社会活动。

（4）应用中医七情归属，了解患者情志状态，指导采用移情易性的方法，分散患者对疾病的注意力，改变其不良习惯。

第二节　糖尿病并发症的护理

一、糖尿病急性并发症的护理

（一）低血糖

1.低血糖的概念

低血糖是指发生的血糖过低现象，可导致患者不适甚至有生命危险，也是血糖控制达标的主要障碍，应该引起特别的注意和重视。对非糖尿病的患者来说，低血糖症的诊断标准为血糖水平小于 2.8mmol/L。而接受药物治疗的糖尿病患者只要血糖水平 ≤ 3.9mmol/L 就属于低血糖范畴。低血糖常发生于老年人、肾功能减退的患者、有微血管和大血管疾病的患者和糖尿病强化治疗的过程中。

一般来说，低血糖可分为以下几类：①严重低血糖：需要旁人帮助，常有意识障碍，低血糖纠正后神经系统症状明显改善或消失；②症状性低血糖：血糖 ≤ 3.9mmol/L 且有低血糖症状；③无症状性低血糖：血糖 ≤ 3.9mmol/L，但无低血糖症状。此外，部分患者出现低血糖症状，但没有检测血糖（称可疑症状性低血糖），也应该及时处理。

2. 低血糖的临床表现

低血糖的临床表现与血糖水平以及血糖的下降速度有关，可表现为交感神经兴奋和中枢神经症状。其程度和出现临床症状的轻重个体差异很大，与糖尿病的病程、神经病变、年龄，同时服用某些掩盖低血糖症状的药物（如β受体阻滞剂）和患者的感知功能有关。

（1）交感神经兴奋症状　包括软弱无力、出汗、心悸、面色苍白、视物模糊、四肢颤抖、饥饿感、恶心呕吐、烦躁、焦虑等。

（2）中枢神经症状　包括神志改变、认知障碍、头痛、言语障碍、幻觉、痴呆、癫痫发作，甚至昏迷、休克。部分患者在多次低血糖发作后会出现无警觉性低血糖症，患者无心悸、出汗、视物模糊、饥饿、无力等先兆，直接进入昏迷状态，通常发生在夜间。老年患者因伴有自主神经病变，发生低血糖时常可表现为行为异常或其他非典型症状，加上反复发生，导致老年人记忆力差、智力减退、精神异常，饮食和药物治疗难以进行等。

3. 低血糖的治疗与护理

糖尿病患者应常规备用碳水化合物类食品，以便及时食用。患者血糖≤3.9mmol/L，即需要补充葡萄糖或含糖食物。

（1）低血糖的诊治流程：①怀疑低血糖时立即测定血糖水平，以明确诊断；无法测定血糖时暂按低血糖处理。②意识清楚者立即口服15~20g糖类食品（葡萄糖为佳），意识障碍者给予50%葡萄糖液20ml静推，或胰升糖素0.5~1mg肌注。③每15分钟监测血糖一次，若血糖≤3.9mmol/L，再给予15g葡萄糖口服；若血糖在3.9mmol/L以上，但距离下一次就餐时间在1个小时以上，给予含淀粉酶或蛋白质的食物；若血糖≤3.0mmol/L，则给予50%葡萄糖60ml口服或静推。④低血糖纠正者：了解其发生低血糖的原因，调整用药。伴意识障碍者，还可放松短期内的血糖控制目标，注意低血糖症诱发的心、脑血管疾病。建议患者经常进行自我血糖监测，有条件者可动态监测血糖。对患者实施糖尿病教育，携带糖尿病急救卡，儿童或老年患者的家属要进行相关的培训。

低血糖未纠正者：静脉注射5%或者10%的葡萄糖或加用糖皮质激素。注意长效磺脲类药物或中长效胰岛素所致低血糖不易纠正持续时间较长，可能需要长时间葡萄糖输注。意识恢复后至少监测血糖24~48小时。

（2）低血糖的护理

①严密观察病情：密切观察生命体征及意识变化；观察小便情况，记录出入量；观察治疗前后的病情变化，评估治疗效果并做好记录。

②一般护理：昏迷患者按昏迷常规护理，意识恢复后要注意观察是否有再度发生低血糖的情况，以便及时处理；抽搐者除补糖外，可酌情应用适量镇定剂，并注意保护患者，防止外伤；缺氧者给予氧气吸入。

4. 低血糖的预防

（1）定期监测血糖，保持良好的血糖控制状态。

（2）告知糖尿病患者、患者家属及照顾的人员低血糖的相关知识，包括临床症状以及自我处理低血糖的方法等，并进行相关的心理指导。

（3）老年患者血糖不宜控制太严，为防止夜间无症状性低血糖的发生，睡前可适量加餐，并加测夜间 3 个时间点（0 点、3 点、6 点）血糖。

（4）充分了解患者应用的降糖药，监督患者遵医嘱用药，不误用或过量使用降糖药物。初用各种降糖药时要从小剂量开始，然后根据血糖水平逐步调整药物剂量。

（5）糖尿病患者外出时随身佩戴病情卡，以便发生低血糖昏迷能及时得到他人帮助。

（二）糖尿病酮症酸中毒

1. 糖尿病酮症酸中毒的概念

糖尿病酮症酸中毒（DKA）是由于胰岛素不足和升糖激素不适当升高引起的糖、脂肪和蛋白质代谢严重紊乱综合征，临床以高血糖、高血酮和代谢性酸中毒为主要表现，是糖尿病患者最常见的急性并发症。严重者出现不同程度的意识障碍直至昏迷，延误诊断或治疗可导致死亡。1 型糖尿病有发生 DKA 的倾向，2 型糖尿病在一定诱因下亦可发生。

2. 糖尿病酮症酸中毒的诱因

多数患者的发病诱因不是单一的，但也有的患者无明显诱因。常见诱因有急性感染、胰岛素不适当减量或突然中断治疗、饮食不当、胃肠疾病、脑卒中、心肌梗死、创伤、手术、妊娠、分娩、精神刺激等。

3. 糖尿病酮症酸中毒的临床表现

DKA 分为轻度、中度和重度。轻度仅有酮症而无酸中毒（糖尿病酮症）；重度除酮症以外，还有轻至中度酸中毒（糖尿病酮症酸中毒）；重度是指酸中毒伴意识障碍（糖尿病酮症酸中毒昏迷）或虽无意识障碍，但二氧化碳结合力低于 10mmol/L。

（1）临床症状　早期主要表现为多尿、烦渴多饮和乏力症状加重；失代偿阶段出现食欲减退、恶心、呕吐，常伴头痛、烦躁、嗜睡等症状，呼吸深快，呼气中有烂苹果味（丙酮气味）；病情进一步发展，出现严重失水，尿量减少、皮肤黏膜干燥、眼球下陷，脉快而弱，血压下降、四肢厥冷；到晚期，各种反射迟钝甚至消失，终至昏迷。少数患者表现为腹痛等急腹症表现。

（2）实验室检查　尿糖、尿酮阳性或强阳性，血酮体增高，多在 4.8mmol/L 以上；血糖升高，一般在 16.7~33.3mmol/L；血钾在治疗前高低不定；血尿素氮和肌酐轻中度升高。

4. 糖尿病酮症酸中毒的治疗与护理

（1）DKA 的治疗对单有酮症者，仅需补充液体和胰岛素治疗，持续到酮体消失。对失代偿或昏迷的 DKA 应按以下方法积极治疗护理：

①补液：补液治疗是抢救 DKA 的首要和关键措施，能纠正失水，恢复肾灌注，有助于降低血糖和清除酮体，并保证随后的胰岛素治疗发挥作用。补液速度应该先快后慢，并根据血压、心率、每小时尿量及周围循环状况决定输液量及输液速度。一般先立即静脉输入生理盐水，1 小时内滴入 1000ml，以后 6 小时内每 1~2 小时滴入 500~1000ml。治疗过程中必须避免血糖下降过低、过快，以免发生脑水肿，当血糖降至 13.9mmol/L 以下，改用 5% 葡萄糖加胰岛素继续输注（按每 2~4g 葡萄糖加 1U 胰岛素计算）。第一个 24 小时输液总量约 4000~5000ml，严重失水者可达 6000~8000ml，对老年、心血管疾病患者，输液尤应注意不宜太多、太快，以免发生肺水肿。患者清醒后鼓励饮水补液。

②胰岛素：一般采用生理盐水加小剂量胰岛素的治疗方案，即 0.1U/（kg·h）胰岛素治疗，以达到血糖快速、稳定下降，而又不易发生低血糖反应的疗效。如在第一个小时内血糖下降不明显且脱水已基本纠正，胰岛素剂量可以加倍。每 1~2 小时测定血糖，根据血糖下降情况调整胰岛素用量。当血糖降至 11.1mmol/L

时，胰岛素剂量减至 0.02~0.05U/（kg·h）。

③纠正电解质紊乱和酸中毒：酸中毒时细胞内缺钾，治疗前血钾水平不能真实反映体内缺钾程度，在开始胰岛素及补液治疗后，患者的尿量正常，血钾低于 5.2mmol/L 即可静脉补钾。治疗前已有低钾血症，尿量＞40ml/h 时，在胰岛素及补液治疗同时必须补钾。严重低钾血症（＜3.3mmol/L）应立即补钾，当血钾升至 3.5mmol/L 时，再开始胰岛素治疗，以免发生心律失常、心脏骤停和呼吸肌麻痹。如患者有肾功能不全、血钾过高（≥6.0mmol/L）或无尿时则暂缓补钾。补钾最好在心电监护下，结合尿量和血钾水平，调整补钾量和速度。轻症患者经过补液及胰岛素治疗后，酸中毒可逐渐得到纠正，不必补碱；重症酸中毒，二氧化碳结合力＜8.92mmol/L，pH＜6.9 时，应考虑适当补碱，给予适量等渗碳酸氢钠溶液静脉滴注，但不宜过多、过快以免诱发或加重脑水肿，补碱后还需要监测动脉血气，直至 pH 上升至 7.0 以上。

④去除诱因和治疗并发症：如休克、心力衰竭和心律失常、脑水肿和肾衰竭等。

（2）DKA 的护理

①严密观察病情，严密观察体温、脉搏、呼吸、血压及意识变化，低血钾患者应作心电图监测，为病情判断和观察治疗效果提供客观依据；及时采血、留尿，定期测血糖，血、尿酮体，注意电解质和血气变化并做肝肾功检查，以便及时调整治疗方案；准确记录 24 小时出入量。

②一般护理：立即开放两条静脉通路；昏迷患者按昏迷常规护理；卧床休息，注意保暖，保持呼吸道通畅，给予氧气吸入；加强生活护理，特别注意皮肤、口腔护理。

5. 糖尿病酮症酸中毒的预防

（1）糖尿病患者及相关人员要掌握糖尿病的基本知识，提高对糖尿病酮症酸中毒的认识，一旦怀疑本病应立即到医院就诊。

（2）1 型糖尿病患者应坚持合理的应用胰岛素，不得随意减量，更不能中断治疗，以保证血糖处于良好的控制状态。2 型糖尿病患者在合并危重疾病、感染、大手术及外伤等应激情况时，要密切监测血糖、尿酮体，血糖明显增高时要使用胰岛素治疗。

（3）严格控制饮食、多饮水，定期监测血糖，按时复诊，加强口腔、皮肤护理，预防感染。

（三）糖尿病高渗性高血糖状态

1.高渗性高血糖状态的概念

高渗性高血糖状态（HHS）是糖尿病的严重急性并发症之一，临床以严重高血糖，血浆渗透压显著升高，失水和意识障碍为特征，无明显酮症酸中毒。HHS的发生率低于 DKA 且多见于老年 2 型糖尿病患者。HHS 的预后不良，死亡率是 DKA 的 10 倍以上，抢救失败的原因主要是高龄、严重感染、重度心脏衰竭、肾衰竭、急性心肌梗死和脑梗死等。

2.高渗性高血糖状态的诱因

（1）引起血糖增高的因素　各种感染合并症和应激因素，如手术、外伤、脑血管意外等；各种能引起血糖增高的药物，如糖皮质激素、苯妥英钠、普萘洛尔等；糖摄入过多，如静脉大量输入葡萄糖，静脉高营养；合并影响糖代谢的内分泌疾病，如甲亢、肢端肥大症、皮质醇增多症等。

（2）引起失水、脱水的因素　使用利尿药、水入量不足（如饥饿、限制饮水或呕吐、腹泻等）、透析治疗（包括血液透析和腹膜透析）、大面积烧伤。

（3）肾功能不全　如急、慢性肾衰竭，糖尿病肾病等，由于肾小球滤过率下降，对血糖的清除亦下降。

3.高渗性高血糖状态的临床表现

HHS 起病常常比较隐匿。典型的 HHS 主要有严重失水和神经系统两组症状体征。

（1）临床症状　患者来诊时常已存在显著失水甚至休克。起病时患者常先有多尿、多饮，多食不明显，有的伴发热症状；随着失水逐渐加重，出现尿少甚至尿闭，同时出现神经精神症状，表现为嗜睡、幻觉、淡漠、迟钝，最后陷入昏迷。

（2）实验室检查　尿比重较高。尿糖呈阳性。尿酮阴性或弱阳性，常伴有蛋白尿和管型尿；血糖明显增高，多为 33.3~66.6mmol/L；血钠多升高，可达 155mmol/L 以上。血浆渗透压显著增高，一般在 350mOsm/L 以上。血尿素氮、肌酐和酮体常增高，多为肾前性；血酮正常或略高；血清碳酸氢根 ≥ 15mmol/L 或动脉血 pH > 7.3。

4. 高渗性高血糖状态的治疗与护理

（1）HHS 的治疗 治疗方法与 DKA 基本一致，主要包括积极补液，纠正脱水，小剂量胰岛素静脉输注控制血糖，纠正水电解质和酸碱失衡以及去除诱因治疗并发症等。因脱水较重，24 小时补液量可达到 6000~10000ml，建议配合管喂或口服温开水，每 2 小时一次，一次 200ml，总补液量约占体重 10%~12%。另外，与 DKA 不同的是，当血糖下降到 16.7mmol/L 时可改为 5% 葡萄糖液加胰岛素静脉输入。

（2）HHS 的护理 同 DKA 的护理。应注意观察患者的呼吸、脉搏、血压和意识变化，观察尿色和尿量。如发现患者咳嗽、呼吸困难、烦躁不安、脉搏加快，特别是在昏迷好转过程中出现上述表现，提示输液过量的可能，应立即减慢输液速度并及时报告医生。

5. 高渗性高血糖状态的预防

（1）定期监测血糖，保持良好的血糖控制状态。

（2）保证充足的水分摄入，鼓励主动饮水；对有中枢神经系统功能障碍不能主动饮水者要记录每天出入量；保证水、电解质平衡；鼻饲饮食者要计划好每天的水摄入量，每天观察尿量。

（3）糖尿病患者因其他疾病需使用脱水治疗时要监测血糖、血钠和渗透压。发生呕吐、腹泻、烧伤、严重感染等疾病时要保证供给足够的水分。

（4）遵医嘱用药，严格控制饮食，多饮水，按时复诊，加强口腔、皮肤护理，预防感染。

（四）糖尿病乳酸性酸中毒

1. 乳酸性酸中毒的概念

主要是体内无氧酵解的糖代谢产物乳酸大量堆积，导致高乳酸血症，进一步出现血 pH 降低，即为乳酸大量堆积，导致高乳酸血症，进一步出现血 pH 降低，即为乳酸性酸中毒。糖尿病合并乳酸性酸中毒的发生率较低，但死亡率较高。大多发生在伴有肝、肾功能不全，慢性心肺功能不全等缺氧性疾病患者，尤其见于服用苯乙双胍者。

2. 乳酸性酸中毒的诱因

主要见于乳酸产生过多、清除减少。乳酸产生过多见于休克和左心功能不全等病理状态造成组织低灌注；呼吸衰竭和严重贫血等导致动脉血氧和降低，组织缺氧；某些与糖代谢有关的酶系（葡萄糖 –6– 磷酸脱氢酶、丙酮酸羧化酶和丙酮酸脱氢酶等）的先天性缺陷等。乳酸清除减少主要见于肝肾功能不全。

3. 乳酸性酸中毒的临床表现

主要为疲乏无力、恶心、厌食或呕吐，呼吸深大，嗜睡等。大多数有服用双胍类药物史。实验室检查有明显酸中毒，但血、尿酮体不升高，血乳酸水平升高。

4. 乳酸性酸中毒的治疗与护理

（1）乳酸性酸中毒的治疗除有明显心功能不全和肾功能不全外，应尽快纠正脱水，包括补液、扩容。一般补充生理盐水，血糖无明显升高者可补充葡萄糖液，并可补充新鲜血液，改善循环。补碱应尽早且充分，常用 $NaHCO_3$，每 2 小时监测动脉血 pH，当 pH 达到 7.2 时暂停补碱治疗并观察病情，避免过量引起代谢性碱中毒。注意补钾及纠正其他电解质紊乱。积极对伴发病进行治疗，消除诱因，由药物（二甲双胍、苯乙双胍等）引起者立即停用该药物，改为胰岛素。疗效不明显者可做透析治疗以清除乳酸。

（2）乳酸性酸中毒的护理严密观察体温、脉搏、呼吸、血压及意识变化，低血钾患者应作心电图监测；定期测血糖，测定血乳酸浓度，注意电解质和血气变化并做肝肾功检查；准确记录 24 小时出入量及病情变化。

5. 乳酸性酸中毒的预防

严格掌握双胍类药物的适应证，尤其是苯乙双胍，对伴有肝肾功能不全，慢性缺氧性心肺疾病，食欲不佳，一般情况差的患者忌用双胍类降糖药。二甲双胍引起乳酸性酸中毒的发生率大大低于苯乙双胍，因此建议需要双胍类药物治疗的患者尽可能选用二甲双胍。使用双胍类药物患者在遇到急性危重疾病时，应暂停本药，改用胰岛素治疗。长期使用双胍类药物者要定期监测肝肾功能，如有不适宜用双胍类药物的情况应及时停用。

第八章 特殊情况血糖管理

第一节 糖尿病与妊娠

糖尿病与妊娠包括糖尿病合并妊娠和妊娠期糖尿病两种情况。在糖尿病诊断之后妊娠者为糖尿病合并妊娠；在妊娠期间首次发生或发现的糖耐量减低或糖尿病称为妊娠期糖尿病（GDM），尽管大多数 GDM 在产后其糖代谢紊乱将恢复正常，但此定义也包括产后仍持续存在的糖耐量异常，并且不排除妊娠前已经存在或与其伴随发生的糖耐量异常，但在孕期首次被诊断的患者。

一、病因病机

（一）妊娠早、中期

随孕周的增加，胎儿对营养物质需求量增加，通过胎盘从母体获取葡萄糖是胎儿能量的主要来源。孕妇血浆葡萄糖水平随妊娠进展而降低，空腹血糖约降低 10%。原因：胎儿从母体获取葡萄糖增加；孕期肾血浆流量及肾小球滤过率均增加，但肾小管对糖的再吸收率不能相应增加，导致部分孕妇排糖量增加；雌激素和孕激素增加母体对葡萄糖的利用。因此，空腹时孕妇清除葡萄糖能力较非孕期增强。孕妇空腹血糖较非孕妇低，这也是孕妇长时间空腹易发生低血糖及酮症酸中毒的病理基础。

（二）妊娠中、晚期

孕妇体内抗胰岛素样物质增加，如胎盘生乳素、雌激素、孕酮、皮质醇和胎盘胰岛素酶等使孕妇对胰岛素的敏感性随孕周增加而下降。为维持正常糖代谢水平，胰岛素需求量必须相应增加。对于胰岛素分泌受限的孕妇，妊娠期不能代偿这一生理变化而使血糖升高，使原有糖尿病加重或出 GDM。

二、诊断

（一）糖尿病合并妊娠的诊断标准

与 1999 年世界卫生组织的非妊娠人群糖尿病诊断标准一致，即符合下列条件之一者即可诊断：①空腹血糖 ≥ 7.0mmol/L；② OGTT 2h 血糖水平 ≥ 11.1mmol/L；③伴有典型的高血糖或高血糖危象症状，同时任意血糖 ≥ 11.1mmol/L。注：如果没有明确的高血糖症状，1~3 需要在另一天进行复测核实。

（二）妊娠期糖尿病的诊断标准

GDM 诊断标准，见表 8-1。

表 8-1　妊娠期糖尿病的诊断标准

75g OGTT	血糖（mmol/L）
空腹	≥ 5.1
服糖后 1h	≥ 10.0
服糖后 2h	≥ 8.5

注：OGTT：口服葡萄糖耐量试验；1 个以上时间点血糖高于标准即可确定诊断。

三、治疗

（一）妊娠期间糖尿病的管理

早诊断早治疗。孕期随诊，1~2 周就诊 1 次。

1. 糖尿病教育

根据孕妇的文化背景进行针对性的糖尿病教育。

2. 妊娠期间的饮食控制

既能保证孕妇和胎儿能量需要，又能维持血糖在正常范围，而且不发生饥饿性酮症。尽可能选择低生糖指数的碳水化合物。对使用胰岛素者，要根据胰岛素的剂型和剂量来选择碳水化合物的种类和数量。应实行少食多餐制，每日分5~6 餐。

3. 血糖、尿酮及血压及胎儿的监测

孕期鼓励尽量通过 SMBG 检查空腹、餐前血糖，餐后 1~2h 血糖及尿酮体。有条件者每日测定空腹和餐后血糖 4~6 次。血压应该控制在 130/80mmHg 以下。加强胎儿发育情况的监护，常规超声检查了解胎儿发育情况。分娩时和产后加强血糖监测，保持良好的血糖控制。

4. 血糖控制目标

空腹、餐前或睡前 3.3~5.3mmol/L；餐后 1 小时 ≤ 7.8mmol/L；或餐后 2 小时 ≤ 6.7mmol/L；HbA1c 尽可能控制在 6.0% 以下。

5. 首选胰岛素治疗

避免使用口服降糖药。通过饮食治疗血糖不能控制时，使用胰岛素治疗，因胰岛素不能通过胎盘。人胰岛素优于动物胰岛素。初步临床证据显示速效胰岛素类似物赖脯胰岛素、门冬胰岛素和地特胰岛素在妊娠期使用是安全有效的。

6. 分娩方式

孕 36 周前为早产，新生儿死亡率高；孕 38 周后死胎率增加，故终止妊娠时间应根据胎儿大小、成熟度，胎盘功能，胰岛素用量等综合因素考虑，若胎盘功能良好，可在孕 36~38 周之间终止妊娠。

糖尿病孕妇采用什么分娩方式应由有经验的产科医生决定。一般而言，糖尿病较轻，无严重并发症，血糖控制良好的孕妇可采用阴道分娩。但对以下情况应考虑剖腹产：①胎位不正，估计经阴道分娩会难产者。②巨大胎儿，估计胎儿体重在 5 千克左右者。

（二）分娩后糖尿病患者的管理

糖尿病合并妊娠者在分娩后胰岛素的需要量会减少，应注意血糖监测，及时减少胰岛素的用量，避免低血糖。糖尿病的管理与一般糖尿病患者相同。妊娠期糖尿病使用胰岛素者多数在分娩后可停用胰岛素，继续监测血糖。分娩后血糖正常者应在产后 6~12 周行 75g OGTT，重新评估糖代谢情况，并进行终身随访。

（三）糖尿病合并妊娠时的特殊问题

1. 视网膜病变

糖尿病视网膜病变可因妊娠而加重。在怀孕前逐渐使血糖得到控制和预防性

眼底光凝治疗（有适应证者）可减少糖尿病视网膜病变加重的风险。

2. 高血压

无论是妊娠前已有的高血压还是妊娠期并发的高血压均可加重妊娠妇女已有的糖尿病并发症。应在妊娠期间严格控制血压。应避免使用 ACEI、ARB、β 受体阻滞剂和利尿剂。

3. 糖尿病肾病

妊娠可加重已有的肾脏损害。对轻度肾病患者，妊娠可造成暂时性肾功能减退；已出现较严重肾功能不全的患者 [血清肌酐 > 265μmol/L（3mg/dl），或肌酐清除率 < 50ml/min]，妊娠可对部分患者的肾功能造成永久性损害。肾功能不全对胎儿的发育有不良影响。

4. 神经病变

与糖尿病神经病变相关的胃轻瘫、尿潴留、对低血糖的防卫反应差和直立性低血压可进一步增加妊娠期间糖尿病管理的难度。

5. 心血管病变

如潜在的心血管疾病未被发现和处理，妊娠使死亡的危险性增加。应在妊娠前仔细检查心血管疾病证据并予以处理。有怀孕愿望的糖尿病妇女心功能应该达到能够耐受运动试验的水平。

以上特殊情况需要与妇产科医师协商是否终止妊娠。

四、调摄与预防

（一）计划妊娠的糖尿病妇女妊娠前的准备

（1）糖尿病妇女应计划妊娠，在糖尿病未得到满意控制之前应采取避孕措施。应告知已妊娠的糖尿病妇女在妊娠期间强化血糖控制的重要性以及高血糖可能对母婴带来的危险。由糖尿病医师和妇产科医师评估是否适合妊娠。

（2）如计划妊娠，应在受孕前进行如下准备

①完善各项相关检查：包括血压、心电图、眼底、肾功能、HbA1c。

②停用口服降糖药物，改用胰岛素控制血糖；严格控制血糖，加强血糖监测。餐前血糖控制在 3.9~6.5mmol/L，餐后血糖在 8.5mmol/L 以下，HbA1c 控制在

7.0% 以下（用胰岛素治疗者），在避免低血糖的情况下尽量控制在 6.5% 以下。

③严格将血压控制在 130/80mmHg 以下。停用 ACEI 和 ARB，改为甲基多巴或钙拮抗剂；停用他汀类及贝特类调脂药物；加强糖尿病教育；戒烟。

（二）筛查

2010 年 IADPSG 推荐的妊娠期高血糖诊断策略如下：建议所有孕妇（妊娠前确诊为糖尿病者除外）应在早孕期进行 FPG 检查，或随机血糖尽早将孕前漏诊的糖尿病进行及早诊断，达到糖尿病诊断标准，应在 2 周内重复测定，如血糖仍然如此则为糖尿病合并妊娠，其他孕妇在妊娠 24~28 周直接行 75g OGTT（一步法）。

第二节　糖尿病与围手术期

一、病因病机

（一）手术对血糖的影响

1. 应激状态

手术、麻醉、焦虑、疼痛、低血压、高热、低温、创伤等均存在应激状态。

（1）应激对胰岛素的影响　应激时胰岛素拮抗激素分泌增加，胰岛素分泌障碍和胰岛素抵抗加重导致血糖增高。此时胰岛素需要量增加。

（2）应激的其他影响　应激时白介素 –1（内源性致热原）产生增多刺激肝细胞生成和释放免疫球蛋白、刺激粒细胞、单核细胞、细胞集落刺激因子、白介素 –2、干扰素等；此外会导致肿瘤坏死因子（中毒性休克表现）产生增多导致低血压、代谢性酸中毒、高血糖、高血钾、胃肠道出血、急性肾小管坏死等。

（3）应激时糖尿病病情加重　应激时由于多种原因导致血糖波动大极易诱发糖尿病急性并发症、慢性并发症如糖尿病自主神经病变和糖尿病心肌病变出现麻醉意外；中、大型手术中需心电监护和麻醉、失血和抗感染用药有可能使原来处于边缘状态的心、肾功能失代偿。

2. 代谢率升高

非糖尿病成人每天至少需要外源性葡萄糖 100~125g，方可减少蛋白质分解和酮体的堆积。应激时代谢率增加，择期手术代谢率增加 10%~15%，有感染者可增加 20%~45%，能量消耗过多。手术、麻醉、禁食，葡萄糖来源于糖原分解和糖异生，正常人平均每日肝内产生约 200g 葡萄糖，而糖尿病缺乏糖原储备，导致能量不足。

3. 致酮症倾向

由于绝大多数手术术前需禁食，而禁食状态导致机体以氧化脂肪酸、水解蛋白质作为能量来源；应激状态时升糖激素释放，刺激肝糖产生，限制葡萄糖利用，刺激脂肪分解，生成酮体；胰岛素减少和需要量增加等等因素均会使选择性手术术后 3 小时酮体可上升 2~3 倍。

（二）糖尿病对手术的影响

1. 糖尿病可能延误诊断

未被确诊的轻型或糖尿病患者在失水、感染、高渗液体输注时，诱发高渗性昏迷；糖尿病酮症酸中毒时可有腹痛、血白细胞总数及中性粒细胞升高，易与急腹症混淆；老年糖尿病者患急腹症时腹部体征可不明显而易致内脏穿孔。因此，应高度警惕非典型的病例，以免延误治疗。

2. 糖尿病增加手术死亡率

糖尿病手术死亡率是非糖尿病的 1.5 倍。原因有：①老年、病程长、血糖控制不佳者。②麻醉诱发。③组织修复能力减弱，吻合口或切口不愈合。④免疫功能下降和感染（全身、局部）。⑤原有慢性并发症加重，术中、术后威胁生命。

3. 低血糖危险性

年老、体弱、病程长的糖尿病患者对低血糖的反应衰退易发生无症状性低血糖，病情严重时才被发觉。某些药物如：β 受体阻滞剂、某些麻醉药易导致儿茶酚胺反应不足，掩盖低血糖。

二、治疗

（一）术前准备及评估

1. 择期手术

（1）术前应分析患者的代谢状态，包括营养状况，血糖水平以及可能存在的并发症等，并对贫血、心血管及肾脏并发症做相应的处理。

（2）对于口服降糖药后血糖控制不佳的患者，应及时调整为胰岛素治疗。

①术前用口服降糖药物控制血糖的糖尿病患者，都应在术前三天改用胰岛素。②术前如果用中、长效胰岛素治疗的患者，应在术前三天改用短效胰岛素。

（3）血糖控制目标：术前空腹血糖水平应控制在 7.8mmol/L 以下，餐后血糖控制在 10.0mmol/L 以下。若术前血糖控制不满意，宁可推迟手术日期，以免术后发生酮症酸中毒或高渗性非酮症性昏迷。

2. 急诊手术

主要评估血糖水平，有无酸碱、水、电解质平衡紊乱。如果存在，应及时纠正。

（二）术中处理

糖尿病患者在手术前是否需要换用胰岛素滴注，这要根据患者手术的大小而定。如果是小手术无需输液者，不必改为胰岛素滴注。平时一直服用口服降糖药物而血糖控制良好者，仍继续服用，不须特殊处理。如果术前要求空腹，则早上的口服降糖药物免去，以免出现低血糖。如果要进行大、中型手术，这对机体是一个较大的应激，血糖会升高，由于患者的内源性胰岛素储备不足，应使用外源性胰岛素使血糖降至接近正常。同时，由于大中型手术，患者往往不能进食，皮下注射胰岛素又不易调整剂量，若能通过静脉输注胰岛素葡萄糖比例糖水，则既可供给患者热量，又可调节血糖水平。在静脉应用胰岛素的同时加强血糖监测，血糖控制的目标为 5.0~11.0mmol/L。术中可输注 5% 葡萄糖溶液 100~125ml/h，以防止低血糖。葡萄糖－胰岛素－钾联合输入是代替分别输入胰岛素和葡萄糖的简单方法，需根据血糖变化及时调整葡萄糖与胰岛素的比例。

（三）术后处理

（1）在患者恢复正常饮食以前仍予胰岛素静脉输注，恢复正常饮食后可予胰岛素皮下注射。

（2）对于术后需要重症监护或机械通气的患者，如血浆葡萄糖＞10.0mmol/L，通过持续静脉胰岛素输注将血糖控制在7.8~10.0mmol/L比较安全。

（3）中、小手术后一般的血糖控制目标为空腹血糖＜7.8mmol/L，随机血糖＜10.0mmol/L。在既往血糖控制良好的患者可考虑更严格的血糖控制，同样应注意防止低血糖发生。

（4）手术后患者多数暂时不能摄入足够的营养物质，能量供应不能满足机体需要，此时脂肪和蛋白质大量被分解，术后热能80%来自脂肪代谢，从而产生大量酮体，易导致酮酸中毒。因此，术后糖尿病患者怎样合理安排营养是极其重要的。在给予足够胰岛素使糖尿病得到有效控制的前提下，24小时内静脉输入100~150g葡萄糖可以减少蛋白质、脂肪及肝糖原的分解，并可满足脑组织对葡萄糖的需要量。若是胃肠道手术，术后需长时间禁食，应考虑静脉高营养。若是其他部位手术，应争取在术后48小时恢复饮食。

（四）围手术期糖尿病管理

糖尿病患者因其他原因需要进行手术治疗时需要得到特别的关注。对医护人员来说，糖尿病患者围手术期的正确处理是一种挑战，糖尿病大血管并发症和微血管并发症可显著增加手术风险。而且手术应激可使血糖急剧升高，造成糖尿病急性并发症发生率增加，这是术后病死率提高的主要原因；另外，高血糖可造成感染发生率增加及伤口愈合延迟。因此围手术期的正确处理需要外科医师、糖尿病专科医师及麻醉师之间良好的沟通与协作。

第三节　儿童和青少年糖尿病

一、分类

近年来，糖尿病发病逐渐趋于低龄化，儿童及青少年的发病率明显上升。国际糖尿病联盟儿童青少年学会（ISPAD）指南将儿童及青少年糖尿病以如下顺序分类。

1.1 型糖尿病

为免疫介导性和特发性。

2.2 型糖尿病

3.特殊类型糖尿病

儿童时期时常见到这类患者，有原发性和继发性。包括 B 细胞功能的单基因缺乏、胰岛素作用的遗传性缺陷、内分泌胰腺疾病、内分泌轴病变、药物或化学因素诱导的等 8 类病因导致的糖尿病。青少年的成人起病型糖尿病（MODY）是一类较经典的特殊类型糖尿病。

二、病因病机

（一）1 型糖尿病

目前认为病因是在遗传易感性的基础上，外界环境因素（可能包括病毒感染）引发机体自身免疫功能紊乱，导致胰岛 B 细胞的损伤和破坏，胰岛素分泌不足，引发糖尿病。患儿胰岛功能低下，常伴有 B 细胞自身抗体阳性，包括 ICA、胰岛素自身抗体（IAA）和 GADA。我国儿童青少年（0~14 岁）1 型糖尿病的年发病率约为 0.6/10 万，属低发病区，但由于我国人口基数大，故 1 型糖尿病患者的绝对数不少于 100 万。

（二）2 型糖尿病

随着肥胖儿童的增多，儿童青少年中 2 型糖尿病的发病率也有增高趋势。儿童及青少年 2 型糖尿病也表现为胰岛素抵抗和（或）胰岛素分泌不足，但和成人 2 型糖尿病不同，其胰岛素敏感性会随着患儿生长、发育的改变而降低。

三、诊断

（一）诊断依据

1.临床表现

（1）1 型糖尿病临床表现：起病较急，"三多一少"症状明显，常因感染或饮食不当发病，可有家族史；不典型隐匿性发病患儿多表现为疲乏无力、遗尿、食欲降低；20%~40% 的患儿以 DKA 急症就诊。

（2）2 型糖尿病临床表现：发病较隐匿，多见于肥胖儿童，发病初期超重或肥胖，以后渐消瘦，不易发生酮症酸中毒，部分患儿伴有黑棘皮病。此类患者在诊断 2 型糖尿病的同时要注意是否存在慢性并发症，包括高血压、血脂异常、微量白蛋白尿、眼底病变等，以及睡眠呼吸障碍、肝脏脂肪变性等疾病。青春期少女还应注意是否合并 PCOS。

2. 血浆血糖达到或超过糖尿病诊断标准

四、治疗

（一）1 型糖尿病治疗方案及原则

鉴于儿童糖尿病多数为 1 型糖尿病，治疗上须用胰岛素。在治疗过程中应注意以下几个方面：①3 岁以内幼儿由于无法控制热量，此时期生长又快，故只能每天多次查血糖（有一种简易的测指血仪器，患儿查血糖在家中即可进行），调整胰岛素用量。②对 4~5 岁小儿，可以安排好饮食，按计划进食，因此可以调整好胰岛素注射次数和量。③对学龄儿童，应帮助他们养成自己抽吸和注射胰岛素及执行饮食计划的习惯。④对于患儿来说，仅仅自我感觉身体良好是不够的，因为他们的血糖可能在很大范围内波动，所以应教会他们自我监测血糖的方法，并能根据血糖高低调整胰岛素的用量。⑤要牢固树立战胜疾病的信心。⑥饮食无法把握或特殊情况可选择超短效胰岛素。

1. 饮食治疗

计划饮食，控制总热量，但要保证儿童正常生长发育的需要。

均衡膳食，保证足够营养，特别是蛋白质的供应。应避免高糖高脂食物，多选择高纤维素食物，烹调以清淡为主。定时定量，少量多餐，最好是一日 3 次主餐和 3 次加餐。应注意进正餐和加餐的时间要与胰岛素注射及作用时间相匹配。

糖尿病患儿的饮食应做到以下几点：①首先应提出患者每日的总热卡需要量，而年龄不同，需要的热量也不同。每日的总热卡需要量，可按下述公式计算：

每日需要热卡（kcal）＝ 1000＋年龄 ×（80~110）

女孩到 14 岁，男孩到 18 岁后年龄一项不再增加。其中糖类占总热卡的 50%~60%，脂肪占 20%~25%，蛋白质占 10%~20%。糖类应使用天然粗淀粉，含有一定的纤维素。蛋白质中动物蛋白应占 1/2 以上。脂肪应以植物油如菜油、花生油等为主。②患儿的食物分配，除 3 次正餐外，还应有 3 次加餐。早餐占总量的 20%，中餐及晚餐各占 30%，其余 20% 分为 3 次点心，以 5%~10% 分别作为在早中餐间、中晚餐间和睡前的点心。③要采取措施避免小儿不合作而计划外进食。对幼儿，不让其有取食的机会，家庭成员不要在患儿空腹时进餐，不要在患儿面前进食糖尿病患儿禁忌的食物。④为患儿制备的饭菜容量要较大，外观上应使小儿产生丰盛饱足感。蔬菜所占比例要大，量要多。⑤以木糖醇、糖精、甜味素等代替蔗糖提供甜味或做甜味食品，并教育引导患儿放弃喜甜食的习惯。

2. 运动治疗

儿童 1 型糖尿病患者病情稳定后可参加学校的各种体育活动，这对糖尿病的病情控制有良好作用。但由于糖尿病患儿多数为 1 型糖尿病，体内胰岛素绝对缺乏，空腹运动，会使肝脏葡萄糖输出增加，血糖升高，游离脂肪酸和酮体生成增加，对代谢产生不利影响。因此，对糖尿病患儿，运动方式和运动量应个体化，循序渐进，强度适当，注意安全，体育锻炼宜在餐后 1 小时进行，运动量不宜太大，持续时间不宜过长，避免运动后发生低血糖。

3. 心理治疗和教育

是糖尿病患儿综合治疗非常重要的一部分，是促进患儿健康成长的关键环节。社会、学校和家庭都应给予糖尿病儿童更多的关心和爱护。

4. 门诊随访

患儿每 2~3 个月应到糖尿病专科门诊复查 1 次。每次携带病情记录本，以供医生对病情控制的了解，作为指导治疗的依据。每次随访均应测量身高、体重、血压、尿常规、尿糖及酮体、餐后 2 小时血糖和 HbA1c。

5. 预防慢性并发症

每半年至 1 年检测一项血脂谱、尿微量白蛋白、眼底以及空或负荷后 C 肽水平，并观察血压的变化，注意患儿免疫调节紊乱导致的腹泻病的发生，以及早期发现糖尿病的慢性并发症，并了解胰岛 B 细胞的功能变化。

由于 1 型糖尿病常合并自身免疫性甲状腺疾病，因此在诊断时应测定促甲状腺激素和甲状腺自身抗体，若存在甲状腺功能减退，需用甲状腺激素替代治疗，以免影响其生长发育。若甲状腺功能正常，应在 1~2 年后重复测定。

6. 儿童和青少年 1 型糖尿病控制目标

表 8-2　儿童和青少年 1 型糖尿病控制目标

年龄段（岁）	血糖（mmol/L）		HbA1c（%）	理由
	餐前	睡前/夜间		
幼儿~学龄前期（0~6）	5.6~10.0	6.1~11.1	7.5~<8.5	脆性，易发生低血糖
学龄期（6~12）	5.0~10.0	5.6~10.0	<8.0	青春期前低血糖风险相对高，而并发症风险相对低
青春期和青少年期（13~19）	5.0~7.2	5.0~8.3	<7.5	有严重低血糖的风险，需要考虑发育和精神健康；如无过多低血糖发生，就达到7%以下更好

注：血糖控制应权衡利弊，实行个体化，低血糖风险较高或无低血糖风险意识的患儿可适当放宽标准；当餐前血糖和糖化血红蛋白之间出现矛盾时，则应考虑加用餐后血糖值来评估。

（二）2 型糖尿病治疗方案及原则

1. 健康教育

不仅针对 2 型糖尿病患儿个体进行健康和心理教育，同时更要对患儿家庭成员进行糖尿病相关知识的普及。合理的生活方式对病情的控制尤为重要。

2. 饮食治疗

饮食控制以维持标准体重、纠正已发生的代谢紊乱和减轻胰岛 B 细胞的负担为原则，肥胖儿童减低体重可因人而异。同时进行饮食和生活方式干预，热卡一般不超过 1200kcal/d。

3. 运动治疗

运动治疗在儿童青少年 2 型糖尿病的治疗上占有重要的地位，有利于减轻体重，增加胰岛素的敏感性、血糖的控制和促进生长发育。运动方式和运动量的选择应该个体化，根据性别、年龄、体形、体力、运动习惯和爱好制订适当的运动方案。

4. 药物治疗

原则上可首选饮食和运动治疗，观察 2~3 个月，若血糖仍未达标，可使用口服降糖药或胰岛素治疗以保证儿童的正常发育。药物的选择及应用基本上与成年人相同。

值得注意的是，这些口服降血糖药物的疗效和安全性均未在临床上进行过全面的评估。美国食品药品监督管理局（FDA）仅批准二甲双胍用于 10 岁以上儿童患者。用药应体现个体化，在多数情况下，特别对于超重或肥胖的患者，二甲双胍可作为首选药物。与磺脲类药物相比，在控制 HbA1c 水平相当时，二甲双胍不易发生低血糖，同时有一定降低 TG 水平的作用。胰岛素的应用和注意事项与儿童 1 型糖尿病相同。此类患儿还应注意进行自我血糖监测。

5. 控制目标

保持正常生长发育，避免肥胖或超重，在避免低血糖的前提下，空腹血糖 < 7.0mmol/L，HbA1c 尽可能控制在 7.0% 以下。

6. 定期随访

进行身高、体重、血压、血脂、血糖和 HbA1c 的检查，及时发现糖尿病慢性并发症。

五、调摄与预防

（一）2 型糖尿病的筛查

与成人 2 型糖尿病一样，对于儿童及青少年 2 型糖尿病患者也要做到"早发现、早诊断、早治疗"，尤其是对高危人群（肥胖、糖尿病家族史、血脂异常和高血压，多囊卵巢综合征）进行筛查和预防。不定期进行身高、体重、血压、血脂、血糖的检查，以求及早发现异常，及时进行干预治疗。

（二）儿童及青少年中糖尿病高危人群的筛查标准

1. 高危因素

（1）超重（相对于同性别、年龄人群，体质指数超过 85%）合并以下任意 2 项指标：①家族史：一级或二级亲属患有糖尿病；②高风险种族；③胰岛素抵抗相关表现，如黑棘皮病、高血压、血脂异常、多囊卵巢综合征等；④母亲怀孕时有糖尿病史或诊断为妊娠期糖尿病。

（2）年龄：10 岁或青春期（如果青春期提前）。

2.筛选频率

每隔 3 年筛选一次。

（三）儿童及青少年 2 型糖尿病

尽管儿童多见 1 型糖尿病，但儿童及青少年 2 型糖尿病的发病率正在不断增加，已引起社会关注。国内目前尚无儿童和青少年 2 型糖尿病的全国性流行病学统计资料。大多数 2 型糖尿病患者肥胖，起病隐匿，有较强的 2 型糖尿病家族史。极少数为急性起病，表现为多饮、多尿、酮症，而需要暂时性胰岛素治疗，在临床上应和 1 型糖尿病作鉴别（表 8-3）。

表 8-3　青少年 1 型和 2 型糖尿病的鉴别要点

鉴别点	1 型	2 型
起病	急性起病，症状明显	缓慢起病，症状不明显
临床特点	体重下降 多尿 烦渴，多饮	肥胖 较强的 2 型糖尿病家族史 有高发病率种群 黑棘皮病 多囊卵巢综合征
酮症	常见	通常没有
C 肽抗体	低 / 缺乏	正常 / 升高
ICA	阳性	阴性
GADA	阳性	阴性
IA-2A	阳性	阴性
治疗	胰岛素	生活方式、口服降糖药或胰岛素
相关的自身免疫性疾病	并存几率高	并存几率低

注：ICA：胰岛细胞抗体；GADA：谷氨酸脱羧酶抗体；IA-2A 人胰岛细胞抗原 2 抗体。

第四节 老年糖尿病

2型糖尿病是我国老年糖尿病的主要类型。老年人是糖尿病防治的重点人群。

一、病因病机

（1）糖耐量随年龄增加而降低。

（2）老年人普遍存在胰岛素抵抗。

（3）老年人胰岛B细胞代偿功能随年龄增加逐渐减退。

（4）生活方式改变对糖代谢影响大。

二、老年糖尿病的特点

（1）50%以上患者无典型糖尿病"三多一少"的症状，即无烦渴多饮、多尿、多食及体重减轻等症状。多数是通过体检或因其他疾病住院检查发现血糖增高而确诊为糖尿病。

（2）老年糖尿病患者多数空腹血糖正常或稍偏高，但做口服葡萄糖耐糖耐量试验却发现餐后2小时血糖升高，因此老年人体检时应查餐后2小时血糖，以便及早发现和治疗糖尿病。

（3）未被诊断出来的糖尿病患者，其微血管及神经并发症仍在进行性发展。病程越长，眼、肾、神经病变越重，患者常因其慢性并发症如脑血管意外、昏迷、心肌梗死、尿毒症、白内障、外阴瘙痒等住院治疗而确诊为糖尿病。

（4）老年糖尿病患者由于总的肾小球滤过率下降，肾排糖阈升高，尿糖常为阴性。

三、诊断

老年糖尿病是指年龄≥60岁（世界卫生组织界定为＞65岁）的糖尿病患者，包括60岁以前诊断和60岁以后诊断的糖尿病患者。

四、治疗

（一）老年糖尿病的治疗目的

老年糖尿病的治疗目的是减少大血管和微血管并发症以提高生存质量和预期寿命。2 型糖尿病是老年糖尿病的类型，此类患者常用口服降糖药，药物选择可参照有关章节，但要兼顾患者年龄大的特点。在不出现低血糖的前提下，根据患者情况制定个体化的控制目标，达到适度的血糖控制。

（二）老年糖尿病治疗的注意事项

1. 控制血糖药物的使用

（1）由于老年糖尿病患者的各脏器功能减退，肝功能、肾功能减退，降糖药物在体内消除的时间延长，因此最好不用长效促胰岛素分泌的药物，如优降糖等，而选用作用温和、作用时间较短的药物，如格列喹酮、瑞格列奈、格列吡嗪等，以避免发生低血糖。轻症的患者也可选用 α- 糖苷酶抑制剂阿卡波糖，它单用一般不会发生低血糖。

（2）若口服降糖药物不能使血糖降至正常，或应用数年已失效，应改用胰岛素，以短效胰岛素为宜。

（3）使用胰岛素时，由于老年人视力差，不能准确抽吸胰岛素量，因此必须由亲属代为操作，不能有误。

（4）定期检查血糖，防止低血糖发生。

（5）老年患者低血糖发生后常无症状，即无症状低血糖，应特别小心。

（6）老年患者实际情况差异很大，应在全面评估的基础上，遵循个体化差异的原则，选择不同的控制标准，可参考如下分层：① HbA1c < 7.5%：相应 FPG < 7.5mmol/L 和 2h PG < 10.0mmol/L。适用于预期生存期 > 10 年、较轻并发症及伴发疾病，有一定低血糖风险，应用胰岛素促泌剂类降糖药物或以胰岛素治疗为主的 2 型和 1 型糖尿病患者。② HbA1c < 8.0%：对应的 FPG < 8.0mmol/L 和 2h PG < 11.1mmol/L。适用于预期生存期 > 5 年、中等程度并发症及伴发疾病，有低血糖风险，应用胰岛素促泌剂类降糖药物或以多次胰岛素注射治疗为主的老年糖尿病患者。③ HbA1c < 8.5%：如有预期寿命 < 5 年、完全丧失自

我管理能力等情况，HbA1c 的控制标准可放宽至 < 8.5%，尚需避免严重高血糖（> 16.7mmol/L）引发的糖尿病急性并发症和难治性感染等情况发生。消除糖尿（血糖水平 < 11.1mmol/L）是老年糖尿病患者治疗的一个重要目标，有利于改善高血糖渗透性利尿（引起血容量减少，夜尿多等）和营养负平衡（尿糖排出）。

2. 生活方式干预依然是重要的治疗手段

有些血糖水平不太高的老年 2 型糖尿病患者，通过生活方式干预可获得相对满意的血糖控制。制订生活方式干预方案时应注意其并发症及伴发病、视力、听力、体力、运动耐力、平衡能力、是否有骨关节病变及心肺等器官功能情况，推荐个体化的方案。

3. 合并其他疾病时药物的使用

老年患者可能罹患多种疾病，会同时服用多种药物，药物间相互作用以及肝肾功能逐渐减退可能增加药物不良反应发生的风险。在进行降糖治疗时要注意血压、血脂、凝血机制等异常，根据异常情况作相关处理。

五、调摄与预防

胰岛 B 细胞功能与年龄相关，糖尿病的发生具有明显的增龄效应，老年人是糖尿病的高危人群。保持愉悦的心情，健康的生活方式，合理膳食，适度运动，维持合理体重，纠正其他代谢异常，以及定期筛查对预防糖尿病有益。

第九章　糖尿病急性并发症

第一节　糖尿病酮症酸中毒

糖尿病酮症酸中毒（diabetic ketoacidosis，DKA）是由于胰岛素不足及升糖激素不适当升高，引起糖、脂肪和蛋白代谢紊乱，导致水、电解质和酸碱平衡失调，以高血糖、高血酮和代谢性酸中毒为主要表现的临床综合征，是糖尿病的急性并发症之一，也是内科常见急症之一。

一、诱因

1型糖尿病患者有自发发生DKA的倾向，2型糖尿病患者在某些诱因下也可发生。常见的诱因是急性感染、胰岛素不适当减量或突然中断治疗，饮食不当（过量或不足、进食过多高糖高脂食物、饮酒等）、胃肠疾病（呕吐、腹泻等）、脑卒中、心肌梗死、创伤、手术、妊娠、分娩、精神刺激等，部分2型糖尿病患者可无明显诱因。

二、发病机制和病理生理

胰岛素缺乏是DKA发生的基础。胰岛素缺乏时伴随着胰高糖素等升糖激素不适当的升高，导致三大物质代谢紊乱，不但血糖明显升高，而且蛋白质和脂肪分解增加。脂肪分解产生游离脂肪酸在肝脏经 β 氧化产生大量乙酰辅酶 A，由于草酰乙酸不足，乙酰辅酶 A 不能进入三羧酸循环氧化供能而相互缩合形成酮体（β-羟丁酸、乙酰乙酸和丙酮）。蛋白分解增加，血中成糖、成酮氨基酸均增加，使血糖、血酮进一步升高，最终出现高血糖、酸中毒和渗透性利尿，导致明显脱水和电解质紊乱。

DKA 分为几个阶段：①早期血酮升高、尿酮排出增多，称为糖尿病酮症；

②酮体中 β-羟丁酸和乙酰乙酸为酸性代谢产物，消耗体内储备碱，导致出现酮症酸中毒，初期血 pH 正常，属代偿性酮症酸中毒，晚期血 pH 下降，为失代偿性酮症酸中毒；③病情进一步发展，出现神志障碍，称糖尿病酮症酸中毒昏迷。

（一）酸中毒

由于脂肪动员和分解加速，大量游离脂肪酸在肝内经 β 氧化生成酮体，酮体中乙酰乙酸和 β-羟丁酸都是酸性物质，消耗体内碱储备，加上蛋白质分解产生的有机酸增加，循环衰竭、肾脏排出酸性代谢产物减少导致酸中毒。早期由于组织利用及体液缓冲系统和肺、肾的代偿调节，血 pH 可保持正常；代谢紊乱加重、血酮浓度继续升高超过机体代偿能力时，血 pH 降低就出现失代偿性酮症酸中毒。

酸中毒可使胰岛素敏感性降低；组织分解增加，K^+ 从细胞内逸出；抑制组织氧利用和能量代谢。严重酸中毒使微循环功能恶化，降低心肌收缩力，导致低体温和低血压。当血 pH < 7.2 时，刺激呼吸中枢引起呼吸深大；低至 7.1~7.0 时，可抑制呼吸中枢和中枢神经功能、诱发心律失常；当 pH < 7.0 时可致呼吸中枢麻痹呼吸反而减弱，可引起严重 CO_2 麻醉（潴留）及深度昏迷，甚至死亡。

（二）严重失水

严重高血糖和高血酮、蛋白质和脂肪分解加速导致的各种酸性代谢产物均可引起渗透压性利尿，大量酮体从肺排出也带走大量水分，厌食、恶心、呕吐使饮水量减少，从而引起细胞外失水；血糖和血酮浓度升高使血浆渗透压增高，血糖每升高 5.6mmol/L（100mg/dl）血浆渗透压相应升高 5.5mmol/L，水从细胞内向细胞外转移引起细胞内失水。

（三）电解质平衡紊乱

渗透性利尿、呕吐及摄入减少、细胞内外水分及电解质的转移以及血液浓缩等因素，均可导致电解质平衡紊乱。

血钠一般正常或减低。早期由于细胞内液外移可引起稀释性低钠血症；进而可因多尿和酮体排出致血钠丢失增加，失钠多于失水时可引起缺钠性低钠血症，若失水超过失钠，也可出现高钠血症。

由于摄入不足和排出过多，DKA 时钾缺乏显著，但由于血液浓缩、肾功能减退时 K$^+$ 滞留以及 K$^+$ 从细胞内转移到细胞外，因此血钾浓度可正常甚至增高，掩盖体内严重缺钾。随着治疗的进行，补充血容量（稀释作用），尿量增加，K$^+$ 排出增加，注射胰岛素，纠正酸中毒使 K$^+$ 转入细胞内后，可发生严重的低钾血症，诱发心律失常或心搏骤停。

DKA 时由于细胞分解代谢增加，磷在细胞内的有机结合被破坏，磷从细胞内释放经肾从尿排出，引起低磷血症。低磷可致红细胞 2，3- 二磷酸甘油减少，使血红蛋白与氧的亲和力增加，引起组织缺氧，并可产生胰岛素抵抗。

（四）携带氧系统失常

DKA 时红细胞糖化血红蛋白增加以及 2，3 二磷酸甘油酸（2，3-DPG）减少，使血红蛋白与氧亲和力增高，血氧离解曲线左移，造成组织缺氧。但另一方面，酸中毒时血 pH 下降使血氧解离曲线右移，释放氧增加（Bohr 效应），起代偿作用，使组织缺氧在某种程度上得到改善。若纠正酸中毒过快，失去这一代偿作用，而糖化血红蛋白仍高、2，3-DPG 仍低，反而可加重组织缺氧，诱发脑水肿。

（五）周围循环衰竭和肾功能障碍

严重失水导致血容量减少，加上酸中毒引起的微循环障碍，可发生周围循环衰竭，最终出现低血容量休克。血容量下降导致肾灌注量降低，引起少尿或无尿，严重时发生急性肾衰竭。

（六）中枢神经功能障碍

严重酸中毒、失水、缺氧、体循环及微循环障碍等多种因素综合作用下，出现神经元内自由基增多，信号传递途径障碍，甚至 DNA 裂解和线粒体失活，细胞呼吸功能及代谢停滞，引起中枢神经功能障碍。临床出现不同程度的意识障碍（由嗜睡至昏迷），长期缺氧可导致脑水肿。此外，治疗不当，如纠正酸中毒时给予碳酸氢钠不当导致反常性脑脊液酸中毒，血糖下降过快或输液过多过快、渗透压不平衡可引起继发性脑水肿并加重中枢神经功能障碍。

三、中医病因病机

中医没有糖尿病酮症酸中毒的病名，按其发病特点及临床表现，该病属于中医学"消渴病""昏聩""厥证""腹痛""呕吐"等范畴。中医学认为是在消渴病的基础之上，因他病加临，饮食不节，浊毒犯胃，应激损伤，久病失治误治等因素作用下，致使燥热内灼，浊热上泛，严重耗伤气阴，煎熬营血，致血液黏滞；正气虚弱，鼓动无力，血运迟滞，终致血脉不和，阴津阳气欲竭。浊邪秽毒内蓄，壅塞三焦，以致气机升降失常，气血运行阻滞，浊毒物质蓄积体内，致使清阳不升，浊阴不降，导致该病突然发生。他病加临，化热伤阴：素体阴虚燥热，复加他邪，邪并于阳，从阳化热，消灼津液，阴液大伤。饮食不节，浊毒犯胃：外感秽浊湿邪阻遏中焦，或暴饮暴食，损伤脾胃，致使气机逆乱，升降失常，或宿食痰浊积滞日久化热，或过食辛辣，胃热内盛，导致胃热上蒸，致突发纳呆呕吐泛恶，或可见口出臭秽似烂苹果味。久病失治误治：消渴日久，或因医过，或因他病，伤津耗液，阴伤愈重，燥热益盛而发为本病。

总之，关键在于在消渴阴虚燥热、气阴两虚的病理基础上由于各种原因导致浊毒内郁，热毒浸淫。燥热耗伤肺津，肺枯叶焦不能输布津液来充身泽毛，而见皮肤干瘪；燥热伤津而见咽干口燥；燥热炼液为痰，痰浊中阻则脘痞胸闷纳呆呕吐泛恶；痰浊上蒙清窍而见头痛烦躁，甚至神昏谵语、昏聩不醒，可危及生命。

四、临床表现

根据酸中毒的程度，DKA可分为轻度、中度和重度。轻度是指仅有酮症，无酸中毒（糖尿病酮症）；中度除酮症外，还有轻至中度酸中毒（糖尿病酮症酸中毒）；重度是指酸中毒伴意识障碍（糖尿病酮症酸中毒昏迷），或虽无意识障碍，但二氧化碳结合力低于10mmol/L者。

早期表现为多尿、烦渴多饮和乏力等症状加重或首次出现上述症状或仅有感染等诱因的症状；然后逐渐出现食欲减退、恶心、呕吐，常伴头痛、烦躁、嗜睡等症状，呼吸深快，呼气中有烂苹果味（丙酮气味）；病情进一步发展，出现严重失水，尿量减少，皮肤黏膜干燥，眼球下陷，脉快弱，血压下降，四肢厥冷；到晚期，各种反射迟钝甚至消失，甚至昏迷。少数病例表现有明显腹痛、腹肌紧张和压痛，甚至有血淀粉酶升高，易误诊为急腹症，应予注意。

五、实验室和辅助检查

(一)尿液检查

尿糖、尿酮阳性或强阳性。当肾功能严重损害时，尿糖、尿酮阳性强度可与血糖血酮值不平行；此外，重度 DKA 机体缺氧时，有较多的乙酰乙酸被还原为 β–羟丁酸，此时尿酮测定反而呈阴性或弱阳性，DKA 病情减轻后，β–羟丁酸转为乙酰乙酸，使尿酮反应呈阳性或强阳性，对这种与病情不相称的现象应予认识，以免错误分析病情。

有时可有蛋白尿和管型尿，随着 DKA 治疗恢复可消失。

(二)血液检查

1. 高血糖

一般在 16.7~33.3mmol/L（300~600mg/dl），超过 33.3mmol/L 时多伴有高渗状态或肾功能障碍。

2. 高血酮

正常血酮＜ 0.6mmol/L，＞ 1.0mmol/L 为高血酮，＞ 3.0mmol/ L 提示酸中毒。

3. 酸中毒

血实际 HCO_3^- 和标准 HCO_3^- 降低，二氧化碳结合力和 pH 降低，剩余碱负值增大（＞ –2.3mmol/L），阴离子间隙增大，与碳酸盐降低大致相等。临床上偶尔可见到碱血症的 DKA 患者，多为严重呕吐、摄入利尿药或碱性物质过多所致。

4. 血清电解质

血钠、氯常降低，少数也可正常或升高；血钾在治疗前高低不定，若患者入院时血钾正常或低水平，说明患者机体明显缺钾，输液和胰岛素治疗后血钾将进一步降低，易诱发心律失常，故治疗中应严密监测血钾水平并及时补充电解质。

5. 其他

血尿素氮和肌酐可轻、中度升高，一般为肾前性肾功能损害，随着 DKA 治疗恢复逐渐下降，当肾脏本身有病变或失水时间过长时可持续不下降或甚至继续升高。血浆渗透压轻度升高。血清淀粉、脂肪酶、谷草转氨酶和谷丙转氨酶可一过性增高，一般在 DKA 治疗后可恢复正常。末梢血白细胞数升高，在无感染时也可升高，中性粒细胞比例升高，为非感染性应激所致。血三酰甘油升高，血清可呈乳糜状。

六、诊断和鉴别诊断

（一）诊断

早期诊断是决定治疗成败的关键，临床上对于原因不明的恶心、呕吐、失水、酸中毒、休克、昏迷的患者，尤其是呼吸有酮味（烂苹果味）、血压低而尿量多者，不论有无糖尿病病史，均应想到本病的可能性，应立即筛查血糖、血酮、尿素氮、肌酐、电解质、血气分析等以明确诊断。如尿糖和酮体阳性同时血糖和血酮增高、血 pH 和（或）二氧化碳结合力降低，无论有无糖尿病病史，都可诊断为 DKA。DKA 患者昏迷者只占少数，此时应与低血糖昏迷、非酮症高渗性糖尿病昏迷及乳酸性酸中毒相鉴别。

（二）鉴别诊断

1. 糖尿病高渗性昏迷

常见于 2 型糖尿病老年患者，多有神志障碍，实验室检查血糖显著升高、常超过 33.3mmol/L，血钠升高＞145mmol/L，血浆有效渗透压显著升高＞320mOsm/L，酮体阴性或弱阳性，无酸中毒或仅轻度酸中毒。

2. 糖尿病乳酸酸中毒昏迷

常见于服用大量苯乙双胍者、休克、严重感染、严重缺氧、肝肾功能衰竭等，尤原有慢性肝病、肾病、心衰者更容易并发此症。除原发病以外，以代谢性酸中毒为主，厌食、恶心、深呼吸、昏睡、木僵、昏迷等。血浆乳酸升高，常＞5mmol/L，乳酸及丙酮酸之比明显增高＞15:1（正常＜10:1），且血 pH＜7.35 时可诊断为乳酸性酸中毒。如有代谢性酸中毒而血酮不高或增高不多者应怀疑乳酸酸中毒，及时测定血乳酸及丙酮酸浓度以明确诊断。

3. 糖尿病低血糖昏迷

常见于糖尿病患者口服降糖药或注射胰岛素剂量过大、进食减少或运动过度等，起病急，昏迷前有饥饿、多汗、心悸、震颤等交感神经兴奋等表现，皮肤苍白、湿而多冷汗，呼吸正常。实验室检查血糖显著降低，尿酮阴性，无酸中毒，即刻静脉注射 50% 葡萄糖 40~60ml 可迅速纠正症状。

4. 饥饿性酮症

患者因其他疾病引起剧烈呕吐、进食减少甚至禁食时，也可产生酮体，甚至酸中毒，但是血糖不高，尿糖阴性，有助于鉴别。

5. 其他

其他疾病所致昏迷，如脑膜炎、尿毒症、肝性脑病、脑血管意外等，常有明显原发疾病表现及相关检查指标异常，而尿糖和尿酮体阴性，高血糖、酸中毒不明显。另外，酮症酸中毒有腹痛者应注意与各种急腹症鉴别，如急性胰腺炎、胆囊炎、阑尾炎等，必须从病史、体征、检查资料及动态观察中分析判断。

七、治疗

对早期酮症患者，仅需给予足量胰岛素及口服补充液体，持续到酮体消失；对酮症酸中毒甚至昏迷患者应立即抢救，按以下原则积极治疗。

（一）补液

补液是 DKA 治疗的关键环节，DKA 常有严重脱水，血容量不足，组织微循环灌注不良，只有在有效组织灌注改善、恢复后，胰岛素的生物效应才能充分发挥。

通常使用生理盐水，当血糖下降至 13.9mmol/L（250mg/dl）时改用 5% 葡萄糖水或糖盐水，并按每 2~4g 葡萄糖加入 1U 短效胰岛素。DKA 失水量可达体重 10% 以上，故补液总量可按原体重 10% 估计。补液速度应先快后慢，如无心力衰竭，在开始 2 小时内输入 1000~2000ml，以便能较快补充血容量，改善周围循环和肾功能；以后根据血压、心率、每小时尿量、周围循环状况决定输液量和速度，在第 3~6 小时输入 1000~2000ml；第 1 个 24 小时输液总量一般为 4000~6000ml，严重失水者可达 6000~8000ml。对老年或伴心脏病、心力衰竭患者，应在中心静脉压监护下调节输液速度及输液量。若患者清醒且无禁忌证时，可鼓励患者多饮水，以减少静脉输入量和速度，尤其适于有心脏病史者。

（二）胰岛素治疗

胰岛素治疗与补液治疗可以同时进行。对中度以上的 DKA，一旦诊断，应该首选静脉持续输注短效胰岛素治疗方案。一般采用小剂量胰岛素治疗方案，即每小时给予每千克体重0.1U胰岛素，既能有效的抑制酮体生成，又不易发生低血糖、低血钾和脑水肿。

开始时，以0.1U/（kg·h）（成人5~7U/h）胰岛素加入生理盐水中持续静脉滴注，通常血糖下降速度一般以每小时约降低3.9~6.1mmol/L（70~110mg/dl）为宜，每1~2小时复查血糖，若2小时后血糖下降不理想或反而升高，且脱水状态已基本纠正，胰岛素剂量可加倍，此后根据血糖下降情况进行调整，使血糖下降速率稳定在上述范围内。重症患者［有休克和（或）严重酸中毒和（或）昏迷者］可酌情在小剂量胰岛素治疗前静脉注射首次负荷剂量10~20U胰岛素。当血糖下降至13.9mmol/L（250mg/dl）时，转为第二阶段治疗，将原生理盐水改为5%葡萄糖或糖盐水，按葡萄糖与胰岛素之比例为（2~4）：1加入胰岛素，尿酮稳定转阴后过渡到胰岛素常规皮下注射。

（三）纠正电解质紊乱

DKA患者均有不同程度失钾，但在胰岛素缺乏、高渗、酸中毒情况下，血清钾浓度可能正常，甚至升高，不能真实反映体内缺钾程度，一旦开始胰岛素及补液治疗后血钾将开始下降，根据血钾水平和尿量酌情补钾可以纠正此趋势。

为了预防低钾血症，一般在开始胰岛素及补液治疗后，只要患者排尿量正常，血钾不高（低于5.5mmol/L）时、即使血钾正常，也要静脉补钾，若尿量＜30ml/h，则暂缓补钾，待尿量增加后再开始补钾。心电图能更直接反映细胞内钾情况，故补钾过程中可结合血钾和心电图检查。在心电图与血钾检测的监护下，每小时补充氯化钾1~1.5g（13~20mmol），24小时总量3~6g，甚至6~8g或以上。DKA纠正后仍需口服钾盐1周左右。若治疗前经有明确低血钾，尿量＞40ml/h时，可在胰岛素及补液治疗同时即开始补钾。少数情况下，DKA或HHS患者存在明显低钾，则应该在补液开始就予以补钾，待血钾恢复到3.3mmol/L时再开始胰岛素治疗，以免心律失常、心脏骤停和呼吸肌麻痹。

而低钠、低氯血症一般通过输注生理盐水即可纠正。

在DKA时，全身磷酸盐缺失达到1.0mmol/kg体重，但是高渗透压状态时磷酸盐向细胞外转移导致血浆磷酸盐水平正常或稍偏高，在治疗期间会迅速降低。低磷酸盐血症可导致横纹肌和呼吸肌软弱，心脏收缩功能降低，溶血性贫血，红细胞内 2,3- 二磷酸甘油降低、氧离曲线左移、组织缺氧，所以对于有心衰、呼吸抑制、溶血性贫血和缺氧，且血磷浓度 < 1.0mg/dl 的患者，仍然应该补充磷酸盐。

（四）纠正酸中毒

当 DKA 患者 pH > 7.0 时，足够的胰岛素治疗即能有效地抑制脂肪分解，从而抑制酮体生成，因此轻中度 DKA 患者经上述治疗后，酮症酸中毒不需要补碱就会随着代谢紊乱的纠正而恢复。重度酸中毒可使外周血管扩张和心肌收缩力降低，导致低体温和低血压，并降低胰岛素敏感性，当血 pH 低至 7.0 时，可抑制呼吸中枢和中枢神经功能，诱发心律失常，故应予以碳酸氢钠治疗。但是过多过快补充碱性药物可产生不利影响：①二氧化碳透过血－脑屏障的弥散能力快于碳酸氢根，快速补碱后脑脊液 pH 呈反常性降低，引起脑细胞酸中毒，加重昏迷；②红细胞低 2,3- 二磷酸甘油和高糖化血红蛋白状态改变较慢，血 pH 的骤然升高使血红蛋白与氧亲和力增加，加重组织缺氧，有诱发和加重脑水肿的危险；③促进钾离子向细胞内转移，加重低血钾和出现反跳性碱中毒。故应慎重补碱，血 pH > 7.0 时，不需给碱性药物，血 pH < 7.0 时予以等渗碳酸氢钠（1.25%~1.4%）溶液，此后每 2 小时监测血 pH，直到 pH 上升至 7.0 时停止补碱。

（五）处理诱发病和防治并发症

应积极寻找诱因并及时治疗。DKA 最常见的诱因是各种感染，尤其是 2 型糖尿病患者伴急性全身性严重感染，如败血症、肺炎、化脓性皮肤感染、化脓性扁桃体炎、化脓性中耳炎、鼻窦炎、胃肠道感染、急性胰腺炎、胆囊胆管炎、腹膜炎、泌尿生殖系统感染等，应该予以补液、胰岛素治疗同时积极抗感染治疗。

1. 休克

如休克严重且经快速输液后仍不能纠正，应详细检查并分析原因，例如有无合并感染性休克或急性心肌梗死，并给予相应措施。

2. 严重感染

感染是 DKA 常见诱因，但也可继发于 DKA 之后，最常见为呼吸道感染和泌尿系统感染。因 DKA 可引起低体温和血白细胞数升高，故不能以有无发热或血象改变来判断，应结合症状、体征和相关检查综合判断。

3. 心力衰竭、心律失常

补液过多过快可导致心力衰竭和肺水肿，尤其是老年患者或有心脏病史者（尤其是急性心肌梗死），治疗中应注意预防。输液过程中可根据血压、心率、中心静脉压、尿量等调整输液量和速度，一旦出现心衰，酌情应用利尿药和正性肌力药。血钾过低或过高均可引起严重心律失常，治疗过程中应在血钾检测和心电图监护下，以及时发现及时治疗。

4. 肾衰竭

DKA 的肾衰竭多为肾前性肾衰竭，随着治疗的进展，血 BUN、Cr 逐渐下降，但若是失水时间过长或原来有肾脏病变者可转变为肾性肾衰竭，治疗过程中应密切观察尿量变化，及时处理，强调注意预防。

5. 脑水肿

是 DKA 最严重的并发症，病死率甚高，应着重预防、早期发现和治疗。脑水肿常与脑缺氧、补碱过早过多过快、血糖下降过快等有关。如经治疗后，血糖有所下降、酸中毒改善，但昏迷反而加重，或虽然一度清醒，但出现烦躁、心率加快、血压偏高、肌张力增高，应警惕脑水肿的可能。可给予地塞米松（同时观察血糖，必要时加大胰岛素剂量）、呋塞米治疗，但是慎用甘露醇。

6. 胃肠道表现

因酸中毒引起呕吐或伴有急性胃扩张者，可用 1.25% 碳酸氢钠溶液洗胃，清除残留食物，并预防吸入性肺炎。

八、中医辨证论治

配合西医补液，补充胰岛素，纠正水电解质紊乱及维持酸碱平衡等治疗，中医药治疗可有效缓解临床症状，改善疾病预后，提升患者生活质量，同时有效地减少住院时间，降低治疗费用。

1. 阴虚燥热

烦渴引饮，多尿，神疲乏力，肢体倦怠，纳呆，或见恶心呕吐，舌干红少津，苔薄黄而干或微腻，脉细数。

治则：清泄肺胃，生津止渴。

代表方：玉女煎合白虎汤加减。

| 石膏 20g | 熟地黄 15g | 麦冬 10g | 知母 10g |
| 牛膝 5g | 生甘草 5g | | |

可合用消渴胶囊。

汗出烦渴重者加五味子、乌梅、石斛、天花粉、玄参；敛汗养阴、止渴除烦。燥热亢盛者重用石膏，加黄连、栀子等清热泄火，疲乏倦怠重者加太子参、黄芪。若恶心欲吐，舌苔白腻者加半夏、竹茹、藿香、佩兰等芳香化浊，和胃止呕。大便干结不通者，加玄参、何首乌、大黄、芒硝等养阴清热通便，或者采用增液承气汤煎液灌肠。

2. 浊毒壅滞

皮肤干瘪，渴饮无度，精神萎靡，嗜睡，胸闷纳呆，恶心呕吐，或口有秽臭，时有少腹疼痛如绞，大便秘结，舌干红，苔垢而燥，脉沉细。

治则：化浊解毒，清热导滞。

代表方：宣白承气汤加减。

| 石膏 15g | 杏仁 5g | 瓜蒌壳 5g | 生大黄 10g |
| 石菖蒲 5g | 玄参 10g | 生地黄 15g | 枇杷叶 10g |

发热，大渴引饮，大汗出者，重用生石膏，加知母、石斛养阴清热除烦止渴。伴头晕、嗜睡者加佩兰等芳香开窍，避秽醒神。呼吸深长，邪浊犯肺者，加桑白皮、葶苈子泄肺平喘。少腹疼痛如绞，舌质紫暗有瘀斑者加桃仁、红花、赤芍、木香等活血化瘀、行气止痛。小便赤痛者加车前子、黄柏、苍术等清热除湿、利尿通淋。

3. 邪毒闭窍

躁扰不安、心烦不寐，或嗜睡，或见手足抽搐，痰壅气促，甚则神识昏蒙，或有谵语，食欲不振，口臭呕吐，小便短赤，舌暗红而绛、苔黄燥或黑，脉细。

治则：清营解毒，芳香开窍。

代表方：菖蒲郁金汤合清营汤加减。

水牛角 30g	生地黄 15g	玄参 10g	麦冬 9g
丹参 5g	黄连 5g	金银花 10g	连翘 5g
石菖蒲 10g	栀子 10g	牡丹皮 10g	郁金 5g

淡竹沥 15g　　　　　淡竹叶 10g

惊厥抽搐者合用羚角钩藤汤，加石决明、磁石、白芍等清热养阴，柔肝息风止痉。瘀血阻滞者可加赤芍、归尾等活血化瘀。

中成药，中药注射剂，具有起效快、使用方便等特点。如二便不通，高热神昏者，急予安宫牛黄丸；痰蒙清窍，不省人事者急予至宝丹；肢体强痉，面赤身热，气促口臭，急予紫雪丹，每日 2~3 次，灌服，清开灵或者醒脑静注射液滴注。

4. 阴虚风动

神倦欲寐，耳聋眼花，手足蠕动，甚则惊厥抽搐，舌红绛少苔，脉虚细数。

治则：滋阴清热，柔肝息风。

代表方：加减复脉汤加减。

生地黄 20g　　　　生白芍 20g　　　　麦冬 15g　　　　火麻仁 10g

牡丹皮 5g　　　　鳖甲 20g

头晕头痛，呼多吸少，加熟地黄、山茱萸、牛膝、龙骨、牡蛎潜阳纳气。仅见手足蠕动者，可选二甲复脉汤，若见惊厥抽搐，神志不清者，可用三甲复脉汤。抽搐舌绛少苔者可合用大定风珠。

5. 阴竭阳脱

口干唇焦，肌肤干瘪，神识不清，肌肤干瘪，面色苍白，目陷睛迷口开，自汗肤冷，气息低微，唇舌晦黯无津，脉细数或脉微欲绝。

治则：救阴敛阳，固脱醒神。

代表方：冯氏全真一气汤加减。

人参 10g　　　　麦冬 15g　　　　五味子 10g　　　　熟地黄 10g

白术 10g　　　　制附子 15g　　　　牛膝 10g

若口干少津，则去附子、白术，加沙参、黄精、石斛等养胃生津。若面色如妆，气逆喘促者加黑锡丹镇浮阳，纳气定喘。

可以给予大剂量参麦注射液或者生脉注射液静推、滴注。

此外尚可辨证选穴，应用针灸治疗。阴虚燥热证采用轻、中度刺激，平补平泻手法，多选胰俞、肺俞、脾俞、肾俞、三阴交、太溪为主穴。口渴多饮者加太渊、少府；纳呆恶心呕吐者酌加梁门、公孙等。浊毒壅滞证采用中、强度刺激，泻法，多选择内关、中脘、足三里、内庭、丰隆作为主穴。烦渴者可加金津、玉液、海泉；喘促气逆酌加尺泽、孔最、鱼际；纳呆呕恶者加三阴交、梁门、公孙；腹痛者可加天枢、上巨虚、阴陵泉等。邪毒闭窍证采用中度刺激，泻法，多选水沟、百会、中冲、太冲、后溪、内关为主穴，头项强直者可加天柱。阴虚风动证采用轻、中度刺激，补法，多选肝俞、肾俞、三阴交、然谷、照海、涌泉、太溪为主穴，夹有痰浊呕恶者酌加丰隆、中脘、内关，喘促者可加肺俞、定喘、太渊等。阴竭阳脱证采用强刺激，补法，多选交感、神门、太溪、涌泉、人中、百会、关元、神阙等；也可采用神阙隔盐灸，关元隔附子饼灸，各 5~10 壮；百会、涌泉艾条灸 20~30 分钟。

九、调摄与预防

糖尿病患者做好良好的调摄和护理是预防糖尿病急性并发症发生和抢救的重要环节，必须做好中医辨证施护，重视疾病的预防与健康教育工作。

（1）合理服药，坚持血糖监测。

（2）保持心情舒畅，清淡饮食，定时定量进餐，加强营养素摄入。平时可选用山药、木耳等益气养阴食品服用。肺热津伤口渴多饮者可选用鲜芦根、莲子心、西洋参、天冬、麦冬或天花粉等煎水代茶饮。胃热积盛者宜食用苦瓜、茭白、山药等。气阴两虚者可以太子参、黄芪等泡水代茶饮。大便干结时可选用大黄、玄参泡水或者指压长强、大横诸穴，平时可按摩胃脘部位，促进胃肠蠕动。

（3）服用中药汤剂期间，注意胃肠道消化情况，观察有无胃潴留或腹泻。

（4）可配合针灸或者穴位贴敷足三里、三阴交等穴位以强身健体、通络养阴。对有糖尿病高危足患者可予透骨散行中药熏洗活血通络。保持口腔清洁，清醒者可用金银花甘草液漱口，昏迷者可用五味消毒饮进行中药口腔涂擦。留置尿管者需做好会阴护理，采用加味二妙散行中药会阴涂擦。

（5）适度锻炼，避免外伤。太极拳、八段锦等传统保健运动流利关节、疏通气血，以有微汗出、不感疲劳，休息后很快恢复为宜。

十、中西医结合思路与方法

静脉滴注胰岛素、补液是救治糖尿病酮症酸中毒的重要手段，降糖、降酮、纠正水电解质紊乱及维持机体酸碱平衡等作用快，疗效明确，是治疗该病的首选。中医药能从整体上调节人体各组织器官的生理功能，降低胰岛素拮抗激素，改善机体对胰岛素的敏感性和反应性，使胰岛素能正常发挥其生物效应，可缩短病程，减少胰岛素用量及并发症的发生，提高危重患者抢救成功率，并且对后续治疗有利。总之，该类疾病病情凶险，死亡率高，因此及时正确的救治是治疗本病的关键。宜审时度势，明辨标本缓急，以西医为主，中西医结合并重。

第二节 糖尿病高血糖高渗综合征

糖尿病高血糖高渗综合征（hyperosmolar hyper-glycemic syndrome，HHS）是糖尿病严重急性并发症的另一临床类型，以严重高血糖、高血浆渗透压、脱水为特点，患者常有不同程度的意识障碍或昏迷。高血糖高渗综合征以前称为高血糖高渗透压非酮症性昏迷，但实际上真正陷入昏迷的只有约10%，大多数是不同程度的意识障碍，其次部分患者可以伴有酮症，所以称为高血糖高渗综合征更准确。高血糖高渗综合征多见于老年糖尿病患者，好发年龄为50~70岁，男女发病率大致相同，约2/3患者于发病前无糖尿病史或仅有轻度糖尿病病史，临床特征是严重高血糖状态［>33mmol/L（600mg/dl）］和高渗透压状态（≥350mOsm/L）。临床上糖尿病血糖高渗综合征比糖尿病酮症酸中毒少见，但是死亡率比糖尿病酮症酸中毒高，也有部分患者二者合并存在。

一、诱因

本病的基本病因为胰岛素的绝对或相对缺乏，1型和2型糖尿病都可以发生，但是以2型糖尿病多见。常见引起血糖升高和脱水的诱因有急性感染、外伤、手术、脑血管意外等应激状态，水摄入不足或失水，大量摄入含糖饮料或误输入大量葡萄糖液，使用糖皮质激素（尤其是肾移植患者）、免疫抑制剂、利尿剂、甘露醇、氯丙嗪等药物，血液或腹膜透析治疗，静脉高营养治疗等。

二、发病机制和病理生理

高血糖高渗综合征发生的前提是胰岛素的缺乏，各种诱因加重了胰岛素缺乏，使血糖升高，高血糖引起渗透性利尿，导致失水、失钠和失钾。高血糖高渗综合征多见于老年人，其抗利尿激素释放的渗透压调节阈值上调，口渴中枢不敏感、渴觉减退、主动饮水的欲望降低，加上肾功能不全，失水常更为严重。失水不仅使血液浓缩，还使肾脏血浆流量减少，血糖和血钠从尿中排泄减少，血糖和血钠升高，加上严重高血糖时渗透性利尿是失水多于失钠、加重高血钠。高血糖和高血钠使渗透压进一步升高，形成恶性循环。此外，低血容量又引起继发性醛固酮分泌增加，使血钠排出进一步减少。

以上病理生理改变导致高血糖、高血钠、高血浆渗透压以及低血容量和细胞内脱水，脑细胞脱水及老年人脑供血不足等因素，使高血糖高渗综合征患者的神经精神症状比酮症酸中毒时更为突出。

三、中医的病因病机

内热伤阴耗气是糖尿病的基本病机，内热不但伤阴，而且耗气，日久可出现气阴两虚，以致阴阳两虚。在糖尿病漫长的疾病过程中，如果加以外感温热、湿热、热毒之邪，则可能更伤阴液；过用燥热之药石，或利尿、攻下太过，或患有其他疾病，影响血糖控制，使阴虚燥热病机更加突出，均可损伤阴液。阴亏液竭，胃气受伤，胃气失于和降，则可见呕吐、腹痛；津亏液竭，阴竭阳脱，气脱神亡，则可继发"神昏""厥逆"之变。更由于津液阴也，血亦阴也，阴虚液竭可致血瘀；气为血帅，血为气母，内热伤阴耗气，气虚可导致血瘀。血瘀络脉，心脉痹阻，可导致胸痹心痛，甚至发生真心痛之变证。血瘀脑络，脑络痹阻，或燥热邪毒，毒损脑络，则可导致中风神昏、肢体偏瘫等急症。

四、临床表现

糖尿病高血糖高渗综合征起病多隐匿，从开始发病到出现意识障碍一般为1~2周，偶尔急性起病。在此期间，常有口渴、多尿、多饮的出现或加重，多食不明显，甚至反而食欲减退，然后逐渐出现高血糖高渗综合征的典型临床表现，严重脱水和神经系统的症状体征。体格检查有唇舌干裂、皮肤干燥、弹性差、体重减轻、眼球凹陷、血压下降、脉搏细数，最后发展为休克和急性肾功能不全。与其他原因引起的休克不同，高血糖高渗综合征患者因严重失水而没有皮肤冷汗。中枢神经系统损害突出，而且与血浆渗透压升高的程度和持续时间有关，表现为不同程度的意识障碍，反应迟钝、烦躁或淡漠、嗜睡，血浆渗透压＞350mOsm/L 时，可有昏迷、癫痫大发作或局限性发作、幻觉、失语、偏瘫、偏盲、肢体瘫痪、上肢拍击样震颤及巴宾斯基征阳性等表现，治疗后上述神经系统临床表现可全部消失。

本病与糖尿病酮症酸中毒不同的是，失水更为严重、神经精神症状更为突出，但无酸中毒深大呼吸，胃肠道症状没有酮症酸中毒多见。另外，因为失水，血液浓缩，高血糖使血液黏滞度升高，加上血流缓慢，病情严重者可并发脑血管意外或遗留永久性脑功能障碍。

五、实验室和辅助检查

（一）尿液检查

尿糖强阳性，尿比重和尿渗透压升高，尿酮阴性或弱阳性，肾小管功能受损时可有蛋白尿和管型尿。

（二）血液检查

1. 高血糖

血糖明显升高，通常在 33.3mmol/L（600mg/dl）以上，最高可达到 267mmol/L（4800mg/dl）。

2. 血清电解质

血钠常升高，可达 155mmol/L 或更高，血钾降低，但由于高血糖高渗综合征时同时存在使血钠及血钾升高和降低的多种病理生理改变，治疗前血钠也可正常，甚至降低；血钾也可正常，甚至升高。

3. 血浆渗透压

血浆渗透压显著增高，是糖尿病高血糖高渗综合征的重要特征和诊断依据，血浆总渗透压可高达 330~460mOsm/L，一般在 350mOsm/L 以上，血浆有效渗透压常在 320mOsm/L 以上。血浆总渗透压可用渗透压计直接测定，也可用公式计算，即血浆总渗透压（mmol/L）=2（$Na^+ + K^+$）（mmol/L）+ 血糖（mmol/L）（或血糖（mg/dl）/18）+BUN（mmol/L），因 BUN 能自由通过细胞膜，不构成细胞外液的有效渗透压，略去 BUN 之值即为有效血浆渗透压，血浆有效渗透压（mmol/L）= 2（$Na^+ + K^+$）（mmol/L）+ 血糖（mmol/L）［或血糖（mg/dl）/18］。

4. 其他

血尿素氮和肌酐升高，一般为肾前性肾功能损害，以尿素氮升高更为明显，血酮阴性或弱阳性，酸中毒不明显。

六、诊断和鉴别诊断

（一）诊断

中老年人有神志不清者，不论有无糖尿病病史，均应想到本病的可能，询问病史时应注意起病时间、有无多饮、多尿、口渴、恶心呕吐、神志改变和抽搐情况，体格检查时注意有无失水体征、神经系统体征和生命体征，立即筛查血糖、血酮、尿糖、尿酮、尿素氮、肌酐、电解质、血气分析等，并根据血钠、钾、血糖和尿素氮计算血浆渗透压以明确诊断。糖尿病高血糖高渗综合征的诊断依据是：①中老年人，发病前有或无糖尿病病史；②血糖 ≥ 33.3mmol/L；③血浆渗透压明显升高，血浆总渗透压 ≥ 350mOsm/L，血浆有效渗透压 ≥ 320mOsm/L；④无或仅有轻度酮症，一般无明显酸中毒。

（二）鉴别诊断

糖尿病高血糖高渗综合征首先注意与脑血管意外鉴别，其次与糖尿病的其他急性并发症鉴别（见第一节）。

中老年人发生脑血管意外，应激可导致血糖升高且可诱发本病的发生。二者鉴别诊断要点：①脑血管意外常突然发病，很快昏迷，而糖尿病高血糖高渗综合征常起病隐匿、缓慢进展，逐渐出现昏迷；②脑血管意外时应激也可升高血糖，但是低于 33.3mmol/L；③脑血管意外时血浆渗透压正常；④脑血管意外时血压升高（脑溢血）或正常（脑血栓形成），而本病血压明显降低；⑤脑血管意外时影像学检查有相应异常。

七、治疗

糖尿病高血糖高渗综合征的治疗原则同糖尿病酮症酸中毒，但是高血糖高渗综合征时失水更明显，可达体重的15%，因此补液量更大，24小时输液总量可达到6000~10000ml。补液种类首选0.9%生理盐水以减少溶血，因为此时的生理盐水相对高血糖高渗状态而言已是低渗了。当血糖下降至16.7mmol/L（3000mg/dl）时改用5%葡萄糖水，并按每2~4g葡萄糖加入1U短效胰岛素。其余治疗措施同糖尿病酮症酸中毒。

八、中医的辨证论治

作为糖尿病的急性并发症，糖尿病高血糖高渗综合征死亡率高，单纯西药治疗有局限，以补液疗法和胰岛素治疗为主，以中医辨证治疗为辅，可以发挥中西结合的优势。

1.肺燥津枯

烦渴欲饮，渴欲冷饮，口干咽燥，饥不欲食，倦怠乏力，皮肤干燥，小便量多，大便干结，舌红少津，苔薄黄，脉细数。

治则：清热保津，养阴增液。

代表方：玉女煎加减。

生石膏 30g　　　　知母 15g　　　　玄参 15g　　　　麦冬 20g

生地黄 20g

发热、面赤、舌红，加黄芩、栀子苦寒泻热；大便秘结者，加大黄通腑泻热；口渴引饮，加天花粉、石斛养阴生津；脉散大，加西洋参益气养阴。此外，还可以选用针灸治疗，多选用肺俞、鱼际、尺泽、合谷、太渊、金津、玉液等，可根据临床症状随症配穴。

2.阴虚风动

烦渴欲饮，倦怠乏力，头晕目眩，肌肤干燥，手足抽搐，小便多，舌绛苔少，脉细数无力。

治则：益气养阴，息风止痉。

代表方：大定风珠加减。

白芍 20g	阿胶 10g（烊化）	龟甲 15g	生地黄 20g
火麻仁 5g	五味子 10g	牡蛎 20g	麦冬 20g
生甘草 10g	鸡子黄 2 枚	鳖甲 20g	

心悸不安，加太子参、茯神、淮小麦益气宁心；心烦不得卧，加黄连清心除烦；头晕目眩，加天麻平肝息风。此外仍可用针灸治疗，多选用三阴交、百会、太冲、合谷、照海、然谷等，可根据临床症状随症配穴。

3. 阴竭阳亡

可参照糖尿病酮症酸中毒之阴竭阳脱证。

九、调摄与预防

参考糖尿病酮症酸中毒部分。

十、中西结合方法与治疗

参考糖尿病酮症酸中毒部分。

第三节 糖尿病乳酸性酸中毒

糖尿病乳酸性酸中毒（lactic acidosis，LA）也是糖尿病严重急性并发症之一，多发生于伴有缺氧、全身性疾病或大量服用双胍类药物的患者，以高乳酸血症、代谢性酸中毒、全身倦怠乏力、厌食、恶心呕吐、腹痛、呼吸深快、进行性意识障碍，直至昏迷为特点。临床上糖尿病乳酸性酸中毒发生率低，比糖尿病酮症酸中毒和糖尿病血糖高渗综合征少见，但是病情更危重，死亡率高，预后较差。

一、诱因

乳酸性酸中毒是由于各种原因导致组织缺氧，乳酸生成过多，或由于肝肾病变导致乳酸利用减少，清除障碍，血乳酸浓度明显升高引起。常见诱因有低氧血症（休克、贫血、心衰竭、惊厥等）、肝肾功能衰竭、严重感染、恶性肿瘤、双胍类（尤其是苯乙双胍）、甲醇、乙醇、水杨酸类及乙二醇、果糖、山梨醇、可卡因、氰化物、儿茶酚胺等药物。

二、发病机制和病理生理

乳酸的生成主要是通过葡萄糖无氧酵解途径，由丙酮酸还原而成。正常情况下，机体代谢产生的乳酸在以下 3 条途径被代谢清除：①有氧的情况下，乳酸可再转变为丙酮酸直接进入线粒体氧化利用，通过三羧酸循环产生 ATP，分解成 H_2O 和 CO_2；②在肝脏中转变成糖原储存；③少量乳酸经肾脏排出。当各种原因导致组织缺氧时，线粒体功能障碍，丙酮酸堆积在胞浆内转化成乳酸，或在肝肾疾病的情况下，乳酸利用和排出减少就可诱发和加重乳酸性酸中毒。

乳酸酸中毒分为先天性和获得性两大类。先天性乳酸性酸中毒是由遗传性酶的缺陷（如葡萄糖 –6– 磷酸酶、丙酮酸脱氢酶和丙酮酸羧化酶），造成乳酸、丙酮酸代谢障碍引起。大多数乳酸酸中毒是获得性的，可分为 A 型和 B 型两大类。A 型为继发性乳酸酸中毒，比较常见，由组织缺氧引起，其发病机制是组织获得的氧不能满足组织代谢需要，导致无氧酵解增加而产生。B 型为自发性乳酸酸中毒，其发病机制与组织缺氧无关，可进一步分为 2 种亚型，B_1 型与糖尿病、脓毒血症、肝肾功能衰竭等系统性疾病有关，B_2 型与双胍类、甲醇、乙醇、水杨酸类等药物或毒物有关。

糖尿病乳酸性酸中毒可以是 A 型乳酸酸中毒，尤其是有心血管并发症时，也可以是 B 型乳酸酸中毒。二甲双胍相关乳酸酸中毒（Metformin associated lactic acidosis，MALA）可以是 A 型乳酸酸中毒，不伴有二甲双胍的蓄积，也可以是 B 型乳酸酸中毒，伴有二甲双胍的蓄积。

三、中医病因病机

该病属于中医"消渴""呕吐""喘证""厥证""昏迷"等病证范畴。中医学认为是在消渴病的基础上，由于外邪、药石等侵害，导致脾肾亏损，不能正常输布津液，导致痰浊秽毒内蓄，壅塞三焦，以致气机升降失常，瘀血阻滞，该病突然发生。清阳不升，浊阴不降，痰浊上逆则出现呕恶、喘促，蒙蔽清窍则神昏，闭绝阳气则厥逆，多数医家认为其治疗当以化浊除秽为重点。

四、临床表现

患者起病较急，有全身倦怠乏力、口干、恶心、呕吐、腹痛、腹泻、厌食，呼吸深快（Kussmaul 呼吸）不伴酮臭味、神志模糊、嗜睡、木僵、昏迷等症状。严重的二甲双胍相关乳酸酸中毒可有低体温、低血压、心律失常和呼吸衰竭。缺氧引起者有发绀，休克及原发病表现，药物引起者常有服药史及各种中毒表现，系统性疾病引起者，除原发病症状外，以酸中毒为主。

乳酸酸中毒的症状与体征无特异性，轻症者临床表现可不明显，可能仅表现为呼吸稍深快，常被原发或诱发疾病的症状所掩盖，应注意避免误诊或漏诊。

五、实验室和辅助检查

（1）血乳酸：血乳酸浓度是诊断乳酸性酸中毒的特异性指标，正常人静息状态下静脉血乳酸含量为 0.4~1.4mmol/L，乳酸酸中毒患者血乳酸浓度升高，超过 5mmol/L，血乳酸浓度超过 25mmol/L 的患者通常预后不佳。

（2）动脉血 pH：血乳酸浓度升高，动脉血 pH 仍在正常范围，称之为高乳酸血症；若动脉血 pH < 7.35，称之为乳酸性酸中毒。

（3）血丙酮酸：正常人静息状态下血丙酮酸浓度为 0.07~0.14mmol/L，乳酸/丙酮酸正常比值为 10:1，一般 < 15:1，处于平衡状态；发生乳酸性酸中毒时，丙酮酸相应增高达 0.2~1.5mmol/L，乳酸/丙酮酸比值升高 > 15:1，甚至 > 30:1。

（4）阴离子间隙：可通过公式 $[Na^+] - [Cl^- + HCO_3^-]$ 来计算，其正常值为 7~14mmol/L。乳酸性酸中毒为阴离子间隙升高型的代谢性酸中毒，通常 > 18mmol/L，一般可达 25~45mmol/L。

（5）HCO_3^- 水平明显降低，通常 < 10mmol/L，CO_2 结合力降低，通常 < 9mmol/L。

（6）酮体可正常或轻度升高，血糖可正常、升高或降低。

六、诊断和鉴别诊断

口服双胍类药物的糖尿病患者如出现严重的酸中毒而血酮体无明显升高时应

考虑到本病的可能，休克、缺氧、肝肾功能衰竭者，如酸中毒较重时，应警惕乳酸性酸中毒的可能性。如患者血乳酸 > 5mmol/L，乳酸 / 丙酮酸 > 15:1，阴离子间隙 > 18mmol/L，且血 pH < 7.35 时可诊断为乳酸性酸中毒。值得注意的是糖尿病乳酸酸中毒可以和酮症酸中毒合并存在。

糖尿病乳酸酸中毒应注意和糖尿病的其他急性并发症鉴别（见第一节）。

七、治疗

1. 积极的支持治疗

补充血容量、改善组织灌注，立即予以吸氧以提高组织氧供，并做好人工呼吸的各种准备，呼吸肌无力时给以机械通气辅助呼吸，糖尿病乳酸酸中毒者血糖可高可低，但是血糖过低或过高均能增加乳酸生成，所以低血糖者应给以足够的葡萄糖，高血糖者应给以胰岛素。治疗过程中应密切注意血压、脉搏、呼吸等生命体征的变化，加强病情观察，及时进行血乳酸、血气分析、血糖、血电解质、阴离子间隙等血液生化检查，并密切随访复查。血管活性药（多巴胺、肾上腺素，去甲肾上腺素）对心肌收缩有影响，应用时可能会出现不良后果，所以应谨慎使用。

2. 纠正酸中毒

严重的酸中毒不仅显著地降低了重要脏器（肝、肾）对乳酸的代谢利用，而且促使大量乳酸进一步合成从而加重了乳酸酸中毒，导致恶性循环，但是大量补碱造成细胞内酸中毒，使心肌收缩力进一步下降，组织氧供更趋减少，同时使氧解离曲线左移，血红蛋白与氧结合紧密，在周围组织释放氧减少，加重了缺氧状态，反而加重了乳酸酸中毒，同时因为纠正酸中毒显著降低血浆游离钙水平，可能引起心律失常，所以目前主张给予小剂量碳酸氢钠持续静脉滴注的方式，使 HCO_3^- 维持在 14~16mmol/L，动脉血 pH 高于 7.2。酸中毒严重者（血 pH < 7.0）纠正不宜太快，尤其肺功能及循环功能减退者，以免 CO_2 容易蓄积，进一步加重缺氧。

其他，二氯醋酸（dichloroacetate，DCA）是丙酮酸脱氢酶激活剂，能迅速增强乳酸的代谢，并能一定程度的抑制乳酸生成，美蓝（亚甲蓝）是氢离子接收剂，可促使乳酸脱氢氧化为丙酮酸，均可用于纠正乳酸性酸中毒，但目前疗效不确切，不作为临床常规用药。

3.血液净化治疗

乳酸为小分子物质，相对分子质量 < 90，容易通过血滤器，能得到有效地清除，血液透析、血液透析滤过和持续性静脉 – 静脉血液滤过对乳酸酸中毒均有效。血液净化治疗既能清除乳酸，纠正酸中毒，也能清除炎症介质，改善组织微循环，纠正组织缺氧状态，同时也能纠正电解质紊乱、控制血糖水平、掌握补液量、减少心力衰竭发生，而且也可以清除蓄积的双胍类等药物，所以用于严重的乳酸酸中毒。

4.去除诱因，治疗原发病

停用所有可诱发乳酸性酸中毒的药物及化学物质，低血容量休克时应迅速适当补充循环血容量，心力衰竭要根据病情进行降低前、后负荷或强心治疗，严重感染者要静脉使用大剂量有效广谱抗生素等。

八、中医辨证论治

该病死亡率极高，中医药辨证论治配合补液和胰岛素疗法，积极纠正多脏衰竭，可以提高抢救成功率。

1.痰浊中阻

倦怠嗜卧，脘痞纳呆，恶心呕吐，烦渴思饮，四肢重浊，头昏如蒙，苔腻，脉濡或滑数。

治则：芳香化浊，运脾和胃。

代表方：温胆汤加减。

法半夏 15g	陈皮 10g	茯苓 15g	竹茹 10g
枳壳 10g	郁金 10g	石菖蒲 5g	

头昏、嗜睡者加佩兰化湿醒脾。呕恶较甚，加生姜、砂仁、旋覆花、代赭石等化痰和胃止呕降逆止呕。舌红苔黄，加黄连、竹茹、胆南星、川贝母加强清热化痰之功清热降逆。脘腹胀满，加厚朴、大腹皮燥湿宽中。便溏腹胀者加炒白术、大腹皮健脾除湿。大便秘结者加大黄、芒硝泻下通便。夹有表证者合用藿香正气散以解表化湿止呕。秽浊闭窍者，合用苏合香丸，加强芳香开窍之功。

2.痰热蒙窍

神志昏蒙，昼寐夜躁，口臭，恶心呕吐，呼吸喘促，或有身热腹痛，舌红苔腻，脉滑数。

治则：清热化浊，豁痰开窍。

代表方：菖蒲郁金汤加减。

石菖蒲 5g	郁金 10g	栀子 10g	菊花 10g
连翘 10g	滑石 30g	淡竹叶 5g	牛蒡子 10g

兑入竹沥、生姜汁冲服玉枢丹。

呼吸喘促者，加麻黄、杏仁宣肺定喘，痰盛胸闷者，加葶苈子、瓜蒌壳泻肺宽胸。恶心呕吐甚者，加胆南星，浙贝母化痰降逆止呕。身热腹痛可加赤芍、延胡索缓急止痛。保持大便通畅，可加用调胃承气汤泻热通便。痰蒙清窍，不省人事者急予至宝丹化痰开窍。肢体强痉，面赤身热，气促口臭，急予紫雪丹，每日2~3次，灌服，清开灵或者醒脑静注射液滴注。

3.瘀热内结

烦渴多饮，腹部胀满，大便干结，或有神识昏蒙，胸痛，半身肢体不利，或有失语，舌歪，舌质黯红，舌苔黄干或黑，脉弦细数。

治则：清热育阴，化痰祛瘀。

代表方：清宫汤加减。

水牛角 30g	生地黄 20g	乌梅 15g	玄参 20g
知母 15g	麦冬 10g	黄连 6g	连翘 10g
丹参 25g	石菖蒲 10g	郁金 15g	

气虚明显者，加西洋参另煎兑服。大便干结者加大黄泻热化瘀通便。肢体不利者，可加桃仁、红花、鸡血藤等活血通络。胸痛者，可加麝香保心丸宽胸止痛。高热神昏者可予安宫牛黄丸清热开窍醒神。

4.阴竭阳脱

面色㿠白，大汗淋漓，气息微弱，神识淡漠甚至昏不识人，四肢厥逆，舌干红，脉微细欲绝。

治则：救阴回阳固脱。

代表方：参附汤合生脉散加减。

人参 10g	制附子 15g	干姜 10g	麦冬 10g
五味子 10g	山茱萸 10g	生甘草 10g	

面红如妆，大汗不止者加黄芪、龙骨、牡蛎益气潜阳止汗。

可以给予大剂量参麦注射液或者生脉注射液静推、滴注。

此外尚可辨证选穴，应用针灸治疗。

痰浊中阻证采用中等刺激，平补平泻手法。主穴多选中脘，胃俞，内关，足三里，脾俞。痰甚四肢重浊加足三里、丰隆、公孙、阴陵泉运脾除湿化痰；清窍昏蒙者加百会、大钟醒神开窍。痰热蒙窍证采用强刺激，泻法。主穴多选丰隆、尺泽、劳宫、人中、内关。肺热喘促者加孔最、膻中、肺俞泻肺平喘；呕吐黏痰黄涎者加中脘、内庭泻热和胃；烦躁着加神门、照海、大陵清热宁神；神昏酌加百会、少商、涌泉清热开窍。阴竭阳脱证参照糖尿病酮症酸中毒。

九、调摄与预防

（1）预防糖尿病乳酸性酸中毒的发生，应当预防感染，失水，心力衰竭，严重缺氧的发生及一些药石毒物对人体的侵害，如二甲双胍等。

（2）戒酒，清淡饮食，注意胃肠道消化情况。

（3）移情易性，适度锻炼，避免外伤，增强体质。

十、中西医结合思路与方法

本病死亡率高，通常需要及时收入 ICU 病房，祛除病因，纠正缺氧，补充胰岛素，积极治疗伴发疾病是救治糖尿病乳酸性酸中毒的重要手段。总之，该病病情凶险，死亡率极高，宜审时度势，明辨标本缓急，以西医为主，中西医结合并重。

第四节　低血糖症

低血糖症（hypoglycemia）是糖尿病严重急性并发症之一，低血糖一般以血浆葡萄糖浓度低于 2.8mmol/L（50mg/dl）作为诊断标准，但是糖尿病患者常伴有自主神经功能障碍，影响机体对低血糖的反馈调节能力，增加了发生严重低血糖的风险，所以接受药物治疗的糖尿病患者只要血糖 ≤ 3.9mmol/L 就属低血糖范畴。糖尿病低血糖症多发生于使用胰岛素和胰岛素促泌剂过量、运动增多、饮食减少或未按时进食的患者，临床表现主要为交感神经兴奋和中枢神经症状。糖尿病患者在治疗过程中都有可能发生血糖过低现象，低血糖可导致患者不适，甚至出现生命危险，也是血糖达标的主要障碍，应该引起特别注意和重视。

一、诱因

糖尿病患者发生低血糖症的常见诱因有：使用胰岛素和胰岛素促泌剂过量，运动增多，饮食减少或未按时进食，酒精摄入，尤其是空腹饮酒，酒精能直接导致低血糖，少数 2 型糖尿病患者是因为胰岛素抵抗导致胰岛素分泌高峰延迟、而血糖吸收高峰已过导致低血糖而就诊时发现。

二、发病机制和病理生理

正常人血糖波动在 3.3~8.9mmol/L 的较窄范围内，并保持相对稳定性，是机体受多种酶、激素和神经的控制和调节，使血糖的来源和利用之间维持动态平衡的结果。

肝脏是体内调节血糖最主要的器官，肠道中的葡萄糖吸收在餐后 5~6 小时停止，此后体内葡萄糖主要来源于肝糖原的分解和糖异生。神经和内分泌激素对血糖的调节起着重要的作用。下丘脑的摄食和饱感中枢能接受血糖水平变化的刺激并调节食欲和进食行为；自主神经系统则既能直接调节肝糖原的代谢，还能通过影响内分泌系统间接调节血糖。其中升高血糖的激素主要包括胰高血糖素、肾上腺素、生长激素和糖皮质激素等，胰高血糖素和肾上腺素升糖作用出现快速，但维持时间较短；生长激素和糖皮质激素的升糖作用较慢但持久；降低血糖的激素有胰岛素。饥饿状态时主要的激素改变是胰岛素分泌减少以及升血糖激素的增多。

肝脏、神经系统和内分泌系统协同一致，对血糖水平进行复杂精确地调节，维持着血糖的相对恒定。当饥饿或血糖浓度偏低时，可通过高级神经边缘系统，下丘脑腹内侧核刺激交感神经并抑制下丘脑腹外侧核与迷走神经，使儿茶酚胺分泌增多、胰岛素减少，同时低血糖刺激胰岛 A 细胞释放胰高血糖素，肾上腺皮质释放皮质醇，最后通过增加肝糖原分解及肝糖异生使血糖维持正常。

任何引起血糖来源减少和（或）血糖利用增加，肝脏、神经系统和（或）内分泌系统的调节失常均可导致低血糖的发生。

三、中医的病因病机

根据本病的临床表现和特点，该病应属于"虚劳""心悸""晕厥""癫痫"等范畴。低血糖症常因外感六淫、素体禀赋虚弱、劳倦内伤，失治误治、饮食失调等导致气血乏源而突然发病。

禀赋虚弱，饮食失调；素体虚弱，外加饮食失调，劳倦内伤，损伤脾胃，气血生化乏源，导致心肝血虚，血虚风动，元神失主，或者营养精微不归正化，而化浊生痰，痰火内生，扰乱心神，出现临床症状。

外感六淫，情志内伤；消渴患者素体虚弱，阴虚燥热为本，感受寒邪，鼓动阳气抗邪，或感受热邪，或情志过极生热，则两阳相合，可出现迫津外泄而汗出，扰乱心神出现心悸及精神行为异常症状，甚至热极生风、阴虚风动，甚者肢体挛急，戴眼反折。

劳倦内伤，失治误治；劳倦内伤，失治误治，导致气血耗伤，脾胃虚弱，运化失司，导致气血虚弱，心神失养则汗出心悸，精神行为异常。阴血不足，肝失柔和，或脏腑虚弱，气化不利，阴火内盛，化生浊毒损伤经脉，神机失用，经气不利，筋脉失养，血虚甚则视物昏花，肢体麻木蠕动，阴火甚则生挛急。

总之，该病常见于老年患者中，其基本病机为心之阴阳气血亏虚，鼓动无力，导致心肝失养、元神失主，进而发病。其发病突然、病情凶险，甚至危及患者生命。

四、临床表现

神经细胞本身没有糖原贮备，也不能利用循环中的游离脂肪酸作为能量来源，脑细胞所需要的能量几乎完全直接来自血糖，因此低血糖对机体的影响以神经系统为主，尤其是脑部及交感神经。

（一）交感神经兴奋

由于低血糖激发交感神经系统释放肾上腺素、去甲肾上腺素和一些肽类物质，从而产生多汗、饥饿感和感觉异常、震颤、心悸、焦虑、心率加快、收缩压增高等症状。

（二）中枢神经症状

低血糖时中枢神经的表现本质上是中枢神经系统缺乏葡萄糖的结果，可轻可重，从精神活动的轻微损害到惊厥、昏迷甚至死亡。先是大脑皮层受抑制，继而皮层下中枢包括基底节、下丘脑及自主神经中枢相继累及，最后影响延脑活动。其发生顺序与脑部发育进化过程有关，细胞愈进化对缺氧愈敏感，当补充葡萄糖后则按上述次序逆转而恢复。

（1）大脑皮层受抑制时，可发生意识朦胧、定向力与识别力逐渐丧失、嗜睡、肌张力低下、震颤、精神失常等。

（2）当皮层下中枢受抑制时，可出现骚动不安、痛觉过敏，可有阵挛性及舞蹈样动作或幼稚动作（吮吸、紧抓、鬼脸）等，瞳孔散大，甚至强直性惊厥、锥体束征阳性。

（3）当累及中脑时，可有阵挛性及张力性痉挛、扭转痉挛、阵发性惊厥、眼轴歪斜、巴宾斯基征阳性等。

（4）当延脑波及时，进入严重昏迷阶段，可有去大脑性强直、各种反射消失、瞳孔缩小、肌张力降低、呼吸减弱、血压下降等，如病程较久，常不容易逆转。

（5）下丘脑累及时，糖皮质激素和儿茶酚胺分泌增多，心理和摄食行为改变。

低血糖的临床表现与病因、患者年龄、血糖水平、血糖下降速度及低血糖持续时间有关，主要表现为交感神经兴奋和中枢神经症状，但是老年患者和并发糖尿病自主神经病变的患者发生低血糖时可无明显交感神经兴奋的症状，仅表现为行为异常或其他非典型症状，有些患者屡发低血糖后，也可直接表现为无先兆症状的低血糖昏迷或仅有中枢神经功能障碍的表现。低血糖可以诱发心源性猝死和心律失常，长期慢性低血糖引起的认知功能障碍可影响儿童智力功能。

五、实验室和辅助检查

（一）血糖

低血糖时血糖降低，< 2.8mmol/L，糖尿病患者< 3.9mmol/L。

（二）血浆胰岛素和C肽水平

低血糖发作时，应同时测定血浆葡萄糖、胰岛素和C肽水平，以证实有无胰岛素和 C 肽不适当分泌过多。正常人血糖降低时，胰岛素和 C 肽水平也降低，血糖 < 2.8mmol/L 时血浆胰岛素水平应 < 5μU/ml。还可计算胰岛素释放指数和胰岛素释放修正指数，胰岛素释放指数 = 胰岛素 / 血糖之比值，正常人此比值 < 0.3，多数胰岛素瘤患者 > 0.4，甚至 1.0 以上，胰岛素释放修正指数 = 血浆胰岛素 ×100/（血糖 –30），血浆胰岛素单位为 μU/ml，血糖单位为 mg/dl，正常人多低于 50，胰岛素瘤大于 85。C 肽用于鉴别内源性和外源性高胰岛素血症，C 肽水平升高提示内源性高胰岛素血症，C 肽水平低提示血浆胰岛素水平增高是外源性胰岛素所致。

（三）血浆胰岛素原

正常血浆含有少量胰岛素原，一般不超过免疫反应性胰岛素总量的 20%，胰岛素瘤患者血浆胰岛素原比总胰岛素值升高，大于 20%，可达 30%~90%。

六、诊断和鉴别诊断

（一）诊断

根据低血糖典型表现（Whipple 三联征）可确定：①低血糖症状；②发作时血糖低于 2.8mmol/L；③予以葡萄糖后低血糖症状迅速缓解。

糖尿病患者在血糖快速下降时，即使血糖不低，也可出现明显的交感神经兴奋症状，称为"低血糖反应（reactive hypoglycemia）"。

（二）鉴别诊断

低血糖症表现以交感神经兴奋症状为主的，结合病史易于识别，以中枢神经症状为主要表现的，尤其是发作前没有明显交感神经兴奋症状的，容易误诊为精神病、神经疾患（癫痫、短暂脑缺血发作）或脑血管意外等，详细的病史询问和血糖监测可以鉴别。

七、治疗

1. 积极纠正低血糖

低血糖症发作时尤其是伴神志改变者应迅速处理以避免不可逆转的脑损害。

（1）葡萄糖：最为快速有效，轻者口服糖水、含糖饮料，或进食糖果、饼干、面包、馒头等即可；重者尤其神志改变者需要静脉推注50%葡萄糖40~60ml，必要时重复使用，直至患者清醒能够进食，而且常需继续静脉点滴5%~10%葡萄糖液以维持血糖在6~10mmol/L左右。服用α-糖苷酶抑制剂患者应进食单糖类食物以纠正低血糖，有些磺脲类药物作用时间长，需要连续监测血糖、持续输注葡萄糖。

（2）胰高糖素：可快速有效升高血糖，但维持时间较短，一般用于严重低血糖患者。常用剂量为1mg，可皮下、肌内或静脉给药，必要时可以重复给药。

（3）其他：经补充葡萄糖或联合胰高糖素治疗后低血糖纠正，但神志仍不能转清的患者可短期使用糖皮质激素、甘露醇治疗以减轻脑水肿。

2. 病因治疗

及时寻找和确定病因，并针对病因进行治疗，可有效解除低血糖状态和防止低血糖复发。

八、中医的辨证论治

该病的治疗当明确病因，分清病情的轻重缓急，症状轻者，去除病因，口服葡萄糖或者五谷为养即可消除症状。病情严重者，当以西医急救为主，去除诱因，补充能量，输注葡萄糖或者升糖激素，同时配合中医药治疗可有效改善疾病预后。有些医家认为该病的主要病机是大气下陷，故主张治疗低血糖症应建中以填宗气，气散欲脱者应及时益气固脱以急救。

1. 心脾两虚

面色苍白、乏力汗出、心悸健忘、反应迟钝，甚至精神异常，舌淡苔薄，脉细。

治则：益气健脾，宁心安神。

代表方剂：归脾汤合天王补心丹加减。

黄芪 25g	龙眼肉 15g	酸枣仁 15g	党参 15g
当归 5g	麦冬 20g	柏子仁 10g	五味子 10g
远志 10g	炙甘草 10g		

烦热、盗汗者，加生地黄、玄参、知母、天冬等滋阴养血，清热除烦。精神

亢奋、四肢震颤者，加白芍、磁石、生龙骨等镇心安神。对于该证，有医家认为其发生主要归咎于气血亏虚，导致大气下陷，建议选用黄芪建中汤加减。

2. 痰热闭窍

常在大量饮酒后发病，多汗、神昏谵语，甚则晕厥、戴眼反折、口吐白沫，行为异常，舌红苔黄腻，脉滑数。

治则：清热化痰、开窍醒神。

代表方剂：菖蒲郁金汤合玉枢丹加减。

石菖蒲 10g	牡丹皮 15g	淡竹叶 10g	栀子 10g
郁金 10g	连翘 10g	茯苓 10g	

鲜竹沥 10g 兑入，玉枢丹冲服。

烦躁、口渴者，加生地黄、知母、葛花等滋阴清热止渴。呕吐不止者，加黄连、姜半夏、姜竹茹等降逆止呕。可予清开灵注射液静滴。

3. 血虚风动

头晕、视物不清、肢体麻木或震颤，舌淡红苔薄，脉细弦。

治则：益气养血，柔肝息风。

代表方剂：补肝散加减。

当归 5g	黄芪 25g	山茱萸 10g	熟地黄 10g
枸杞子 10g	白芍 10g	山药 10g	炙甘草 10g
五味子 10g	川芎 5g	木瓜 10g	大枣 6 枚

神昏，喉间有痰鸣者，加胆南星、白附子等化痰通络。胸闷、善叹息、精神抑郁者，加淮小麦、柴胡、郁金等宁神疏肝解郁。

4. 阴竭阳脱

面色苍白、大汗淋漓、精神恍惚、心悸怔忡，饥饿感，甚则神昏晕厥，舌淡或绛苔少，脉细数或脉微欲绝。

治则：益气回阳固脱。

代表方剂：参附汤合生脉散加减。

人参 10g	麦冬 15g	制附片 15g	五味子 10g
山茱萸 15g	煅龙骨 25g	煅牡蛎 25g	

肢冷如冰者，加干姜、肉桂粉。烦躁不安者，去附片，加淮小麦、炙甘草、

大枣养血安神。给予大剂量参麦注射液或者生脉注射液静推。

九、针灸治疗

1. 体针

治法：补中益气，回阳固脱。

主穴：百会、素髎、内关、关元、足三里。

辨证配穴：宗气亏虚酌加气海、脾俞、胃俞健中益气；宗气欲脱酌加人中、气海、神阙、命门、涌泉益气回阳固脱。

随症配穴：汗多加复溜养阴敛汗；四肢厥逆酌加大椎、涌泉、劳宫、神阙回阳救逆。

操作方法：每次取 3~4 个穴，针刺补法，神阙重灸，百会、关元、劳宫、涌泉可加灸法。

2. 灸法

取穴：神阙、关元、劳宫、涌泉、百会。

操作方法：艾条齐灸法，灸至汗止、肢温、脉复而止。

3. 耳针

取穴：肾上腺、皮质下、升压点、心、内分泌。

操作方法：每次取 3~4 个穴。轻刺激留针 15~20 分钟，或用压丸法。

十、调摄与预防

科学规律的生活方式、合理的用药，可以有效地预防低血糖症的发生。

（1）使用胰岛素或胰岛素促分泌剂时，应从小剂量开始、逐渐增加剂量，血糖监测下谨慎调整剂量。严重低血糖或反复发生低血糖者，应调整糖尿病的治疗方案，并适当调整血糖控制目标。

（2）饮食不规律者，应加强糖尿病教育，告知患者应定时定量进餐，如果进餐量减少应相应减少降糖药物剂量，有可能误餐时应提前做好准备。

（3）糖尿病患者应常规随身备用碳水化合物类食品，一旦发生低血糖，立即食用。

（4）在进食后进行运动，运动量增加者在运动前应增加额外的碳水化合物摄入。

（5）酒精能直接导致低血糖，应避免酗酒，尤其是空腹饮酒。

十一、中西医结合思路与方法

尽早发现低血糖症和及时补充葡萄糖是治疗低血糖症，改善预后，提高患者生活质量，甚至挽救生命的关键。故临床医生需提高自身对该病的认识之外，尚需对患者及家属进行健康教育，增加他们对低血糖症的认知能力。研究证明，中医药能调节人体各组织器官的生理功能，发挥中医药对糖尿病治疗的独特优势，改善患者身体状况，不但可以减少低血糖症的发生，而且可以增强神经和细胞对低血糖症的耐受，减轻低血糖症对组织器官的打击，对患者后续治疗有利。

第十章　糖尿病慢性并发症

第一节　糖尿病性脑血管病变

糖尿病脑血管病分为出血性脑血管病和缺血性脑血管病，以脑动脉粥样硬化所致缺血性脑血管病最为常见，隶属中医学"中风""偏枯""头痛""眩晕"等范畴，并涉及"痰症""血瘀"等，流行病学调查显示，糖尿病患者发生脑血管病的危险是非糖尿病者的4~10倍。其中88%为缺血性卒中，而脑出血的发生率与非糖尿病相似。检查发现急性脑卒中患者中约43%伴有高血糖现象，其中11%在发病前已确诊为糖尿病。

一、病因、病机

（一）西医病因、病机

1.高血糖

高血糖可使脑细胞的葡萄糖转运体 I（Glut I）活性增强。细胞内高糖引起的各种损伤介质产生过多［如转化因子（TGF-β）、血管紧张素（Ang II）等］，又促进了 Glut I 活性的进一步增强，进而使更多葡萄糖转移进细胞内。

2.胰岛素抵抗与高胰岛素血症

胰岛素抵抗导致高胰岛素血症而高胰岛素血症对机体的影响包括：

（1）影响体内的脂质代谢，脂蛋白脂肪酸（LPL）对胰岛素的调节作用产生抵抗，使 LDL 合成增多，而 LDL 是一种高效的致动脉粥样硬化因子。

（2）增强交感神经系统的活性，促进肾小管对钠的重吸收而诱发高血压。

（3）促使血浆纤溶酶原激活物的抑制物的升高，导致血栓形成。

3.脂代谢紊乱

（1）脑动脉脂质沉积，渗入脑动脉单核／巨噬细胞吞噬脂质增加变成泡沫细胞，脑动脉内脂肪酸结构改变，致脑动脉硬化缩血管活性物质增加及毛细血管内压升高。

（2）血浆黏稠度增加，改变了脑动脉内的血流变学。

（3）血清脂蛋白α[LP（α）]增高抑制了纤溶酶活性，导致脑动脉毛细血管凝血和血栓形成，血清脂蛋白α还与纤维蛋白结合形成脂蛋白α纤维蛋白复合物，沉积于动脉壁上，使动脉粥样硬化。

4. 血流淤滞及血栓形成

糖尿病患者血液黏稠度增高，红细胞聚集增快，红细胞变形能力降低、纤维蛋白溶解活性降低以及血红蛋白糖基化等因素的影响导致血液高凝、高滞以及血栓形成。

5. 高血压

高血压是脑卒中的危险因素之一。高血糖状态增加血循环的渗透压，同时高血糖促进了糖在肾曲小管的重吸收，从而增加了循环血量，高血糖亦促进了血管平滑肌细胞的增殖，胰岛素抵抗与高胰岛素血症和高脂血症，也增加了高血压的发生率。高血压加速动脉硬化的进程，使脑血管病的发病率大幅提高。

（二）中医病因、病机

1. 发病因素

糖尿病日久，气阴两虚，心、肝、肾三脏阴阳失调，加之劳倦内伤，忧思恼怒，饮食不节，嗜酒纵欲，变生痰瘀，痰热内蕴；或外邪侵袭等诱因，以致气血运行受阻，肌肤筋脉失于濡养；风痰瘀血，上犯清空，神气闭阻所致。

2. 病机及演变规律

糖尿病合并脑血管病的发生，主要在于消渴病日久，燥热内炽，不仅伤津，而且耗气，气虚运化无力，变生痰瘀，阻于脑脉，窍络窒塞，气血不相接续，神机失用；或阴亏于下，肝阳暴张，阳亢风动，血随气逆，夹痰夹火，横窜经隧，夹风动肝，风痰瘀血，上犯清空，蒙蔽清窍，而形成上实下虚，阴阳互不维系，闭脑卒中，神机失用。

二、诊断

1.临床表现

（1）症状：前驱症状主要表现为头晕、头痛、记忆力减退、肢体感觉异常或乏力、短暂性意识丧失等。发作时表现：突然肢体偏瘫或肢体突然变得瘫软无力，吐词不清，或头痛较剧，伴恶心、呕吐或意识丧失，或有抽搐等。

（2）体征：根据梗死或出血部位、面积大小的不同可有不同症状和体征，如：偏瘫、口角歪斜、偏盲、吐词不清、吞咽困难甚至意识障碍、四肢瘫痪、瞳孔散大光反射消失。

2.辅助检查

（1）理化检查：血糖一般增高，以及伴有血脂、肾功能、血流变学的异常。

（2）影像学检查：CT、MRI是明确诊断病灶部位、大小、性质的主要手段。

（3）介入放射学：DSA（数字减影血管造影）可发现阻塞的部位、范围、程度及侧支循环情况。

（4）经颅多普勒超声（TCD）：对脑动脉狭窄的部位、范围、程度进行诊断。

（5）同位素脑血流测定：可显示缺血部位及程度。

3.诊断标准

（1）既往有糖尿病史，或在发病过程中确诊为糖尿病。

（2）缺血性脑血管疾患：

①可有前驱的短暂脑缺血发作史。

②多数在静态下急性起病，部分病例在发病前可有 TIA 发作。

③病情多在几小时或几天内达到高峰，部分患者症状可进行性加重。

④临床表现决定于梗死灶的大小和部位，主要为局灶性神经功能缺损的症状和体征，如偏瘫、偏身感觉障碍、失语、共济失调等，部分可有头痛、呕吐、昏迷等全脑症状。

⑤脑的影像学检查可以显示脑梗死的范围、部位、血管分布、有无出血、陈旧和新鲜梗死灶等，帮助临床判断组织缺血后是否可逆、血管状况，以及血流动力学改变。帮助选择溶栓患者、评估继发出血的危险程度。但应注意脑梗死急性期（6小时内）影像学往往不能显示其梗死灶，需要通过症状、体征予以判断。

（3）出血性脑血管疾患

①多在动态下急性起病。

②突发局灶性神经功能缺损症状，可伴有血压增高、意识障碍和脑膜刺激征。

③影像学检查，如头颅 CT 扫描、头颅 MRI 检查。

④脑出血破入脑室或蛛网膜下隙时，腰穿可见血性脑脊液。

4. 鉴别诊断

（1）脑卒中伴应激性高血糖　急性脑血管病为急性应激状态，可通过大脑 - 垂体 - 肾上腺系统，促使肾上腺激素大量分泌，使血糖升高，一般持续 7~10 天可恢复正常。可监测血糖、查糖化血红蛋白或病情稳定后作 OGTT 以确诊有无糖尿病。在脑血管病急性期难以鉴别是糖尿病还是应激状态引起的血糖升高时处理均应积极控制血糖。

（2）低血糖症　许多患者尤其老年患者不一定出现典型的低血糖症状，但由于低血糖引起的神经细胞缺氧、水肿、坏死，形成软化灶，出现局限性体征，通过化验血糖有助于鉴别。

（3）糖尿病高渗性昏迷　多见于老年患者大量脱水时，故对老年患者不论有无糖尿病史，当出现意识障碍、神经系统症状和体征时，应常规做血糖、尿糖检查以除外糖尿病。

（4）糖尿病酮症酸中毒　酮症酸中毒时可并发脑水肿，可通过查血糖、血酮、二氧化碳结合力、电解质相鉴别。

（5）乳酸酸中毒　可出现木僵状态，通过查血乳酸、血酸碱度有助于诊断。

（6）其他　还应考虑到糖尿病肾病引起的尿毒症、心脑卒中；动眼神经麻痹时应与后交通动脉分支部位的动脉瘤相鉴别；外展神经麻痹则需鉴别脑桥小梗死所引起还是糖尿病本身所致。

三、中医辨证要点

1. 辨中经络、中脏腑

中经络者虽有半身不遂、口眼歪斜、言语不利，但意识清楚；中脏腑则昏不知人，或神志昏迷、迷蒙，伴见肢体不用。

2.中脏腑辨闭证与脱证

闭证属实，因邪气内闭清窍所致，症见神志昏迷、牙关紧闭、口噤不开、两手握固、肢体强痉等。脱证属虚，乃为五脏真阳散脱，阴阳即将离决之候，临床可见神志昏聩无知、目合口开、四肢松懈瘫软、手撒肢冷汗多、二便自遗、鼻息低微等。此外，还有阴竭阳亡之分，并可相互关联。闭证常见于骤起，脱证则由闭证恶变转化而成。并可见内闭外脱之候。

3.闭证当辨阳闭和阴闭

阳闭有瘀热痰火之象，如身热面赤、气粗鼻鼾、痰声如拽锯、便秘溲黄、舌苔黄腻、舌绛干，甚则舌体卷缩，脉弦滑而数。阴闭有寒湿痰浊之征，如面白唇紫、痰涎壅盛、四肢不温、舌苔白腻、脉沉滑等。

4.辨病期

根据病程长短，分为三期。急性期为发病后二周以内，中脏腑可至一个月；恢复期是指发病二周后或一个月至半年内；后遗症期是指发病半年以上。

四、治疗

（一）西医治疗

1.积极控制血糖

一般情况下，糖尿病脑血管病急性期均有血糖增高，这是由于糖尿病本身、应激及医源性因素所致。脑血管意外患者并发血糖增高的水平与预后有一定的关系，早期血糖明显升高可使病死率、致残率成倍增加，尤其是血糖大于16.7mmol/L。血糖控制过于严格不利于局部脑能量代谢，加重病情。空服血糖控制在7~8mmol/L，餐后血糖控制在9~10mmol/L 就可以了。

控制血糖用胰岛素治疗，急性期可用普通胰岛素加入生理盐水或5% 糖盐水中，病情稳定后采用胰岛素皮下注射。

2.控制血压

因当平均动脉压超过 150mmHg 或低于 60mmHg 时，脑血流自动调节能力明显受损，在脑血管病早期血压可能一过性升高，一般不推荐使用急剧降压的药物，使血压下降至 160/100mmHg 左右或高于卒中前 10~20mmHg，避免血压过低造成脑组织低灌注，加重缺血性脑损害。

3. 降低颅内压，控制脑水肿

腔隙性脑梗死和多数小梗死不需要脱水，中等梗死根据具体部位和水肿情况定，大面积脑梗死脑水肿明显需积极脱水降低颅内压。可选用 20% 甘露醇或 10% 甘油果糖 250~500ml 静脉滴注，每日 1~3 次。

4. 溶栓治疗

（1）适应证：①时间：尽早开始，一般在发病 6 小时内，如果是进展性卒中可以延长到 12 小时以内。②年龄：小于 75 岁。③脑 CT 已排除出血，且无神经功能缺损相对应的低密度区。④患者或家属签署知情同意书。

（2）禁忌证：①年龄大于 80 岁。②既往有颅内出血（包括可疑蛛网膜下隙出血）、颅内血管瘤、动静脉畸形、近三个月内有头颅外伤史、近两周做过大的外科手术、近三周内有胃肠或泌尿系统出血。③体检发现有活动性出血或外伤的证据。④口服抗凝药或有出血倾向者，且国际标准化比率（INR）＞ 1.5，或血小板计数＜ 100×10^9/L。⑤严重心、肝、肾等脏器疾病。⑥血压＞ 200/100mmHg，（经治疗后血压能降到 160/90mmHg 左右除外）。

5. 抗凝治疗

常用药物为低分子肝素，急性脑梗死患者是否使用抗凝治疗一直存在争议，有研究显示既往有心源性脑栓塞病史的患者使用抗凝治疗预后相对较好，也有研究显示，在卒中发病 2 周内开始抗凝治疗虽能降低缺血性脑卒中的复发率及肺栓塞和深静脉血栓形成的发生率，但其效益被症状性颅内出血的增加所抵消。因此，对急性脑梗死患者是否可以进行抗凝治疗仍需大量随机对照研究进一步观察。

6. 抗血小板聚集治疗

常用药物阿司匹林，在发病 48 小时内予阿司匹林 100~200mg/d 口服，4 周后改为预防剂量。

7. 扩容治疗

对于脑血流低灌注所致的急性脑梗死可酌情考虑扩容治疗，但应注意可能会加重脑水肿、心力衰竭等的并发症。

扩容主要用低分子右旋糖酐 500ml 静滴，每天 1~2 次，10~14 天为 1 疗程，必要时可使用 2~3 个疗程。

8. 促进脑细胞代谢

如胞二磷胆碱每次 0.5~0.75g 静滴，每天 1~2 次，10~14 天为 1 疗程，能量合剂：三磷酸腺苷、辅酶 A 等，以及高压氧治疗、亚低温治疗等。

9. 血管介入治疗

如颈动脉内膜剥脱术及血管内支架治疗等，其优点为疗效好、创伤小，但其治疗疗效的持久性仍有待研究。

10. 干细胞治疗

干细胞指一类具有自我更新和分化潜能的细胞，干细胞治疗的最终目标是将活细胞送入脑内，并希望这些细胞或其释放的神经营养因子重建受损的宿主神经连接，或形成新的网络或重建原有的通路，从而促进神经功能恢复，目前干细胞治疗脑梗死主要集中在动物实验，在临床运用方面有待进一步研究。

（二）中医辨证论治

中风急性期应绝对保持安静，减少搬运。恢复期保持起居适宜，顺应四时，调和阴阳。可以进行适当的体育锻炼，如五禽戏、气功、太极拳等，有助于身体恢复和预防复发。

临床上分中经络和中脏腑两大类，中经络一般无神志变化，病症轻，中脏腑常有神志不清，病情重，因此中医治疗的关键在恢复脑髓功能，治疗的重点是扶助正气和祛除痰、瘀、风、毒等病理因素。

1. 中经络

（1）肝阳暴亢证

症状：半身不遂，舌强言謇，口舌歪斜，眩晕头痛，面红目赤，心烦易怒，口苦咽干，便秘尿黄，舌红或绛，苔黄或燥，脉弦或脉数。

治法：平肝息风潜阳。

方药：天麻钩藤饮（《杂病证治新义》）加减。

常用药：天麻，钩藤，石决明，栀子，黄芩，川牛膝，杜仲，桑寄生，益母草，夜交藤，朱茯神。

加减：面红烦热加栀子、牡丹皮；失眠加龙齿、生牡蛎。

（2）风痰入络证

症状：半身不遂，口舌歪斜，肢体麻木步履倚侧，一侧握拳不紧，甚或昏迷，舌胖嫩，有齿痕，舌苔腻。

治法：化痰息风。

方药：涤痰汤、羚羊钩藤饮加减。

常用药：羚羊角粉，半夏，茯苓，僵蚕，全蝎，石菖蒲，广郁金，泡远志，陈胆南星，滁菊，桑叶，茯神。

加减：痰涎壅盛、苔黄腻、脉滑数，加天竺黄、竹沥；头晕目眩加天麻、钩藤。

（3）痰热腑实证

症状：半身不遂，舌强不语，口舌歪斜，口黏痰多，腹胀便秘，午后面红烦热，舌红，苔黄腻或灰黑，脉弦滑大。

治法：清热攻下，化痰通络。

方药：星蒌承气汤（《验方》）加减。

常用药：生大黄，芒硝，胆南星，全瓜蒌。

加减：腹胀便秘加枳实、厚朴；偏瘫、失语，加白附子、地龙、全蝎。

（4）气虚血瘀证

症状：半身不遂，肢体软弱，偏身麻木，舌喎语謇，手足肿胀，面色㿠白，气短乏力，心悸自汗，舌质暗淡，苔薄黄或白腻，脉细缓或细涩。

治法：补气行瘀。

方药：补阳还五汤（《医林改错》）加减。

常用药：生黄芪，当归尾，川芎，赤芍，桃仁，红花，地龙。

加减：语言謇涩可选加石菖蒲、白附子、僵蚕等；吐痰流涎，加制半夏、石菖蒲、制天南星、远志。

（5）阴虚风动证

症状：半身不遂，肢体软弱，偏身麻木，舌喎语謇，心烦失眠，眩晕耳鸣，手足拘挛或蠕动，舌红或暗淡，苔少或光剥，脉细弦或数。

治法：滋阴息风。

方药：大定风珠（《温病条辨》）加减。

常用药：白芍，阿胶，生龟甲，生鳖甲，生牡蛎，五味子，干地黄，鸡子黄，火麻仁，麦冬，甘草。

加减：头痛、面赤，加牛膝、代赭石。

2. 中脏腑

（1）风火闭窍证

症状：突然昏倒，不省人事，躁扰不宁，肢体强痉，项强；痰多息促，两目直视，鼻鼾身热，大便秘结；甚至抽搐，拘急，角弓反张，舌红，苔黄厚腻，脉滑数有力。

治法：清热涤痰开窍。

方药：天麻钩藤饮或安宫牛黄丸（《温病条辨》）加减。

常用药：天麻，栀子，钩藤，黄芩，川牛膝，杜仲，益母草，桑寄生，茯神，牛黄，水牛角，黄连。

加减：抽搐强直，合镇肝息风汤（《医学衷中参西录》）加减，或加珍珠母，大便干结加生大黄、芒硝、瓜蒌仁。

（2）痰湿蒙窍证

症状：神昏嗜睡，半身不遂，肢体瘫痪不收，面色晦垢，痰涎涌盛，四肢逆冷，舌质暗淡，苔白腻，脉沉滑或缓。

治法：燥湿化痰，开窍通闭。

方药：涤痰汤（《奇效良方》）合苏合香丸（《太平惠民和剂局方》）加减。

常用药：制天南星，制半夏，枳实，陈皮，竹茹，石菖蒲，党参，甘草。

加减：痰涎壅盛、苔黄腻、脉滑数，加天竺黄、竹沥。

（3）元气衰败证

症状：神昏，面色苍白，瞳神散大，手撒肢厥，二便失禁，气息短促，多汗肤凉，舌淡紫或萎缩，苔白腻，脉散或微。

治法：温阳固脱。

方药：参附汤（《校注妇人良方》）加减。

常用药：人参，炮附片，生姜，大枣。

加减：汗出不止加山茱萸、黄芪、煅龙骨、煅牡蛎。

3. 后遗症期

（1）半身不遂

①肝阳上亢，脉络瘀阻证

症状：眩晕目眩，面赤耳鸣，肢体偏废，强硬拘急，舌红，苔薄黄，脉弦有力。

治法：平肝息风，活血舒筋。

方药：天麻钩藤饮（《杂病证治新义》）加减。

常用药：天麻，钩藤，石决明，栀子，黄芩，川牛膝，杜仲，桑寄生，益母草，夜交藤，朱茯神。

②气血两虚，瘀血阻络证

症状：面色萎黄，体倦神疲，患侧肢体缓纵不收，软弱无力，舌体胖，质紫暗，苔薄。

治法：补气养血，活血通络。

方药：补阳还五汤（《医林改错》）加减。

常用药：生黄芪，川芎，赤芍，桃仁，红花，地龙。

（2）音喑

①肾虚音喑

症状：音喑，心悸气短，下肢软弱，阳痿遗精早泄，腰膝酸软，耳鸣，夜尿频多，舌质淡体胖，苔薄白，脉沉细。

治法：滋阴补肾，开音利窍。

方药：地黄饮子（《黄帝素问宣明论方》）加减。

常用药：熟地黄，巴戟天，山茱萸，五味子，肉苁蓉，远志，附子，肉桂，茯苓，麦冬，石菖蒲。

②言语不利

症状：舌强语謇，肢休麻木，或见半身不遂，口角流涎，舌暗，苔黄腻，脉弦滑。

治法：祛风化痰，宣窍通络。

方药：解语丹（《医学心悟》）加减。

常用药：胆南星，远志，石菖蒲，白附子，全蝎，天麻，天竺黄，郁金。

（三）其他疗法

1. 中成药

采用通治法：中风醒脑液（本院院内制剂）25ml 口服或鼻饲，每 6 小时一次。

或根据证型选用其他药物如：安宫牛黄丸：用于热病，邪入心包，高热惊厥，神昏谵语，口服一次一丸，一日一次。华佗再造丸：用于瘀血或痰湿闭阻经络之中风瘫痪、拘挛麻木、口眼㖞斜、言语不清，口服一次 4~8g，一日 2~3 次，重症一次 8~16g。

中药注射液：可选用清开灵注射液、醒脑静注射液、川芎嗪注射液、血塞通注射液、脉络宁注射液、灯盏花注射液等。

2. 针灸

（1）体针　取内关、神门、三阴交、天柱、尺泽、委中等穴。语謇加金津、玉液放血；口㖞流涎，配颊车透地仓、下关透迎香；上肢取肩髃、曲池、外关、合谷；下肢加环跳、阳陵泉、足三里、昆仑；血压高加内庭、太冲。

（2）耳针　取皮质下、脑点、心、肝、肾、神门及瘫痪等相应部位，每次 3~5 穴，中等刺激，每次 15~20 分钟。

（3）头针取对侧运动区为主。

（4）穴位注射　取穴肩髃、曲池、合谷、手三里、环跳、阳陵泉、髀关、解溪等，轮流选用，每穴注射当归注射液、丹参注射液等 1~2ml。

3. 推拿

上肢取大椎、肩髃、臂臑、曲池、手三里、大陵、合谷；下肢取命门、阳关、居髎、环跳、阴市、阳陵泉、足三里、委中、承山、昆仑。用推、拿、按、搓、摇等手法。

五、中西结合康复治疗

糖尿病脑血管病变的康复治疗包括：糖尿病康复、肢体康复、语言康复等。

（1）糖尿病康复包括糖尿病教育、糖尿病饮食疗法、糖尿病运动疗法，自我血糖监测等。针对糖尿病脑血管病的种类不同、程度、病期的不同，制定主副食种类及量，运动疗法应该同脑血管病肢体康复方案相结合，计算总运动量，防止过劳，以不出现明显疲劳感为度。应防止低血糖的发生，预防皮肤感染，建立自我血糖监测档案。

（2）肢体康复　中风急性期以定时变换体位为主。对于意识不清不能进行自我主动运动者，为预防关节挛缩和促进运动功能改善，应进行被动关节活动度维持训练。对于意识清醒并可以配合的患者可在康复治疗师的指导下逐步进行体位变化的适应性训练、平衡反应诱发训练及抑制肢体痉挛的训练。针对偏瘫康复的中药治疗，多选择滋阴柔肝、舒筋缓急的药物。在中医经络理论的基础上，结合现代康复学理论进行针灸治疗可以缓解痉挛。中药熏药治疗直接作用于患侧肢体，有舒筋活络、缓解疼痛、减轻肿胀有很好的疗效。

六、调摄与预防

古人云"是故圣人不治已病治未病"，卒中是可以预防其发生的，尽管糖尿病本身是卒中的高危因素，但只要我们积极控制卒中的危险因素，发生卒中的可能性就会随之减小，可采取如下措施。

1. 健康的生活方式

控制饮食，合理进食，饮食上应低脂、低热量，增加纤维素食物，保持理想体重，戒烟、戒酒，积极参加体育锻炼。

2. 积极治疗控制危险因素

控制血压、血脂、血糖在正常范围，定期体检。

3. 避免精神刺激

保持心情愉快，勿大喜大悲等，避免精神过度刺激。

第二节　糖尿病性心脏病

糖尿病性心脏病是指糖尿病并发或伴发的心脏血管系统的病变，涉及心脏大、中、小、微血管损害。包括非特异性冠状动脉粥样硬化性心脏病（冠心病），微血管病变性心肌病和心脏自主神经功能失调所致的心律失常和心功能不全。糖尿病性心脏病属于中医"心悸""胸痹心痛""真心痛"等范畴。

一、病因、病机

（一）西医病因、病机

糖尿病性心脏病确切的发病机制尚不完全清楚，可能与以下几种因素有关。

1. 高血糖

糖尿病间歇或持续的长期的高血糖毒性，形成糖化终末产物（AGEs）损害组织或脏器功能。糖化的血红蛋白使血红蛋白与氧不易解离，影响其带氧功能；糖酵解失常，2,3- 二磷酸甘油酸（2,3-DPG）减低，导致组织缺氧，影响心肌血管内皮等组织代谢，心肌内有较多糖蛋白和 AGEs 形成并沉积，使心肌收缩功能和顺应性下降。高血糖也可引起血液中血管细胞黏附分子 -1 和可溶性 E- 选择素增加，从而使粥样斑块形成。

2. 血脂代谢紊乱

糖尿病高脂环境会使心肌细胞过氧化物酶体增殖物激活受体 α（PPAR-α）的表达增加，一方面过度表达的 PPAR-α 改变心肌能量供应方式，致使心肌细胞的脂氧化代谢能力下降，导致摄取脂质的速度超过其利用速度，从而加速脂质在细胞内沉积，以致心肌细胞代谢异常和功能损害。另一方面，糖尿病还会导致脂蛋白脂肪酶的活性增加，加速 FFA 转运至心肌细胞，使心肌脂代谢的负担加重。

3. 高胰岛素血症和胰岛素抵抗

胰岛素对血管壁有双向调节的作用，一方面，胰岛素能增强血管内皮细胞中一氧化氮合酶活性，使一氧化氮（NO）生成增加，引起血管舒张，血流量增加，并有抗凝血作用以及抑制平滑肌细胞增生和向内皮下迁移的作用。另外，胰岛素也能增强血小板源性生长因子和其他促有丝分裂生长因子对血管平滑肌细胞增殖的作用，刺激血管平滑肌细胞纤溶酶原激活剂抑制物 -1 和细胞外基质的产生。高胰岛素血症打破了血栓形成和溶解的平衡，引起一氧化氮减少、信号传导失调、一氧化氮合酶功能降低等。另一方面，内皮依赖性舒张功能紊乱将导致不能有效产生一氧化氮的胰岛素产生增多，但仍能刺激血管平滑肌细胞正常增殖，从而导致胰岛素增加而无血管舒张功能。纤溶酶原激活剂抑制物增加，减弱纤维蛋白溶解，导致不稳定斑块形成。

4. 凝血异常

糖尿病患者有高凝倾向，易于发生血栓。糖尿病患者血小板处于一种活化状态，能产生大量的血栓素 A2 并易于聚集。高胰岛素血症和高 LDL-C 血症促使纤溶酶原激活物抑制物 -1 增高，减弱了纤维溶解活性，增加血凝倾向，加重了糖尿病大小血管病变。

5. 心脏自主神经病变

糖尿病性心脏病自主神经病变（CADN）是支配心脏和血管的自主神经纤维受损，从而影响心血管功能的调节，最后导致严重的心律紊乱、心源性休克而猝死。

6. 心肌组织纤维化和心肌细胞异常凋亡

心肌胶原大量沉积，可使心室壁僵硬度增加，心室顺应性降低，导致心室收缩及舒张功能不全。高糖环境下，心内膜和心肌微血管内皮细胞神经调节蛋白 1（NRG-1）的下降，可使心肌细胞凋亡增加，心肌细胞数量减少，血管平滑肌增生，血管变窄，心肌供血减少，以致心力衰竭。

（二）中医病因、病机

1. 发病因素

糖尿病性心脏病为糖尿病迁延日久，累及心脏，因心气阴虚或心脾两虚，致痰浊、瘀血内阻心络，或素体心阴阳亏虚，或久病而致心肾阳虚。发病初期为心之气阴不足、心脾两虚，心脉失养，或脾虚痰浊闭阻，胸阳不振；渐至伤及肝、肾，血瘀阻塞心络，心之络脉细急；病变晚期，心气衰微，水饮停聚，痰、瘀、水互结，络脉受阻，甚或阴损及阳，阴竭阳绝，阴阳离决。

2. 病机

糖尿病性心脏病初期临床症状多不明显，仅有缺血性心电图改变。大多数患者可见心悸气短、头晕乏力、胸闷或疼痛；进而胸痛彻背、背痛彻心，甚则心胸猝然大痛；或见晕厥，病变后期肢冷汗出、尿少水肿；重者腹大胀满、喘促不能平卧。

3. 病位、病性

糖尿病性心脏病病位在心，涉及肺、脾、肝、肾。病性为本虚标实，虚实夹杂，以气血阴阳亏虚为本，以气滞、痰浊、血瘀、寒凝为标。

二、诊断

（一）临床表现

除有一般冠心病和心肌病的表现外，常伴有心血管自主神经病变的表现。

1. 静息时心动过速

糖尿病早期常累及迷走神经，而交感神经处于相对兴奋状态，故心率常有增快倾向。凡在休息状态下心率超过 90 次 / 分钟者应疑为自主神经功能紊乱。此种心率增快常较固定，不易受各种条件反射所影响，表现为活动时、深呼吸时心率差异不大，以及从卧位快速起立时心率的加速反射减弱。

2. 心绞痛

胸部有绞痛、紧缩、压迫或沉重感，由胸骨后放射到颈、上腹或左肩，持续时间 3~5 分钟，休息或含服硝酸甘油后 2~3 分钟缓解，但糖尿病患者心绞痛常不典型。

3. 无痛性心肌梗死

心肌梗死面积大，透壁心梗多，因心脏自主神经病变，痛觉传入神经功能减弱，表现为无痛性心肌梗死，或仅有恶心呕吐、疲乏、呼吸困难、不能平卧等不同程度的左心功能不全。糖尿病患者较非糖尿病患者急性心肌梗死者发生多、病情重、预后差，且易再次发生梗死，而复发心肌梗死者预后更差，易发生心跳骤停。

4. 体位性低血压

患者由卧位 5 秒内起立时，收缩压下降 > 30mmHg，舒张压下降 > 20mmHg，称为体位性低血压。其主要发病机制为血压调节反射弧中传出神经受损所致。体位性低血压多属糖尿病神经病变中晚期表现，当体位性低血压发作时患者感头晕、软弱、心悸、大汗、视力障碍等不适感。

5. 缺血性心肌病

长期心肌缺血所引起的心肌逐渐纤维化，表现为心脏增大、心力衰竭、心律失常。

6. 猝死

突发心脏骤停而死亡，多为心脏局部发生电生理紊乱或起搏传导功能发生障碍引起严重心律失常。

（二）体征

心电图特异性改变，早期心尖区可闻及第四心音或第三心音奔马律。较重者可有心界向左下扩大，第一心音低钝，合并心衰时有双肺底湿性啰音，可有各种心律失常。

（三）理化检查

1. 心电图

左心室各导联的波形呈 S–T 段压低，T 波低平或倒置或双相。急性心肌梗死 S–T 段抬高，病理性 Q 波或无 Q 波，心动过速，心房纤颤，多源性室性早搏，房室传导阻滞等心律失常改变。

2. 冠状动脉造影

多支冠状动脉狭窄病变是糖尿病合并冠心病的特点，管腔狭窄，直径缩小 70%~75% 以上会严重影响供血，直径缩小 50%~70% 也有一定的临床意义。

3. 超声心动图检查

评价左心室舒张功能。心脏普遍扩大，以左室为主，并有舒张末期和收缩末期内径增大，室壁运动呈阶段性减弱、消失或僵硬，对心肌病变具有诊断价值。

4. 心功能检查

收缩前期延长，左室射血时间（LV/ET）及 PEP/LVET 比值增加。

（四）诊断标准

糖尿病合并心脏病的诊断应根据糖尿病史、临床表现、理化检查，以及心脏功能等全面综合才能做出诊断。

1. 糖尿病冠心病

（1）糖尿病史，年龄大于 40 岁。

（2）有心绞痛表现，常不典型。

（3）有明显诱因，如劳累、情绪变化。

（4）心电图有典型或不典型心肌缺血，休息时心电图心肌缺血的意义大于非糖尿病患者。糖尿病心肌梗死大多有不典型心电图，可表现为 S-T 段抬高或非 S-T 段抬高及有 Q 波或无 Q 波心肌梗死。

（5）心肌梗死可检测到心脏标记物（肌钙蛋白 T 或 I，血清酶改变）。

（6）具有两条以上冠心病危险因子，如高血压、高脂血症、尿微量白蛋白升高、高胰岛素血症、吸烟、家族史。

2. 糖尿病心脏自主神经功能紊乱

符合下列一项者可诊断。

（1）休息状态下心率 > 90 次 / 分钟。

（2）深呼吸时每分钟心率差 < 10 次 / 分。

（3）立卧位时每分钟心率差 ≤ 10 次 / 分。

（4）立卧位血压差 ≥ 30mmHg。

3. 糖尿病心肌病

（1）症状：糖尿病伴心悸、胸闷、气短、乏力、呼吸困难、紫绀、浮肿。

（2）心电图改变：房室传导阻滞及室内传导阻滞，室性早搏，心房纤颤，左心室扩大，有的只有 S-T 改变。

（3）胸部 X 线摄片：心脏扩大，肺淤血。

（4）超声心动图：左心室扩大，室壁运动减弱、消失或僵硬，心功能下降。

（5）心功能检查：收缩前期（PEP）延长，左室射血时间（LVET）及 PEP/ LVET 比值增加。

（6）排除其他器质性心肌病者。

（五）鉴别诊断

（1）非糖尿病性冠心病：可通过病史、血糖、糖化血红蛋白检查予以鉴别。

（2）急性心肌梗死应激状态高血糖：急性心肌梗死时机体通过垂体 - 肾上腺系统，促使肾上腺皮质激素大量分泌及肾上腺髓质激素分泌增加，拮抗胰岛素，使血糖上升，糖耐量减低，但随着病情好转，3~6 个月可恢复正常。

三、中医辨证要点

辨别虚实，分清标本。本病以气血阴阳两虚为本，气滞、痰浊、血瘀、寒凝为标。本虚者心胸隐痛而闷，因劳累而发，多属心气不足；绞痛兼见胸闷气短，四肢厥冷，则为心阳不振；隐痛时作时止，缠绵不休，动则多发，则属气阴两虚。标实者闷重而痛轻，兼见胸胁胀痛者多属气滞；胸部窒闷而痛，多属痰浊；胸痛如绞，遇寒则发，为寒凝心脉；刺痛固定不移，夜间多发，舌紫暗或有瘀斑，由心脉瘀滞所致。此外，还有虚实夹杂证，临证时应予详细辨别。

四、治疗

（一）西医治疗原则

1. 控制危险因素

包括糖代谢紊乱、高血压、高血脂和吸烟。

（1）控制血糖：口服降糖药或胰岛素治疗。使血糖控制达标 HbA1c 的目标值＜ 6.5% 为宜。但要注意防治低血糖的发生。

（2）控制高血压：糖尿病患者力求血压控制在 130/80mmHg 以下，严格控制血糖和血压可以降低糖尿病患者的病死率和致残率，常用 β 受体阻滞剂、CCB、ACEI、ARB 等，其中 ACEI、ARB 不仅有降压作用，同时也降低肾小管高灌注，降低尿蛋白，有保护心脏、肾脏的作用，故作为首选。

（3）调节血脂，应根据血脂谱有针对性地选择降血脂药物。使 TC ＜ 4.5mmol/L，LDL-C ＜ 3.0mmol/L。

2. 糖尿病冠心病的治疗

（1）抗心绞痛治疗　硝酸甘油 0.5~1.0mg 或硝酸异山梨酯 5~10mg 舌下含化可迅速缓解心绞痛的发作，硝酸甘油缓释制剂、硝酸异山梨酯和单硝酸异山梨酯口服可在缓解期使用。

钙通道拮抗剂：常用药物有维拉帕米每次 40~80mg，每日 3 次，地尔硫草每次 30~90mg，每日 3 次，硝苯地平 10~20mg，以及非洛地平、氨氯地平等。当心绞痛发作和冠脉痉挛有关时，可使用钙通道拮抗剂。

β受体阻滞剂：常用药物有美托洛尔，每次 25~100mg，每日 2 次，阿替洛尔，每次 12.5~50mg，每日 1~2 次，比索洛尔每次 5~10mg，每日 1~2 次。

（2）抗血小板治疗

阿司匹林：通过抑制血小板环氧化酶和 TXA_2，抑制血小板在动脉粥样硬化斑块上的聚集，防止血栓形成，同时也通过抑制 TXA_2 血管痉挛。常用 75~100mg/d。

氯吡格雷：通过二磷酸腺苷（ADP）受体抑制血小板内 Ca^{2+} 活性，并抑制血小板之间纤维蛋白原桥的形成，常用量 75mg 每日 1 次。

（3）经皮冠状动脉介入术（PCI） PCI 不仅可以改善生活质量，而且对存在大面积心肌缺血的高危患者可明显降低其心肌梗死的发生率和死亡率。

（4）冠状动脉旁路手术（CABG） 使用患者自身的大隐静脉或游离内乳动脉或桡动脉作为旁路移植材料，一端吻合在主动脉，另一端吻合在有病变的冠状动脉段的远端，引主动脉的血流以改善该病变冠状动脉所供应心肌的血流供应，CABG 术对缓解心绞痛和改善患者的生存有较好的效果。

3. 糖尿病急性心肌梗死的治疗

（1）一般治疗 急性心肌梗死患者均应进入 CCU 病房，吸氧，心电监测，解除焦虑。

（2）解除疼痛 吗啡 2~4mg 静脉注射，必要时 5~10 分钟重复，注意低血压和呼吸抑制等不良反应，或用哌替啶 50~100mg 肌内注射。

硝酸酯类：通过扩张冠状动脉，增加冠状动脉血流量以及增加静脉容量，而降低心室前负荷，但下壁心肌梗死、可疑右室梗死或明显低血压患者，尤其合并心动过缓时不应使用硝酸酯类。

β受体阻滞剂：早期使用β受体阻滞剂可以限制梗死面积，并能缓解疼痛，减少镇静剂的应用。无禁忌证的情况下应尽早常规使用。

（3）抗血小板治疗 阿司匹林常用 75~100mg/d，有研究显示糖尿病心肌梗死患者需要更大剂量更频繁地用药才能达到血小板的充分抑制，但目前证据还不充分，对阿司匹林不能耐受的患者建议长期服用氯吡格雷 75mg/d。

（4）溶栓治疗 早期静脉应用溶栓治疗能提高 S-T 段抬高型心肌梗死（STEMI）患者的生存率，而对于非 S-T 段抬高型，溶栓治疗不仅无益反而有增加急性心肌梗死的倾向，所以标准溶栓治疗目前仅用于急性 STEMI 患者。

溶栓治疗的适应证：①胸痛符合急性心肌梗死；②相邻两个或更多导联 S-T 段抬高 > 0.2mV，或新出现的左束支传导阻滞；③发病 6 小时以内，最佳时间是 3 小时以内，若 6~24 小时，患者仍有严重的胸痛，并且 S-T 段抬高导联有 R 波者，可以考虑溶栓治疗。年龄 < 75 岁。

溶栓治疗的绝对禁忌证：有出血性脑血管意外史，或半年内有缺血性脑血管意外（包括 TIA）史者；已知的颅内肿瘤；活动性内脏出血（月经除外）；可疑主动脉夹层。

相对禁忌证：近期（2~4 周内）做过外科手术或活体组织检查，心肺复苏术后（体内心脏按压、心内注射、器官插管），或有外伤史者；不能实施压迫的血管穿刺；未控制的严重高血压（ > 180/110mmHg）；对扩容和升压药无反应的休克；妊娠；感染性心内膜炎；二尖瓣病变合并房颤且高度怀疑左心房内有血栓者；糖尿病合并视网膜病变者；出血性疾病或有出血倾向者，已在抗凝治疗中；近期（2~4 周内）有内脏出血，或活动性消化性溃疡。

给药方案：①尿激酶（UK）：30 分钟内静脉滴注 100 万~150 万单位；冠脉内用药减半；链激酶（SK）：150 万单位静脉滴注，60 分钟内滴完；重组组织型纤溶酶原激活剂（rt-PA）：100mg 在 90 分钟内静脉给予，先静注 15mg，继而 30 分钟内静脉滴注 50mg，其后 60 分钟内再给予 35mg；TNK- 组织型纤溶酶原激活剂（TNK- TPA）：40mg 静脉一次性注入，无需静脉滴注。应用溶栓药期间需密切注意出血倾向，并需检测 APTT 或活化凝血时间（ACT）。

溶栓治疗期间的抗凝治疗：溶栓前先给予 5000U 肝素冲击量，然后以 1000U/h 的肝素持续静脉滴注 24~48 小时，以出血时间延长 2 倍为基准，调整肝素用量。也可选择依诺肝素首先静脉推注 30mg，然后以 1mg/kg 的剂量皮下注射，每 12 小时 1 次，用 3~5 天。

（5）介入治疗

①经皮冠状动脉介入术（PCI）：直接 PCI 术（未经溶栓治疗直接进行 PCI 术）已被公认为首选的最安全有效的恢复心肌再灌注的治疗手段，梗死相关血管的开通率高于药物溶栓治疗。近年来由于新的溶栓药物不断问世，溶栓成功率不断提高，但溶栓成功的患者仍有发生心绞痛，心功能进一步恶化者，对于这些患

者行 PCI 治疗的效果是确切的。

②冠状动脉旁路手术（CABG）：下列患者可考虑进行急诊 CABG：实行了溶栓治疗或 PCI 后仍有持续或反复的胸痛；冠状动脉造影显示高危冠状动脉病变（左冠状动脉主干病变）；有心肌梗死并发症如室间隔穿孔或乳头肌功能不全引起的严重二尖瓣反流。

（6）ACEI 的应用：早期使用 ACEI 可改善心肌梗死后左室功能，减少糖尿病合并左室破裂等并发症。

（7）严重心律失常、心力衰竭或心源性休克应及时处理。

①室性心律失常：多形性室速、持续性（≥ 3 秒）单性室速或任何伴有血流动力学不稳定症状的都应给予同步心脏电复律，血流动力学稳定的室速可给予静脉注射利多卡因、普鲁卡因胺或胺碘酮等药物；缓慢的窦性心律失常：对于伴有低血压的心动过缓，可静脉注射阿托品 0.5~1mg，无效可考虑使用人工起搏器；严重的房室传导阻滞应安置永久起搏器；室上性快速心律失常可选用 β– 受体阻滞剂、洋地黄类、维拉帕米、胺碘酮等。

②心力衰竭：给予利尿剂和血管扩张剂，当收缩压持续＞ 100mmHg 时即可应用 ACEI。

③心源性休克：首先补充血容量，再应用升压药物如：多巴胺、多巴酚丁胺、间羟胺等，同时注意纠正酸中毒及电解质紊乱保护肾功能。

4. 糖尿病心肌病的治疗

（1）非药物治疗：心衰限制体力活动、低盐饮食。

（2）心衰早期使用 β 受体阻滞剂和 ACEI，合理选用利尿剂和（或）硝酸酯类药物；若出现窦性心动过速，加用钙通道阻滞剂；快速房颤可使用洋地黄类药物，晚期左心衰竭选用 ACEI 类；利尿剂改善充血症状和消除水肿；洋地黄类；其他正性肌力药物；扩张血管药物。

（3）改善心肌代谢和心肌保护治疗：辅酶 Q10 具有改善心肌能量代谢、稳定细胞膜和抗自由基作用。曲美他嗪促进葡萄糖氧化，增加心脏收缩功能。

（4）改善凝血功能异常：阿司匹林、氯吡格雷等。

（二）中医辨证论治

虚证当以益气养阴为主，根据兼瘀、痰、寒、水的不同，分别采用活血通络、健脾祛痰、宣痹通阳、祛寒通络、温阳利水等标本同治的原则。病到后期，虚中有实，病情复杂，则宜标本兼顾，攻补兼施。一旦发生脱证之先兆，如疼痛剧烈、四肢厥冷或脉弱欲绝等，必须尽早投用益气固脱之品，并予积极抢救。

1. 气阴两虚证

症状：胸闷隐痛，时作时止，心悸气短，神疲乏力，气短懒言，自汗，盗汗，口干欲饮，舌偏红或舌淡暗，少苔，脉虚数或细弱无力或结代。

治法：益气养阴，活血通络。

方药：生脉散合人参养荣汤加减。

常用药：人参，麦冬，五味子，玉竹，丹参，黄芪，炙甘草，肉桂，当归。

加减：口干甚，虚烦不得眠加天冬、酸枣仁；痰浊者加茯苓、白术。

2. 痰瘀互结证

症状：胸闷痛如窒，痛引肩背，心下痞满，倦怠乏力，肢体重着，形体肥胖，痰多，舌体胖大或边有齿痕，舌质淡或暗淡，苔厚腻或黄腻，脉滑。

治法：化痰宽胸，宣痹止痛。

方药：瓜蒌薤白半夏汤合涤痰汤加减。

常用药：瓜蒌，薤白，半夏，白酒，干姜，陈皮，胆南星，竹茹，石菖蒲，甘草。

加减：痰热口苦加黄连；痰多苔黄加海浮石、竹沥；大便干加桃仁、大黄；舌暗加红花、丹参。

3. 心脉瘀阻证

症状：心痛如刺，痛引肩背、内臂，胸闷心悸，舌质紫暗，脉细涩或结代。

治法：活血化瘀，通络止痛。

方药：血府逐瘀汤（《医林改错》）加减。

常用药：桃仁，当归，红花，赤芍，牛膝，川芎，柴胡，桔梗，枳壳，生地黄，甘草。

加减：心痛甚合用失笑散；脉结代可加炙甘草、人参、桂枝。便秘加大黄。

4. 阴阳两虚证

症状：眩晕耳鸣，心悸气短，大汗出，畏寒肢冷，甚则晕厥，舌淡，苔薄白或如常，脉弱或结代。

治法：滋阴补阳。

方药：炙甘草汤（《伤寒论》）加减。

常用药：炙甘草，生地黄，人参，桂枝，生姜，阿胶，麦冬，火麻仁，当归。

加减：五心烦热加女贞子、旱莲草；畏寒肢冷甚加仙茅、淫羊藿。

5. 心肾阳虚证

症状：猝然心痛，宛若刀绞，胸痛彻背，胸闷气短，畏寒肢冷，心悸怔忡，自汗出，四肢厥逆，面色㿠白，舌质淡或紫暗，苔白，脉沉细或沉迟。

治法：益气温阳，通络止痛。

方药：参附汤（《校注妇人良方》）合真武汤（《伤寒论》）加减。

常用药：人参，附子，白术，茯苓，白芍。

加减：面色苍白、四肢厥逆加大人参、制附子用量；大汗淋漓加黄芪、煅龙骨、煅牡蛎。

6. 水气凌心证

症状：气喘，咳嗽吐稀白痰，夜睡憋醒，或夜寐不能平卧，心悸，动辄加剧，畏寒，肢冷，腰酸，尿少，面色苍白或见青紫，全身水肿，舌淡胖，苔白滑，脉沉细或结代。

治法：温阳利水。

方药：真武汤（《伤寒论》）加减。

常用药：制附子，茯苓，白术，人参，白芍，生姜，肉桂，丹参，红花。

加减：胸腹水加桑白皮、大腹皮。

（三）其他疗法

1. 中成药

（1）口服药物　通心络胶囊，适用于冠心病心绞痛属心气虚乏，血瘀络阻证。症见胸部憋闷、刺痛、绞痛、固定不移等。

地奥心血康胶囊，用于冠心病、心绞痛，以及瘀血内阻之胸痹、眩晕、气短、心悸等。

速效救心丸，适用于气滞血瘀型冠心病、心绞痛。

参松养心胶囊，适用于冠心病心律失常属气阴两虚，心络瘀阻证。

芪苈强心胶囊，适用于轻、中度心功能衰竭属阳气虚乏，络瘀水停证。

复方丹参滴丸，适用于气滞血瘀所致的胸痹，症见胸闷、心前区刺痛等。

（2）中药注射剂　复方丹参注射液，用于胸中憋闷、心绞痛等；参麦注射液，用于气阳虚型之休克、冠心病等；参附注射液，用于阳气暴脱的厥脱（休克）等。

2. 针灸

（1）心律失常

主穴：心俞，巨阙，内关，神门。

功用：宁心安神，定悸。

手法：平补平泻法，阳虚和血瘀者用温法。

（2）冠心病心绞痛

主穴：巨阙，膻中，心俞，厥阴俞，膈俞，内关。

功用：益气活血，通阳化浊。

手法：捻转手法，久留。

（3）慢性心力衰竭

主穴：心俞，厥阴俞，膏肓俞，膻中，内关。

功用：补心气，温心阳。

手法：先泻后补或配灸法。

五、调摄与预防

首先应重视精神调摄，避免过于激动，不宜大怒、大喜、大悲，保持心情愉快。《灵枢·口问》云："悲哀忧愁则心动"，后世进而认为"七情之由作心痛"，故防治本病必须高度重视精神调摄。其次，气候的寒暑晴雨变化对本病的发病亦有明显影响，故本病不宜感受寒冷。在饮食方面宜清淡低盐，勿食过饱，保持大便通畅，饮食以适量米、麦、杂粮为宜，配以蔬菜、豆类、瘦肉、鸡蛋等，定时定量进餐。避免吸烟、饮酒、浓茶及刺激食品。

六、中西结合思路与方法

糖尿病性心脏病患者临床症状常不典型，对于糖尿病患者特别是老年患者存在有高血压、高血脂、肥胖等危险因素者应反复查心电图、动态心电图以及心电图运动实验等，有条件做 SPECT、冠脉造影等检查，以便及早发现积极控制危险因素如：高血压、高血脂、肥胖、高胰岛素血症等，从而减少心血管事件发生。

本病属本虚标实，初期为气阴两虚，进一步发展为阴阳两虚，瘀血、痰浊痹阻伴随疾病发展的整个过程。临床上根据患者的临床表现采取个体化治疗。气阴两虚、心之脉络瘀阻贯穿整个病程的始终，因而，"益气养阴"与"活血通络"是本病的基本法则。

第三节　糖尿病性下肢大血管病变

糖尿病下肢大血管病变是糖尿病常见的大血管并发症，该病变主要累及动脉，主要病理变化为动脉粥样硬化，管壁增厚，管腔狭窄以及血栓形成，最终导致动脉闭塞，局部组织缺血。本病早期仅感下肢困倦、无力，感觉异常，麻木，膝以下发凉。发展成动脉闭塞期出现间歇性跛行，静息痛，严重时会发生下肢溃疡、坏疽，形成糖尿病足。本病属中医"筋疽""脱疽"等范畴。

一、病因、病机

（一）西医病因、病机

1. 高血糖

大量研究已证实高血糖能损伤多种血管功能。血糖控制不佳，尤其是餐后高血糖对大血管的影响更甚。长期血糖控制不良导致 HbA1c 增高，形成大量糖基化终末产物（AGEs），AGEs 与糖基化终末产物受体结合，活性氧生成增多，引起氧化应激状态。导致血管收缩，血管内皮细胞功能紊乱、血小板功能受损、抗血栓能力下降、血栓形成增加、血管基质增生，最终导致动脉粥样硬化。

2. 脂代谢紊乱

许多研究表明脂代谢紊乱可增加周围动脉疾病（PAD）的风险特别是总胆固醇（TC）和低密度脂蛋白胆固醇（LDL）的增高。糖尿病患者血脂异常主要表现为三酰甘油（TG）水平升高，高密度脂蛋白（HDL）水平降低和低密度脂蛋白水平升高。高甘油三酯血症是糖尿病下肢血管病变的促发因素。

3. 高血压

糖尿病患者高血压发生率是一般人群的 2~4 倍。长期的高血压可使血管内皮功能异常白细胞黏附性增加，氧化应激增强，导致动脉粥样硬化的形成。UKPDS 证实血压控制良好可显著减少大血管并发症。糖尿病患者下肢血管病变程度与血压成正相关。

4. 纤维蛋白原（FIB）、CRP、IL-6

糖尿病患者 FIB 升高可以引起促凝状态而加速动脉血栓形成，对斑块的形成起直接作用。此外 FIB 及其降解产物也可沉积于血管壁，参与动脉粥样斑块形成，从而导致管腔狭窄及闭塞。

5. 高胰岛素血症

高胰岛素血症使肝脏内脂肪合成酶活性增强，游离脂肪酸易转变成 VLDL、IDL-C、LDL-C。肝脏内羟甲基戊二酸单酰辅酶 A 还原酶活性增强，三酰甘油合成增多，血清 VLDL、TC、LDL-C 浓度升高。同时高胰岛素血症诱导动脉平滑肌细胞（SMC）生长和增殖，刺激 SMC 和单核 - 巨噬细胞的 LDL-C 受体活性，使 LDL-C 在血管壁积聚增多，促进肾小管对钠的重吸收，增强交感神经兴奋性，升高胞内钙的浓度，升高血压；抑制纤维蛋白溶解，增加血液凝固性。

（二）中医病因、病机

1. 发病因素

糖尿病日久，耗伤气阴，五脏气血阴阳俱损，肌肤失养，血脉瘀滞，日久化热，灼伤肌肤和（或）感受外邪致气滞、血瘀、痰阻、热毒积聚，以致肉腐骨枯所致。若过食肥甘、醇酒厚味，损伤脾胃，致湿浊内生，湿热互结，气血运行不畅，络脉瘀阻，四肢失养；或脾运失常，痰湿内停，阻遏气机，气滞血瘀，久而化热，热盛肉腐；或肝阴亏虚，疏泄失职，气血瘀滞，郁久化热，热瘀相合，筋烂肉腐；或年高脏腑功能失调，正气不足，肝肾之气渐衰，水亏火炽，火毒炽盛，热灼营血；复因感受外邪及外伤等诱因，致皮肤经脉受损，局部瘀血阻滞，瘀久化火，蕴热湿毒灼烁脉肉、筋骨而发为坏疽、溃疡。

2. 病机及演变规律

DF 病程较长，病机复杂，根据其病机演变和症状特征分为三个阶段。

（1）早期 气阴两虚，脉络闭阻。本病因糖尿病日久，耗气伤阴，气虚则血行无力，阴虚则热灼津血，血行涩滞，均可酿成血瘀，瘀阻脉络，气血不通，阳气不达，肢端局部失养而表现为肢冷、麻木、疼痛。

（2）中期 湿热瘀毒，化腐成疽。若燥热内结，营阴被灼，络脉瘀阻；或患肢破损，外感邪毒，热毒蕴结；或肝经湿热内蕴，湿热下注，阻滞脉络；或脉络瘀血化热，淫气于筋，发于肢末，则为肢端坏疽，而致肉腐、筋烂、骨脱。若毒邪内攻脏腑，则高热神昏，病势险恶。

（3）晚期 若迁延日久，气血耗伤，正虚邪恋，伤口迁延难愈。表现为虚实夹杂，以肝肾阴虚或脾肾阳虚夹痰瘀湿阻为主。病情发展至后期则阴损及阳，阴阳两虚，阳气不能敷布温煦，致肢端阴寒凝滞，血脉瘀阻而成。若治疗得当，正气复，气血旺，毒邪去，则可愈合。

3.病位、病性

本证为本虚标实之证，以气血阴阳亏虚为本，以湿热、邪毒、络阻、血瘀为标，病位在血、脉、筋。

二、诊断

（一）临床表现

1.症状

初期常表现为小腿、足部发凉、软弱、困倦。动脉病变影响所供的神经干时，出现麻木、蚁行感，针刺感。病情逐渐发展，至动脉管腔狭窄并闭塞时，发展至中期出现间歇性跛行。这是闭塞性动脉硬化症的特征性症状。间歇性跛行所发生的下肢疼痛部位常可反应血管闭塞部位。若病情继续进展则发展至第3期：即静息痛，疼痛常在安静时出现，持续或间歇性加重，从肢体近端段向远端段放射，并有麻木、蚁行感、烧灼感、针刺感，肢端发凉，夜间尤甚。病情进一步发展出现肢端溃疡或坏死，即第4期：坏死期，坏死多发生在侧支循环不发达的足尖部。

2.体征

（1）皮色和皮温：患肢小腿和足趾变细、皮肤光滑、发亮，指甲生长缓慢，易脆，有平行嵴形成。足抬高时皮色变白，足下垂时有发绀，肢端皮肤温度低。

（2）动脉搏动：腘动脉、胫后动脉、足背动脉常出现搏动减弱或消失。

3. 辅助检查

（1）检查下肢动脉的通畅性：包括踝/臂血压指数（ABI）、足趾受损压（TSBP）、经皮氧分压（$TcPO_2$）、跛行时间和距离、静脉充盈时间（VFT）、毛细血管再灌注时间（CRT）、皮肤温度测定。

（2）多普勒超声检查：直接、清晰地观察血管外形、走向、血管壁和管腔的变化，是一种能准确定位、敏感性高的非创伤性检查方法。下肢动脉病变严重特别是有明显狭窄（超过70%）或有阻塞性病变时，多普勒超声具有重要意义。

（3）血管造影：了解下肢血管闭塞程度、部位，血管造影为有创检查，造影剂可以引起血管痉挛，通常只用于外科治疗（血管重建或截肢）前。以下可考虑血管造影或外科治疗：踝部收缩压（SBP）< 49.6mmHg 和（或）ABI < 0.5，或 TSBP < 30.1mmHg，或 $TcPO_2$ < 19.5mmHg，对积极治疗后不愈合的足部溃疡如有上述情况之一者，可考虑血管造影检查。

（4）核磁共振成像（MRI）和核磁共振血管成像（MRA）：适用于能控制好自己身体运动的患者。在敏感性、特异性、阳性预计值和阴性预测值等方面均优于超声多普勒，对于足部脓肿、坏死部位的定位十分精确，可有效指导临床清创和部分截肢手术。MRA 图像效果与血管造影相类似，而且完全无创，已越来越广泛地应用于临床。

4. 诊断和鉴别诊断

（1）诊断　符合临床症状和体征的任何一项者，均应进行多普勒超声检查，如果检查发现异常者均可诊断为糖尿病下肢大血管病变。对于老年、肥胖、高血压及吸烟的糖尿病患者，还有并发脑血管病、冠心病者，应定期检查下肢血管情况，做到早发现、早诊断、早治疗。

（2）鉴别诊断

①血栓闭塞性脉管炎：本病为中小动脉及伴行静脉无菌性、节段性、非化脓性炎症伴腔内血栓形成导致的肢体动脉缺血性疾病。好发于 40 岁以下的青壮年男性，多有吸烟、寒冻、外伤史。有 40% 左右的患者同时伴有游走性表浅静脉炎。手足均可发病，表现为疼痛、发凉、坏疽。坏疽多局限于指趾，且以干性坏

疽居多，继发感染者，可伴有湿性坏疽或混合性坏疽。X 线、造影、CTA、MRA 检查显示无动脉硬化，无糖尿病病史。

②肢体动脉硬化闭塞症：本病是由于动脉粥样硬化，导致肢体管腔狭窄或闭塞而引起肢体怕凉、间歇性跛行、静息痛，甚至坏死等缺血缺氧表现。本病多发于中老年患者，男性较多，同时伴有心脑动脉硬化、高血压、高脂血症等疾病。病变主要发生于大中动脉，呈节段性，坏疽多为干性，疼痛剧烈，远端动脉搏动减弱或消失。血糖正常。

三、中医辨证要点

本病患者消渴日久，气血不足，阴阳两虚为其发病基础。以气血阴阳亏虚为本，以湿热、邪毒、络阻、血瘀为标，病位在血、脉、筋。本病在糖尿病的各个阶段均可以起病，与湿、热、火毒、气血凝滞、阴虚、阳虚或气虚有关，由于本病既有糖尿病和其他合并症的内科疾病的表现，又有下肢病变的外科情况，临床处理较为棘手，一旦发病，病情发展急剧，病势险恶。故临证辨治要分清标本，强调整体辨证与局部辨证相结合，注意扶正与祛邪并重。有时全身表现与患肢局部症状并不统一，虽然全身表现为一派虚象，局部表现却可能是实证，要根据正邪轻重而有主次之分，或以祛邪为主，或以扶正为主。

四、治疗

（一）西医治疗

1. 建立良好的生活方式

控制体重，戒烟、限酒，穿着宽松的软鞋，用温水洗浴，严禁烫水泡脚。同时进行适当的运动，运动对下肢血管病变相关危险因子如：血糖、血脂、血压等的控制有非常显著的效果，同时运动改善胰岛素抵抗，增加血管内皮弹性，增强血管收缩功能，促进足部溃疡的愈合。

2. 积极治疗糖尿病

根据患者的不同情况选用降糖药，使血糖稳定在理想水平，如伴有感染者一般用胰岛素治疗。清除糖尿病下肢血管病变的危险因素是治疗的关键。

3. 调脂治疗

根据患者情况合理选用调脂药，提高胰岛素敏感性。

4. 改善微循环，降低血液高凝状态

使用前列地尔、低分子肝素、蝮蛇抗栓酶以及阿司匹林、双嘧达莫等。

5. 改善神经病变

可用 B 族维生素、神经生长因子如：依帕斯他、甲钴胺等。促进神经细胞核酸及蛋白合成，促进轴索再生，髓鞘形成，在一定程度上修复受损的神经。

6. 预防和控制感染

主要是局部创面处理和合理应用抗生素，全身应用抗生素的原则是：轻度感染可不用，明显感染可口服，严重感染需静脉滴注和应用广谱抗生素，最好以细菌培养和耐药试验为依据。并根据组织缺血的程度来加大抗生素的剂量，以保证病灶处血药浓度。

7. 外科治疗

（1）切开引流、清创去除坏死组织，如有骨髓炎死骨存在必须去除。

（2）物理疗法氦氖激光照射、超短波治疗等可促进创面愈合。

（3）腰交感神经节切除术适应于病变早期伴静息痛，以及下肢表浅溃疡或坏疽，病变广泛而不能施行血管重建术的患者。

（4）动脉重建术适应于间歇性跛行，静息痛，组织溃疡或坏死非手术治疗无效，严重影响生活和工作者，需要在血糖控制后施行手术。

（5）截肢（趾）术适用于糖尿病坏疽病变，经内科治疗后病变部位分界清楚，综合治疗不可逆转者。

8. 介入治疗

包括经皮腔内血管成形术（PTA）、血管内支架置入术以及球囊扩张术等。这种方法避免了手术治疗甚至截肢，同时也减少了溃疡的发生。

9. 干细胞移植术

原理为植入的干细胞分化成血管内皮细胞，继而形成新的毛细血管侧枝，改善局部供血。目前在临床上应用主要是自体干细胞移植，包括骨髓干细胞和外周血干细胞移植。临床研究表明经干细胞移植治疗后，患肢的麻木、疼痛、间歇性

跛行，以及溃疡、坏疽等都得到了明显缓解。

（二）中医辨证论治

［内治］重在全身辨证。

1.湿热毒蕴，筋腐肉烂证

症状：患肢局部漫肿、灼热、皮色潮红或紫红，触之皮温高或有皮下积液、有波动感，切开可溢出大量污秽臭味脓液，周边呈实性漫肿，病变迅速，严重时可累及全足，甚至小腿，舌质红绛，苔黄腻，脉滑数，趺阳脉可触及或减弱。

治法：清热利湿，解毒化瘀。

方药：四妙勇安汤（《验方新编》）合茵栀莲汤（奚九一验方）加减。

常用药：金银花，玄参，当归，茵陈，栀子，半边莲，连翘，桔梗。

加减：热甚加蒲公英、虎杖；肢痛加白芍、木瓜。

2.热毒伤阴，瘀阻脉络证

症状：患肢局部红、肿、热、痛，或伴溃烂，神疲乏力，烦躁易怒，口渴喜冷饮，舌质暗红或红绛，苔薄黄或灰黑，脉弦数或洪数，趺阳脉可触及或减弱。

治法：清热解毒，养阴活血。

方药：顾步汤（《外科真诠》）加减。

常用药：人参，黄芪，石斛，当归，牛膝，金银花，蒲公英，菊花。

加减：口干、舌燥加天冬、麦冬，便秘加玄参、生地黄，疼痛较剧者加延胡索。

3.气血两虚，络脉瘀阻证

症状：创面腐肉已清，肉芽生长缓慢，久不收口，周围组织红肿已消或见疮口脓汁清稀较多，经久不愈，下肢麻木、疼痛，状如针刺，夜间尤甚，痛有定处，足部皮肤感觉迟钝或消失，皮色暗红或见紫斑，舌质淡红或紫暗或有瘀斑，苔薄白，脉细涩，趺阳脉弱或消失。

治法：补气养血，化瘀通络。

方药：血府逐瘀汤（《医林改错》）加减。

常用药：鸡血藤，木瓜，当归，川牛膝，桃仁，红花，川芎，赤芍，枳壳，地龙，熟地黄，黄芪，柴胡。

加减：皮肤暗红，发凉，加制附片、川断；疼痛剧烈，加乳香、没药。

4.肝肾阴虚，瘀阻脉络证

症状：病变见患肢局部、骨和筋脉，溃口色暗，肉色暗红，久不收口，腰膝酸软，双目干涩，耳鸣耳聋，手足心热或五心烦热，肌肤甲错，口唇舌暗，或紫暗有瘀斑，舌瘦苔腻，脉沉弦。

治法：滋养肝肾，活血通络。

方药：六味地黄丸（《小儿药证直诀》）加减。

常用药：熟地黄，山茱萸，山药，牡丹皮，茯苓，泽泻，三七，当归，黄芪，枸杞子，枳壳。

加减：口干、胁肋隐痛不适，加白芍、沙参；腰膝酸软，加女贞子、旱莲草。

5.脾肾阳虚，痰瘀阻络证

症状：患肢皮肤发凉，皮温低，皮肤苍白或紫暗，冷痛，沉而无力，间歇性跛行或剧痛，夜间更甚，严重者趾端干黑，逐渐扩大，腰酸，畏寒肢凉，肌瘦乏力，舌淡，苔白腻，脉沉迟无力或细涩，趺阳脉弱或消失。

治法：温补脾肾，化痰通脉。

方药：金匮肾气丸（《金匮要略》）加减。

常用药：制附子，桂枝，熟地黄，山茱萸，牡丹皮，山药，茯苓，黄精，枸杞子，三七粉（冲），水蛭粉（冲），生甘草。

加减：肢端不温，冷痛明显，重用制附子，加干姜、木瓜；气虚明显，加用黄芪。

［外治］重在局部辨证。

1.清创术

主要分为﹒次性清法和蚕食清法两种。

（1）一次性清法

适应证：生命体征稳定，全身状况良好；湿性坏疽（筋疽）或以湿性坏疽为主，而且坏死达筋膜肌肉以下，局部肿胀明显、感染严重、血糖难以控制者。

（2）蚕食清法

适应证：生命体征不稳定，全身状况不良，疮面大而深，干性坏疽（脱疽）

分界清楚、感染、血糖控制良好者，应分期分批逐步进行蚕食清法。

2. 外敷药

（1）湿热毒盛 疮面糜烂，脓腔，秽臭难闻，肉腐筋烂，多为早期（炎症坏死期），宜祛腐为主，方选九一丹、七星丹等。

（2）正邪分争 疮面分泌物少，异味轻，肉芽渐红，多为中期（肉芽增生期），宜祛腐生肌为主，方选红油膏等。

（3）毒去正胜 疮面干净，肉芽嫩红，多为后期（瘢痕长皮期），宜生肌长皮为主，方选生肌玉红膏等。

（三）其他疗法

1. 中成药

灯盏花素片、毛冬青甲素片、活血通脉胶囊、丹参片、通心络、脉络宁注射液等。

2. 推拿

（1）阴虚火盛血瘀型 推脊柱上段夹脊穴，揉压曲池、肾俞、足三里，双下肢向心性推法，按压气冲穴。

（2）气虚血瘀型 推脊柱中段夹脊穴，揉压百会、中脘、关元、气海、脾俞、肾俞、足三里，双下肢向心性推法，按压气冲穴。

（3）阳虚血瘀型 推脊柱中、下段夹脊穴，脾俞、肾俞、命门、天枢、关元、足三里，双下肢向心性推法按压气冲穴。

3. 中药浸泡熏洗

清化湿毒法，适用于脓水多而臭秽重、引流通畅者，药用土茯苓、马齿苋、苦参、明矾、黄连、蚤休等煎汤，待温浸泡患足。

温通经脉法，适用于阳虚络阻者，药用桂枝、细辛、红花、苍术、土茯苓、黄柏、百部、苦参、毛冬青、忍冬藤等煎汤，待温浸泡患足。

清热解毒、活血化瘀法，适用于局部红、肿、热、痛明显，热毒较甚者，药用大黄、毛冬青、枯矾、马勃、芒硝等煎汤，待温浸泡患足。

中药浸泡熏洗时，应特别注意引流通畅和防止药液烫伤。

五、调摄与预防

对于糖尿病下肢大血管病变主要以预防为主，控制饮食、注意足部护理，定期检查，早期发现病变，早期治疗尤为重要。

1. 饮食治疗及运动

饮食治疗是糖尿病及其并发症治疗的基本措施。饮食应采取低脂、低热、禁糖、高蛋白的原则，并根据血糖情况控制碳水化合物的摄入。戒烟、限酒。合理运动，改善血管弹性，促进下肢血液循环。

2. 足部护理

保持足部清洁，用温水和柔和的肥皂洗足，水温适宜（低于40℃），禁止高温水泡脚。不宜用热水袋或电热器等物品直接给足部加热。每日检查双足，观察足部皮肤颜色、有无红肿、水疱、变形。触摸足背动脉搏动、皮肤感觉是否正常。足部按摩动作应轻柔，应从趾尖开始，向上至膝关节，经行间、三阴交、足三里、冲阳、阳陵泉等穴位进行按摩，早、中、晚各一次，每次10分钟，按摩穴位时出现酸、麻、胀等感觉为宜。选择合适的软鞋，正确修剪趾甲，以免损伤皮肤引起感染。坐着时把脚抬高，同时避免双腿交叉时间过长。

3. 重视心理治疗与糖尿病教育

糖尿病患者常有自卑心理与焦虑情绪，思虑过度易伤脾胃，脾胃受伤，食欲不佳，影响气血化生，不利于伤口愈合。应多安慰、鼓励患者。使患者心态稳定、情志顺畅。糖尿病教育可以提高患者掌握糖尿病知识的程度及治疗的顺从性，从而降低各种慢性并发症的发生率及致残致死率。

六、中西结合思路与方法

糖尿病下肢大血管病变在糖尿病的各个阶段均可起病，既有糖尿病和其他合并症的内科疾病的表现，又有足部病变的外科情况，临床处理较为棘手，是跨学科的疑难病症。临床上要掌握疾病的发展规律，在不同发展阶段，发挥中医、西医各自优势。中医治疗，从整体调节入手，立足于辨证论治，西医治疗有效改善血液循环，并控制血糖和感染。采用中西结合的综合治疗方法，内治、外治相兼，整体局部并重，能提高治疗水平，降低截肢率。

第四节　糖尿病性视网膜病变

糖尿病视网膜病变（DR）是糖尿病微血管并发症之一，以视网膜微血管损害为特征的慢性进行性视力损害的眼病，病程较长的糖尿病患者几乎都会出现不同程度的视网膜血管病变。其眼底改变包括微血管瘤、出血、硬性渗出、棉絮斑、静脉串珠状、视网膜内微血管异常（IRMA）、黄斑水肿、新生血管视网膜前出血和玻璃体积血等。

DR 分属于"视瞻昏渺""云雾移睛""暴盲"及"血灌瞳神"等内障眼病范畴。

一、病因、病机

（一）西医病因、病机

发病因素包括：高血糖、高血脂、高血压、肾功能损害及生长因子的作用等。

发病机制目前尚未十分明了，主要与高血糖症和其引起的缺氧引起生化、血管结构及血液学方面的一系列改变有关，主要包括以下几个方面。

1. 微血管基底膜的改变

视网膜毛细血管基底膜增厚是糖尿病眼底病变的早期病理变化的原因，其主要包括：胶原蛋白的基团被糖化；基底膜成分的降解速度减慢；胶原蛋白和其他基底膜成分的合成增加。

2. 毛细血管壁内山梨醇沉积

由于山梨醇沉积，导致血管壁内早期处于高渗状态，刺激基底膜进行性增厚，导致细胞损害，结果引起微血管管腔狭窄及微血流紊乱，严重时造成微血管阻塞。

3. 血流动力学改变

糖尿病患者在高血糖环境下，血小板的黏附和聚集功能亢进，凝血功能亢进，全血黏度增大。由于血黏度增高，血沉增快，红细胞电泳时间延长，红细胞变形能力下降，导致微循环障碍，形成血栓、视网膜病变。

4.生长激素和生长因子异常

研究发现糖尿病患者生长激素（GH）分泌增多，因此有人认为糖尿病视网膜病变与生长激素分泌增多有关。视网膜组织缺氧，产生新生血管因子刺激视网膜生长新生血管。新生血管易破裂出血，而纤维血管组织的收缩则可产生牵引性视网膜脱离使患者完全失明。

（二）中医病因、病机

1.发病因素

素体禀赋不足，阴虚体质；或饮食不节，脾胃受损；或劳伤过度，耗伤肝脾肾，阴虚燥热，日久则气阴两虚或阴阳两虚，夹瘀而致病。

2.病机及演变规律

DR为糖尿病日久，肝肾亏虚，目失濡养；阴虚致虚火上扰，灼伤目络；日久耗气伤阴，气阴两虚，瘀阻于目；阴损及阳，致阴阳两虚，寒凝血瘀，目络阻滞，痰瘀互结，最终均伤及于目。

3.病位、病性

本病病位在目，涉及五脏，以脾、肝、肾为主，涉及心、肺；病性为本虚标实，虚实夹杂，寒热并见。本虚为气阴两虚、阴阳俱虚，标实为瘀血阻络。

二、诊断

（一）临床表现

1.症状

早期眼部多无自觉症状，病久可有不同程度视力减退，眼前黑影飞舞，或视物变形，甚至失明。如果并发新生血管青光眼，可出现眼胀痛伴头痛的症状。

2.体征

（1）非增殖期

①微血管瘤　微血管瘤是DR眼底检查镜下最早可见的体征，微血管瘤数目

的多少可反应 DR 的病情轻重，若微血管瘤数量增加表示 DR 病情加重；反之则表示病情减轻。视网膜微血管瘤并非仅见于 DR，视网膜静脉阻塞、低灌注视网膜病变等亦可出现，但在 DR 中微血管瘤出现最早、最为多见。

②出血 DR 早期出血多位于视网膜深层，呈点状或斑点状出血，新旧出血可同时存在，随病情发展可有浅层条状或火焰状出血，甚至视网膜前出血，表现为半月形出血，上方可见液面。

③水肿和硬性渗出 血管内体液渗出，造成视网膜局限或弥漫、浅层或深层水肿，水肿后常有硬性渗出，多位于黄斑区和后极部，可点状或散在分布，严重者可相互融合呈大片状。

④棉絮斑 颜色灰白，边界不清，棉絮斑处毛细血管闭锁大量棉絮斑的出现，提示病情迅速进展。

⑤视网膜血管病变

视网膜动脉和静脉：视网膜动、静脉异常，主要以静脉扩张为主，视网膜动脉可略变细。串珠状的静脉改变是糖尿病视网膜病变的典型表现。

视网膜毛细血管：表现为毛细血管闭塞，在眼底镜检查不易观察，但眼底荧光血管造影（FFA）则不难发现。早期毛细血管闭塞形成岛状无灌注区，无灌注区周围毛细血管扩张，有微血管瘤形成。晚期大量毛细血管闭塞，甚至前小动脉、小动脉闭塞形成大片无灌注区，预示病变将进入增殖期。

（2）增殖期 增殖期除具有微血管瘤、视网膜出血、硬性渗出、棉絮斑等非增殖期的改变外，最重要的临床特征是眼底新生血管的生成。

①新生血管：新生血管内皮细胞的紧密联结结构不良，管壁容易渗漏，且易于破裂，造成视网膜玻璃体出血。新生血管是造成 DR 患者视力损害的主要原因之一。

②纤维增生：早期伴随新生血管生长的纤维组织很薄，不易被发现，随着新生血管不断生长，纤维组织也不断增厚，逐渐形成可观察到的半透明纤维膜，伴随新生血管在玻璃体内生长，形成增殖性玻璃体视网膜病变。

3. 眼科检查

（1）视力：裸眼视力（远近视力）和矫正视力。

（2）眼压。

（3）裂隙灯显微镜检查。

（4）眼底检查：散瞳后进行眼底检查。

（5）彩色眼底照相：彩色眼底照相发现 DR 的重复性比临床检查要好，对于记录 DR 的明显进展和治疗的反应方面是有其价值的。但发现黄斑水肿的视网膜增厚及细微的新生血管方面，临床检查更具有优越性。

（6）眼底荧光血管造影（FFA）：FFA 检查可出现异常荧光，如微血管瘤样强荧光、毛细血管扩张或渗漏、视网膜无血管灌注区、新生血管及黄斑囊样水肿等。

（7）相干光断层扫描（OCT）：获得玻璃体视网膜交界面、视网膜和视网膜间隙的高分辨图像。客观测量视网膜增厚，监测黄斑水肿。

（8）超声检查：对于屈光间质浑浊，如 DR 引起的白内障、玻璃体积血，超声检查很有价值。屈光间质浑浊的阻挡，可导致间接检眼镜检查无法除外视网膜脱离，应当进行超声检查。

4.诊断标准

（1）诊断要点

①糖尿病病史：糖尿病病程、既往血糖控制水平、用药史等。

②眼底检查：可见微动脉瘤、出血、硬性渗出、棉絮斑、静脉串珠状、黄斑水肿、新生血管、视网膜前出血及玻璃体积血等。

③眼底荧光血管造影（FFA）、相干光断层扫描（OCT）及超声检查可帮助确诊。

（2）分级标准　2002 年全球糖尿病视网膜病变项目组根据糖尿病视网膜病变早期治疗研究和 Wisconsin 糖尿病视网膜病变流行学研究两个大样本多中心临床研究证据制订了国际糖尿病视网膜病变及糖尿病性黄斑水肿分级标准（表 10-1、表 10-2）。

表 10-1　糖尿病视网膜病变国际临床分级

分级	病变严重程度	散瞳眼底检查所见
1	无明显视网膜病变	无异常
2	轻度非增生性糖尿病视网膜病变	仅有微动脉瘤

续　表

分级	病变严重程度	散瞳眼底检查所见
3	中度非增生性糖尿病视网膜病变	除微动脉瘤外还存在但病变轻于重度非增生性糖尿病视网膜病变的改变
4	重度非增生性糖尿病视网膜病变	具有下列任何一项，但无增生性糖尿病视网膜病变的体征： ①在4个象限中任何一个象限有20个以上的视网膜出血点 ②在2个或以上象限有明确的静脉串珠样改变 ③至少有1个以上象限出现明显的视网膜内微血管异常
5	增生性糖尿病视网膜病变	出现下列一种或一种以上改变： ①新生血管形成 ②玻璃体出血或视网膜出血

表 10-2　糖尿病性黄斑水肿国际临床分级

程度	散瞳眼底检查所见
无	在后极部无明显视网膜增厚或硬性渗出
轻	在后极存在部分视网膜增厚或硬性渗出，但远离黄斑中心
中	视网膜增厚或硬性渗出接近但未累及黄斑中心凹
重	视网膜增厚或硬性渗出累及黄斑中心凹

5.鉴别诊断

本病应与高血压性视网膜病变、视网膜静脉阻塞相鉴别。

（1）急进性高血压性视网膜病变　有高血压病史，当血压急剧升高，眼底可见视网膜动脉明显变细，视网膜水肿、出血、棉絮斑，黄白色硬性渗出，在黄斑区呈环形排列。动、静脉交叉压迫现象明显，还可见视乳头水肿。

（2）视网膜静脉阻塞　有或无高血压病史，多为单眼发病，眼底出血为浅层、火焰状，沿视网膜静脉分布，后极部多，周边逐渐减少。静脉高度扩张迂曲，呈腊肠状。

三、中医辨证要点

本病的主要病机为气血阴阳失调，病位在目，涉及五脏，以脾、肝、肾为主，涉及心、肺；病性为本虚标实，虚实夹杂，寒热并见。本虚为气阴两虚，阴阳俱虚，标实为瘀血阻络。

1.气阴两虚

视物模糊或变形，或自觉眼前黑影飘动，视网膜病变多为1~4级；神疲乏力、气短懒言、口干咽燥、自汗、大便干结或稀溏；舌质胖嫩、紫黯或有瘀斑，边有齿痕，脉细无力。

2.肝肾两虚

视物模糊，或视力下降，视网膜病变多为1~3级；头晕耳鸣、腰膝酸软、肢体麻木、大便干结；舌暗红，少苔，脉细涩。

3.阴阳两虚

视物模糊或严重障碍，视网膜病变多为3~5级；神疲乏力、五心烦热，失眠健忘、腰酸肢冷、阳痿早泄、大便溏结交替，唇舌紫黯，脉沉细。

四、治疗

（一）西医治疗原则

1.控制血糖

糖尿病视网膜病变是糖尿病的并发症，是血糖长期控制不良的结果，血糖控制良好者视网膜病变的发生率低，即使发生病变也轻。有资料表明饭后血糖长期控制在8.88mmol/L以下者，基本不发生视网膜病变，但也有人认为糖尿病性视网膜病变与病程长短有关，而较少与病情严重程度及血糖控制情况有关。但大多研究和回顾性分析还是主张有效控制血糖，以防止或延缓视网膜病变发生。

2.控制血压，纠正脂代谢紊乱

高血压可加速动脉硬化的过程，硬化的血管壁脆性大易于破裂引起视网膜出血，应将血压控制在130/80mmHg以下。三酰甘油及游离脂肪酸对动脉硬化形成起重要作用，临床常见高脂血症者有视网膜血管栓塞引起出血的形成，因此，应低脂饮食及服用抗胆固醇药物纠正脂代谢紊乱。

3.防止血栓形成

服用阿司匹林、双嘧达莫、安妥明、地巴唑等药物可以防止异常血液凝固，有利于改善视网膜微循环。

4. 视网膜营养

服用维生素 C、维生素 B_1 以及微量元素锌等有利于视网膜的营养。

5. 光凝治疗

主要适用于国际分级标准第 4 级。根据治疗目的不同，DR 各期的光凝方法也不同。黄斑水肿可采用氪激光或氩激光作局部格栅样光凝；增殖前期，出现视网膜出血和棉絮状斑增多、广泛微血管异常、毛细血管无灌注区增加，应做全视网膜光凝，防止发生新生血管；如果视网膜和（或）视乳头已有新生血管则应立即做全视网膜光凝以防止新生血管出血和视力进一步下降。

激光联合药物治疗即使用一种或两种药物玻璃体内注射抑制新生血管、降低黄斑中心厚度，随后或同时进行光凝治疗。激光联合药物治疗是近年来研究的热点，主要药物为抗血小板内皮细胞生长因子和糖皮质激素等。

6. 玻璃体切割术

用于大量玻璃体出血和（或）机化膜收缩导致的视网膜脱离。手术的目的是清除浑浊的玻璃体，减少玻璃体对视网膜的牵拉，封闭裂孔，使脱离的视网膜复位。

（二）中医辨证论治

以益气养阴、滋补肝肾、阴阳双补治其本；通络明目、活血化瘀、化痰散结治其标。

1. 辨证论治

（1）气阴两虚，络脉瘀阻证

症状：视物模糊，目睛干涩，或视物变形，或眼前黑影飘舞，视网膜病变多为 1~4 级，神疲乏力，气短懒言，口干咽燥，自汗，便干或稀溏，舌胖嫩、紫暗或有瘀斑，脉沉细无力。

治法：益气养阴，活血通络。

方药：生脉散（《内外伤辨惑论》）合杞菊地黄丸（《医级》）加减。

常用药：人参，麦冬，五味子，枸杞子，菊花，熟地黄，山茱萸，山药，茯苓，泽泻，牡丹皮。

加减：眼底以微血管瘤为主加丹参、郁金、牡丹皮；出血明显加生蒲黄、旱莲草、三七；伴有黄斑水肿加薏苡仁、车前子。

（2）肝肾亏虚，目络失养证

症状：视物模糊，目睛干涩，视网膜病变多为1~3级；头晕耳鸣，腰膝酸软，肢体麻木，大便干结，舌暗红少苔，脉细涩。

治法：滋补肝肾，润燥通络。

方药：六味地黄丸（《小儿药证直诀》）加减。

常用药：熟地黄，山茱萸，山药，泽泻，牡丹皮，茯苓。

加减：出血较多合用生蒲黄汤，出血静止期合用桃红四物汤，出血久不吸收加浙贝母、海藻、昆布。

（3）阴阳两虚，血瘀痰凝证

症状：视力模糊，目睛干涩或严重障碍，视网膜病变多为4~5级；神疲乏力，五心烦热，失眠健忘，腰酸肢冷，手足凉麻，阳痿早泄，下肢浮肿，大便溏结交替；舌淡胖少津或有瘀点，或唇舌紫暗，脉沉细无力。

治法：滋阴补阳，化痰祛瘀。

方药：偏阴虚者选左归丸（《景岳全书》），偏阳虚者选右归丸（《景岳全书》）加减。

左归丸：熟地黄，鹿角胶，龟甲胶，山药，枸杞子，山茱萸，川牛膝，菟丝子。

右归丸：附子，肉桂，鹿角胶，熟地黄，山茱萸，枸杞子，山药，菟丝子，杜仲，当归。

加减：出血久不吸收加三七、生蒲黄、花蕊石。

2.其他疗法

（1）中成药

明目地黄丸：用于肝肾阴虚，目涩畏光，视物模糊等。

石斛夜光丸：用于肝肾两亏，阴虚火旺，内障目暗，视物昏花等。

芪明颗粒：用于气阴亏虚、肝肾不足、目络瘀滞证。

（2）针灸　对于DR 1~3级，出血较少者，可用针刺疗法，取太阳、阳白、攒竹、足三里、三阴交、光明、肝俞、肾俞等穴，可分两组轮流取用，每次取眼区穴1~2个，四肢及背部3~5个，平补平泻。

（3）电离子导入 采用电离子导入的方式，使中药制剂直接到达眼部的病灶组织，从而促进视网膜出血、渗出和水肿的吸收。该法具有方法简便、创伤小、作用直接等特点。

五、调摄与预防

应重视糖尿病教育，应让患者掌握糖尿病综合治疗措施，制定主副食种类与用量，戒烟酒，少食辛辣厚味之品，运动疗法应当同视网膜病变康复方案相结合，计算总运动量，防止过劳，以不出现疲劳为度。早期视网膜出血较少的患者，在控制血糖的同时，注意眼部休息，保持心情舒畅。出血较多，尤其是玻璃体出血的患者，在2周内，减少剧烈运动，减少眼球转动的机会，闭目养神，禁止阅读，以减少玻璃体与视网膜的牵拉，避免再次出血的发生。运用胰岛素者，应当防止低血糖的发生，建立自我血糖检测档案。

六、中西医结合思路与方法

控制血糖、血压、血脂的全身治疗可以明显降低视网膜病变的危险性，因此，糖尿病患者要很好的配合医生控制血糖、血压、血脂，定期检查眼底，不要拒绝眼底荧光血管造影检查，及时发现，早期治疗。单纯型的视网膜病变可以中医治疗为主，增殖型则应以西医治疗为主，配合中医治疗，中西医结合，以达到最佳治疗效果。

第五节　糖尿病性肾病

糖尿病性肾病（DN）是糖尿病常见的微血管并发症之一，与糖尿病有关的肾病包括肾小球硬化、小动脉性肾硬化、肾盂肾炎、肾乳头坏死，通常所说的糖尿病性肾病即狭义的糖尿病肾病，又称糖尿病性肾小球硬化症，为糖尿病特有的肾脏并发症。其基本病理改变为肾小球系膜基质增生、肾小球毛细血管基底膜（GBM）增厚与肾小球硬化。目前，DN已成为导致终末期肾病（ESRD）的首要致病因素。

本病属中医"水肿""胀满""虚劳""关格"等范畴。

（一）西医病因、病机

1. 遗传因素

有研究发现 DN 的发生有家族聚集现象，DN 患者的糖尿病同胞肾病的发生率是无 DN 患者同胞的 2~5 倍。人们发现糖尿病肾病与特定的染色体有遗传连锁关系，特定的基因变异会使一些人更容易出现糖尿病肾病。

2. 肾血流动力学改变

糖尿病患者早期即有肾血流动力学改变，表现为肾小球滤过率升高，肾血流量和肾小球毛细血管静水压力增加，肾血流动力学改变在糖尿病肾病发生、发展中起了重要作用。肾脏的高滤过、高灌注和肾小球内高压的"三高"状态致使细胞外基质合成增加，系膜区增宽及肾小球基底膜增厚的发生。此外血流动力学改变过程中机械力及剪切力的产生可能对内皮细胞和上皮细胞造成损害，进而滤过屏障受到破坏，蛋白外漏增加。在此基础上，造成血浆蛋白在血管壁沉积，这种大分子物质的沉积又刺激系膜细胞增殖和系膜基质产生，如此恶性循环，最终发展成典型的糖尿病晚期弥漫性和结节性肾小球硬化的表现。

3. 蛋白质非酶糖化最终形成糖基化终末产物（AGEs）

AGEs 产生增多进而促使肾小球系膜细胞的增生和基底膜增厚，并同时促进反应性氧簇（ROS）产生，参与氧化应激，加速 DN 的进展。

4. 多元醇旁路代谢激活

高血糖可致多元醇路活化，使较多的葡萄糖经多元醇途径转化为山梨醇，然后经山梨醇脱氢酶分解为果糖。山梨醇和果糖的积聚导致细胞内渗透压增加，细胞肿胀受损，直接影响肾小球和肾小管功能。

5. 高血压对 DN 的影响

DN 与高血压可同时存在，互为因果，形成恶性循环，糖尿病合并高血压的共同发病因素尚不十分清楚，有关因素主要为胰岛素抵抗、高胰岛素血症、肥胖、脂代谢紊乱加重，不仅周围血管阻力增加，而且血管平滑肌对血管活性物质收缩敏感性增加，使血糖、血压不易控制，二者互相促进加快发展。高血压加重 DN 的发展又会进一步引起血压升高，形成恶性循环。

6. 细胞因子和生长因子的作用

转化生长因子 β（IGF-β）、血管内皮生长因子（VEGF）、血管生成素（Ang）、血小板源性生长因子（PDGF）、肿瘤坏死因子 α（TNF-α）等被发现与 DN 发病有关。

7. 炎症的作用

有研究表明，高糖培养液能直接刺激单核细胞特异性趋化分子 MCP-1 的增加，而 MCP-1 具有启动炎症反应、促进肾小球系膜细胞增生等多重生物学效应。同时 MCP-1 还能引起溶酶体酶的释放、超氧化物阴离子及胶原的产生直接加速肾脏损伤进程。另有研究表明，肾小球内巨噬细胞的浸润程度与肾小球硬化指数呈正相关。而 IGF-β_1、白细胞介素 -1（IL-1）等炎症因子的表达增多还可促进炎性巨噬细胞的浸润，导致肾小球基底膜产生增多，加速肾小球硬化进程。

（二）中医病因、病机

1. 发病因素

DN 为素体肾虚，糖尿病迁延日久，耗气伤阴，五脏受损，兼夹痰、热、郁、瘀等致病。发病之初气阴两虚，渐至肝肾阴虚；病情迁延，阴损及阳，伤及脾肾；病变晚期，肾阳衰败，浊毒内停；或见气血亏损，五脏俱虚。

2. 病机及演变规律

DN 初期临床症状多不明显，仅表现为疲乏无力、腰膝酸软，随着病情进展，可见尿浊、夜尿频多，进而下肢、颜面甚至全身水肿，最终少尿或无尿、恶心呕吐、心悸气短、胸闷喘憋不能平卧。其病机演变和症状特征分为三个阶段。

（1）发病初期 气阴两虚，渐至肝肾阴虚，肾络瘀阻，精微渗漏。肾主水，司开阖，糖尿病日久，肾阴亏损，阴损耗气，而致肾气虚损，固摄无权，开阖失司，开多阖少则尿频尿多，开少合多则少尿浮肿；或肝肾阴虚，精血不能上承于目而致两目干涩、视物模糊。

（2）病变进展期 脾肾阳虚，水湿潴留，泛溢肌肤，则面足水肿，甚则胸水、腹水；阳虚不能温煦四末，则畏寒肢冷。

（3）病变晚期 肾体劳衰，肾用失司，浊毒内停，五脏受损，气血阴阳衰败。肾阳衰败，水湿泛滥，浊毒内停，重则上下格拒，变证蜂起。浊毒上泛，胃失和降，则恶心呕吐、食欲不振；水饮凌心射肺，则心悸气短、胸闷喘憋不能平卧；溺毒入脑，则神志恍惚、意识不清，甚则昏迷不醒；肾元衰竭，浊邪壅塞三焦，肾关不开，则少尿或无尿，并见呕恶，以致关格。

3. 病位、病性

本病病位在肾，可涉及五脏六腑；病性为本虚标实，本虚为肝脾肾不足，气血阴阳俱虚，标实为气滞、血瘀、痰浊、浊毒、湿热等。

二、诊断

1. 临床表现

DN 的临床表现有蛋白尿、水肿、高血压、肾功能减退及肾小球滤过率改变，在不同阶段临床表现不同，目前根据 Mogensen 分期，将糖尿病肾病分为五期，具体如下：

Ⅰ期：肾小球滤过率增高，肾体积增大，肾血流量，肾小球毛细血管灌注压及内压增高，肾小球基底膜和系膜正常。经适当治疗可恢复。

Ⅱ期：即正常白蛋白尿期，肾小球滤过率正常或增高，尿白蛋白排出率正常（小于 20mg/min 或 30mg/min），运动后 UAE 增加，休息后恢复正常，肾小球基底膜增厚，系膜基质增加，血压多正常。

Ⅲ期：早期糖尿病肾病（微量白蛋白尿期）。肾小球滤过率大致正常，尿白蛋白排出率持续高于正常（20~200μg/min 或 30~300mg/d），血压轻度升高，肾小球基底膜增厚和系膜基质明显增加，已有肾小球结节型和弥漫型病变。

Ⅳ期：临床糖尿病肾病。大量白蛋白，尿蛋白定量大于 200μg/min，或持续尿蛋白大于 0.5g/d，出现低白蛋白血症，水肿和高血压。肾小球基底膜进一步增厚。

Ⅴ期：即终末期肾功能衰竭。尿蛋白排泄量减少，肾小球滤过率持续下降。可继发尿毒症性神经病变和心肌病变。

2. 理化检查

（1）尿液检查

尿微量白蛋白：早期肾病患者表现为尿白蛋白排泄率（UAER）增加，20~200μg/min。

24 小时尿蛋白定量：早期 DN 尿蛋白定量＜ 0.5g/d；临床 DN，尿蛋白定量＞ 0.5g/d。

尿常规：DN 早期无明显尿蛋白异常，其后可有间歇性蛋白尿发生，临床期可有明显持续性蛋白尿。

（2）外周血检查：DN 肾功能不全可出现血红蛋白降低。

（3）血生化检查：临床 DN 及 DN 晚期可见肾功能不全，出现血肌酐、尿素氮升高。

3. 诊断标准

DN 的确诊应根据糖尿病病史、临床表现、理化及病理检查，以及肾功能等综合作出判断。

（1）早期 DN　糖尿病病史（常在 6~10 年以上），出现持续性微量白蛋白尿（UAER 达 20~200μg/min 或 30~300mg/d），即应拟诊早期 DN。

（2）临床 DN　糖尿病病史更长，尿蛋白阳性，甚至出现大量蛋白尿及肾病综合征，即应考虑临床 DN。

4. 诊断 DN

需排除其他肾脏疾病，必要时作肾脏病理穿刺。组织病理检查如肾小球无明显细胞增生，仅系膜基质弥漫性增宽及 GBM 广泛增厚，尤其出现 Kimmelstiel-Wilson 结节时即可确诊。

5. 慢性肾脏病（CKD）的肾功能分期

表 10-3　肾功能分期

分期	特点	GFR [ml/（min·1.73m²）]
1	肾脏损害，GFR 正常或升高	≥ 90
2	肾脏损害，GFR 轻度降低	60~89
3	（1）GFR 轻中度降低	45~59
	（2）GFR 中重度降低	30~44
4	GFR 重度降低	15~29
5	肾衰竭	＜ 15

6. 鉴别诊断

DN 具有糖尿病和肾病两种表现，结合实验室及病理检查，常可诊断明确。

确诊 DN 之前应排除其他肾脏疾病，必要时做肾穿刺病理检查。

（1）膜增生性肾炎和膜性肾病　与糖尿病并存者约占 20%，当出现以下情况时，应进一步做肾脏组织活检加以鉴别：1 型糖尿病患者在早期（6 年以内）出现蛋白尿；持续蛋白尿但无视网膜病变；肾功能急剧恶化；镜下血尿伴红细胞管型。

（2）功能性蛋白尿　剧烈运动、发热、原发性高血压、心功能不全等均可引起尿蛋白增加，可通过详细询问病史、临床表现以及实验室等相关检查以协助诊断。

三、中医辨证标准

参照 "2007 年中华中医药学会肾病分会的《糖尿病肾病诊断、辨证分型及疗效评定标准（试行方案）》（上海中医药杂志，2007，41（7）和糖尿病及其并发症中西医诊治学（第二版）（吕仁和、赵进喜主编，人民卫生出版社，2009 年）进行。

（1）气虚证：①神疲乏力；②少气懒言；③自汗易感；④舌胖有印；⑤脉弱。具备两项可诊断。

（2）血虚证：①面色无光；②唇甲色淡；③经少色淡；④舌胖质淡；⑤脉细。具备两项可诊断。

（3）阴虚证：①怕热汗出，或有盗汗；②咽干口渴；③大便干；④手足心热或五心烦热；⑤舌瘦红而裂；⑥脉细数。具备两项可诊断。

（4）阳虚证：①畏寒肢冷；②腰膝怕冷；③面足浮肿；④夜尿频多；⑤舌胖苔白；⑥脉沉细缓。具备两项可诊断。

（5）血瘀证：①定位刺痛，夜间加重；②肢体麻痛，或偏瘫；③肌肤甲错；④口唇舌紫，或紫黯、瘀斑，舌下络脉色紫怒张。有一项可诊断。

（6）痰湿证：①胸闷脘痞；②纳呆呕恶；③形体肥胖；④全身困倦；⑤头胀肢沉；⑥舌苔白腻。具备三项可诊断。

（7）湿浊证：①食少纳呆，恶心呕吐；②口中黏腻，口有尿味；③神识呆钝，或烦闷不宁；④皮肤瘙痒；⑤舌苔白腻。具备三项可诊断。

四、治疗

（一）西医治疗

1. 限制蛋白质入量

DN 患者限制饮食蛋白质入量，能减少蛋白质从肾小球滤过，减轻入球小动脉扩张，从而降低肾小球内"三高"（高压、高灌注及高滤过），延缓肾小球硬化进展；还能减少肾小管对蛋白质的重吸收，及这些蛋白成分对肾小管上皮细胞的活化，从而减少肾小管上皮细胞对炎症介质及促纤维化因子的合成及释放，减轻肾间质炎症及纤维化。根据美国糖尿病协会建议，早期 DN 的患者蛋白摄入为 0.8~1.0g/（kg·d）肾功能正常的临床 DN 期患者，蛋白质入量应减少至 0.8g/（kg·d）；而肾功能不全发生后即应给予低蛋白饮食，即 0.6g/（kg·d）。实施低蛋白饮食时，需避免营养不良发生。

2. 控制高血糖

控制高血糖，一定要严格达标，糖尿病治疗的靶目标值如下：空腹血糖应 < 6.1mmol/L（110mg/dl），餐后血糖应 < 8.0mmol/L（144mg/dl），糖化血红蛋白应 < 6.2%。但过于严格的血糖控制将增加低血糖的发生危险，尤其是老年和肾功能严重受损患者，糖化血红蛋白控制在 < 7.0% 即可。

对于降糖药的选择，并发有 DN 的糖尿病患者，胰岛素应尽早使用，在肾功能不全时宜选用短效胰岛素，以防止胰岛素在体内蓄积发生低血糖。对于口服降糖药，二甲双胍用于 CKD 3a 期患者时减量，当 GFR < 45ml/（min·1.73m^2）停用。磺脲类药物：格列美脲用于 CKD1-2 期患者无需调整剂量，3a 期减量，3b-5 期禁用；格列吡嗪和格列齐特用于 CKD1-2 期患者无需调整剂量，3 期减量，4~5 期禁用；格列喹酮可用于 CKD1-3 期患者无需调整剂量，4 期用药经验有限，需谨慎用药，5 期禁用。格列奈类：瑞格列奈用于 CKD1-5 期患者无需调整剂量，如起始用药应 0.5mg 起始；那格列奈用于 CKD1-3a 期患者无需调整剂量，3a-4 期减量，5 期禁用。噻唑烷二酮类：吡格列酮用于 CKD1-3a 期患者无需调整剂量，3a-5 期谨慎用药。α- 糖苷酶抑制剂如阿卡波糖、伏格列波糖用于 CKD1-3 期患者无需调整剂量，4~5 期禁用。DPP-4 抑制剂：西格列汀用于 GFR ≥ 50ml/（min·1.73m^2）

的患者时无需调整剂量，GFR 在 30~50ml/（min·1.73m^2）时减量至 50mg/qd，GFR < 30ml/（min·1.73m^2）时用药经验有限，减量至 25ml/（min·1.73m^2）；沙格列汀用于 GFR ≥ 50ml/（min·1.73m^2）的患者时无需调整剂量，当 GFR 在 30~49ml/（min·1.73m^2）时减量，CKD4-5 期患者禁用；维格列汀用于 GFR ≥ 50ml/（min·1.73m^2）的患者时无需调整剂量，当 GFR < 50ml/（min·1.73m^2）时禁用；利格列汀用于 CKD 患者时无需调整剂量。

3. 控制高血压

凡是合并系统高血压的患者，都要积极控制血压，降压是延缓 DN 患者肾损害进展的重要措施之一。治疗高血压也要严格达标，需将血压降达 130/80mmHg；出现 DN 后，根据 MDRD 循证医学试验提供的证据，若尿蛋白 < 1.0g/d，可仍将血压控制达 130/80mmHg，若尿蛋白 > 1.0g/d，则需将将血压控制达 125/75mmHg。具体进行降压治疗时，可参考下列原则选药：首选 ACEI 或 ARB 配合小剂量利尿剂治疗，ACEI 不仅具有良好的治疗高血压的作用，而且能使 DN 患者的尿蛋白排出量减少，保护肾脏功能，为目前 DN 的首选药物。若此基础治疗不能使血压达标，则应再依次配伍下列降压药物：加钙通道阻滞剂（CCB），包括双氢吡啶类或非双氢吡啶类 CCB；如仍效差，心率快者（> 70 次 /min）加 β 受体阻滞剂或 α 受体及 β 受体阻滞剂，心率慢者改非双氢吡啶类 CCB 为双氢吡啶类 CCB；如降压还不满意，最后加 α 受体阻滞剂或其他降压药（如中枢性降压药及外周血管扩张药等）。

4. 其他治疗药物

国内外应用多种药物防治早期和临床蛋白尿期肾病，取得一定疗效，多数尚处于试用和观察阶段。

（1）氨基胍　与早期糖基化蛋白形成一种十分稳定的物质，取代糖基化终末产物（AGEs）的形成。研究表明氨基胍可能通过多种机制延缓 DN 的发生和发展。

（2）醛糖还原酶抑制药　如非达司他（fidarestat）和米那司他（minalrestar）等，试验表明非达司他可抑制糖尿病大鼠肾脏和高血糖患者肾小球膜细胞硝硫氰酯和多聚核苷酸聚糖活性，从而减缓或逆转糖尿病肾病进展。而非达司他几乎无明显皮疹、粒细胞减少和肝毒性等毒副作用。

（3）山道抑素　为人工合成的生长抑素类似物，在糖尿病早期可使血浆 GH

和 IGF-1 水平下降，肾脏体积缩小肾小球高滤过率恢复正常。

（4）钙离子拮抗药 钙离子拮抗药除了能降压，并通过降压而有利于 DN 的恢复以外，其本身也被发现能明显降低蛋白尿。

（5）抗血小板聚集药 使尿蛋白排量减少，尿及血浆血栓素 β_2 下降，肾血流量轻度增加，如双嘧达莫（潘生丁）治疗早期微量蛋白尿，临床蛋白尿甚至晚期 DN 均取得满意的近期效果。

（6）HMG-CoA 还原酶抑制剂 如洛伐他汀、辛伐他汀、阿托伐他汀等不仅有降血脂的作用，还能缓解肾小球高滤过状态，减少尿蛋白排出，延缓肾小球硬化进程。

5. 透析治疗

对糖尿病肾病肾衰竭的治疗目前倾向于早期透析：如有较严重的水钠潴留、高血压或左心功能不全，经药物治疗效果不佳，或出现恶心和乏力，精神症状或昏迷等时，均为开始透析的指针。

（1）腹膜透析

适应证：适应血管条件较差，建立动静脉瘘有困难或堵塞者；腹膜透析超滤持续缓慢进行，超滤平稳，适合血流动力学不稳者。

（2）血液透析

适应证：糖尿病视网膜病变致视力下降，无法自行操作者；糖尿病腹膜高转运者（腹膜葡萄糖吸收快），不适合腹膜透析；腹膜透析技术失败者（腹膜炎导致腹膜透析无法进行）；腹膜丢失的蛋白量多，有不能纠正的严重低蛋白血症者。

6. 肾移植

肾移植已成为治疗终末期糖尿病肾病的有效办法。尽管肾移植术后采用严格的胰岛素治疗，移植肾仍可患糖尿病肾病，但其发生是十分缓慢的过程。在移植后第一个 10 年，糖尿病肾病复发使移植肾失去功能的发生率为 0，第二个 10 年为 8%。由于单纯肾移植并不能防止糖尿病肾病再发生，也不能使糖尿病并发症改善，而且移植后为预防排斥反应应用大量类固醇制剂可诱发、加重糖尿病，故目前主张肾、胰联合移植。

（二）中医辨证论治

本病基本特点为本虚标实、本虚为气（脾气虚、肾气虚）阴（肝肾阴虚）两虚，标实为痰热郁瘀，所及脏腑以肾、肝、脾为主，病程较长，兼证变证蜂起。

1. 主证

（1）气阴两虚证

症状：尿浊，神疲乏力，气短懒言，咽干口燥，头晕多梦，或尿频尿多，手足心热，心悸不宁，舌体瘦薄，质红或淡红，苔少而干，脉沉细无力。

治法：益气养阴。

方药：参芪地黄汤（《沈氏尊生书》）加减。

常用药：党参，黄芪，茯苓，生地黄，山药，山茱萸，牡丹皮，泽泻，黄精。

口渴明显加生石膏、知母，心悸不宁加酸枣仁、柏子仁、牡蛎，纳少、腹胀、便溏加薏苡仁、扁豆。

（2）肝肾阴虚证

症状：尿浊，眩晕耳鸣，五心烦热，腰膝酸痛，两目干涩，小便短少，舌红少苔，脉细数。

治法：滋补肝肾。

方药：杞菊地黄丸（《医级》）加减。

常用药：枸杞子，菊花，熟地黄，山茱萸，山药，茯苓，泽泻，牡丹皮。

五心烦热加知母、地骨皮、黄柏；视物不清加女贞子、决明子。

（3）气血两虚证

症状：尿浊，神疲乏力，气短懒言，面色淡白或萎黄，头晕目眩，唇甲色淡，心悸失眠，腰膝酸痛，舌淡脉弱。

治法：补气养血。

方药：当归补血汤（《兰室秘藏》）合济生肾气丸（《济生方》）加减。

常用药：黄芪，当归，炮附片，肉桂，熟地黄，山药，山茱萸，茯苓，牡丹皮，泽泻。

乏力加黄芪；小便短少加桂枝、泽泻。

（4）脾肾阳虚证

症状：尿浊，神疲畏寒，腰膝酸冷，肢体浮肿，下肢尤甚，面色苍白，小便清长或短少，夜尿增多，或五更泄泻，舌淡体胖有齿痕，脉沉迟无力。

治法：温肾健脾。

方药：附子理中丸（《太平惠民和剂局方》）合真武汤（《伤寒论》）加减。

常用药：附子，干姜，党参，白术，茯苓，白芍，甘草。

在主要证型中，出现阳事不举加巴戟天、淫羊藿；大便干结加火麻仁、肉苁蓉；五更泄泻加肉豆蔻、补骨脂。

2. 兼证

（1）水不涵木，肝阳上亢证

症状：兼见头晕头痛，口苦目眩，脉弦有力。

治法：镇肝息风。

方药：镇肝息风汤（《医学衷中参西录》）。

（2）血瘀证

症状：舌色暗，舌下静脉迂曲，瘀点瘀斑，脉沉弦涩。

治法：活血化瘀。

方药：除主方外，宜加桃仁、红花、当归、川芎、丹参等。

（3）膀胱湿热证

症状：兼见尿频、急迫、灼热、涩痛，舌苔黄腻，脉滑数。

治法：清热利湿。

方药：八正散加减（《太平惠民和剂局方》）；反复发作，迁延难愈，无比山药丸加减（《太平惠民和剂局方》）；血尿合用小蓟饮子（《济生方》）。

3. 变证

（1）浊毒犯胃证

症状：恶心呕吐频发，头晕目眩，周身水肿，或小便不行，舌质淡暗，苔白腻，脉沉弦或沉滑。

治法：降逆化浊。

方药：旋覆代赭汤（《伤寒论》）加减。

常用药：旋覆花，代赭石，甘草，党参，半夏，生姜，大枣。

加减：呕恶甚加吴茱萸、黄连。

（2）溺毒入脑证

症状：神志恍惚，目光呆滞，甚则昏迷，或突发抽搐，鼻衄齿衄，舌质淡紫有齿痕，苔白厚腻腐，脉沉弦滑数。

治法：开窍醒神，镇惊息风。

方药：菖蒲郁金汤（《温病全书》）送服安宫牛黄丸（《温病条辨》）加减。

常用药：石菖蒲，郁金，炒栀子，连翘，鲜竹叶，竹沥，灯芯草，菊花，牡丹皮。

加减：四肢抽搐加全蝎、蜈蚣；浊毒伤血致鼻衄、齿衄、肌衄等，加生地黄、犀角粉（水牛角粉代）。

（3）水气凌心证

症状：气喘不能平卧，畏寒肢凉，大汗淋漓，心悸怔忡，肢体浮肿，下肢尤甚，咳吐稀白痰，舌淡胖，苔白滑，脉疾数无力或细小短促无根或结代。

治法：温阳利水，泻肺平喘。

方药：葶苈大枣泻肺汤（《金匮要略》）合苓桂术甘汤（《金匮要略》）加减。

常用药：葶苈子，大枣，茯苓，桂枝，白术，甘草，附子，干姜。

加减：浮肿甚者可加用五皮饮（《华氏中藏经》）；四肢厥冷，大汗淋漓重用淡附片，加人参。

（三）其他疗法

1. 中成药

金水宝，用于肺肾两虚证。

六味地黄丸，用于肾阴亏损。

附子理中丸，用于脾胃虚寒，脘腹冷痛，呕吐泄泻等。

济生肾气丸，用于肾阳不足，水湿内停所致的肾虚水肿，腰膝酸重等。

2. 中药保留灌肠

DN 后期脾肾衰败，浊毒潴留，上犯脾胃，出现严重胃肠道症状，可用中药灌肠治疗。例如以生大黄、淡附片、丹参、蒲公英、煅牡蛎，生黄芪等，水煎浓缩至 100~200ml，高位保留灌肠，每日 1~2 次，适用于关格实证。

3. 针灸

DN 患者行针刺治疗应严格消毒，宜慎针禁灸。

（1）气阴两虚证：肾俞、脾俞、足三里、三阴交、志室、太溪、复溜、曲骨，针刺用补法，行间用泻法。

（2）肝肾阴虚证：肝俞、肾俞、期门、委中，针刺用补法。

（3）阴阳两虚证：脾俞、肾俞、命门、三阴交、气海、关元，针刺用补法。

（4）脾肾阳虚证：脾俞、肾俞、命门、三阴交、足三里、太溪、中极、关元，针刺用补法。

五、调摄与预防

DN 患者应予优质低蛋白、富含维生素饮食，植物蛋白如豆类食品应限制摄入。水肿和高血压患者应限制钠盐的摄入。针对患者病情给予中医药膳，以平衡阴阳，调理脏腑，扶正祛邪。如肾阳虚者宜常食韭菜、狗肉、羊骨、虾、肉桂等食物；肾阴虚者宜食枸杞子、桑椹子、龟肉、木耳、银耳等食物；脾虚者宜食扁豆、薏苡仁、山药、莲子等；膀胱湿热者宜食马齿苋、鱼腥草、绿豆、赤小豆等。此外，亦可针对患者病情选用食疗方剂，如脾肾两虚可选用黄芪山药粥（黄芪、山药）；水肿可选用薏苡仁粥（薏苡仁、粳米）或黄芪冬瓜汤（黄芪、冬瓜）。

预防糖尿病肾病应尽量控制糖尿病肾病发生、发展的各种危险因素：①控制血糖；②控制血压；③戒烟、戒酒；④控制血脂。

同时进行易感因素评估：查明有无遗传倾向，有条件可做易感基因的检测。对有易感基因的患者应加强肾病的检测和随访。对所有糖尿病患者均应做微量白蛋白尿测定并进行筛查，对于预后判断，决定是否强化治疗具有重要价值。

六、中西结合思路与方法

糖尿病肾病的治疗关键在于早期诊断，早期治疗，控制高血糖，控制高血压，控制高血脂，定期筛查尿微量白蛋白及尿蛋白。在西医治疗的同时，应用中医治疗提高患者体质，预防和延缓并发症的发生、发展。由于糖尿病肾病进展缓慢，证候多变，故采用脏腑结合气血阴阳辨证更能反映疾病的本质，根据个体差异行辨证论治，晚期固护胃气。合理地将中药汤剂、中成药、中药灌肠、针灸等结合起来。

第六节　糖尿病性自主神经病变

糖尿病引起的自主神经病变或称自主神经病变（diabetic autonomic neuropathy, DAN）是一种严重而常见的糖尿病并发症。DAN可累及全身各个脏器，如心血管、胃肠道、生殖泌尿系统等。除糖尿病性心脏自主神经病变外，目前尚无统一的DAN诊断标准。由于使用诊断标准和研究人群不同，报道的DAN发病率有很大的差异，对无临床表现的糖尿病患者的研究表明大约20%的患者存在心脏自主神经功能异常。DAN多数与其他糖尿病性周围神经病变或其他糖尿病并发症同时存在，但也可单独存在，且DAN多数早于其他并发症而发生。

糖尿病自主神经病变涉及范围广泛，病情复杂，按其临床表现与中医学中的"心悸""厥证""汗证""痞证""阳痿""淋证""癃闭"等症候相似。

一、病因病机

（一）发病机制

DAN是糖尿病周围神经病变的一个亚型，可累及整个自主神经系统，其中包括交感神经和副交感神经，其中包括交感神经和副交感神经。一般首先累及迷走神经，迷走神经是人体最长的自主神经，人体75%的副交感活性来自于迷走神经，因此即使是早期的糖尿病自主神经病变其影响也是相对广泛的。

DAN病因和糖尿病周围神经病变一样，高血糖在其发生发展中起着非常关键的作用。高血糖可激活多元醇通路，从而导致山梨醇的积聚和烟酰胺腺嘌呤二核苷酸（氯化态）/烟酰胺腺嘌呤二核苷酸（还原态）（NAD/NADH）的比值发生改变从而引起神经元损伤、神经血流减少；高血糖可激活蛋白激酶C，引起血管收缩而使神经血流减少；另外糖尿病时氧化应激增加，自由基产生增多，可导致血管内皮功能受损，一氧化氮的生物活性下降。此外，与其他周围神经病变一样，促神经生长因子水平下降、必需脂肪酸不足，糖基化中末产物的增多都被认为可以引起神经内膜血供减少、神经缺氧而致神经功能异常。

（二）中医病因病机

糖尿病自主神经病变的临床表现十分复杂多端，但无论是心脏自主神经病变、胃轻瘫、勃起功能障碍，还是神经源性膀胱炎，其中医辨证均属虚证范畴。本病系糖尿病日久不愈，久病伤正、伤阳，以脾肾亏虚为主，后损及五脏。五脏虚衰，气血运行无力，可蓄积痰饮、瘀血等浊邪，进一步阻碍气机，发为心悸、痞症、阳痿、癃闭等病症。

本病以虚证为主，其中又以脾肾阳虚最为常见，脾阳虚弱，气血生化无源，气之推动与固摄能力减弱，不能协调平衡，故出现便秘与泄泻交替、汗液分泌异常、瞳孔调节失常、排尿功能障碍等调节功能失常。肾阳不足，命门火衰，不能助脾运化，可加重脾阳虚的症状，同时肾主生殖，肾阳虚衰可致阳痿。脾肾不足可病及心脏，引起心脾两虚或心肾不交，出现眩晕、心悸，甚或胸痹等病症。

二、诊断

（一）临床表现

DAN可累及全身多个脏器和系统，如心血管系统、生殖泌尿、胃肠道系统等。有症状的自主神经病变通常仅发生在有相当长糖尿病病程的患者，但亚临床性自主神经病变可发生于诊断2型糖尿病后的1年内或诊断1型糖尿病的2年内。DAN累及的主要脏器和系统及其主要的临床表现见表10-4。

表10-4　DAN累及的主要脏器和系统及其主要的临床表现

累及的脏器、系统和功能	临床表现
心血管系统	休息时心动过速、直立性低血压、运动耐受力缺乏、无痛性或隐匿性心肌缺血
胃肠道	食管蠕动障碍、胃轻瘫、便秘、腹泻、排便失禁
生殖泌尿系统	神经源性膀胱、勃起功能障碍、逆行射精、女性性功能障碍（如阴道不能润滑）
代谢疾病	无症状性低血糖、低血糖相关的自主神经衰竭
汗腺调节神经	无汗、不耐受热、味觉性出汗（可有下肢无汗而头、手、躯干大量出汗，吃饭时更加明显）、皮肤干燥
瞳孔	瞳孔运动功能受损、阿－罗瞳孔（对光反射消失而调节反射存在）

1. 心血管自主神经病变（cardiovascular autonomic neuropathy，CAN）

心脏自主神经病变与心源性猝死、脑血管疾病的发生均密切相关，CAN 可使糖尿病患者的总病死率、心肌梗死后的病死率及主要心血管事件（致死或非致死性心肌梗死的发生率均显著增高。因为可能会引起一系列严重的临床后果，包括心源性猝死，心脏自主神经病变是临床最重要也是目前研究最深入的糖尿病自主神经病变。CAN 的临床表现主要有以下四种：运动耐受力缺乏、手术过程中发生的心血管不稳定、直立性低血压、无痛性或隐匿性心肌缺血。

2. 胃肠道自主神经病变

糖尿病患者胃肠道症状也不少见，这可能是胃肠道自主神经病变引起的，但更多时候可能是由于其他因素导致的。胃肠道自主神经病变可累及食管、胃等整个胃肠道，常见的临床表现有：食管功能紊乱、胃轻瘫与胃动力障碍、腹泻、便秘和排便失禁。

3. 泌尿生殖系统自主神经病变

包括神经源性膀胱与性功能异常。神经源性膀胱使患者出现尿意缺乏甚至完全无尿意、膀胱排空不完全，残余尿增加，最后可引起尿流反流、肾积水直至肾衰竭。有些患者直至发生明显肾积水及因机械性破坏造成慢性肾衰竭时才被发现。性功能异常和糖尿病病程密切相关。同时勃起功能障碍（ED）的发生也是糖尿病患者全身广泛性血管病变的一个标志。ED 患者发生心肌梗死等心血管事件的可能性显著增高。除 ED 外，逆行射精也可发生于男性糖尿病患者。在女性糖尿病患者，性功能异常的主要表现为性欲减低，性交痛和在性活动时不易兴奋、分泌物显著减少以致阴道不能润滑。

4. 贫血

糖尿病患者自主神经病变所致交感神经兴奋所引起的红细胞生成素分泌的减少可能起着重要的作用。但这些患者对中等程度缺氧引起的红细胞生成素分泌增加的反应正常。

（二）诊断

糖尿病自主神经病变的诊断有赖于对自主神经功能的准确评估，遗憾的是目前除了对用于诊断心脏自主神经病变的功能试验有比较一致的、标准化的方法外，其他一些用于评估胃肠道、泌尿生殖系统自主神经功能的方法仍缺乏标准化，不适用于日常诊断。因此一些自主神经病变的临床诊断仍然是一个问题。

1. 心脏自主神经病变

（1）常规心电图检查方法

①乏氏指数　嘱患者深呼吸后掩鼻闭口用力作呼吸动作 15 秒。也可以让患者用力吹经改良后的血压计，使压力上升达 40mmHg 并维持 15 秒。完成上述动作后放松并自然呼吸 10 秒，均同时连续记录心电图，测定动作后最大的 R-R 间期与动作时间最小的 R-R 间期的比值。测定时可每间隔 1 分钟做 1 次，连续做 3 次，取 3 次的平均值。

②深呼吸时每分钟心率差　让患者平卧或安静地坐着，并进行深呼吸，6 次 / 分钟，持续 1 分钟，同时记录心电图，当每次深吸气和深呼气开始时在心电图上作相应的标志，计算每次深呼及深吸时每分钟心率的差。

③ 30/15 比值　让患者安静地平卧，同时持续记录心电图。然后要求患者自行从卧位站立，当患者开始站立时在心电图上做出相应的标志。测量从开始站立后第 15 次心跳时的最短的 R-R 间期和第 30 次心跳时的最长的 R-R 间期，并且计算其比值。

④立卧位血压改变　让患者安静地平卧，测量平卧位时血压，然后让患者从卧位快速起立，并在其站立后 2 分钟内多次测量其血压。计算两者的血压差。

⑤握拳升压试验　首先用握力测量仪测量患者的最大握力，然后让患者保持最大握力的 30% 并持续 5 分钟。在试验开始前测量 3 次血压，在试验开始后每间隔 1 分钟测量 1 次血压。计算试验中测得的最高舒张压与试验前测得的平均舒张压的差。

以上 5 项试验在临床操作时可按照一定的流程来做，通常首先让患者采用坐位：第 1 步完成乏氏动作指数，需时约 5 分钟；第 2 步完成深呼吸时每分钟心率差，需时约 2 分钟；第 3 步完成握拳升压试验，需时也为 5 分钟；最后让患者从平卧位起立，完成立卧位血压差和 30/15 比值的测定。整个评估过程需时 15~20min。在这 5 项试验中，心率改变主要用来评估副交感神经功能，而血压改变则与交感神经功能有关。大多数心脏自主神经病变患者早期仅表现为副交感神经功能受损，只有到疾病后期才会累及交感神经而出现直立性低血压等改变。因此可以根据 5 项试验的结果对心脏自主神经病变进行初步的分期。心脏自主神经病变分期及这 5 项检查的正常值分别见表 10-5 和表 10-6。

表 10-5　心脏自主神经病变分期

心脏自主神经病变分期	5 项检查结果
无自主神经病变	5 项检查均正常
早期副交感神经损害	反应副交感神经功能的 3 项检查中 1 项异常
副交感神经明显受损	反应副交感神经功能的 3 项检查中至少 2 项异常
交感神经和副交感神经联合受损	反应副交感神经功能的 3 项检查中 2 项或全部异常，再加 1~2 项的反应交感神经功能的检查项目异常

表 10-6　心脏自主神经功能评估试验结果参考值

	正常	临界	异常
乏氏指数	≥ 1.21	1.11~1.20	≤ 1.10
深呼吸心率差（次 /min）	≥ 15	11~14	≤ 10
30/15 比值	≥ I.04	1.0~11.03	≤ 1100
立卧位血压差（收缩压）	≤ 10mmHg	11~29mmHg	≥ 30mmHg
握拳试验（舒张压）	≥ 16mmHg	11~15mmHg	≤ 10mmHg

（2）心率变异的时域和频谱分析　心率变异性（heart rate variability，HRV）是指窦性心率在一定时间内周期性改变的现象，是反应交感 – 副交感神经张力及其平衡的重要指标，HRV 测定方法有两种，即时域测定法和频域分析法。HRV 分析心电信号长短不一，短者分析 5 分钟，长者可分析 24 小时，甚至长达几天，国内外普遍采用 24 小时法。

①时域法　以 R–R 间期的变异为基础，可用标准差、极差、方差、变异系数等来表达。常用指标有：① SDNN：所有窦性 R–R 间期的标准差；② SDNN Index：每 5 分钟窦性 R–R 间期标准差的均值；③ SDANN：每 5 分钟窦性 R–R 间期均值的标准差；④ r-MSSD：所有邻近窦性 R R 间期长度差异平方均值的平方根；⑤ pNN50：50 毫秒间隔以上临近周期的比例，单位为百分数。

②频谱分析法　把心率变化信号分解为不同的频率成分并将其相对强度定量为功率，提供了各种频率成分的功率谱测定。常用的指标有：①高频带（HF）0.15~0.40Hz：由迷走神经介导，主要代表呼吸变异；②低频带（LF）0.04~0.15Hz：

受交感神经和副交感神经共同影响；③极低频带（VLF）0.01~0.04Hz：可作为交感神经活动的指标；④超低频带（ULF）1.15×10^{-5}~0.033Hz：生理意义不明；⑤总频谱（TF）：是信号总的变异性，代表 HF、VLF、ULF 的总和；⑥LF/HF：代表交感 – 迷走神经张力的平衡状态。

HRV 的时域和频谱测量是相关的，HF 与 r–MDSS、pNN50 相关；LF、VLF 与 SDNN 指数相关；ULF 与 SDNN、SDANN 明显相关。

2. 胃轻瘫

胃轻瘫是指在不存在胃肠道梗阻的情况下，空腹 8~12 小时，胃内仍有食物残留。临床诊断胃轻瘫应通过：病史，胃、十二指肠内镜检查，胃窦十二指肠空肠测压，双核素标记试餐闪烁扫描法，胃电图检查予以明确。

3. 勃起功能障碍

引起勃起功能障碍的原因有很多，糖尿病性周围神经病变只是原因之一，其诊断需根据病史、体格检查、实验室检查，同时结合一些特殊的检查手段，在排除了其他常见的引起勃起功能障碍的原因，如动脉性勃起功能障碍等，之后才能诊断。目前临床常用的诊断手段有：

（1）病史　包括性生活史、手术及创伤史、既往内外科疾病史、服药情况和不良嗜好等。可引起勃起功能障碍的常见药物有：①抗高血压药：利尿药、β受体阻滞药及某些作用于中枢神经系统的药物；②洋地黄类强心药；③雌激素、雄激素拮抗药等激素类药；④H_2受体阻断药：西咪替丁；⑤抗精神病药：三环类抗抑郁药及吩噻嗪类等传统抗精神病药物；⑥抗胆碱能药物：阿托品等；⑦免疫抑制药；⑧可卡因及鸦片制剂。

（2）体格检查　与勃起功能障碍有关的血管性、内分泌性及神经性疾病的体征。神经系统方面应着重注意下腰、下肢、会阴及阴茎痛觉、触觉和温差感觉，阴茎及足趾的振动觉，球海绵体反射（当刺激阴茎龟头时，插入肛门内的手指应感到肛门括约肌的收缩）。

（3）实验室检查　应对血糖控制情况做出详细评估，同时检测睾酮、泌乳素、甲状腺素等以排除其他内分泌疾病。

（4）特殊检查

①夜间阴茎涨大试验（nocturnal penile tumescence，NPT）：最初的监测方法

是应用特制带子或者应用现成的数张相连的邮票，在入眠前将其松紧适度地缠绕在阴茎根部，夜间若有有效的阴茎勃起，第二天早晨可发现其发生断裂。该法虽然简便、易行，但精确性差。目前多用多导生理仪对阴茎夜间勃起进行监测，这种监测可连续测量多项勃起参数，如：阴茎勃起时头部和体部的周径、勃起的起始及持续时间、次数及硬度等。

②阴茎肱动脉血压指数（penile brachial index，PBI）：采用袖珍多普勒超声监听仪测量两侧阴茎海绵体内动脉血压，并计算与肱动脉收缩压的比值，正常者此比值应＞0.75；＜0.6表明阴茎动脉血流异常，需考虑阴茎血管病变的可能。

③阴茎海绵体注射血管活性药物试验（intra cavernosal injection of vasoactive compound，ICIVC）：常用的药物有酚妥拉明、前列腺素 E_1 等。测量注药前后的阴茎长度、周径以及站立位阴茎与大腿的夹角。本试验能诱导神经性的勃起功能障碍患者的阴茎勃起。如无反应应考虑血管病变的可能。

（5）其他　应检测患者心脏自主神经功能（具体方法见前述）。亦可检查海绵体肌电图，测定阴部神经传导速度，测量骶神经刺激反应——球海绵体反射潜伏期等勃起功能障碍的神经检测。

4. 神经源性膀胱

临床上对糖尿病患者伴有尿路感染，尿失禁，肾盂肾炎的患者都应注意及时检测评估膀胱功能以明确神经源性膀胱的诊断。常用的评估方法有：

（1）一般实验室检查　包括肾功能、中段尿培养等，了解患者肾功能情况及有无尿路感染。

（2）超声检查　嘱患者尽可能排空膀胱后行超声检查，了解残余尿情况。

（3）尿流动力学检查　下尿道尿流动力学主要研究膀胱、尿道及括约肌和排尿过程中的生理病理学活动规律，目前临床上较常用的项目有：尿流率测定、膀胱压力容积测定、尿道压力分布测定、直肠内压力测定及尿道外括约肌和肛门外括约肌肌电图检查等，其中以尿流率测定最为常用。这是一项侵入性检查，测定的主要参数有：最大尿流率（MFR）、平均尿流率（AFR）、排尿时间（T）、最大尿流时间（MFR）、总尿流时间（T）、尿量（V）及尿流曲线等。其中最有意义的是最大尿流率。尿流率测定结果受多种因素影响，如性别、体位、腹内压、心理因素、尿路感染和药物等。在尿量达200ml以上时正常青壮年男性，MFR应大于或等于 20~25ml/s，女性应大于或等于 25~30ml/s。当 MFR 小于或等于 15ml/s 时，应考虑存有下尿道排尿异常。

（三）鉴别诊断

（1）与纯自主神经功能衰竭（pure autonomic failure，PAF）、Shy-Drager 综合征等鉴别。

（2）与慢性肾上腺皮质功能减退症、下丘脑综合征、嗜铬细胞瘤等内分泌疾病鉴别。

（3）与使用某些药物，包括抗胆碱能药物和一些对交感神经功能有影响的药物引起的临床表现鉴别。

（4）糖尿病心血管系统自主神经病变应与窦性心律失常、冠心病等相鉴别。后两者不伴自主神经系统的相应检查异常，冠心病、心律失常在经过适当的药物治疗后相对容易恢复。

（5）糖尿病胃肠自主神经病变应与其他原因所致的胃肠梗阻、消化道炎症等相鉴别。长期腹泻应与慢性炎症性肠病相鉴别。大便实验室检查、消化道钡餐检查可助诊断。

（6）糖尿病神经源性膀胱，应与前列腺增生相鉴别。直肠肛门指诊和 B 超检查有助于确诊。

三、中医辨证

DAN 的临床表现纷繁复杂，但中医辨证思路则十分清晰，多责之于脾肾亏虚，其中又以阳虚最为多见，举例如下：

1. 糖尿病体位性低血压

糖尿病体位性低血压相当于中医学的"眩晕""厥证"。《灵枢·海论》云："髓海不足，则脑转耳鸣，胫酸，眩冒。"说明眩晕可因髓海不足，不能上冲于脑而发生。后《景岳全书》认为："眩晕一证，虚者居其八九，而兼火痰者，不过十中一二耳。"说明本病以虚为主。临床中眩晕眼花，兼有健忘失眠，遗精早泄者为肾精不足证；四肢厥冷，兼有面色苍白，纳差便溏，小便清长者为脾肾阳虚。

2. 胃轻瘫

本病见胃脘胀满不舒，恶心呕吐，属中医"痞满"范畴。因久病耗气，脾气虚弱，运化无力，升降失调所导致，或因胃阴不足，失于濡养而致痞。兼见神疲乏力、少气懒言、纳呆便溏者为脾胃虚弱证；兼见饥不欲食、恶心嗳气、口咽干燥者为胃阴不足证。

3. 阳痿

糖尿病阳痿多于糖尿病病程相关，病程越长，其发病率越高，多见于中年以上者。本病多系消渴日久，耗气伤阴，肾精耗损，阴病及阳，而致阳气日衰，发为阳痿。

4. 神经源性膀胱

本病有小便淋沥不尽，尿涩不利等症状，相当于中医学"淋证""癃闭"。而本病以排尿无力为主要表现，故从虚证论治，临床见淋证应详辨"气淋"与"劳淋"，见癃闭应细查"阴虚"或"阳虚"。

四、治疗

（一）西医治疗

1. 心脏自主神经病变的治疗

（1）一般治疗　严格控制血糖是治疗糖尿病性心脏自主神经病变的基础，DCCT 等的研究已表明严格控制血糖可以预防 1 型糖尿病发生心脏自主神经病变。控制血糖可能在几天到几周的时间内对自主神经产生影响，同时通过严格控制血糖，可使已存在的自主神经病变不再发展也被证明是可能的。除控制血糖，控制血压、血脂，戒烟、限酒都可能对防治心脏自主神经病变产生有益的作用。

（2）改善心率变异的疗法　目前临床上正在研究的直接改善心率变异的方法有：

①抗氧化　氧化应激增加是糖尿病周围神经包括心脏自主神经发生的重要原因，对如 α- 硫辛酸、维生素 E 等抗氧化剂的初步研究表明这些药物可以延缓甚至恢复神经病变，改善 CAN 时交感神经与副交感神经之间的平衡。

②血管紧张素转换酶抑制药（ACEI）　对一些 ACEI 制剂如依那普利（quinapril）

的研究显示，ACEI 可以显著增加副交感神经的活性。但是这仅是初步研究，尚需更多临床研究证实。

③β 受体阻滞药　常用的有心脏选择性的阿替洛尔（atenolol）和亲脂性的普萘洛尔（propranolol）等 β 受体阻滞药，可以通过阻滞交感神经的兴奋而恢复 CAN 时交感神经和副交感神经间的平衡关系。一项对有清蛋白尿的 1 型糖尿病患者的临床研究表明，美托洛尔可以改善心脏自主神经功能异常。上述三种治疗方法的疗效还有待更多临床研究的证明。

2. 胃轻瘫的治疗

（1）一般治疗　胃轻瘫患者应给予低脂肪、低纤维饮食，少食多餐，流质为主，以利于胃的排空。由于吸烟能减慢胃排空，应予戒烟。应尽量避免使用能延迟胃排空的药物。同时应尽可能控制高血糖，部分患者会因高血糖得到控制而使症状改善。

（2）促动力性药物　促动力性药物是一类能够恢复、增强和协调消化道平滑肌收缩活动，加快腔内物质转运的药物。目前常用的促动力性药物有甲氧氯普胺、多潘立酮和西沙比利，这些药物能增加胃窦收缩频率和幅度，加强胃窦十二指肠收缩的协调，用于治疗各种类型的胃轻瘫，可以加速胃排空，改善临床症状。

（3）红霉素　红霉素作为胃动素受体激动药可刺激胃肠道运动，引起胃窦强大收缩，降低幽门压力，促进固体食物（包括较大颗粒的未消化食物）的排空。临床应用可以静脉注射也可以短期口服（4 周）或长期口服（1~11 个月）维持治疗，不良反应有恶心、呕吐、腹泻等。大剂量尚有引起室性心动过速的报告。有学者主张先用 3mg/kg 体重静脉注射，每 8 小时 1 次，待患者能耐受进食后改为口服 250mg，每天 3 次，一般不超过 10 日。能耐受红霉素的患者，只要有益于症状改善且无不良反应可持续用药数月。另外，红霉素的衍生物 EM-520 和 EM-574 只有促动力作用而无抗菌活性，可解决长期应用红霉素诱导产生耐药菌株的问题。

3. 勃起功能障碍的治疗

（1）一般治疗　主要是严格控制血糖。糖尿病患者的血糖控制甚为重要，为基本和基础性治疗。在控制血糖的同时应尽可能避免发生低血糖反应。另外戒烟、限酒，控制血压、血脂等其他血管疾病危险因子对 ED 的治疗也有一定的作用。

（2）心理治疗　性活动的功能状况与心理活动的状况有关。勃起功能障碍在发病机制上与心理因素密切相关。因此 ED 的治疗离不开心理治疗。因性活动涉及夫妻双方，所以应该提倡夫妻一起去专科门诊参加咨询。

（3）药物治疗　包括口服药物治疗、海绵体内注射血管活性药物和局部外用等。首选口服药物，根据其作用部位可分为中枢性和周围性两大类。中枢性药物中包括肾上腺素受体阻滞药育亨宾、多巴胺药物溴隐亭等，但是因疗效不确切且不良反应较明显，临床已很少应用。目前使用最多的是作用于外周的药物如高度选择性磷酸二酯酶抑制药西地那非（万艾可，伟哥）。一般在性交前 1 小时口服50~100mg。

（4）其他　也可选用物理治疗如缩窄环、真空勃起仪等。对一小部分患者可行阴茎假体植入术等手术治疗。

4. 神经源性膀胱的治疗

目前尚无十分可靠、有效的治疗糖尿病神经源性膀胱的药物。因此早期诊断和治疗十分重要。治疗方法包括以下几方面：

（1）基础治疗　积极、有效和长期控制血糖，使血糖水平尽可能达到正常和接近正常水平。同时应积极防治尿路感染、保护和改善肾功能。

（2）减少残余尿　膀胱感觉不全及逼尿肌收缩无力是病情发生发展的关键因素，两者均能导致患者不及时排尿，从而造成膀胱内残余尿增多、膀胱容量增加和膀胱输尿管反流，进而引起肾盂积水，久而久之，肾积水对肾实质发生机械性的挤压，最终导致肾皮质变薄及肾功能不全。对此类患者，要嘱其定时进行排尿，以降低膀胱尿液量及内压，一般膀胱内贮尿不宜超过 400ml，排尿时要用手挤压下腹部，以尽量减少残余尿（不超过 100ml），另外应适度减少饮水量。

（3）尿失禁的治疗　尿失禁的主要原因是尿道括约肌收缩无力，使尿液排泄失控，清洁自家间歇导尿（clean intermittent self catheterization），有助于及时排尿，防止发生尿失禁。此法对女性患者更为方便，在导尿时要注意膀胱收缩功能的训练。盆底锻炼有助对排尿的控制，主要通过反复中断和开始中段尿流，可以锻炼盆底横纹肌。另外也可以试用增强逼尿肌收缩力和改善尿道括约肌功能的药物，主要是一些胆碱能类药物，如盐酸乌拉胆碱，口服剂量为 50mg/ 次，每天 4 次。甲氧氯普胺、丙咪嗪和普鲁本辛等也可试用。

（二）中医辨证论治

1. 糖尿病体位性低血压

（1）肾精不足

主症：眩晕眼花，精神萎靡，健忘失眠，腰膝酸软，遗精早泄，耳鸣失聪，舌红苔薄，脉弦。

治则：补益肾精。

方药：知柏地黄丸加味

知母 10g	黄柏 10g	生地黄 10g	茯苓 15g
山药 10g	牡丹皮 10g	泽泻 10g	山茱萸 10g
龙骨 30g	牡蛎 30g	磁石 20g	

加减：健忘者加远志、菖蒲；遗精早泄加金樱子、莲子肉；耳鸣重用磁石，加桑寄生。

（2）脾肾阳虚

主症：四肢厥冷，引衣自覆，面色苍白，口和便溏，长鸣不息，小便清长，舌质淡，苔白润，脉沉迟无力。

治则：温补脾肾，回阳散寒。

方药：通脉四逆汤加味。

附子 6g	干姜 3g	甘草 6g	桂枝 10g
白芍 10g	人参 10g	黄芪 20g	

加减：性寒面赤者为戴阳证，加葱白；腹痛者重用白芍；下利甚，大汗出，四肢拘急者，为阳亡阴脱，加猪胆汁、人参。

2. 胃轻瘫

（1）脾胃虚弱

主症：脘腹满闷，时轻时重，喜温喜按，纳呆便溏，神疲乏力，少气懒言，语声低微，舌淡苔白，脉细弱。

治则：补气健脾，升清降浊。

方药：补中益气汤加减。

黄芪 15g	党参 15g	白术 10g	炙甘草 15g
当归 10g	陈皮 6g	升麻 6g	柴胡 12g
法半夏 10g	干姜 6g		

加减：胀闷较重者加枳壳、木香、厚朴；四肢不温者加制附子；纳呆厌食者加砂仁、神曲；舌苔厚腻，湿浊内蕴者可改用香砂六君子汤加减以健脾除湿，理气除胀。

（2）胃阴不足

主症：脘腹痞闷，嘈杂，饥不欲食，恶心嗳气，口燥咽干，大便秘结，舌红少苔，脉细数。

治则：养阴益胃，调中消痞。

方药：益胃汤加减。

北沙参 15g	麦冬 15g	生地黄 15g	玉竹 6g
石斛 10g	香橼 10g	枳壳 10g	

加减：若津伤较重可加天花粉以养阴生津；腹胀较重者加厚朴、陈皮理气消胀；兼有食滞者加谷芽、麦芽等消食导滞；便秘者加火麻仁、玄参润肠通便。

3. 阳痿

（1）肾阳不足，命门火衰

主症：痿而不起，滑精早泄，射精无力，精薄清冷，腰膝酸软，精神萎靡，面色㿠白，四肢欠温，小便清长，或不禁，或伴五更泄泻，头晕目眩，多梦健忘，心烦少寐。舌淡红苔薄白，脉细。

治则：温肾壮阳，补益肾精。

方药：斑龙丸加味。

鹿角胶 15g（烊化）	补骨脂 12g	菟丝子 10g	熟地黄 12g
伏神木 12g	柏子仁 10g	枸杞子 10g	杜仲 12g
山茱萸 8g	淫羊藿 12g		

加减：伴早泄加芡实、金樱子、锁阳；腰膝酸软重用杜仲，加狗脊、怀牛膝；精薄清冷加蛇床子、鹿茸；五更泄泻加肉豆蔻、赤石脂。

（2）中气不足，心脾两虚

主症：阳事不用，举而不坚，性欲减退，伴心悸怔忡，面色萎黄，气短懒言，口淡畏寒，不受生冷，肠鸣泄泻，倦怠乏力，舌淡，脉沉细。

治则：补益心脾，佐以壮阳。

方药：归脾汤合八珍汤加味。

人参 10g	白术 10g	茯苓 15g	鹿角霜 12g
黄芪 30g	当归 12g	枣仁 12g	菟丝子 12g
白芍 10g	远志 10g	甘草 6g	龙眼肉 12g

加减：伴有气短脱肛，内脏下垂者加用升麻、柴胡；滑精早泄加金樱子、芡实、分心木、阳起石；失眠心悸，五心烦热者加黄连、琥珀。

4. 神经源性膀胱

（1）气淋

主症：小腹满胀，小便涩滞，余沥不尽，小腹拘急，神疲乏力，气短懒言。舌质淡胖，脉弱。

治则：补中益气，化气通淋。

方药：补中益气汤加减。

黄芪 15g	党参 12g	白术 10g	炙甘草 6g
当归 10g	陈皮 6g	升麻 6g	柴胡 6g

加减：小腹胀满加川楝子、香附；余沥不尽加车前子、瞿麦、萹蓄；情志抑郁加玫瑰花、绿萼梅。

（2）劳淋

主症：小便赤涩时甚，淋沥不已，时发时止，遇劳即发，腰膝酸软，五心烦热。舌红少津，脉沉细数。

治则：养阴补肾，清热通淋。

方药：知柏地黄汤加减。

知母 10g	黄柏 10g	生地黄 15g	山药 12g
山茱萸 6g	泽泻 10g	牡丹皮 8g	车前子 10g
黄精 12g	冬葵子 10g		

加减：舌红少苔或无苔加龟甲、女贞子、旱莲草；尿时痛甚加瞿麦、萹蓄、六一散；若畏寒肢冷，腰膝无力，舌淡胖苔白，脉沉细，去知母、黄柏、生地黄，加熟地黄、鹿角胶、乌药、龟甲胶、益智仁温肾化气。

（3）阴虚癃闭

主症：小便点滴或不通，尿少色赤，头晕目眩，腰膝酸软，五心烦热，口燥咽干，神疲倦怠，夜梦遗精。舌红苔薄，脉细数。

治则：滋肾通关。

方药：滋肾通关丸加味。

| 知母 10g | 黄柏 10g | 肉桂 3g | 龟甲 12g |

加减：小便艰涩加冬葵子、海金沙；舌赤心烦或口舌生疮加淡竹叶、莲子心。

外用方：葱白 50g，捣烂，加麝香 0.3g，外敷关元、中极穴。

（4）阳虚癃闭

主症：小便不通或淋沥不爽，尿有余沥，面色苍白，腰以下冷，腿膝无力，舌淡胖，脉沉细无力。

治则：温补肾阳，通利膀胱。

方药：寄生肾气丸加减。

熟地黄 12g	山药 15g	茯苓 10g	泽泻 10g
附子 6g	肉桂 4g	车前子 10g	山茱萸 8g
怀牛膝 10g	杏仁 10g		

加减：时欲小便，但少腹坠胀而解不出，加乌药；年老虚弱，肾气不足，可加鹿茸粉冲服。

五、调摄与预防

DAN 的发病与糖尿病病程相关，但其严重程度与糖尿病的严重程度并不一定平行，故治疗时应使患者及家属了解本病特点，消除恐惧心理，使之增强信心、积极配合治疗。患者多身体虚弱，应保证充足的休息，活动宜缓慢，应减少体力劳动及房事的频率。在糖尿病饮食的基础上，忌食生冷及肥甘厚味，适当增加蔬菜、水果等粗纤维的食物，以保持大便通畅。积极监测血糖，尽量杜绝低血糖的发生。良好的心境、规律的作息、适度的锻炼及平稳的血糖控制可预防、延缓本病的发生，配合针灸、推拿等也可取得良好的预防作用。

六、中西医结合思路与方法

西医学对于 DAN 并无切实有效的对因治疗方法，其对症治疗效果并不理想，着眼点多停留在对血糖的控制。从中医学的角度分析，西医学对于复杂的虚弱证候鲜有补益方式，而中医学则可以详细辨识五脏六腑及气血阴阳的虚损，对应部位和层次进行滋补和调理。就 DAN 而言，患者可以采用西医手段平稳控制血糖，同时应用中药调护脾肾，对具体的 DAN 病症进行预防和治疗。

第七节　糖尿病性周围神经病变

糖尿病周围神经病变（DPN）是糖尿病导致的神经病变中最为常见的一种，可累及全身神经系统的任何部分。其临床表现较为复杂，多为感觉及自主神经受累，伴相对较轻的运动神经元受累。一般以四肢远端为主，下肢较上肢为重，早期以感觉障碍为主，亦有痛觉过敏者，昼轻夜重。

随着神经系统检测手段的不断提高，糖尿病周围神经病变的发病率呈逐年上升的趋势。近年来，DPN 的检出率已上升为 70%~90%。通常在 1 型糖尿病患者中出现较晚，而在 2 型糖尿病的早期就能发现。DPN 是糖尿病患者致残甚至致死的主要原因之一，严重地影响着糖尿病患者的生活质量，造成了巨大的经济和社会负担。

本病属中医学"痹证""痛证""痿证"等范畴。

一、病因病机

（一）发病机制

糖尿病周围神经病变的病因与发病机制迄今尚未完全阐明，研究进展多来源于动物与细胞实验，近年来的研究提出以下学说。

1. 血管学说

糖尿病微血管病变几乎见于所有的脏器，当微血管结构发生改变和功能受到损害时，调节机制发生故障，毛细血管基底膜增厚，血管内皮细胞增生、透明变性，糖蛋白沉积，管腔狭窄，微循环紊乱，导致神经缺血缺氧，糖尿病患者呈现出神经病变。

2. 代谢障碍学说

糖尿病患者病情未能得到满意控制，长期处于高血糖状态。能量代谢失常，葡萄糖未能得到充分氧化利用，以致神经细胞轴突、鞘膜中代谢失常而致病。从病理生化推论，有以下几方面代谢紊乱：山梨醇聚集学说、肌醇缺乏学说、非酶蛋白糖基化学说、脂代谢障碍学说、氧化应激损伤学说，蛋白激酶 C、神经生长因子、胰岛素样生长因子、血管内皮生长因子等都被认为在糖尿病神经病变的发生中起着一定的作用。

3. 基因学说

近些年糖尿病周围神经病变相关基因的研究取得了很大进展。目前已经发现多种与发病有关的基因。其中较受重视的有醛糖还原酶（aldose reductase，AR）基因、神经生长因子基因及 Na^+-K^+-ATP 酶基因。此外，Prosaposin 基因、抗氧化酶基因、一氧化氮合酶基因、对氧磷酯酶（PON）基因、有丝分裂原活性蛋白酶基因等也与糖尿病周围神经病变的发生发展有一定关系。目前的研究表明，糖尿病周围神经病变是以一种多基因参与的复杂疾病，对其候选基因的研究工作还有待进一步进行。

（二）中医病因病机

依据糖尿病周围神经病变的临床表现，其相当于中医的"痹证""痛证""痿证"范畴。本病系糖尿病日久不愈，久病伤正，引起气血不足、脉络空虚，进而发展为气滞血瘀之证。本病以正虚为本，血瘀为标，而正气虚损以脾虚、气虚、肝肾亏虚为主。

《脾胃论》："脾胃之气既伤，元气也不能充，而诸病之所由生也。"脾胃为后天之本，气血生化之源，脾胃既伤，则气无所载、血无所帅，气滞不畅，血行瘀阻。脾主四肢，脾虚营气不能运于脉中，濡养四肢，而肢体麻木、疼痛、酸软无力。脾喜燥，脾胃虚弱易患湿病，湿聚成痰，可与瘀滞的气血相胶着，加重脉络瘀阻，不通则痛。

肝主筋，肾主骨，若肝肾亏虚，真阴耗损，精不化血，可致精血耗竭，筋骨不养，肢体麻木不仁；或致阳失潜藏，风火相煽，筋惕肉瞤。

二、诊断

（一）临床表现

糖尿病周围神经病变的发生随年龄和病程的增加而增加，1型和2型糖尿病患者均可累及，以双侧对称性多见，少部分发生于单侧或不对称性。糖尿病周围神经病变以对称性的疼痛和感觉异常为主要表现，疼痛呈针刺痛、烧灼痛或钻凿样疼痛，表现多种多样，大多数患者常难以正确描述。疼痛夜间加重，白天或行走后可以减轻。感觉异常常先于疼痛出现，常见有麻木、蚁行、虫爬、发热、怕冷和触电样感觉，往往从四肢末端上行，呈对称性"手套""袜套"样感觉减退。可见痛觉过敏，甚至不能忍受盖被，有时则表现为痛觉减退或消失，对冷、热刺激均不敏感。另外本体感觉异常可导致患者步态不稳，从而易致跌扑和外伤。

体征上可表现为呈袜套样分布的对称性感觉丧失，严重者损害平面可高于足踝并可累及上肢。踝反射减弱或消失非常常见，部分患者膝反射亦可减弱或消失。在病情严重的患者可见到足或手部小肌肉的萎缩。更严重者可见到Romberg征阳性（双脚并拢闭目则站立不稳或跌倒）。

（二）分类

根据起病的缓急可以分为急性感觉神经病和慢性感觉运动神经病。

1. 急性感觉神经病

主要特点为急性或亚急性起病，患者多有明显的疼痛（表现为足部的灼痛或肢体深部疼痛）和感觉异常，但较少神经损害的临床体征。急性感觉神经病的发生于血糖控制不佳密切相关，意见与发生急性酮症酸中毒后的患者。也可见于长期血糖控制不好，改用胰岛素后血糖控制迅速改善的患者，临床称这种情况为"胰岛素神经炎"。急性感觉神经病可随着稳定的血糖控制而改善，与慢性感觉运动神经病不同，罹患此病的患者虽然发病时临床症状较为严重并且来势迅猛，但通常病情均能在1年内得到控制。

2. 慢性感觉运动神经病

最为常见的糖尿病神经病变。通常起病隐匿，10%的2型糖尿病患者在诊断糖尿病时即可有此病，临床上也不乏以周围神经损害为首发症状的患者。50%患此病的患者可没有临床症状，10%~20% 的患者可能因疼痛或感觉异常而寻求治疗。慢性感觉运动神经病最终可导致足部神经性溃疡、夏科（Charcot）关节甚而截肢等严重后果。

（三）辅助检查

一些简单实用的检查器具也被用于诊断糖尿病周围神经病变及判断其预后。

1. 细丝试验

这是一个简单而有效的临床体检方法。以 10g 细丝（以 Semmes-Weinstein 细丝最常用）检测拇指背侧 10 次，记录患者正确感知的次数，感知 8~10 次为正常，1~7 次为减弱，0 次为消失。多项临床研究证实，10g 细丝试验能有效地评估患者发生足部溃疡的风险，其敏感性为 86%~100%。但这一检查也存在不足之处，一是产品质量存在差异，二是在检查的点数和结果解释方面并没有统一的标准。

2. 神经电生理检查

神经电生理仪器检查的结果，包括神经传导速度（NCV）、F 波、感觉或运动神经传导电位的幅度，被认为是一种敏感性、特异性、重复性均较好的神经病变检测手段。被多数学者推荐应用于糖尿病周围神经病变的诊断和药物疗效的评估。采用肌电图测定糖尿病患者运动和感觉神经传导速度可早期检出或周围神经病变，运动和感觉神经传导速度减慢是糖尿病周围神经病变的早期特征，下肢较上肢、远端较近端更为明显。其局限性在于，NCV 仅可检测出较粗的有髓鞘神经纤维的异常，而对较细的传导痛温觉的神经纤维则不能反映。

3. 定量感觉试验

进行性感觉异常或丧失是糖尿病周围神经病变的典型表现。定量感觉试验包括振动觉，温觉和痛域的检测，可用于评估糖尿病患者感觉异常的程度，也可用于早期诊断亚临床的糖尿病周围神经病变。目前定量感觉试验的检测多用计算机辅助感觉评定设备，通过程序控制刺激的程度和种类，从而定量地检测患者的异常。但定量感觉试验对检测人员有一定要求，同时检测结果受到被试者多种因素的影响，如患者受试时的注意力和合作性，受试者的年龄、体重、是否吸烟和饮酒也均可能对结果产生一定的影响。另外，定量感觉测试的特异性较差，任何感觉神经病理类型引起的感觉异常都可以导致检测结果的异常。

4. 其他

一些创伤性检测方法也被用于诊断和评估糖尿病神经病变，包括神经组织活检、皮肤活检。这些检查方法虽然特异性很强，但是因为其有创性的特点而不能广泛应用于临床。近年有学者报道应用角膜共焦显微镜来观察角膜神经的损害和修复，并认为角膜神经与周围神经有很好的相关性，这一方法有可能在未来成为一种评价糖尿病患者神经功能的有效方法。

（四）诊断标准

糖尿病周围神经病变的诊断目前尚缺乏统一的标准，其临床诊断有赖于对患者症状和体征的详细询问和检查，同时借助于一些客观的实验室检查。参照钱荣立教授主编的《糖尿病临床指南》（2000 年北京医科大学出版第一版），糖尿病周围神经病变的诊断要点有三：明确的糖尿病病史；具备周围神经病变的症状与体征，肌电图神经传导速度检查等有阳性发现；可以除外其他引起周围神经病变的原因。由于非糖尿病引起的神经病变在糖尿病患者也极为常见，所以糖尿病性周围神经病变的确立还必须建立在排除其他原因所致的神经损害基础上。根据糖尿病协会圣安东尼奥会议达成共识，诊断和评估糖尿病周围神经病变须进行五个方面的检查：症状积分、体征积分、定量感觉试验、心脏自主神经功能检测和电生理检测。此外，尚有世界卫生组织糖尿病周围神经病变国际协作研究（世界卫生组织 PNTF）的诊断标准可供参考。

三、中医辨证

1. 首辨偏虚偏实

本病为慢性并发症，与年龄及病程相关，其本为虚，可见神疲倦怠、肢软乏力、手足麻木等症状。然"久病入络"，气血不足，推动乏力，可致气滞血瘀，出现肢凉刺痛、肿胀拒按、肌肤甲错等症状。临床中两组病症常同时出现，应仔细辨识孰轻孰重，虚者以补益为主，兼通气血，实者以行气活血为主，兼扶正气。

2. 虚者辨脏腑

肢体麻木不仁，刺痛重着，得温痛减，遇寒加重，神疲乏力，自汗气短，胸闷纳呆，腹胀便溏者，以脾气虚为主。手足麻木，四肢挛急、疼痛，痛如针刺，头晕目眩，腰酸耳鸣，五心烦热者，以肝肾亏虚为主。

3. 实者辨在气在血

本病均兼有不同程度的气滞血瘀之证，然临证仍需辨识病邪重在气分或血分，以指导治疗思路，即通过活血以运气，或通过行气以调血。疼痛发无定处，时轻时重者偏于气分；刺痛较剧，痛处固定，肌肤干燥者偏于血分。血瘀者又多与痰浊相交阻，或郁而化热，兼症多端。

四、治疗

（一）西医治疗

由于糖尿病周围病变的病因目前尚不明确，目前缺乏特异性的治疗手段，临床治疗主要分为对症处理和病因治疗。

1. 对症治疗

主要针对痛性糖尿病周围神经病变，常见的制剂见表 10-7。以下药物均存在不同程度的不良反应，临床需谨慎使用。

表 10-7 痛性周围神经病变的对症处理

药物类别	药物名称	剂量（mg）
三环类抗抑郁药	阿密曲替林（amitriptyline）	25~150
选择性 5 - 羟色胺再摄取抑制药（SSRIs）	帕罗西汀（paroxetine） 西酞普兰（citalopram）	40 40
抗癫痫药	gabapentin（国内未上市） 卡马西平（carbamazepine）	900~1800 200~400
阿片类镇痛药	曲马多（tramadol）	50~400

2. 病因治疗

主要是针对糖尿病周围神经病变可能的发生机制，如多元醇通路活性增加、蛋白激酶 C、糖基化等给予相应的治疗，但多数治疗目前尚停留于临床试验阶段。在病因治疗中严格控制血糖，使患者血糖水平接近正常是糖尿病周围神经病变的基础治疗，也是目前已有的治疗手段中疗效最为确切的。DCCT 及其他一些较小规模的临床试验已经证实，严格控制血糖可以阻止糖尿病周围神经病变的发生、发展。目前正在研究中的病因治疗方法见表 10-8。

表 10-8　糖尿病周围神经病变病因治疗方法

病因	制剂	作用机制	疗效
多元醇通路活性增加	醛糖还原酶抑制剂	降低神经组织山梨醇含量	多数制剂因不良反应或无效而退出，一种已经在日本上市
肌醇减少	肌醇	增加神经肌醇	效果可疑
氧化应激增加	α-硫辛酸	减少氧自由基	有效，正在进行临床试验
神经缺氧	血管扩张剂（ACEI、前列腺素类似物）、VEGF	增加神经血流血管生长增加	有效，正在进行临床试验
蛋白激酶C 活性增加	蛋白激酶C 抑制剂	增加神经血流	正在进行临床试验
C-肽减少	C-肽	增加神经血流	正在进行临床试验
神经生长减低	神经生长因子（NGF）或脑源性促神经生长因子（BD-NF）	促进神经再生、成长	临床试验无效
长链脂肪酸（LCFA）代谢下降	L-乙酰肉碱	可使 LCFA 积聚减少	临床试验无效
γ-亚麻酸（GLA）合成减少	γ-亚麻酸	可使必需氨基酸（EFA）代谢增加	因临床试验中产生不良反应被撤回
非酶促糖基化（NEG）增加	氨基胍	可使糖基化中末产物（AGE）积聚减少	因临床试验中产生不良反应被撤回

（二）中医辨证论治

1. 气虚血瘀

主症：肢体麻木不仁，肢凉刺痛，以下肢为著，入夜疼痛加剧，得温痛减，遇寒加重。面色㿠白，自汗气短，神疲倦怠。舌淡苔白，脉虚细无力。

治则：益气养血，温经通络。

方药：黄芪桂枝五物汤加减

生黄芪 18g　　　　桂枝 4g　　　　赤白芍各 12g　　　　当归 12g

| 丹参 15g | 甘草 6g | 大枣 7 枚 | 生姜 3 片 |

加减：气虚较重者加党参、白术；血虚明显者加熟地黄、阿胶；气虚卫气不固，自汗出者重用黄芪、桂枝、白芍；疼痛较剧者加姜黄；腰膝酸痛者加牛膝、续断、杜仲；因气候变更而疼痛加剧者加防风、羌活、独活；偏于上肢者加桑枝、威灵仙；偏于下肢者加木瓜、川牛膝、地龙；瘀血明显者加鸡血藤、红花、桃仁。

2. 脾虚痰阻

主症：胸闷纳呆，肢体重着，麻木不仁，或如蚁行，乏力倦怠，兼头晕目眩，头重如裹，胸胁作痛，腹胀便溏。舌质淡，舌体胖，苔白腻，脉濡滑。

治则：益气健脾，化痰通痹。

方药：指迷茯苓丸合补中益气汤加减。

| 茯苓 30g | 半夏 10g | 枳实 6g | 陈皮 10g |
| 党参 12g | 白术 10g | 腹子皮各 10g | 当归 12g |

加减：痰湿盛，呕吐恶心加厚朴、苍术、砂仁；肢体麻木，蚁行感重加独活、防风、僵蚕；畏寒肢冷加桂枝、白芍以温阳通络和营；关节肿痛剧者加甘遂以祛痰逐饮，消肿散结；痰浊流窜，麻痛部位不定者为风痰，加白附子、制南星、皂角以祛风涤痰。

3. 肝肾两虚

主症：手足麻木，四肢挛急、疼痛，部分患者疼痛颇剧，状如针刺。伴头晕目眩，腰酸耳鸣，五心烦热。舌红少苔，脉弦细或细数。

治则：补益肝肾，缓急止痛。

方药：虎潜丸合芍药甘草汤加减。

熟地黄 12g	龟甲 15g	黄柏 10g	知母 8g
牛膝 12g	当归 12g	白芍 15g	甘草 6g
枸杞 10g			

加减：筋脉挛急作痛剧烈加丹参、木瓜；头晕目眩加天麻、钩藤、夏枯草；腰膝酸软目涩加女贞子、旱莲草；偏于肾阴虚者加女贞子、山茱萸、生地黄；相火旺者加黄柏、牡丹皮、金樱子；偏于肝阴虚者重用白芍、枸杞、生地黄；肌肉疼痛重者加地龙、桑枝、鸡血藤、丹参。

4. 瘀阻脉络

主症：周身关节疼痛较剧，痛如针刺感，痛有定处，肿胀拒按，面色黧暗，肌肤干燥，渴不欲饮，舌暗有瘀斑，脉细涩不利。

治则：活血化瘀，通痹止痛。

方药：桃红四物汤加减。

当归 10g	赤芍 10g	白芍 10g	川芎 10g
红花 10g	桃仁 10g	丹参 15g	乳香 6g
没药 6g	地龙 12g	牛膝 12g	生地黄 15g

加减：瘀血凝滞较重者加用全蝎、穿山甲等虫类药以搜剔祛风，通络止痛；瘀滞日久，瘀血不去，新血不生，气血不足，酌加桂枝、黄芪以益气助阳，通达血脉。

五、调摄与预防

患者除严格控制代谢紊乱外，平时应注意保护患肢，防止冻伤、烫伤及其他生活中的意外伤害；衣着宽松、舒适、吸湿、柔软、合体；在应用扩血管药、改善微循环药和营养神经改善神经代谢的药物同时，可以配合应用具有活血化瘀、通络止痛功效的中药，如三棱、莪术、鸡血藤、络石藤等外用泡足以改善末梢循环，促进局部血供。此外，针刺、灸法、推拿均可起到良好的防治作用，但手法宜轻，防止烫伤、创口感染。

六、中西医结合思路与方法

对糖尿病周围神经病变的病机阐述，中、西医有着较为一致的认识，西医归结为代谢紊乱产生的高血糖、高血脂、高血黏度等一系列病理产物导致或加重糖尿病周围神经病变，而中医学称其为"浊毒"，即气、血、痰相互交阻，瘀滞气机，不通则痛。中医学认为本病"浊毒"的产生是由于消渴日久，正气虚损，气血推动无力而形成，故应标本兼治。西医亦认为对症处理疗效欠佳，主要治疗方式为调节血糖稳态，增强体质，减少病理产物的产生。因中西医治疗思路有异曲同工之妙，可相互配合，联合应用，西医辨病与中医辨证相结合，较单独应用可取得更好的临床疗效。

第八节　糖尿病性中枢神经病变

1950年，De Jong RN 提出了糖尿病脑病的概念，主要依靠临床表现，思维变慢、反应迟钝；1992年，Miles WR 等提出，糖尿病可引起中枢神经系统的并发症，导致认知功能障碍；影像学的方法如头颅 MRI、CT 出现脑萎缩的表现，神经电生理的方法，视、听、体感、运动诱发电位，潜伏期的延长等做出诊断。目前，糖尿病脑病已经被多数人接受用来描述长期慢性高血糖患者，尤其是血糖控制欠佳者的中枢神经系统的退行性紊乱。

在历代中医学中没有"糖尿病中枢神经病变"或"糖尿病脑病"这个病名，但是根据患者注意力下降，执行能力迟钝，记忆力轻度损伤的临床表现，其与中医疾病"健忘""呆病"的临床表现十分相似，在中医各个时期的著作中均有相似的丰富记载，如《内经》中有"喜忘"的记载；《备急千金要方》有"文痴"的阐述；《诸病源候论》中有"多忘"的记载；《备急千金要方》中有"好忘"的描述。而"健忘"之病名则首先出现于宋代《圣济总录》，此后尚有"脑髓消""神病"等相似病症的阐述。

一、病因病机

（一）发病机制

糖尿病中枢神经病变，特别是糖尿病脑病，尚未得到充分的研究。自从20世纪早期糖尿病脑病第一次被描述之后，80多年来，其概念一直存在争议，且缺乏明确的诊断标准。其他一些术语，如功能性大脑损伤、中枢神经病变和糖尿病相关的认知功能下降也被用来描述糖尿病中枢神经系统病变。目前，人们对于糖尿病脑病的两种类型，原发性和继发性糖尿病脑病，已有了一定的认识。原发性糖尿病脑病是由高血糖和受损的胰岛素活性引起的，随糖尿病病程发展，与凋亡性神经元细胞减少和认知功能减退有关，似尤其与胰岛素缺乏性糖尿病相关；继发性糖尿病脑病似由潜在的微血管病变引起的缺血缺氧损伤造成，或是低血糖的后果，在2型糖尿病患者群中更普遍。

（二）中医病因病机

中医并没有糖尿病脑病的确切病名，根据患者的临床表现应属中医消渴并发呆症、健忘的范畴。中医古籍记载表明中医对消渴兼症有一定的认识，李杲《兰室秘藏》曰："上下齿皆麻，舌根强痛，肿痛，四肢痿弱……喜怒善忘。"《圣济总录》也有"消渴日久，健忘怔忡"等认知损害的症状记载。病位主要在脑，与心、肝、脾、肾有关，多属本虚标实，以阴精、气血亏虚为本，气、火、痰、瘀为标。其基本病机为髓海不足，气虚血瘀，瘀血内阻，蒙蔽脑窍。清·王清任《医林改错》中指出："灵机记性在脑……高年无记性者，脑髓渐空。"《灵枢·海论》指出："髓海不足，则脑转耳鸣，胫酸眩冒，目无所见，懈怠安卧。"《素问·逆调论》云："肾不生，则髓不能满。"肾为先天之本，主骨生髓，肾精亏虚则脑髓失养，"脑髓渐空"神机失用，渐致智能下降。脾为气血生生化之源，脾气虚弱，脾失健运，气血生化无源则血少。气血不足，脏腑虚衰，久之神明失养，致神明不清。

二、诊断

（一）西医诊断

（1）糖尿病的诊断：参照《世界卫生组织（WHO）1999 年的糖尿病诊断标准》。

（2）轻度认知功能障碍的诊断：参照 2005 年《中国防治认知功能障碍专家共识》。

以记忆障碍为主诉，且有知情者证实；其他认知功能相对完好或轻度受损；日常生活能力不受到影响；达不到痴呆诊断标准；排除其他可引起脑功能衰退的系统疾病。总体衰退量表（GDS）评分 2–3，临床痴呆量表（CDR）评分为 0.5，记忆测查分值在年龄和教育匹配对照组 1.5SD 以下，且 MMSE 至少 24 分或 mattis 痴呆评价表（DRS）至少 123 分。

（二）中医诊断

参照中华中医药学会《糖尿病中医防治指南》，及中华中医药学会老年学会《老年呆病的诊断及疗效评定标准（试行标准）》，结合糖尿病认知功能障碍患者临床特点，拟诊断标准如下：

（1）有明确消渴病史。

（2）主症

①善忘及智能下降：包括记忆近事及远事的能力减弱；判定认知人物、物品、时间、地点能力减退；计算数字、倒数数字能力减退。

②识别：识别空间位置和结构能力减退。

③语言：口语能力，包括理解别人语言和有条理的问答问题的能力障碍。文化程度较高者阅读、书写能力障碍。

④个性：性情孤僻，表情淡漠，语言重复，自私狭隘，顽固固执，或无理由的欣快，易于激动或暴怒等。

⑤思维：抽象思维能力下降，例如不能解释谚语、区别词语的相同点和不同点，不能给事物下定义等。

⑥人格：性格特征改变，道德伦理缺乏，不知羞耻。

上述前6项中具备第1项和另5项中的1项者，在6个月内有明显减退或明显缺损者，结合起病发展缓慢，病程长即可诊断为消渴呆症。

三、中医辨证

1. 肝肾亏虚证

智能减退，腰膝酸软，颧红盗汗，口干口渴，眩晕耳鸣，肌肤不荣，毛发焦枯，骨软痿弱，舌红少苔，脉弦细数。

2. 脾肾两虚证

智能减退，呆钝少言，乏力气短，倦怠流涎，四肢欠湿，纳呆乏力腹胀便溏，舌淡体胖，苔白滑，脉沉弱无力。

3. 心肝火盛证

智能减退，喜怒不定，心悸，头痛眩晕，心烦不寐，咽干舌燥，尿赤便干，舌红苔黄，脉弦数。

4. 痰瘀阻窍证

智能减退，神情呆滞，头重如裹，腹胀痞满，痰多吐涎，口干不欲饮，或肢体麻木不遂，舌质暗紫有瘀斑（点），苔厚腻，脉弦滑。

5. 肾虚血瘀证

智能减退，腰膝酸软，倦怠乏力，呆钝少言，肢体麻木或疼痛，舌质淡暗有瘀斑（点），舌苔薄白，脉沉细或涩。

四、治疗

（一）西医治疗

严格地控制高血糖、高血压和脂质异常，重视抗血小板和抗凝治疗。合理选择相关药物，如胆碱酯酶抑制剂；石杉碱甲、多奈哌齐、卡巴拉汀、加兰他敏等；兴奋性氨基酸拮抗剂；如美金刚；钙拮抗剂；如尼莫地平；抗氧化剂；银杏叶制剂、维生素 E、维生素 C 和丙炔苯丙胺等。

（二）中医治疗

1. 肝肾亏虚证

治法：滋补肝肾。

推荐方药：偏阴虚者，一贯煎（《柳州医话》）或左归饮（《景岳全书》）加减。北沙参、生地黄、麦冬、当归、枸杞、茯苓、山药、山茱萸、黄精、黄柏等。偏阳虚者，右归饮（《景岳全书》）加减。熟地黄、山药、山茱萸、枸杞、鹿角胶、菟丝子、杜仲、当归、肉桂、制附子、何首乌、益智仁等。

中成药：左归丸、右归丸等。

2. 脾肾两虚证

治法：温补脾肾。

推荐方药：金匮肾气丸（《金匮要略》）和补中益气丸（《脾胃论》）加减。炮附子、肉桂、熟地黄、山药、山茱萸、牡丹皮、泽泻、炙黄芪、党参、白术（炒）、当归、升麻、柴胡、陈皮、益智仁、炙甘草等。

中成药：金匮肾气丸、补中益气丸等。

3. 心肝火盛证

治法：清心泄肝。

推荐方药：大黄黄连泻心汤（《伤寒论》）或（《龙胆泻肝汤》）加减。大黄、黄连、黄芩、栀子、夏枯草、牡丹皮、龙胆草、柴胡、生地黄、车前子、泽泻、当归、益智仁等。

中成药：龙胆泻肝汤、牛黄清心丸等。

4. 痰瘀阻窍证

治法：化痰活血。

推荐方药：导痰汤（《济生方》）合通窍逐瘀汤（《医林改错》）加减。南星、半夏、青礞石、陈皮、茯苓、枳实、石菖蒲、赤芍、川芎、桃仁、红花等。

中成药：二陈丸、礞石滚痰丸、血府逐瘀口服液等。

5. 肾虚血瘀证

治法：补肾活血。

推荐方药：五子衍宗丸（《摄生众妙方》）合桃红四物汤（《医垒元戎》）加减。药物：枸杞子、菟丝子、覆盆子、五味子、车前子、熟地黄、当归、白芍、川芎、桃仁、红花、何首乌、益智仁等。

中成药：五子衍宗丸、血府逐瘀口服液等。

另外，尚可采用针灸治疗。采用辨证取穴和循经取穴，以督脉、足太阴经、手少阴、厥阴经腧穴为主；百会、神庭、四神聪、神门、内关、血海、三阴交、大钟。配穴：肝肾亏虚加肝俞、太溪；脾肾两虚血瘀加肾俞；心肝火盛加心俞、太冲；痰瘀阻窍加丰隆、阴陵泉、合谷、膈俞；肾虚血瘀加肾俞；膈俞、关元。语言障碍可加针风池、翳风、廉泉、通里。耳针穴位：脑、神门、心、肝、脾、肾、皮质下。根据症状可选取运动区、感觉区、足运区、语言一、二、三区等。操作毫针、补法、泻法或补泻兼施法。得气后接脉冲电针治疗仪2~3对，连续波，强度以局部肌肉轻微收缩为度。头皮针采用毫针平刺入头皮下，快速捻转1~2钟，留针期间反复捻转2~3次。或接脉冲电针治疗仪，以头皮微颤舒适为度。耳穴毫针轻、中刺激或王不留行籽贴压。

五、调摄与预防

1. 情志护理

加强精神调摄，解除情志因素。恰当应用沟通技巧，做好心理疏导工作。正确对待疾病。帮助病患树立正确的生活态度，积极、乐观的生活。对于反应慢、动作缓、易健忘等情况，不要指责、嘲笑，要给予积极鼓励。动员患者多与外界接触、与人交谈、多参加社会活动，同时，尊重患者的意愿，让其独立去做力所能及的事情。使他们获得独立价值观及自我控制感。另外，鼓励子女多与患者沟通，加强邻居、亲戚、朋友间的互相走动，是患者在情感方面获得支持，排解心中的孤独、寂寞等，减少孤独、抑郁等心理问题的发生，从而保持良好的心理健康水平。

2. 饮食调摄

饮食宜清淡，少煎炸，多蒸煮，多种食物互补；饮食宜低盐、低脂、低胆固醇、低糖。多吃鱼、牛奶、各种豆类制品、粗粮杂粮、新鲜蔬菜。鼓励食用富含维生素 B_{12} 和叶酸的食物，如动物的肝、肾脏，绿色蔬菜（西红柿、菜花）等。

3. 运动调摄

鼓励和指导患者根据个体情况选择强度适当的体育运动能，尤其是有氧健身运动，如：慢跑、散步、太极拳等，不但可以增强体力，而且还能够提高大脑皮质活动的强度、均衡性和灵活性，提高分析和综合能力，从而改善其认知功能。

4. 日常生活调摄

鼓励患者自己料理生活，如做饭、穿衣、做家务、洗澡等，鼓励患者多做一些动脑活动或脑筋急转弯游戏，如打牌、猜谜语、下棋、心算或积木拼图、图形拼凑等，协助患者确认现实环境，如日期、时间、季节、地址、电话号码、厕所、房间、餐厅等。建议患者写日记、周记，将做过的事记下来，有助于记忆。对一些难于记住的事情或电话号码等记载一个固定的本子上帮助记忆等，避免将要做的事情遗忘。

六、中西医结合思路与方法

现代临床研究得出糖尿病患者与同龄人相比存在着明显的认知功能损害，目前没有明确的诊断标准、相应的病名和有效的治疗方案，国内尚无对糖尿病脑病的大规模、多中心的临床研究，且该领域研究中还存在认知功能测量缺乏金标准、研究对象来源不同、对混杂因素处理不全面等问题，这些问题亟需改善。通过中医辨证论治，了解糖尿病脑病的基本病机，结合现代中药药理学研究，制定本病基本治则指导中药遣药组方，标本兼顾，对于糖尿病中枢神经病变患者进行早期干预，对于预防或延缓糖尿病患者认知功能损害的发生和发展，以及中医治疗糖尿病中枢神经病变有着极其重要的作用及意义。

第九节　糖尿病性骨病

骨质疏松是以骨量减少，骨的显微结构退变导致骨骼脆性增加，易于骨折的一类全身性骨骼疾病。骨质疏松症一般分为两大类，即原发性骨质疏松症和继发性骨质疏松症。糖尿病合并骨质疏松症属于后一类。研究显示：我国发病率占糖尿病患者的52.1%~54.68%。糖尿病患者中，有1/3~2/3伴有骨密度减低，其中1/3可诊断为骨质疏松症。目前认为胰岛素缺乏、高血糖可能是引起糖尿病合并骨质疏松症的主要原因。此外，性别、年龄及营养状况等也是糖尿病合并骨质疏松症的重要影响因素。骨质疏松症是引起糖尿病患者长期严重疼痛和功能障碍的重要原因，重者可致残。

糖尿病合并骨质疏松症可参照中医"骨痿""骨枯""骨痹""痿证"等进行治疗。

一、病因病机

（一）发病机制

糖尿病性骨质疏松的发病机制不明，可能与高血糖激素氧化应激和炎症介质等关系密切。有研究指出胰岛素在骨代谢过程中可能发挥重要作用，来完成骨转化过程，胰岛素不足时，骨胶原合成不足，钙流失增多，易发生骨质疏松。糖尿病患者的高血糖可直接或间接影响成骨细胞功能和骨骼形成血糖高，易出现渗透性利尿，因钙磷通过尿液排出量增加致钙磷代谢紊乱，低钙可刺激甲状旁腺素分泌，故可引起骨代谢异常，高血糖可促进破骨细胞功能，抑制成骨细胞功能，从而加速骨流失，引起骨质疏松；还可诱导巨噬细胞产生集落刺激因子肿瘤坏死因子等促进破骨细胞功能的产物，增加骨吸收；另外，高血糖可减少骨钙素和骨桥蛋白表达，抑制成骨细胞的增殖功能，使骨形成减少DM患者瘦素升高脂联素降低影响骨细胞的增殖分化和成骨。

（二）中医病因病机

中医学无"糖尿病骨质疏松症"这一病名，历代文献记载"骨痿""骨枯""骨痹"的描述与本病的临床症状颇为相似，亦可归属于"消渴"病并发症范畴。在糖尿病合并骨质疏松症的发病中，肾虚、脾虚、肝肾不足及血瘀均起着至关重要的作用。

1. 肾精亏虚

肾精亏虚在消渴的发生和发展中占主导地位。《素问·本脏》言："肾脆，善病消瘅易伤。"骨痿的发病根源也在肾。《素问》中有"肾主身之骨髓"的记载，骨与髓均为肾之所主，肾中精气的盛衰关系到骨髓的盈亏。肾中精气充足则骨髓充盈，骨骼化生有源而强健有力；肾中精气虚衰则骨髓空虚，骨骼失其滋养而脆弱无力。《素问·五脏生成论》曰："肾者，水脏也，今水不胜火，则骨枯而髓虚，故足不任身，发为骨痿。"可见，肾精亏虚在消渴和骨痿的发生和发展中占主导地位。

2. 脾胃虚弱

"脾胃为后天之本，气血生化之源"，肾精依赖脾胃运化水谷之精的滋养才能源源不断地得以补充，脾运化功能正常，肾精有源，则骨骼强健有力。《灵枢·决气》云："谷入气满，淖则泽注于骨。"若脾胃失于运化，后天之精不足，肾精乏源，骨骼失养，则骨骼脆弱无力，必致骨痿的发生。《灵枢·本神》云："脾气虚则四肢不用。"因此，筋骨肌肉若要强壮有力，须补益脾胃，促进气血化生。而消渴之发病，脾胃受燥热所伤，脾阴不足，脾气亏虚有关。所以脾胃虚弱在消渴骨痿的发生发展中居重要地位。

3. 瘀血阻络

久病入络，使气滞血行不畅，加上燥热内盛，炼液成瘀，最终导致血脉瘀滞，经络痹阻，经脉失养，脉络拙急，引起关节、筋骨的疼痛麻木，发为骨痿、骨痹。瘀血一旦形成，经脉不畅，不通则痛，产生疼痛症状，且瘀血使水谷精微得不到布散，骨骼失养，发生骨痿。瘀血不去，新血不生，血不化精，肾精亏虚，加重已形成的骨痿。糖尿病日久，肝肾精血亏损，筋脉失养，可致肢体、关节疼痛，屈伸不利。

本病的病位在骨与关节，其病性为本虚标实，本虚与肝、脾、肾三脏密切相关，标实则多为血瘀。

二、诊断

（一）临床表现

1.症状

腰背痛或比较广泛的骨关节痛，呈持续性或同时伴有多处骨关节痛，久行久立后可促使疼痛加重；提拿重物可诱发疼痛加重。软组织抽搐尤以小腿肌肉抽筋最明显。骨折以及逐渐出现的驼背和身长缩短。

2.体征

临床体征多不典型，发生骨质疏松性骨折后就诊的患者可出现典型的骨折体征。根据骨骼部位的不同而有畸形、压痛、骨擦音等。年龄较大患者身长缩短、驼背畸形。

（二）理化检查

1.骨密度测定

双能 X 线骨密度测定是诊断骨质疏松症的金标准，常用的测量部位有腰椎、股骨上端（包括股骨颈、Ward's 三角、大转子）等区域。

2.一般生化检查

包括血清钙、磷、总碱性磷酸酶、肝肾功能测定等。

3.骨形成有关的生化检查

包括血清骨特异性碱性磷酸酶、血清骨钙素测定、血清Ⅰ型前胶原羧基端前肽。

4.骨吸收有关的生化检查

包括血清抗酒石酸盐酸性磷酸酶、尿Ⅰ型胶原交联氨基末端肽、尿脱氧吡啶交联。

5.钙调节激素检查

包括血清甲状旁腺激素、降钙素和活性维生素 D。

6. X 线检查

X 线表现可分为萎缩型和增生型。萎缩型主要表现为局部或弥漫的骨质疏松、关节旁皮质骨缺损、骨端骨质吸收、趾骨骨干对称性显著变细；增生型主要表现为夏科关节形成、骨质增生和硬化、软组织钙化。两种类型可单独出现或并存，尤以萎缩型多见。

（三）诊断标准

根据患者糖尿病病史，结合临床表现和实验室检查可以做出诊断。骨质疏松症的诊断标准如下：世界卫生组织确定骨密度值，年轻女性均值在 -1.0SD 至 -2.5SD 之间为低骨量、< -2.5SD 为骨质疏松症，< -2.5SD，并有一个以上的脆性骨折（非暴力骨折）为严重骨质疏松症。我国骨质疏松基金会根据我国人种的具体特点，推荐使用骨密度值，年轻女性均值在 -1.0SD 至 -2.0SD 之间为低骨量、在 -2.0SD 至 -2.5SD 为骨质疏松症、< -2.5SD，并有一个以上的脆性骨折（非暴力骨折）为严重骨质疏松症。

（四）鉴别诊断

1. 成骨不全

遗传性疾病，反复多次骨折，严重者出现自发骨折；蓝巩膜，耳聋，肌肉松弛，牙齿发育不良，身材矮小；X 线检查可见骨质的缺乏或普遍性的骨质疏松。

2. 骨软化

成人的骨软化常见骨痛、肌无力及骨压痛，重者脊柱压迫弯曲，身材变矮，骨盆变形。X 线可见弥漫性骨密度降低，压力畸形，非重力线骨小梁消失，重力线骨小梁纤细、模糊。

三、中医辨证

1. 肝肾亏损证

神疲乏力，腰背部疼痛，膝胫酸痛软弱，眩晕耳鸣，健忘，头脑空痛，性功能下降，舌红或淡，脉沉细或数。

2.阴阳两虚证

全身乏力，腰背部疼痛，痛有定处，或倦怠，腹胀，大便时溏，或形体消瘦，或肌肉松弛，舌淡少津，脉细弱。

3.气滞血瘀证

腰背疼痛，无力，或肌肉关节刺痛，固定不移，活动不利，运动牵强；或身体沉重，胸胁疼痛；或关节肌肤紫暗、肿胀；舌质紫暗，苔白，脉细涩。

四、治疗

（一）西医治疗

（1）充分控制血糖是治疗的前提，患者常常需要从口服降糖药改为胰岛素治疗。

（2）对骨质疏松症患者，可根据患者情况给予以下治疗。

①促进骨矿化药物：该类药物为钙剂和活性维生素 D，是治疗骨质疏松的基础用药，常联合应用。补钙可以降低血甲状旁腺素（PTH）水平和过高的骨转换，增加骨量，提高骨密度，并延缓绝经后妇女及老年人的骨丢失，减少骨折的发生率。维生素 D 治疗骨质疏松的作用主要包括促进肠钙吸收，促进骨的矿化与骨形成，增强骨骼肌肌力。二者联合用药可在体内起到相辅相成的效果，并可促进骨不完全钙化区的完全钙化。

②在有充足的钙和维生素 D 摄入的前提下，服用抑制骨吸收的药物，如雌激素、降钙素、双磷酸盐。雌激素替代和激素替代疗法是目前已知疗效最为确切的抗骨吸收疗法，但须注意其不良反应。

③促进骨形成的药物：如氟化物、雄激素、依普拉芬，主要使新生骨组织及时矿化，降低骨脆性，增加骨密度及骨量。该类药主要用于严重的骨质疏松症发生骨折时，或骨密度已明显低于骨折阈值时。

（二）辨证论治

糖尿病合并骨病的病机要点是本虚标实。本虚以肝肾亏损、阴阳两虚为主，标实则主要是瘀血阻络。因此，在治疗上因抓住病机要点补虚泻实，标本兼顾。

1. 肝肾亏损证

治法：滋补肝肾

方药：壮骨丸（《丹溪心法》）加减。龟甲，黄柏，知母，熟地黄，白芍，锁阳，陈皮，虎骨（用狗骨或牛骨代），干姜。

加减：肾虚耳聋足痿甚者，加紫河车；男子遗精、尿频加菟丝子、芡实。

2. 阴阳两虚证

治法：滋阴补阳。

方药：龟鹿二仙膏（《成方切用》）合二仙汤（《中医方剂临床手册》）加减。

鹿角，龟甲，太子参，枸杞子，仙茅，淫羊藿，巴戟天，当归，黄柏，知母。

加减：关节疼痛拘急，加木瓜、鸡血藤，严重者加用地龙、蜈蚣等虫类药。

3. 气滞血瘀证

治法：理气活血，通络止痛。

方药：身痛逐瘀汤（《医林改错》）加减。

秦艽，川芎，桃仁，红花，甘草，羌活，没药，当归，五灵脂，香附，牛膝，地龙。

加减：疼痛加用蜣螂、全蝎等。

（三）针灸治疗

1. 体针

肾阴虚者取肾俞、照海、三阴交；肾阳虚者取中脘、气海、命门；气血瘀滞取气海、足三里、三阴交，属于虚证针刺手法以补为主，每日或隔日1次，每次施治留针15~20分钟，10次为1个疗程。从治标的角度来讲，针灸可以减轻关节疼痛。从治本而言，针灸对延缓衰老有很好的整体调整作用，可以改善脾胃功能，加强身体吸收钙质等营养成分的能力。患者体内的雌激素可以提高，从而促进骨细胞生长。因此针灸对骨质疏松症功效很大，既能治标，也能治本。

2. 耳针

取神门、交感、肝俞、肾俞、卵巢、肾上腺、内分泌等穴。

3. 拔火罐

一般在身柱、命门、阳关、肝俞、肾俞、脾俞处。

4. 温和灸

取关元、气海、肾俞、脾俞、三阴交、足三里，每穴施灸 5~7 分钟，每日 1 次，10 天为 1 个疗程。

五、调摄与预防

（1）增加钙盐摄入：平时应多食牛奶及奶制品，含钙量多的海产品、青豆、芝麻、豆腐和蔬菜等。

（2）戒烟、戒酒：酒精对胃肠道黏膜有刺激作用，引起消化道对钙、磷、蛋白质及维生素 D 的吸收障碍，也不利于激素、维生素 D 的转化。

（3）限制蛋白质及咖啡的摄入：过多的蛋白质在体内代谢过程中产生许多酸性物质并从尿中排出，使尿钙排出量增加。咖啡可使钙从尿及大便中排出增多。

（4）运动锻炼：一方面通过肌肉运动产生对骨的机械性应力，刺激骨形成；另一方面通过神经内分泌的调节机制，影响机体的钙平衡，对骨形成提供充分的矿物营养素，使局部及全身的骨矿含量增加。

（5）日光浴：日光中紫外线照射皮肤后，生成活性维生素 D，调节钙磷代谢，促进肠道钙质吸收，促进钙在骨中沉积，有利于骨生长。

（6）食疗：可适当选择具有健脾、滋肾的中药和富含钙质的食物，如虾皮、豆类等做成药膳（黄芪虾皮汤、芝麻核桃仁粉等），以起到食疗的目的。

六、中西医结合思路与方法

由于西药的不良反应和依赖性，远期疗效不肯定，患者不易接受或坚持治疗，依从性差。中医药早期干预骨质疏松症可提高患者治疗率与依从性，减少骨痛、骨折发生率，提高患者生存质量。中医学整体观、动态观、辨证论治、以人为本、重视先天及后天之本等理论与西医学发展趋势越来越显得有其多方面的一致性，在中医辨证论治的指导下，中医药对糖尿病骨病的研究与治疗具有巨大潜力和优势。以中医基本理论为指导，集推拿、艾灸、针灸、中药熏蒸、内服中药等疗法为一体的中医综合治疗糖尿病骨病显示出其良好的临床疗效。

第十一章 糖尿病合并感染

消渴患者因为久病正气耗伤,防御卫外功能失司,常易感受外邪,结合本身体质上阴虚燥热的病机,两者相合,以致蕴结化毒,引起包括肺系、脾胃系、肝胆系、肾及膀胱系以及肌肤等多系统病变。如《儒门事亲·三消论》说:"夫消渴者,多变聋盲、疮癣、痤痱之类","或蒸热虚汗,肺痿劳嗽"。

感染在中医学上,基本属于外感病范畴,主要是由于感受了外感六淫邪气或天行疫毒之气所发生,也包括内生邪气如痰浊、水湿、瘀血、砂石等在体内蕴结化火而引起的病症。消渴患者很容易发生感染,这与消渴病的基本病机特点有关。消渴病的基本病机是阴虚内热,《内经》说"壮火食气",消渴病之内热属于火邪,为壮火,不但伤阴,而且耗气,日久必然导致气阴两虚甚至阴阳俱虚。正虚之处,便是容邪之处,所以特别容易感受外邪,而且,阴虚内热也可内生邪毒,而变生百病,邪毒有风热、温热、湿热之分,"风伤于上,湿伤于下",不同性质的邪毒,容易导致呼吸、消化、泌尿不同系统的感染性疾病。消渴病合并的呼吸道感染主要证候有"风温肺热"和"肺炎咳嗽"等,消渴病合并肺结核可对应"肺痨",消渴病合并渗出性胸膜炎相当于"悬饮",消渴病合并泌尿系感染大体为"淋证",消渴病合并胆道感染则包括"黄疸"和"胁痛"等,消渴病合并皮肤软组织感染相当于"痈""疽""疔""疖""无名肿毒"等。消渴病合并急性感染继发的脓毒败血症、引发的糖尿病酮症、高渗综合征等,则基本相当于"疔疮走黄"之类,古代中医外科专著对此论述颇多。

糖尿病是一种内分泌代谢性疾病,发病机制主要为胰岛素分泌和作用缺陷两个方面。临床上以高血糖为主要特征,易发生多种合并症和感染,严重者可致死致残,其死亡率已居肿瘤、心血管疾病之后的第3位。糖尿病患者非常容易合并多种感染,包括呼吸道感染、肺结核、泌尿系感染、胆道感染、皮肤软组织感染等。感染可诱发或加重糖尿病，可使隐性糖尿病症状明显，可使临床糖尿病患者血糖变得更加难以控制，更可成为糖尿病严重并发症如糖尿病酮症酸中毒、非酮症性高渗综合征的直接诱因。

第一节　糖尿病呼吸系统感染

中医学认为呼吸系统主要包括肺和气道两部分，其中又以肺为主导。肺位于胸中，有"华盖"之称，为五脏之藩篱，外邪伤人，首先犯肺。肺主气，司呼吸，朝百脉，宣发肃降，通调水道，开窍于鼻，外合皮毛。肺的功能主要依赖于肺气的推动和固摄作用，其次与肺阴的滋润也有关。由于消渴日久，燥热内生，壮火食气，火热伤阴，使肺气肺阴受损，六淫外邪以及时行病毒乃至内伤痰浊、痰热诸邪乘虚犯肺，故易发生卫表失和、肺失宣肃、肺气上逆或痰热蕴肺、痰浊阻肺之候，出现发热恶寒、咳嗽、咽痛、咯痰、喘息胸闷、胸痛、气促鼻煽，甚则端坐呼吸不能平卧等症。其中，肺卫受邪发为感冒（上呼吸道感染）；内外邪干肺，肺气上逆发为咳嗽（急慢性支气管炎）；肺热生疮发为肺痈（肺感染、肺脓肿）；久病伤肺，致肺不敛降，肺气胀满，转为肺胀（如慢性阻塞性支气管炎）。

西医学认为，糖尿病患者由于长期血糖水平较高，导致免疫功能低下，容易发生各类呼吸系统感染，常见的有急慢性支气管炎、肺炎、肺气肿等，呼吸系统是糖尿病合并感染的主要部位，约占45%，致死率可高达41%。肺炎是糖尿病并发呼吸系统感染最常见的并发症。糖尿病合并肺炎时情况较严重，尤其是老年糖尿病患者更容易并发感染性休克，死亡率高，而其中血糖控制差比血糖控制好的高3倍。糖尿病合并肺部感染具有起病急、感染不易控制的特点，易形成化脓性感染灶，如脓胸，此时患者体温虽有升高，却又常低于无糖尿病患者的体温水平，而且全身炎症反应相对较弱。近年来，糖尿病合并肺部真菌感染有增多趋势，发病后进展快，致死率高，应引起重视，加强防范，在起病早期注意加以鉴别。糖尿病患者一旦发现有轻微呼吸道症状，应及时进行胸部X线检查及痰培养加药敏检查，以便明确诊断及时治疗。

一、病因病机

（一）中医认识

1. 外感因素

（1）六淫之邪以风邪为主，风为六淫之首、百病之长，流动于四时之中，故外感之病常以风为先导，在消渴日久，气阴两虚的基础上，更易侵犯肺卫。但在不同季节，不同个体，与当令之气相合伤人，而表现为感冒不同证型，如春夏温暖之时，风与热合，多见风热感冒；夏秋之交，暑多夹湿，每又表现为暑湿感冒。但一般风热证为多见，暑湿证次之。秋兼燥邪，亦常可见之。若四时六气失常，非其时而有其气，伤人致病者，一般较感受当令之气为重。六淫之邪或从肌表而犯，致卫气开合失司，则肺失宣降，气逆冲喉，咳逆有声；或从口鼻而入直侵肺系，致肺主气失职，则气逆而咳。气机失常水道受累，水聚为痰为饮，则咳逆兼见咯痰。时值秋冬季节，阳杀阴藏，亦多兼燥，燥最伤肺阴，则肺失敛降，咳逆有声而少痰。风热外邪自口鼻或皮毛侵犯于肺可发为肺痈，或风寒袭肺，未得及时表散，内蕴不解，郁而化热所为，肺脏受邪热熏灼，肺气失于清肃，血热壅聚而成肺痈。

（2）时行病毒是外感病因中的特殊因素，时行者指与岁时有关，每2~3年一小流行，每10年左右一大流行的邪气；病毒者指一种为害甚烈的异气，或称疫疠之气，具有较强传染性的邪气。人感时行病毒而病则为时行感冒。

2. 内伤因素

（1）正气亏虚。消渴日久，尤其是老幼以及久病之人，其正气亏虚，外邪更易侵袭机体，使卫表不固，常因体质的不同，而有气虚感冒和阴虚感冒之分。气虚不能托里透表，邪气由表内犯于肺，肺失宣肃，上逆而咳。

（2）饮食不节，酿生痰热。消渴之人平素多饮食不当，嗜烟好酒，熏灼肺胃；过食辛辣肥甘；或脾失健运，痰浊内生，上干于肺致咳。此即《素问·咳论》所言："五脏六腑皆令人咳，非独肺也。"痰阻气滞，郁久化热，或平素嗜酒太过或嗜食辛辣炙煿厚味，酿湿蒸痰化热，熏灼于肺；或肺脏宿有痰热，或他脏痰浊瘀结日久，上干于肺，形成肺痈。若宿有痰热蕴肺，复加外感风热，内外合邪，则更易引发肺痈。如《医宗金鉴》中说："此症系肺脏蓄热，复伤风邪，郁久成痈。"

（3）久病虚耗。肺脏自病之咳，加之消渴燥热伤肺，常由肺系多种疾病迁延不愈，使肺之阴伤气耗加剧，无以主气，肃降无权，导致气逆而咳。

综上可知，消渴病患者当感触风热或时邪病毒，因为正气亏虚的内因，外邪更易从人体的口鼻或皮毛侵入而发生感冒。感冒的病位在肺卫。因风性轻扬，《素问·太阴阳明论》说："伤于风者，上先受之"，肺为脏腑之华盖，其位最高，开窍于鼻，职司呼吸，外主皮毛，且肺为娇脏，不耐邪侵，故外邪从口鼻、皮毛入侵，肺卫首当其冲。其基本病机是外邪影响肺卫功能失调，导致卫表不和，肺失宣肃，尤以卫表不和为主要方面。若感受时行病毒，病邪从表入里，传变迅速，病情急且重。反复感冒，引起正气耗散，可由实转虚；或在消渴日久气阴两虚的基础上反复感邪，以致正气愈亏，而成本虚标实之证，若未及时控制则易转化为咳嗽等其他肺系疾病。

消渴病合并咳嗽的病因有外感、内伤之分，均为肺气不固，肺系受邪，肺气上逆所致。外感咳嗽属实，病初感邪有风寒、风热、风燥之别，但病变过程中常可发生风寒化热、风热化燥及肺热蒸液生痰变化；内伤咳嗽有虚有实，病理因素主要是"痰"与"火"，且痰有寒热之分，火有虚实不同。病因于脾失健运聚湿生痰，则为因实致虚。外感、内伤交替反复常使五脏其累，终致痰浊、水饮、气滞、血瘀蕴结于肺则或胀、或喘、或哮。

消渴患者复感外邪，肺卫不固，内犯于肺，或痰热素盛，蒸灼肺脏，以致热壅血瘀，蕴酿成痈，血败肉腐化脓。消渴日久，阴虚燥热，气阴两虚，正气虚弱，则卫外不固，外邪易乘虚侵袭，是致病的重要内因。其病位在肺，病理性质属实、属热。

（二）西医认识

糖尿病容易合并呼吸系统感染的机制主要包括以下几个方面。首先是高血糖，高血糖可使血浆渗透压升高，白细胞内糖代谢紊乱，糖酵解能力下降，导致中性粒细胞趋化、吞噬、杀菌能力下降。此外，长期高血糖有利于病原微生物的生长、繁殖，尤其是呼吸系统，常引起链球菌、大肠杆菌、肺炎球菌和念珠菌等病原微生物的感染。其次是代谢紊乱，糖尿病会引发体内代谢紊乱，蛋白质分解加速，合成减慢，免疫球蛋白、补体生成能力减弱，淋巴细胞转化率降低，导致细胞及体液免疫应答作用减弱。第三是胰岛素缺乏，机体免疫细胞上存在胰岛素受体，胰岛素在体内外均能促进 B 细胞和 T 细胞的功能，使抗原呈递作用增强，胰岛素缺乏可使免疫细胞中和、吞噬毒素、血清调理素及细胞免疫功能下降，因而降低免疫功能。

糖尿病合并急性上呼吸道感染：主要病原体是病毒，少数是细菌。主要通过患者喷嚏和含有病毒的飞沫经空气传播，或经污染的手和用具接触传播。糖尿病合并流行性感冒：是由流行性流感病毒引起的急性呼吸道传染病。糖尿病合并气管 - 支气管炎：主要是细菌、病毒和非典型病原体等侵犯下呼吸道，局部淋巴细胞和中性粒细胞浸润释放多种炎症因子，使黏膜上皮细胞损伤、脱落，纤毛功能降低，引起微血管变性、坏死，使气管 - 支气管黏膜充血、水肿、分泌物增多，引起局部刺激症状。糖尿病合并慢性支气管炎（单纯型）：原因和发病机制尚未完全明确。常见外因有吸烟、感染（病毒、细菌、支原体等）、空气污染、职业粉尘和化学物质等刺激；内因包括呼吸道局部防御及免疫功能减低和自主神经功能紊乱等。当机体抵抗力减弱时，呼吸道存在不同程度敏感性（易感性）的基础上，一种或多种外因的存在，各级支气管壁各种炎症细胞浸润，长期反复作用，导致支气管黏膜上皮细胞变性、坏死，甚至脱落形成溃疡。纤毛变短、参差不齐，倒伏粘连，部分完全脱失。各级支气管腔内分泌物潴留。糖尿病合并急慢性肺炎：上呼吸道、口腔的定植菌及金黄色葡萄球菌、化脓性链球菌、肺炎克雷伯杆菌、铜绿假单胞菌等致病菌繁殖引起肺组织化脓性炎症、坏死，形成肺脓肿，继而坏死组织液化破溃到支气管，脓液部分排出，形成有气液平面的脓腔，空洞壁表面常见残留坏死组织。急性肺脓肿多为混合性感染，包括厌氧、需氧和兼性感染，其中厌氧菌占主要地位。常见的厌氧菌主要为核梭杆菌、核色素类杆菌、中间类杆菌、微需氧链球菌、螺旋体、消化球菌等。肺脓肿的发病机制与病因密切相关，根据不同病因和感染途径可分为吸入性肺脓肿，继发性肺脓肿和血源性肺脓肿。若脓肿靠近胸膜，可发生局限性纤维蛋白性胸膜炎，致胸膜粘连；若脓肿破溃，可形成脓胸、脓气胸或支气管胸膜瘘。肺脓肿可完全吸收或仅剩少量纤维瘢痕。

二、诊断

1.病史

既往有糖尿病史，糖尿病诊断明确，多伴有近期发生血糖控制不佳，波动加大的情况。

2.临床表现

新近出现的发热恶寒、咳嗽、咯痰、头痛、身痛、全身不适，或鼻塞、流涕、喷嚏、喉痒、咽痛，或原有呼吸道疾病症状加重并出现脓性痰。查体肺部可闻及湿性啰音等。

糖尿病合并急性上呼吸道感染起病较急，主要表现为鼻部症状，如喷嚏、鼻塞、流清水样涕，也可表现为咳嗽、咽干、咽痒或烧灼感甚至鼻后滴漏感。咽干、咳嗽和鼻后滴漏与病毒诱发的炎症介质导致的上呼吸道传入神经高敏状态有关。2~3天后鼻涕变稠，可伴咽痛、头痛、流泪、味觉迟钝、呼吸不畅、声嘶等，有时由于咽鼓管炎致听力减退。严重者有发热、轻度畏寒和头痛等。检查可见鼻腔黏膜充血、水肿、有分泌物，咽部可为轻度充血。一般经5~7天痊愈，伴并发症者可致病程迁延。

糖尿病合并流行性感冒：起病急骤，畏寒、发热，体温在数小时至24小时内升达高峰，39~40℃甚至更高。颜面潮红，眼结膜外眦充血，咽部充血，软腭上有滤泡。伴头痛、全身酸痛、乏力、食欲减退。呼吸道症状较轻，咽干喉痛，干咳，可有腹泻。主要通过接触及空气飞沫传播。流感病毒容易发生变异，传染性强，人群普遍易感，病后有一定的免疫力，常引起大流行，危害严重。

糖尿病合并气管－支气管炎：气管－支气管黏膜充血、水肿、分泌物增多，咳嗽和咯痰。

糖尿病合并慢性支气管炎（单纯型）：反复咳嗽、咯痰等症状。

糖尿病合并急慢性肺炎（肺脓肿）：发热、咳嗽、胸痛、咯吐大量腥臭浊痰。

实验室检查：应检查血常规、肝肾功能、心肌酶谱、心肌损伤标志物、脑钠肽、血气分析、电解质、超声心动图、心电图、肺功能、纤维支气管镜、胸部X线片、胸部CT、血、痰液细菌培养和抗生素药敏试验、血糖、血尿酮体等理化指标。可发现或伴有心功能不全、肾功能损害、营养不良、水、电解质紊乱，严重者可发生急性代谢紊乱如酮症酸中毒、高渗性昏迷等。白细胞计数可增高，胸片示新出现片状、斑片状肺浸润影。痰液培养可发现大肠杆菌、肺炎链球菌、葡萄球菌等常见致病菌，以及铜绿假单胞菌、阴沟肠杆菌、肺炎克雷伯菌等致病菌。真菌感染常见致病菌为白色念珠菌、曲霉菌等，而球孢子菌是糖尿病酮症酸中毒患者真菌性肺炎的重要致病菌。

三、辨证

1. 辨风寒风热

风寒则恶寒重发热轻，无汗，鼻流清涕，口不渴，舌苔薄白，脉浮或浮紧；风热则发热重恶寒轻，有汗，鼻流浊涕，口渴，舌苔薄黄，脉浮数。

2. 辨普通感冒与时行感冒

普通感冒病情较轻，全身症状不重，少有传变。在气候变化时发病率可以升高，但无明显流行特点；时行感冒病情较重，发病急，全身症状显著，可以发生传变，化热入里，继发或合并他病，具有广泛的传染性、流行性。

3. 辨外感内伤

外感多为新病，起病急，病程短，伴有恶寒、恶风、发热等表证；内伤多为久病，反复发作，病程长，伴有其他脏腑功能失常证候，如肾失摄纳则咳逆气短而喘，常伴腰膝酸软；肝火犯肺则咳逆气急伴胸胁胀痛等。

4. 辨痰的特点

寒痰，痰白而清稀，或有灰黑点；热痰，痰黄黏稠，坚而成块；燥痰，痰少而黏，难于咯出；湿痰，痰白清而量多，易咯出；风痰，痰清稀而多泡沫。

5. 辨虚实

实证，外感及内伤咳嗽以痰湿、痰热、肝火为主者多为实证，病势急、病程短，咳声洪亮、喘鸣有力；虚证，内伤以肺病日久或他病日久者多为虚证，病势缓、病程长，咳声低弱，或伴喘息短气。

6. 辨分期

初期，风热（寒）侵犯卫表，蓄热内蒸；或内外合邪，肺失清肃，出现恶寒、发热、咳嗽等肺卫表证；成痈期，邪热壅肺，蒸液成痰，热壅血瘀，蕴酿成痛，表现高热、咳嗽、气急、胸痛等痰瘀热毒蕴肺的证候；溃脓期，热壅血败，肉腐化脓，肺损络伤，脓疡溃破，排出大量腥臭脓痰或脓血痰；恢复期，脓疡内溃外泄，邪毒渐尽，因肺体损伤，故可见邪去正虚，阴伤气耗的病理过程，继则正气逐渐恢复；若溃后脓毒不尽，邪恋正虚，每致迁延反复，而转为慢性。

四、治疗

中医辨证治疗以咳嗽、肺痈为例，简要列举如下。

（一）咳嗽

1. 风寒袭肺，肺气失宣

咳声重浊，气急，咯痰稀薄色白，喉痒，鼻塞，流清涕，头痛，肢体酸楚，恶寒发热，无汗，舌苔薄白，脉浮或浮紧。

治法：疏风散寒，宣肺止咳。

方药：三拗汤合止嗽散。

常用处方：麻黄 10g，荆芥 15g，杏仁 15g，紫菀 30g，白前 15g，百部 20g，陈皮 15g，桔梗 10g，甘草 3g。

中医辨证应用：本证为消渴病合并咳嗽之风寒袭肺证，若咳嗽较甚可加矮地茶、金沸草祛痰止咳；如咽痒，加牛蒡子、蝉蜕祛风止痒；如鼻塞声重加辛夷花、苍耳子宣通鼻窍；若咳而痰黏，胸闷，苔腻者，加半夏、茯苓、厚朴燥湿化痰；若表证重，加防风、荆芥、紫苏疏风解表；若热为寒遏，咳嗽音嘎，气急似喘，痰黏稠，口渴心烦，或有身热者加生石膏、桑白皮、黄芩解表清里。

2. 风热犯肺，肺失宣肃

咳嗽咳痰不爽，痰黄或稠黏，喉燥咽痛，鼻流黄涕，恶风身热，头痛肢楚，口渴，舌苔薄黄，脉浮数或浮滑。

治法：疏风清热，宣肺止咳。

方药：桑菊饮。

常用处方：桑叶 15g，菊花 15g，薄荷 15g，桔梗 15g，杏仁 15g，甘草 3g，连翘 15g，芦根 20g。

中医辨证应用：本证为消渴病合并咳嗽之风热犯肺证，若咳嗽甚，加前胡、瓜壳、枇杷叶、浙贝母清宣肺气，化痰止咳；若表热甚，加金银花、荆芥、防风疏风清热；如咽喉疼痛，声音嘎哑，加射干、牛蒡子、山豆根、板蓝根、僵蚕清热利咽；若见痰黄稠，加黄芩、知母、石膏清肺泄热；若鼻衄或痰中带血丝者，加白茅根、生地黄凉血止血；若咽燥口干，加沙参、麦冬、玉竹清热生津；如在夏令暑湿则加六一散、鲜荷叶清解暑热。

3. 风燥伤肺，肺失清润

喉痒咳嗽，干咳无痰或痰少而粘连成丝，咳痰不爽，或痰中带有血丝，咽喉干痛，唇鼻干燥，口干，常伴鼻塞，头痛，微寒，身热，舌质红干而少津，苔薄白或薄黄，脉浮。

治法：疏风清肺，润燥止咳。

方药：桑杏汤。

常用处方：桑叶 20g，豆豉 20g，杏仁 15g，象贝母 15g，南沙参 30g，梨皮 30g，栀子 15g。

中医辨证应用：本证为消渴病合并咳嗽之风燥伤肺证，若表证重，加薄荷、荆芥疏风解表；若口渴，加麦冬、玉竹滋养肺阴；若肺热重者，酌加生石膏、知母清肺泄热；若痰中带血丝者，加生地黄、白茅根清热凉血止血；另风寒与燥邪相兼犯肺，可见干咳而少痰或无痰，咽干鼻燥，兼有恶寒发热，头痛无汗，舌苔薄白而干，方用杏苏散加减：苏叶 15g、杏仁 15g、前胡 15g、紫菀 15g、款冬花 15g、百部 20g、甘草 3g；若恶寒甚、无汗，可配荆芥、防风以解表发汗。

4. 痰湿蕴肺，壅遏肺气

咳嗽，咳声重浊，咳嗽反复发作，尤以晨起咳甚，痰多，痰黏腻或稠厚成块，色白或带灰色，胸闷气憋，痰出则咳缓憋闷减轻，常伴体倦，脘痞，腹胀，大便时溏，舌苔白腻，脉濡滑。

治法：燥湿化痰，理气止咳。

方药：二陈平胃散合三子养亲汤。

常用处方：半夏 10g，茯苓 20g，陈皮 15g，甘草 3g，苍术 12g，厚朴 10g，陈皮 15g，白芥子 10g，苏子 15g，莱菔子 15g，桔梗 10g，杏仁 15g，枳壳 10g，佛耳草 10g，紫菀 15g，款冬花 15g。

中医辨证应用：本证为消渴病合并咳嗽之痰湿蕴肺证，如胸闷脘痞者，重用苏子、莱菔子，加白前化痰降气，亦可加薤白通阳宽痞；若寒痰较重，痰黏白如泡沫，怯寒背冷，加干姜、细辛以温肺化痰；若腹胀纳差，加党参、白术以健脾益气；如表寒者，加紫苏、荆芥、防风解表散寒。

5.痰热壅肺，肺失肃降

咳嗽气息急促，或喉中有痰声，痰多稠黏或为黄痰，咳吐不爽，或痰有热腥味，或咳吐血痰，胸胁胀满，或咳引胸痛，面赤，或有身热，口干欲饮，舌苔薄黄腻，舌质红，脉滑数。

治法：清热肃肺，化痰止咳。

方药：清金化痰汤。本方功在清热化痰，用于咳嗽气急，胸满、痰稠色黄者。

常用处方：黄芩10g，知母15g，栀子15g，桑白皮15g，茯苓20g，贝母15g，瓜蒌30g，桔梗15g，陈皮15g，甘草3g，麦冬15g。

中医辨证应用：本证为消渴病合并咳嗽之痰热壅肺证，若痰黄如脓或有热腥味，加鱼腥草、金荞麦根、象贝母、冬瓜仁等清化痰热；如胸满咳逆，痰涌，便秘者，加葶苈子，芒硝等泻肺通腑化痰；如咳痰不爽，加北沙参、麦冬、天花粉养阴生津。

6.肝火犯肺，上逆侮肺

上气咳逆阵作，咳时面赤，常感痰滞咽喉，咯之难出，量少质黏，或痰如絮状，咳引胸胁胀痛，咽干口苦，症状可随情绪波动而增减，舌红或舌边尖红，舌苔薄黄少津，脉弦数。

治法：清肝泄火，化痰止咳。

方药：黛蛤散合加减泻白散。

常用处方：青黛15g，海蛤壳20g，黄芩12g，桑白皮15g，地骨皮20g，甘草3g。

中医辨证应用：本证为消渴病合并咳嗽之肝火犯肺证，若头痛目赤者，可加栀子、牡丹皮清肝泄火；若胸闷气逆，加苏子、枇杷叶、竹茹、葶苈子、瓜蒌、枳壳、旋覆花利气降逆；咳引胁痛，加郁金、丝瓜络理气和络；如痰黏难咯，加海浮石、川贝母、冬瓜仁清热豁痰；如咽燥口干，咳嗽日久不减，酌加北沙参、百合、麦冬、天花粉、诃子养阴生津敛肺。

7.肺阴亏耗，虚热内灼

干咳，咳声短促，痰少黏白，或痰中带血丝，或声音逐渐嘶哑，口干咽燥，常伴有午后潮热，手足心热，夜寐盗汗，舌质红少苔，或舌上少津，脉细数。

治法：滋阴润肺，化痰止咳。

方药：沙参麦冬汤。

常用处方：沙参30g，麦冬15g，玉竹15g，天花粉20g，桑叶20g，甘草3g，扁豆12g。

中医辨证应用：本证为消渴病合并咳嗽之肺阴亏耗证，若见久热久咳，可用桑白皮易桑叶，加地骨皮以泻肺清热；如咳剧者加川贝母、杏仁、百部润肺止咳；若咳而气促，加五味子、诃子以敛肺气；如咳吐黄痰，加海蛤粉、知母、瓜蒌、竹茹、黄芩清热化痰；若痰中带血，加栀子、牡丹皮、白茅根、白及、藕节清热凉血止血；若低热，潮热骨蒸，酌加功劳叶、银柴胡、青蒿、白薇等以清虚热；若见盗汗，加糯稻根须、浮小麦等以敛汗。

（二）肺痈

1.风热袭表，内犯于肺

恶寒发热，咳嗽痰少而黏，胸痛咳时尤甚，呼吸不利，脉浮数而滑，苔薄黄。

治法：疏散风热，清肺化痰。

方药：银翘散加减。

常用处方：金银花15g，连翘15g，薄荷10g，淡竹叶15g，芦根30g，荆芥15g，豆豉12g，桔梗10g，甘草3g，牛蒡子12g。

中医辨证应用：本证为消渴病合并肺痈初期，银翘散出自《温病条辨》。若表证重者，可酌加桑叶，菊花；表证渐解，内热转甚，身热，恶寒不显，咳嗽痰稠黄，口渴者，可加石膏、桑白皮、黄芩、瓜蒌皮、冬瓜子、鱼腥草等；若痰热蕴肺，咳甚痰多，则配杏仁、浙贝母、桑白皮、冬瓜仁、枇杷叶肃肺化痰、前胡等；肺气不利，胸痛，呼吸不畅者，配瓜蒌皮、郁金宽胸理气。

2.热毒壅肺，血瘀成痈（成痈期）

身热转甚，时有壮热寒战，汗出，烦躁，咳嗽、气急，吐腥臭脓痰，胸满作痛，转侧不利，口燥、咽干、舌苔黄腻，脉滑数或洪数。

治法：清热解毒，化瘀消痈。

方药：《千金》苇茎汤、如金解毒散加减。

常用处方：苇茎 30g，冬瓜仁 30g，苡仁 30g，桃仁 12g，黄芩 12g，黄连 10g，黄柏 10g，栀子 15g，桔梗 10g，甘草 3g。

中医辨证应用：本证为消渴病合并肺痈成痈期，脓尚未成，是治疗上的关键时刻，重点是及时大剂量应用清热解毒之品，使热清痈散。还须注意保持大便通畅，因肺与大肠相表里，大便通畅有助于肺气的宣通和肃降。若肺热壅盛，壮热、心烦口渴、脉洪大，可酌加生石膏、知母、金银花、蒲公英、紫花地丁、鱼腥草、败酱草等以加强清热解毒；如大便秘结，可用生大黄通腑泄热；若热毒瘀结，咯脓浊痰，腥臭味甚，胸满作痛，转侧不利，则加浙贝母、乳香、没药散结消痈；如见咯痰黄稠，酌配桑白皮、瓜蒌、射干、海蛤壳以清化痰热；若痰浊阻肺，咯痰浓浊量多，不得平卧者，可以葶苈子以泻肺泄浊。

3.血败肉腐，痈脓溃破

身热面赤，烦渴喜饮，胸中烦满而痛，甚则喘不得卧，咳吐大量的脓血浊痰，腥味异常，有时咯血，舌质红绛，苔黄腻，脉滑数。

治法：排脓解毒。

方药：加味桔梗汤加减。

常用处方：薏苡仁 30g，冬瓜仁 30g，桔梗 15g，败酱草 30g，桃仁 15g，鲜芦根 30g，鱼腥草 30g，金荞麦根 30g，黄芩 15g，金银花 15g。

中医辨证应用：本证为消渴病合并肺痈之溃脓期，脓已成，以排脓为要务，治疗成败在于脓液能否畅利排出，务必做到"有脓必排"，使得腐败之气血痈脓能顺利排出体外，在溃脓期的早期不可过早应用补敛的药物，如熟地黄、百合等，以免"助邪资寇"邪壅不去。鱼腥草、金荞麦为治疗本病有效药物，一般用 30g。鱼腥草含挥发油，不宜久煎，可用鲜草 60~90g 捣汁冲服。若溃后症状逐渐减轻，则预后良好。若溃后，咯吐脓血浊痰不已，异常腥臭，精神日差，不思食，发热，或痰液一度清稀而复转臭浊，病情时轻时重，可迁延成慢性病程。若咯血多，加牡丹皮、白茅根、栀子、生地黄、藕节等，另服白及粉或三七粉止血；如口燥甚者，可加沙参、麦冬、花粉以养阴生津；若气虚汗出，加黄芪，益气排脓；如咳吐腥臭脓痰，胸部满胀，喘不得卧，大便秘结，脉滑数有力，可用桔梗白散，以其药性猛烈，峻下逐脓，但一般不宜轻用，体弱者禁用；若脓液量少难出，则以穿山甲、皂角刺排脓，咯血者禁用。

4. 阴伤气耗，正虚邪恋

身热渐退，精神好转，食欲增加，咳嗽脓痰减少，痰转清稀臭味亦减，胸痛咳嗽减轻，舌红，脉细数无力。

治法：益气养阴清热。

方药：沙参清肺汤、桔梗杏仁煎。

常用处方：沙参清肺汤：沙参 30g，合欢皮 15g，麦冬 15g，百合 20g，太子参 15g，黄芪 30g，苡仁 30g，冬瓜子 30g，象贝母 20g，白及 15g，阿胶 15g，桔梗 15g，甘草 3g。

桔梗杏仁煎：桔梗 15g，甘草 3g，杏仁 15g，贝母 15g，金银花 15g，连翘 15g，红藤 30g，夏枯草 30g，枳壳 15g，百合 30g，麦冬 15g，阿胶 15g。

中医辨证应用：本证为消渴病合并肺痈之恢复期，若低热可酌加功劳叶、地骨皮、白薇以清虚热；若脾虚食少便溏者，加白术、茯苓、山药补益脾气；若咳嗽，咯吐脓血痰日久不净，或痰液一度清稀而复转臭浊，病情时轻时重，反复迁延不愈，加鱼腥草、败酱草、野荞麦根等清热解毒消痈；若咳吐血痰，加白及、白蔹、合欢皮、阿胶以敛补疮口。

（三）西医治疗

（1）糖尿病呼吸系统感染的治疗首要的是控制血糖，将血糖控制在理想水平是治疗的关键。因为高血糖不但是各种并发症的重要原因，而且还是免疫功能降低的重要因素。合并感染时机体处于应激状态，血中糖皮质激素、生长激素、胰高血糖素等致高血糖因子增高，反过来使血糖升高，使感染更难控制。对感染较严重者，应及时停用口服降糖药，改为多次胰岛素皮下注射，有条件时可用胰岛素泵持续皮下输注。血糖较高时也可先静滴胰岛素。

（2）选择合适的抗生素，有效控制感染。在药敏实验结果未出之前常为经验性用药，兼顾阳性球菌和阴性杆菌。如肺炎链球菌、金黄色葡萄球菌等。可首选青霉素 G、头孢唑林钠、头孢美唑，联用一种氨基糖苷类如丁胺卡那霉素；亦可选用二三代头孢菌素，如头孢唑肟或头孢曲松。而对青霉素过敏可换用红霉素或阿奇霉素。如 MRSA 则需换用万古霉素。如大肠杆菌、肺炎克雷伯、绿脓杆菌等阴性杆菌感染则可选用第三代半合成青霉素如阿莫西林，也可考虑使用第三代半合成头孢菌素如头孢他啶或加酶抑制剂如头孢哌酮钠他唑巴坦钠等；如系白色念珠菌感染可选用氟康唑，而曲霉菌感染首选 II 型霉素 B。

（3）改善小气道通气功能。糖尿病呼吸系统感染属于肺内慢性炎症，而由炎症造成肺内组织结构的改变，从肺泡、肺间质、细支气管、肺内血管都有不同程度的损害。这种损害主要是小气道通气不良，最终导致整个肺弥漫性病变。使肺泡和细支气管变为不含气的无效腔，肺纤维化。因此改善小气道的通气功能十分重要，解除支气管平滑肌的痉挛，保持小气道通气功能的通畅，是预防和治疗肺内感染的重要条件。临床主要用吸氮、吸氧、雾化吸入局部理疗。肾上腺素能神经的 β 受体主要分布在小气道，兴奋 β 受体能引起小气道平滑肌的舒张。临床用 β 受体兴奋剂沙丁胺醇气雾剂可解除小气道痉挛。糖尿病引起的肺部病变较为复杂，临床上要引起警惕，及时治疗，否则愈合不良，会增加患者的死亡率。

五、调摄与预防

（1）饮食方面　各种绿色蔬菜富含维生素和微量元素，应适当多吃。应该多饮水，并戒烟酒。避免食用辛辣、油腻以及其他刺激性食品和中医所谓"发物"。

（2）运动方面　应适当运动，但同时不能忽视充分休息，运动量不宜过大，对于如足部感染等，则不适合运动，必须安静休养。

（3）心理调节方面　应保持乐观的情绪，并对感染的控制在心理上充分予以重视。

（4）注意个人卫生　呼吸系统感染常有受风着凉等诱因。因此，患者平素出门尤其在寒冷的冬季或流感流行期间出门，要戴口罩、加衣物、手套、棉袜等避免冻伤。不要用手指挖鼻孔、揉眼睛，谨防细菌病毒等借此传染。

六、中西医结合思路与方法

糖尿病合并呼吸道感染，临床最为常见。从中医来说，糖尿病合并上呼吸道感染者，邪犯肺卫证，最为多见，外感风热发热为主者，可选银翘散，以咳嗽为主症者，可选用桑菊饮加味。糖尿病合并肺炎，相当于中医的"消渴病·风温肺热"，病位在肺，所以清肺、宣肺、降肺治法是基本治法，但肺与大肠相表里，通腑治法对于肺气的肃降，也具有重要意义。另外古人有"五脏六腑皆令人咳"的说法，治疗肺炎咳喘，有时还要调肝，少阳郁热犯肺导致咳喘者，则必先清解少阳郁热，调肝理肺。

西医治疗糖尿病合并呼吸系统感染在血糖控制、感染控制、急危重症抢救等方面具有一定的优势。口服降糖药、胰岛素等可以严格控制高血糖，可以促进抗感染，增强免疫力。营养支持改善改善蛋白质、维生素、无机盐补充微量元素等的代谢紊乱和不足，提高机体免疫力，防止反复感染。监测生命体征、水、电解质平衡，保护重要脏器功能，可预防出现呼吸衰竭、肾功能衰竭、酮症酸中毒或高渗性昏迷等危重症。糖尿病多为老年患者，肺部感染多为重症感染，易并发呼吸衰竭，发生续惯性脏器功能衰竭，可以及时发现并予以吸氧，甚至使用机械通气等必要抢救治疗。在流感流行季节预防性注射流感疫苗，有效防止病毒感染。因此无论中医还是西医都能很好地治疗糖尿病合并呼吸系统感染，但又具有各自的特色，可以优势互补，中西医两手抓，因病情需要灵活选用适合的治疗手段，取得最佳疗效。

第二节　糖尿病合并结核

糖尿病容易合并结核，结核病可在全身各处发病，但以发生在肺部最为常见。本文主要阐述糖尿病合并肺结核的问题。糖尿病患者肺结核的发生率比非糖尿病者高 2~4 倍，糖尿病与肺结核二者都是消耗性疾病，对身体健康影响很大，因此在治疗中二者必须兼顾，既要有效地控制糖尿病，又要尽快地控制好肺结核。

肺结核为西医病名，相当于中医"肺痨"，而肺外结核引起的劳损，病相类同，中医称为"痨瘵"。肺痨是一种由于正气虚弱，感染痨虫，侵蚀肺脏，耗损肺阴，导所致的阴虚火旺，或气阴两虚，甚则阴损及阳，以咳嗽、咯血、潮热、盗汗及身体逐渐消瘦等症为主要临床表现，具有传染性的慢性消耗性疾病。因消渴病具有阴虚燥热的根本病机与肺痨的病机阴虚火旺十分接近，故常合并肺痨。

肺结核是严重危害人类健康的主要传染病，全球有三分之一的人口（约 20 亿）曾受到结核分枝杆菌的感染。结核病在我国的主要表现有"五高"：高患病率、高感染率、高死亡率、高耐药率、高非结核分枝杆菌感染率。我国 2000

年全国流行病学调查显示，活动性肺结核患病率为 367/10 万，菌阳患病率为 160/10 万，涂阳患病率为 122/10 万，估算全国活动性肺结核患者约 500 万人，传染性结核患者 200 万人，肺结核死亡率为 8.8/10 万。中医具有整体思想和辨证论治的特色，在治疗糖尿病合并结核方面，针对患者不同体质和疾病的不同阶段，采取与之相适应的治疗方法，目前临床多结合抗痨西药治疗，可以收到取长补短、标本兼顾的效果。

一、病因病机

中医认为消渴病合并肺痨的病因，主要在于内外两端。在外指感染痨虫，在内因气阴亏耗，两者互为因果。痨虫蚀肺，耗损肺阴，可致阴虚火旺，或气阴两虚，甚则阴损及阳。①感染痨虫。古人根据本病有传染的特征，创立"痨虫""瘵虫"之说，如《三因极一病证方论·痨瘵诸证》指出："诸证虽曰不同，其根多有虫。"明确指出瘵虫传染是形成本病不可缺少的因素。②正气虚弱。消渴容易合并肺痨，往往在久病以后正气虚弱时罹患肺痨，因为消渴病发生以后，以阴虚燥热为基本病机，阴虚为本，燥热为标，致肺气阴亏耗，易致痨虫入侵。气阴亏虚不仅是发病的关键，也是本病传变、转归、预后的决定性因素。在本病演变过程中，"阴虚者十之八九"，提示阴虚是本病的基本病机。

西医学认为，糖尿病患者容易合并结核的机制主要包括以下几个方面。首先是高血糖，高血糖可使血浆渗透压升高，白细胞内糖代谢紊乱，糖酵解能力降低，导致中性粒细胞趋化、吞噬、杀菌能力下降。此外，长期高血糖有利于病原微生物的生长、繁殖，尤其是呼吸道，引起结核杆菌感染。其次是代谢紊乱，糖尿病会引发体内代谢紊乱，蛋白质分解加速，合成减慢，免疫球蛋白、补体生成能力减弱，淋巴细胞转化率降低，导致细胞及体液免疫应答作用减弱。第三是胰岛素缺乏，机体免疫细胞上存在胰岛素受体，胰岛素在体内外均能促进 B 细胞和 T 细胞的功能，使抗原呈递作用增强，胰岛素缺乏可使免疫细胞中和、吞噬毒素、血清调理素及细胞免疫功能下降，因而降低免疫功能，从而容易感染结核杆菌而发病。而且糖尿病时呼吸道纤毛上皮受损，清除病毒、细菌或异物能力减弱，对结核杆菌的易感性增强，更容易发生感染。

二、诊断

1. 病史

糖尿病肺结核多见于血糖控制差的青少年、老年人及消瘦者。临床表现常不典型，不易被发现，多数患者并无发热、咯血、盗汗、咳痰等结核中毒症状，仅表现为消瘦、乏力等单纯糖尿病症状。

2. 临床表现

糖尿病肺结核的临床表现包括糖尿病症状和肺结核症状。在肺结核未控制前，糖尿病症状逐渐加重，"三多一少"症状明显，疲乏、无力日趋加重，难以缓解。肺结核症状可有：周身乏力、疲倦、纳差、体重减轻、午后低热、盗汗等全身症状以及咳嗽、咳黏液痰、胸痛，有时可有咯血表现。如果出现高热、大汗淋漓、痰液增多而呈脓性或大量咯血，则表示病情加重。体格检查常于肩胛间区闻及湿性啰音。

3. 实验室检查

血常规、血沉、痰液培养、病理检查、结核菌素试验、结核抗体测定以及 X 线、CT 断层摄影等。与非糖尿病患者不同，X 线影像显示结核病灶多分布于中下肺野，病情进展迅速，主要呈干酪样病变，其次为渗出性病变，易形成空洞。痰中结核杆菌阳性率较高。

三、辨证

1. 辨病性

消渴病肺痨病理性质以本虚为主，亦可见标实。本虚为阴虚，病变进程中可发展为气阴两虚，阴阳两虚；标实为火热，痰浊和瘀血。故应辨别虚实的属性，是否相互兼夹及其主次关系。

2. 辨病位

消渴病肺痨的主脏在肺，在病变过程中"其邪辗转，乘于五脏"，尤其是继发于消渴病，而消渴病病位分为上中下，对应肺胃肾。故应辨别病位是尚限于肺脏，或已经"辗转"于其他脏腑，尤其是重点关注肺与脾、肾的关系。

3. 辨主症

消渴病主症为"三多一少"，肺痨以咳嗽、咯血、潮热、盗汗为四大主症，故应辨别主症间的主次轻重，以便在治本的基础上为对症处理提供依据。

四、治疗

（一）中医辨证施治

1. 阴虚火旺

干咳少痰，常午后低热，咯血或痰中带有血丝，颧红盗汗，五心烦热，口咽干燥，舌质红苔少，苔薄黄，脉细数。

治法：滋阴降火。

方药：百合固金汤或青蒿鳖甲汤、清骨散加减。

常用处方：百合 25g，生地黄 25g，知母 15g，玄参 25g，沙参 15g，黄连 9g，黄芩 9g，地骨皮 25g，桑白皮 25g，白芍 25g，甘草 6g，百部 12g，仙鹤草 25g，夏枯草 15g。

中医辨证应用：消渴病合并肺结核阴虚火旺证临床中非常多见。原因是消渴病的中医证候本质是阴虚燥热，与肺痨的基本病机阴虚火旺相近似。故临床治疗上在养阴增液的同时，应重视清热之品的使用，包括黄连、黄芩等苦寒清热和地骨皮、青蒿、鳖甲、牡丹皮、胡黄连、秦艽等清虚热，尤其是对于有午后低热症状者，清虚热药物不可或缺，可使用清骨散加减。曾有人谓无汗骨蒸用地骨皮，有汗骨蒸用牡丹皮，临床上可以尝试治疗。如盗汗明显，可加山茱萸、五味子、金樱子、芡实、莲子、龙骨、牡蛎、碧桃干等等收摄敛汗，若见咯血或痰中夹有血丝，则应加用桑叶、侧柏叶、藕节、地榆等凉血止血，或用参三七粉 6g 冲服，以化瘀止血兼以生新养血。如热病伤阴耗液，肠燥热结，人便干结难解，也可用生大黄、玄参、麦冬等增液清热。

2. 气阴两虚

形体消瘦，神疲乏力，自汗盗汗，喘咳气逆，气促难续，大便溏泻，午后低热，舌淡苔黄，脉虚数。

治法：益气养阴。

方药：月华丸、清心莲子饮或生脉散加减。

常用处方：黄芪 25g，麦冬 12g，沙参 l5g，知母 15g，玄参 15g，山茱萸 l5g，山药 15g，莲子 15g，地骨皮 20g，五味子 9g，当归 12g，黄芩 9g，茯苓 12g，仙鹤草 30g，生龙牡各 25g（先煎）。

中医辨证应用：消渴病合并肺结核气阴两虚者在临床中更为多见。治疗应在益气养阴的同时，重视清热，补肾同时注意健脾。若发热不重，可用地骨皮、青蒿、鳖甲、牡丹皮、胡黄连、秦艽等清虚热，也可以直接使用黄芪鳖甲汤。如遇盗汗自汗较明显者，以当归六黄汤最为对证，或在处方中加用山茱萸、五味子、金樱子、碧桃干、龙骨、牡蛎等收摄之品以摄津敛汗。若脾气虚致大便溏者，可加薏苡仁、苍术、炒白术、白扁豆、莲子，去麦冬、知母等润滑肠道之品。若病久阴虚太过，阴损及阳，导致阴阳两虚，出现畏寒肢冷、腰膝酸冷、阳痿早泄等症者，应酌加枸杞子、大菟丝子、淫羊藿、制附片、肉桂等，以补肾助阳。

（二）西医治疗

治疗应注意以下几个方面：①控制血糖。糖尿病并发感染的治疗首要的是降血糖，将血糖控制在理想水平是治疗的关键。对病情较严重者，应停用口服降糖药，改为多次胰岛素强化治疗，可避免口服降糖药对肝脏的损害，空腹血糖可允许稍高于正常或正常。必要时可用胰岛素泵持续皮下输注。②营养支持。糖尿病患者存在着糖、蛋白质，脂肪三大营养物质的代谢紊乱，尤其是蛋白质合成减少，低蛋白血症是糖尿病患者易患和加重肺结核的危险因素之一。因此不应过度节制饮食及减肥。要足量摄入蛋白质、维生素、无机盐补充微量元素。热量应根据肺结核的状况，略高于糖尿病热量平衡的 10% 左右；营养分配中，糖的比例按糖尿病饮食控制要求或略低于需要比例，增加蛋白比例以补充肺结核病的蛋白消耗，其标准控制在 1.5~1.8g/kg 体重；增加维生素和微量元素的水平，有利于控制肺结核病的发展。③加强检查，密切观察生命体征的变化，注意维持水、电解质平衡，保护重要脏器功能。由于糖尿病患者往往各主要脏器功能都有不同程度的下降，使得对肺结核造成的代谢压力代偿能力下降，易并发功能衰竭。如并发肾功能衰竭时使机体对水、电解质酸碱平衡调节能力下降，易并发酮症酸中毒或高渗性昏迷；糖尿病多为老年患者，肺结核属于严重消耗性疾病，可出现咯血及呼吸衰竭，发生续惯性脏器功能衰竭，所以应及时止血、吸氧，甚至机械通气治疗。④药物治疗：对于肺结核的治疗应根据结核杆菌菌株的耐药性特点采取联合用药。对于痰涂片阳性病例，无论培养是否阳性，可用异烟肼、利福平和吡嗪酰胺组合为基础的方案，痰菌可较快转阴，疗程较短。抗结核治疗必须遵循早期、联合、坚持、连续的原则，不能擅自停药。要警惕抗痨药物的毒副作用，注意肝肾功能受损。

五、调摄与预防

（1）饮食方面，各种绿色蔬菜富含维生素和微量元素，应适当多吃。应该多饮水，并戒烟酒。避免食用辛辣、油腻以及其他刺激性食品和中医所谓"发物"。

（2）运动方面，应在医生的指导下适当运动，但同时不能忽视充分休息，运动量不宜过大，对于如足部感染等，则不适合运动，必须安静休养。

（3）心理调节方面，应保持乐观的情绪，并对感染的控制在心理上充分予以重视。

（4）注意个人卫生。糖尿病合并感染，是在糖尿病抵抗力降低的条件下发病，常存在诱发因素。

（5）积极治疗糖尿病，糖代谢紊乱，易造成维生素 A 缺乏，加上长期的血糖浓度高，易导致结核杆菌感染，稳定患者血糖，控制糖尿病的发展，有利于改善糖尿病患者的免疫功能，增强糖尿病患者对肺结核的抵抗能力，降低肺结核的发病率。

（6）疫苗接种，要定期检查身体，对结核菌素试验阴性的糖尿病患者宜进行卡介苗接种，以预防结核病发生。结核素试验强阳性的患者可用 INH 预防性治疗半年。

（7）糖尿病患者应避免与开放性肺结核患者接触，以防止被传染，必要时可应用异烟肼预防。

（8）糖尿病患者每年应胸部透视 1 次，以便早期发现肺结核。尤其糖尿病控制不佳，病情出现波动，或出现呼吸道症状时，更应摄 X 线胸片。

六、中西医结合思路与方法

糖尿病所以容易合并肺结核，主要是因为糖尿病多阴虚，而阴虚之下，痨虫宜伤。相当于中医"消渴病·肺痨"，结核性胸膜炎胸腔积液，则相当中医"消渴病·悬饮"。糖尿病合并肺结核的辨证治疗，阴虚内热者，治以滋阴清热，方剂可选百合固金汤、青蒿鳖甲汤等方加减。气阴两虚者，治当益气养阴，方选月华丸加减。在重视清热、滋肾的同时要注意健脾。可加黄芩、连翘、百部、夏枯草等药物。病悬饮证属饮邪内停者，治当解郁清热、泻肺化饮，方剂选柴陷汤、葶苈大枣泻肺汤等加减。总体上看，中医长于治疗稳定期、恢复期的患者，这时候患者往往属于本虚标实、正虚邪恋的状态，以中医扶正固本，标本兼顾，效果最佳。而西医更长于治疗急性期、活动期的患者。此时患者病情较重，进展迅速，如不能短时间内控制感染发展，将对治疗产生不利影响。而西医拥有一系列行之有效的抗结核药物可供使用，虽然存在肝肾毒性，但如果使用及时，方案得当，可短时间获效，然后可以停药改为中医治疗方案。

第三节　糖尿病合并泌尿系统感染

泌尿系统感染仅次于肺部感染，是糖尿病患者较常发生的感染。其发生率仅次于呼吸道感染，尤其以女性及老年人较为多见，女性多于男性，前者为19%，后者为2%，这与女性尿道短有关。西医学中的泌尿系统感染属中医淋证范畴，主要包括急慢性肾盂肾炎、膀胱炎、无症状性菌尿、急性尿道综合征、前列腺炎、尿路不畅、尿道结石、畸形，膀胱输尿管反流等。糖尿病容易出现反复的泌尿系统感染，这是导致肾功能衰竭的重要促发因素。淋证之名最早见于《内经》，在《素问·六元正纪大论》中称本病为"淋"。中医学认为淋证是由于多种原因导致湿热蕴结下焦，肾与膀胱气化不利，以小便频数短涩，淋沥刺痛，小腹拘急引痛为主症要表现的病证。

一、病因病机

（一）中医认识

糖尿病泌尿系统感染相当于消渴病淋证。主要病机为下焦湿热蕴结，肾与膀胱气化不利。其发病机制可归纳为以下几点：①外感湿热，消渴之人因下阴不洁，秽浊之邪从下侵入机体上犯膀胱，或他脏外感之热邪传入膀胱而发病。②饮食不节，消渴之人多食平素嗜食辛热肥甘厚味、辛热之品，或嗜酒太过，脾胃运化失常，积湿生热、蓄于膀胱乃发。③情志失调，情志不遂，肝气郁结，或膀胱气滞，或气郁化火，气火郁于膀胱，或思虑过重，心火亢盛，下移于膀胱而发。④禀赋不足或劳伤久病，禀赋不足指肾与膀胱先天畸形，或劳伤久病缠身，劳伤过度，房事不节，多产多育，耗伤正气，或妊娠，产后脾肾气虚，膀胱容易感受外邪，而致发病。

（二）西医认识

西医认为糖尿病泌尿系统感染多为细菌感染。常见致病菌多为大肠杆菌，占50%~70%，这是因为糖尿病患者尿糖高，而葡萄糖是革兰阴性杆菌的主要营养物质。此外可见葡萄球菌、肺炎克雷伯菌、粪肠球菌等。近年随着广谱抗生素的广泛应用，霉菌的检出率较高，多为白色念珠菌感染，其次为隐球菌、光滑球拟酵母菌及毛霉菌等。糖尿病并发泌尿系感染的临床表现常不典型，而感染不易控制，如不及时处理，常可发展成败血症。如发生肾乳头坏死，常导致肾功能损害，病死率高。糖尿病容易合并泌尿系统感染的机制主要包括以下几个方面。①高血糖可使血浆渗透压升高，白细胞内糖代谢紊乱，糖酵解能力降低，导致中性粒细胞趋化、吞噬、杀菌能力下降。②代谢紊乱，糖尿病会引发体内代谢紊乱，蛋白质分解加速，免疫球蛋白、补体生成能力减弱，淋巴细胞转化率降低，导致细胞及体液免疫应答作用减弱。③胰岛素缺乏可使免疫细胞中和、吞噬毒素、血清调理素及细胞免疫功能下降，因而降低免疫功能。④自主神经病变常伴神经源性膀胱，膀胱肌无力，可致尿潴留，常需插尿管，为病原微生物的入侵、定殖、繁殖提供了条件。

二、诊断

1.病史

既往有糖尿病病史，糖尿病诊断明确，近期血糖控制不佳，糖化血红蛋白＞7%。

2.临床表现

可分为急性感染和慢性感染。急性感染表现为高热、发冷、腰痛、尿频、尿急、尿痛、血尿、肋脊角压痛、全身乏力、浮肿、菌尿、脓尿等。慢性感染指急性感染者病程超过 6 个月，经常有反复发作史，平时仅有腰痛、低热、全身乏力、贫血、高血压或肾功能不全等表现。少数患者泌尿系统感染时，可以没有症状，这种情况应该注意。

3. 实验室检查

尿常规、中段尿培养、血培养，尿中有菌尿或少量白细胞。可作尿液细菌学检查，若每毫升细菌数超过 10 万，则表明存在尿路感染。泌尿系统 B 超等检查。

三、辨证

1. 辨六淋

热淋：小便频数短涩，灼热刺痛，苔黄腻，脉滑数。石淋：尿中夹砂石，或排尿时突然中断，舌红，苔薄黄，脉弦或带数。血淋：小便热涩刺痛，尿色深红，舌尖红。膏淋：小便浑浊，乳白或如米泔水，苔黄腻。气淋：小便涩滞，淋沥不宣，舌质淡，苔薄白。劳淋：小便不甚赤涩，时作时止，遇劳即发，舌质淡，脉细弱。

2. 辨虚实

实淋：初起湿热蕴结，膀胱气化失司，如热淋、血淋、气淋；虚淋：病久脾肾两亏，膀胱气化无权，如劳淋。

四、治疗

（一）中医辨证施治

1. 心火下移

心烦眠差，少腹胀满，小便频数，尿急尿痛，舌尖红，舌苔薄黄，脉细数。

治法：养阴清热、利尿通淋。

方药：导赤散、当归贝母苦参丸或猪苓汤加减。

常用处方：生地黄 25g，通草 10g，淡竹叶 10g，灯心草 10g，白茅根 30g，土茯苓 25g，当归 12g，猪苓 12g，浙贝母 9g，苦参 12g。

中医辨证应用：消渴病合并泌尿系统感染，如膀胱炎等，尿血非常多见，常表现为舌尖红，为心火下移，多发生于少阴心肾阴虚体质之人，导赤散合当归贝母苦参丸可滋肾养阴而清心导赤，清利湿热而通淋散结，适用于消渴病合并泌尿系统感染血尿患者。如尿色深红，血尿量多，应注意凉血止血，可加白茅根、地锦草、大小蓟等，也可加土茯苓、石韦、蒲公英等清热解毒、利尿通淋之品。

2. 膀胱湿热

小便频数，尿急，尿痛，尿道灼热滞涩，大便干结，小腹胀，舌红苔黄腻、脉滑数。

治法：清热利湿、利尿通淋。

方药：八正散或猪苓汤加减。

常用处方：滑石 12g，车前子 12g（包煎），栀子 9g，生大黄 6g，淡竹叶 6g，灯芯草 10g，瞿麦 12g，土茯苓 25g，石韦 25g。

中医辨证应用：膀胱湿热证是消渴病合并急性泌尿系感染的常见证候，病机是湿热蕴结于下焦，膀胱与肾气化不利，故治疗当清利湿热、利尿通淋，相当于阳明体质之湿热蕴结实证。方中用生大黄，也是这个意思。如果是急性泌尿系感染，湿热蕴结，小便黄赤、大便难解、数日一行者，可以小承气汤加味，泻下通便即所以清热利尿。

3. 热郁少阳

寒热往来，胸脘痞满，恶心呕吐，小腹胀满，心烦口苦，情志抑郁，头晕，口燥咽干，尿道涩痛，大便干结，舌暗红苔黄腻，脉弦细数。

治法：疏解少阳，清解郁热。

方药：小柴胡汤、柴苓汤加减。

常用处方：柴胡 12g，黄芩 9g，赤芍 25g，白芍 25g，法半夏 12g，沙参 12g，枳壳 9g，炙甘草 6g，荔枝核 15g，土茯苓 30g，石韦 30g，白花蛇舌草 12g。

中医辨证应用；本证属于消渴病合并急性泌尿系感染，常见于女性，常有情志郁结的诱因，是郁热为病，少阳肝郁体质者多发。本证多因气机阻滞，而肝主疏泄，调畅气机，故治当重视疏肝理气，少阳肝郁体质者尤甚。同时可对症加用土茯苓、石韦等，以利尿通淋，而加用荔枝核等理气散结药物，则是针对淋证的基本病机"肾虚而膀胱热"，还可酌加白花蛇舌草等清热解毒药物，但应注意固护胃气。如湿热内蕴、痰湿阻胃、胃气上逆，症见恶寒发热，或寒热如疟，或午后低热，胸脘痞闷，恶心呕吐痰涎，舌苔黄白相间者，可用蒿芩清胆汤加减。

4. 三焦湿热

恶寒发热，或午后潮热，身热不扬，胸脘痞满，小腹胀满，腰腿酸重，心烦呕恶，或小便频急，尿痛，大便不爽，舌红苔黄腻，脉濡数或滑数。

治法：清利通淋，调畅三焦。

方药：三仁汤加减。

常用处方：杏仁 9g，白蔻仁 6g，薏苡仁 25g，厚朴 9g，通草 6g，滑石 15g，甘草 6g，法半夏 9g，淡竹叶 6g，土茯苓 30g，石韦 30g。

中医辨证应用：消渴病合并泌尿系感染，证属湿热弥漫三焦者，临床上多见于急性肾盂肾炎，病情相对较严重，治疗中既要重视清化湿热，也要重视宣畅气机。方中滑石有较好的退热之效，所以仲景在《金匮要略》中治疗"百合病，变发热者"，用滑石知母汤，而后世三石汤、桂苓甘露饮等，皆有滑石。滑石合甘草为六一散，再加薄荷为鸡苏散，均为清暑退热之意。这里土茯苓、石韦，意在加强利尿通淋。如小腹胀满，且尿余沥不尽者，可加荔枝核、乌药、刘寄奴、马鞭草等，以奏理气散结之效。

5. 气阴两虚，湿热留恋

神疲倦怠，气短乏力，心烦失眠，口燥咽干，小便黄赤，尿急或尿痛，舌尖红，舌苔薄黄，脉细数。

治法：益气养阴，清利通淋。

方药：清心莲子饮或参芪地黄汤加减。

常用处方：生黄芪 12g，沙参 12g，麦冬 12g，石莲子 12g，地骨皮 12g，黄芩 6g，柴胡 9g，桔梗 6g，车前子 12g（包煎），土茯苓 25g，石韦 25g，白花蛇舌草 15g。

中医辨证应用：消渴病合并泌尿系感染因为有阴虚燥热的基本病机，所以后期气阴两虚者较为多见，而且湿热留恋，余邪不尽也可以耗气伤阴。尤其在有少阴肾虚及太阴脾虚体质的患者中，气阴两虚夹湿热非常多见。所以治疗当益气养阴、清利湿热、清心导赤。清心莲子饮出自《太平惠民和剂局方》的方剂，有益气养阴、清利湿热之功。如湿热下注，尿频涩痛、尿血者，可加白茅根、生地黄榆、仙鹤草等。若素体脾虚，腰腿酸重，小便黄赤，大便不爽，或有妇女外阴湿痒、带下量多者，可换用四妙丸加减。如果感染迁延不愈，由急性转为慢性，肾阴阳俱虚，则应以济生肾气丸合滋肾通关丸加减。

6.脾肾亏虚，气化不利

小便不甚赤涩，但淋沥不已，时作时止，遇劳即发，腰酸膝软，神疲乏力，舌质淡，脉虚弱。

治法：健脾益肾。

方药：无比山药丸加减。

常用处方：山药 10g，茯苓 10g，泽泻 10g，熟地黄 10g，山茱萸 10，巴戟天 10g，菟丝子 10g，杜仲 10g，牛膝 10g，五味子 15g，肉苁蓉 10g，赤石脂 10g。

中医辨证应用：消渴病合并尿路感染证属脾肾两虚者，膀胱气化无权。本方有健脾利湿，益肾固涩之功。其中山药、茯苓、泽泻健脾利湿，熟地黄、山茱萸、巴戟天、菟丝子、杜仲、怀牛膝、五味子、肉苁蓉、赤石脂益肾固涩。若脾虚气陷，症见少腹坠胀、小便点滴而出者，可合补中益气汤同用，以益气升陷；若肾阴亏虚，症见面色潮红、五心烦热、舌质红、脉细数者，可合知柏地黄丸同用，以滋阴降火；若肾阳虚衰，症见面色少华、畏寒怯冷、四肢欠温、舌淡苔薄白、脉沉细者，可合右归丸以温补肾阳，或用鹿角粉 3g，分 2 次吞服。

（二）西医治疗

糖尿病尿路感染必须采取糖尿病和尿路感染同时治疗。首先，糖尿病合并感染时常常会使原有的降糖药需要量增多，血糖波动加大，可换用小剂量胰岛素治疗。其次，尿常规检查时可发现白细胞增多，尿培养有细菌生长等，根据药物敏感试验以选取有效的抗生素，且用药量必须达到足够的抗菌浓度。一般泌尿系感染可选用增效联磺片（cosme）和碳酸氢钠或氧哌嗪青霉素。亦可选用喹诺酮类药如环丙沙星、左旋氧氟沙星等。随着抗生素的广泛应用，现在耐药菌珠的产生日益增多，可选用头孢菌素如头孢曲松、头孢他啶等，必要时可加用β- 内酰胺酶抑制剂如克拉维酸和他唑巴坦等。最好静脉给药，当体温降至正常，一般情况好转后 3 天可改为口服。可选用羧基苄青霉素 10~20g/d，静脉滴注；或先锋霉素 0.5~1.0g/ 次，每日三次口服；或诺氟沙星 0.1g/ 次，每日三次口服。同时应考虑是否有尿路梗阻存在，必要时可作静脉肾盂造影以排除。倘有梗阻时，应针对梗阻进行治疗，否则感染难以控制。

五、调摄与预防

（1）饮食方面，各种绿色蔬菜富含维生素和微量元素，应适当多吃。应该多饮水，并戒烟酒。避免食用辛辣、油腻以及其他刺激性食品和中医所谓"发物"。

（2）运动方面，应适当运动，但同时不能忽视充分休息，运动量不宜过大，对于如足感染等，则不适合运动，必须安静休养。

（3）心理调节方面，应保持乐观的情绪，并对感染的控制在心理上充分予以重视。

（4）注意个人卫生。糖尿病合并感染，是在糖尿病抵抗力降低的条件下发病，常存在诱发因素。糖尿病合并泌尿系统感染常与局部卫生差、尿糖污染以及抗生素使用不合理有关，所以要控制泌尿系统感染，必须注意局部卫生，正确使用抗生素，勤换洗内衣内裤等，但不能用热水或高锰酸钾等烫洗局部，因为经常用热水或高锰酸钾等烫洗局部，容易导致局部皮肤发生皲裂，并可能导致正常菌群受到伤害，反而增加再次感染的风险。

（5）在尿路内的任何操作，如导尿、插管等都必须在严格无菌条件下进行。要注意经常保持清洁卫生。

（6）对糖尿病患者定期进行中段尿培养有利于早期发现细菌尿而及时采取治疗措施。

（7）严格监测并控制血糖。

六、中西医结合思路与方法

泌尿系感染，相当中医"消渴病·淋证"。包括糖尿病并发成合并的尿道炎、膀胱炎、肾盂肾炎等。急性膀胱炎尿血者，多心火下移，治疗上应养阴清心、导赤通淋，导赤散、当归贝母苦参丸是对证之方。而阳明体质的患者，多为湿热蕴结实证，治当清利湿热泻实，方剂可选八正散加减。木通有肾毒性，临床中可用通草替代。但临床所见，急性泌尿系感染更多见热郁少阳之证，所以小柴胡汤、柴苓汤等方临床更为常用。绝不能一见到泌尿系感染，就只想到八正散。至于慢性泌尿系感染患者，多气阴两虚、湿热留恋，临床应用《局方》清心莲子饮每取佳效。中医治疗本病效果较好，但也具有局限性，如果感染严重，病情较重，全身症状明显，高热不退时，应该适时启用抗生素，在病原学检查细菌培养和药敏试验的基础上，选择适当的抗生素，迅速控制感染进展，当抗感染疗程结束后，再以中医辨证施治扶正固本，方能获得良好疗效。

第四节　糖尿病合并皮肤软组织感染

中医学在很久以前就认识到消渴病容易诱发皮肤疾患。如《儒门事亲·三消论》说："夫消渴者，多变聋盲、疮癣、痤痱之类。"消渴病在临床上常常发生疖、疔、痈等皮肤病变（相当西医皮肤疖肿、蜂窝织炎等）。中医学在辨证治疗这类病症上特色鲜明，效果突出。糖尿病患者皮肤表面易受细菌和真菌感染。细菌感染常表现为毛囊炎、疖痈、蜂窝织炎等，真菌感染常表现为足癣、手癣、妇女外阴部白色念珠菌感染等等。糖尿病合皮肤软组织常见而严重的并发症。开始常表现为化脓性感染，处理不当，可发展为化脓性坏死，可导致败血症而危及生命。

一、病因病机

（一）中医认识

本病多由消渴日久，复感六淫，营卫不和，或由阴虚燥热，脏腑失和，引起邪热壅聚，化腐成脓所致。热毒内郁，气血壅滞，化腐为脓，是基本病机，可成"痈""疖""疮""癣"之类皮肤软组织感染。①外邪侵袭：以热毒、火毒最为多见。消渴者多阴虚燥热，壮火食气，气虚则卫表空虚，容易感受风、寒、暑、湿、燥、火等六淫邪气。初起时，热毒、火毒的红热现象不明显，但因失治误治后，病至中期就会显著。这类疮疡具有阳证疮疡的特点。②内伤虚损：消渴日久，销铄津液，精血枯槁，致先后天之本脾肾亏虚，因虚致病，多为慢性，如肾虚络空，易为风寒痰浊侵袭而成流痰；肺肾阴虚，虚火上炎，灼津为痰而成瘰疬。这类疮疡具有阴证疮疡的特点。脏腑失和，气血壅滞，产生痰饮瘀血，郁而化火，也可引发。③其他因素：消渴之人，内外俱虚，如遇跌打损伤、沸水、火焰、冷冻等，或感受虫毒、蛇毒、疯犬毒、药毒、食物毒、疫毒等比非消渴者更易发病。

消渴之人正气内虚，在上述因素影响下，除局部发生气血凝滞，营卫不和，经络阻塞，产生肿痛等浅表皮肤疾患外，病邪不易及时控制，可进一步形成热胜肉腐，肉腐为脓，从而导致脓肿的形成。在内脏的结块、疼痛、化脓，同样是由于脏腑气血凝滞，经络阻塞的结果。疮疡毒邪炽盛时，可循经传导，累及脏腑，轻则出现发热、口渴、便秘、溲赤等症；重则火毒充斥三焦，内陷心包，邪入营血，出现恶心呕吐、烦躁不安、神昏谵语、咳嗽、痰中带血等症，甚至危及生命。

（二）西医认识

西医学认为，本病发生原因首先是长期过高血糖使血浆渗透压升高，白细胞内糖代谢紊乱，糖酵解能力降低，导致中性粒细胞趋化、吞噬、杀菌能力下降。其次高血糖有利于病原微生物的繁殖，尤其是皮肤。糖尿病还会引发体内代谢紊乱，免疫球蛋白、补体生成力弱，淋巴细胞转化率降低，细胞及体液免疫应答作用减弱。糖尿病患者常存在胰岛素缺乏，使免疫细胞中和、吞噬毒素、血清调理素及细胞免疫功能下降，因而降低免疫功能。糖尿病患者易发生血管病变，使大、中和微血管结构和功能异常，致血流缓慢，血液循环障碍，从而影响了局部对致病菌的及时清除易引起皮肤，黏膜的损伤，而造成不易愈合的感染，皮肤化脓感染包括毛囊炎、疖、痈等，偶见丹毒。再有就是皮肤的完整性受损，由于糖尿病周围神经病变和血管病变广泛存在，从而使皮肤易破损，故成为病原微生物的门户。糖尿病患者的疖肿常此起彼伏，经久不愈，病原菌多为金黄色葡萄球菌感染，其次为坏死蜂窝织炎，常见的有溶血性链球菌、金黄色葡萄球菌、梭状芽孢杆菌等。发病猛、进展快，炎症不易局限，没有包壁，易向四周扩散，与正常组织无明显分界，还可累及皮下组织及筋膜形成坏死性筋膜炎，常有溶血性链球菌、厌氧菌和大肠杆菌引起，多在外伤后发生。最后，还可见皮肤的真菌感染，包括皮肤癣菌病和皮肤黏膜念珠菌，如外阴炎、龟头炎、甲沟炎、会阴部瘙痒、阴道炎和口角炎等病症。

二、诊断

1.病史

既往有无糖尿病史，糖尿病诊断明确，近期是否血糖控制不佳，波动加大。皮肤患部有无红、肿、热、痛及其发生、发展情况，有无发热及其程度，起病前局部是否受过外伤。

2. 临床表现

糖尿病皮肤感染可分为细菌性感染和真菌性感染二大类。细菌性感染常见疖肿、痈、皮肤蜂窝织炎等。真菌性感染常见皮肤黏膜白色念珠菌感染、手足癣、甲癣等。疖肿：表现为以毛囊为中心的硬结节，表面具有红、肿、热、痛特点，中心形成脓栓。皮肤蜂窝织炎：局部红肿，并逐渐扩大，有压痛，无明显边界，亦无明显波动感，可迅速发生坏死。若在深部，则红肿、疼痛不如浅层，但易扩散形成脓肿。同时二者都伴有乏力、食欲减退、寒战、高热等全身症状。皮肤黏膜白色念珠菌感染：易发于腋窝、乳房下、腹股沟、臀沟、口腔黏膜、阴道黏膜，表现为红斑、糜烂、乳白色或灰白色伪膜等。手足癣：皮肤松解脱落、角化脱屑、水疱、溃疡。甲癣：指（趾）甲变白、变灰、甲板变脆。查体：局部有无红肿、皮温增高、压痛、硬结、硬块或向心性蔓延的红痛条状物，局部有无波动感、坏死、溃疡及功能障碍等，注意区域淋巴结有无肿大。躯体其他部位有无同样病灶。有无活动性手、足癣。

3. 实验室检查

血糖、血常规、局部组织病理、血液培养、局部超声检查、诊断性穿刺、伤口分泌物及脓肿穿刺液涂片检查、细菌培养及药敏试验。

三、辨证

阴阳辨证：①发病缓急：急性发作的病属阳；慢性发作的病属阴。②病位深浅：病发于皮肉的属阳；发于筋骨的属阴。③皮肤颜色：红活焮赤的属阳；紫暗或皮色不变的属阴。④皮肤温度：灼热的属阳；不热或微热的属阴。⑤肿形高度：肿胀形势高起的属阳；平坦下陷的属阴。⑥肿胀范围：肿胀局限，根脚收束的属阳；肿胀范围不局限，根脚散漫的属阴。⑦肿块硬度：肿块软硬适度，溃后渐消的属阳；坚硬如石，或柔软如棉的属阴。⑧疼痛感觉：疼痛比较剧烈的属阳；不痛、隐痛、酸痛或抽痛的属阴。⑨脓液稀稠：溃后脓液稠厚的属阳；稀薄或纯血水的属阴。⑩病程长短：阳证的病程较短；阴证的病程较长。⑪全身症状：阳证初起常伴有形寒发热，口渴，纳呆，大便秘结，小便短赤，溃后症状逐渐消失；阴证初起一般无明显症状。酿脓期常有骨蒸潮热、颧红，或面色㿠白、神疲、自汗、盗汗等症状，溃脓后更甚。⑫预后顺逆：阳证易消，易溃，易敛，预后多顺（良好）；阴证难消，难溃，难敛，预后多逆（不良）。

辨疼痛：热痛：皮色焮红，灼热疼痛，遇冷则痛减；寒痛：皮色不红，不热，酸痛，得温则痛缓；风痛：痛无定处，忽彼忽此，走注甚速；气痛：攻痛无常，时感抽掣，喜缓怒甚；湿痛：痛而酸胀，肢体沉重，按之出现可凹性水肿或糜烂流滋。

辨肿：瘀肿：疼痛轻微，或隐隐作痛，皮色不变，压之酸痛；化脓肿：肿势急胀，痛无止时，如有鸡啄，按之中软应指；瘀血肿：初起隐痛，微胀，微热，皮色暗褐，继则皮色青紫而胀痛。

辨脓：有脓：按之灼热痛甚，指端重按一处其痛更甚，肿块已软，指起即复（即应指），脉数者，为脓已成；无脓：按之微热，痛势不甚，肿块仍硬，指起不复（不应指），脉不数者，为脓未成。

四、中医治疗

中医辨证治疗以清热解毒，活血化瘀为主，兼以祛湿化痰，扶正托毒为原则。分为内治法和外治法两个方面。现以蛇串疮、湿疮为代表，列举如下。

（一）蛇串疮

是一种皮肤上出现成簇水疱，呈带状分布，痛如火燎的急性疱疹性皮肤病。因皮损状如蛇行，故名蛇串疮；因每多缠腰而发，故又称缠腰火丹、火带疮、蛇丹、蜘蛛疮等。相当于西医的带状疱疹。

1. 内治法

（1）肝经郁热：皮损鲜红，疱壁紧张，灼热刺痛；伴口苦咽干，烦躁易怒，大便干或小便黄；舌质红，苔薄黄或黄厚，脉弦滑数。

治法：清肝火解热毒。

方药：龙胆泻肝汤加紫草、板蓝根等。

常用处方：龙胆草6g，黄芩9g，栀子9g，泽泻12g，通草9g，车前子9g，当归8g，生地黄20g，柴胡10g，生甘草6g，紫草12g，板蓝根10g。

中医辨证应用：消渴病合并蛇串疮之肝经郁热证临床中非常多见，若发于面部，加菊花以乎肝解毒，引药上行；大便干结者，加生大黄以通腑泻下；疼痛剧烈者，加川楝子、延胡索以疏肝理气止痛。

（2）脾虚湿蕴：皮损颜色较淡，疱壁松弛，疼痛略轻。伴食少腹胀，口不渴，大便时溏；舌质淡，苔白腻，脉沉缓或滑。

治法：健脾利湿。

方药：除湿胃苓汤加减。

常用处方：苍术 10g，厚朴 10g，陈皮 15g，滑石块 20g，炒白术 20g，猪苓 20g，炒黄柏 20g，炒枳壳 15g，泽泻 15g，茯苓 20g，炙甘草 3g。

中医辨证应用：本证为消渴病合并蛇串疮之脾虚湿蕴证，若纳食减少，加山药、莱菔子、鸡矢藤、建曲、鸡内金、炒麦芽等；如大便稀溏，可以用参苓白术散健脾止泻。

（3）气滞血瘀：皮疹消退后局部疼痛不止；舌质黯，苔白，脉弦细。

治法：理气活血，安神止痛。

方药：桃红四物汤加制香附、延胡索、莪术、珍珠母、生牡蛎、磁石等。

常用处方：桃仁 15g，红花 10g，当归 10g，生地黄 15g，川芎 10g，白芍 10g，制香附 9g，延胡索 15g，莪术 10g，珍珠母 30g，生牡蛎 30g，磁石 30g。

中医辨证应用：本证为消渴病合并蛇串疮之脾虚湿蕴证，若夜寐不安者，加酸枣仁以宁心安神；年老体虚者，加黄芪、党参以益气抗邪。

2. 外治法

初起用玉露膏外敷；或外搽双柏散、三黄洗剂、清凉乳剂（麻油加饱和石灰水上清液充分搅拌成乳状）外涂；或鲜马齿苋、玉簪叶捣烂外敷。水疱破后，用四黄膏或青黛膏外涂；有坏死者，用九一丹换药。若水疱不破，可用三棱针或消毒针头挑破，使疱液流出，以减轻疼痛。

（二）湿疮

是一种由多种内外因素引起的变态反应性皮肤病，以多形性皮损，对称分布，易于渗出，自觉瘙痒，反复发作和慢性化为临床特征。总因禀赋不耐，风、湿、热阻于肌肤所致。或因饮食不节，过食辛辣鱼腥动风之品，或嗜酒，伤及脾胃，脾失健运，致湿热内生，又外感风湿热邪，内外合邪，两相搏结，浸淫肌肤发为本病；或因素体虚弱，脾为湿困，肌肤失养或因湿热蕴久，耗伤阴血，化燥生风而致血虚风燥，肌肤甲错。消渴者由于素体多湿热内蕴、阴虚燥热而多发。

1. 内治法

（1）湿热浸淫：发病急，皮损潮红、灼热，瘙痒无休，渗液流滋；伴身热，心烦，口渴，大便干，尿短赤；舌红，苔薄白或黄，脉滑或数。

治法：清热利湿。

方药：龙胆泻肝汤合萆薢渗湿汤加减。

常用处方：龙胆草6g，黄芩9g，栀子9g，泽泻12g，通草9g，车前子9g，当归9g，生地黄20g，柴胡10g，萆薢12g，牡丹皮15g，黄柏8g，赤苓9g，泽泻12g，通草9g，滑石12g，生甘草6g。

中医辨证应用：本证为消渴病合并湿疮之湿热浸淫证，若肝胆实火热盛，去通草、车前子，加黄连泻火；若湿盛热轻者，去黄芩、生地黄，加滑石、薏苡仁以增强利湿之功；阴囊肿痛，红热甚者，加连翘、黄芩、大黄以泻火解毒。

（2）脾虚湿蕴：发病较缓，皮损潮红，瘙痒，抓后糜烂流滋，可见鳞屑；伴纳少，神疲，腹胀便溏；舌淡胖，苔白或腻，脉弦缓。

治法：健脾利湿。

方药：除湿胃苓汤或参苓白术散加减。

常用处方：苍术9g，厚朴9g，陈皮9g，猪苓9g，泽泻9g，赤茯苓9g，炒白术9g，滑石9g，防风9g，栀子9g，通草9g，肉桂3g，甘草3g。

中医辨证应用：本证为消渴病合并湿疮之脾虚湿蕴证，若脾胃虚弱，食少便溏，气短咳嗽，肢倦乏力，则宜选用参苓白术散，补脾胃，益肺气，党参12g，白术12g，茯苓10g，怀山药10g，泽泻12g，薏苡仁15g，苍耳子10g，黄芪12g，甘草3g。

（3）血虚风燥：病久，皮损色暗或色素沉着，剧痒，或皮损粗糙肥厚；伴口干不欲饮，纳差腹胀；舌淡，苔白，脉细弦。

治法：养血润肤，祛风止痒。

方药：四物消风饮加减。

常用处方：生地黄15g，当归10g，荆芥10g，防风10g，赤芍10g，川芎10g，白鲜皮15g，蝉蜕10g，薄荷10g，独活9g，柴胡6g。

中医辨证应用：本证为消渴病合并湿疮之血虚风燥证，若心血凝滞，内蕴风热，皮肤疮疖，或肿或痒，或脓水浸淫，或发赤疹瘰瘤，可以用当归饮子加减，当归 30g，白芍 30g，川芎 30g，生地黄 30g，白蒺藜 30g，防风 30g，荆芥 30g，何首乌 15g，黄芪 15g，炙甘草 15g。瘙痒不能入眠者，加珍珠母、夜交藤、酸枣仁，以养心安神。

2. 外治法

（1）急性湿疮：初起仅有皮肤潮红而无流滋者，以清热安抚、避免刺激为原则，可选用清热止痒的中药苦参、黄柏、地肤子、荆芥等煎汤外洗，或用 10% 黄柏溶液、炉甘石洗剂外搽；若糜烂、水疱、流滋较多者，以收敛清热止痒为原则，可选用马齿苋水洗剂，黄柏溶液外搽或蒲公英、龙胆草、野菊花、炉甘石、明矾各 20g，煎水待冷后湿敷，或 2%~3% 硼酸水、0.5% 醋酸铅外洗；急性湿疮后期，滋水减少、结痂时，以保护皮损、避免刺激、促进角质新生、消除残余炎症为原则，可选用黄连软膏、青黛膏外搽。

（2）亚急性湿疮：以清热、止痒、燥湿、收敛为原则，有少量流滋者，选用苦参汤、三黄洗剂湿敷外搽；无流滋者，可选用青黛散、祛湿散、新三妙散等油调外敷或黄柏霜外搽。

（3）慢性湿疮：以止痒、抑制表皮细胞增生、促进真皮炎症浸润吸收为原则。可选用各种软膏、乳剂，根据瘙痒及皮肤肥厚程度加入不同浓度的止痒剂、角质促成和溶解剂，如青黛膏、5% 硫黄软膏、5%~10% 复方松馏油软膏、湿疮膏、皮脂膏、10%~20% 黑豆馏油软膏及皮质类固醇激素软膏。

五、西医治疗

对于细菌感染，首先是基础治疗，即积极控制糖尿病的治疗，其次是选用敏感抗生素。由于糖尿病皮肤感染多为革兰阳性球菌的感染，故首选青霉素，其次可选用红霉素、头孢菌素等。对于局部病灶的处理可采用切开排脓，消毒清洁创面，并定期换药，防止再感染或感染扩散。对于伴有全身症状者，可给予降温、营养支持等治疗。

真菌性感染：①糖尿病皮肤黏膜白色念珠菌感染，治疗方面首先是基础治疗，要良好控制血糖，白色念珠菌病的治疗方能奏效。对于局部皮肤或黏膜可涂以 2% 甲紫液或制霉菌素混悬液，每日 3 次。口腔内可用二性霉素 B 5mg 溶于 15~20ml 蒸馏水中，雾化吸入或含漱，每日 3~4 次。阴道内可在月经干净后先用 3% 碳酸氢钠液冲洗，然后将咪康唑、克霉唑或制霉菌素一枚塞入阴道，每晚 1 次或每日 2 次，连续治疗 1~2 周。5×10^5U/ 次，每日 3 次口服；或伊曲康唑 200mg/ 次，每日 1 次口服。②糖尿病手足癣的治疗，可选用 10% 十一烯酸药膏或脚气灵局部涂擦，每日 2 次；或 10% 癣可宁酊剂涂擦，每日 2 次；或 5% 克霉唑软膏涂擦，每日 2 次。对甲癣则可用 1% 环吡酮胺霜包扎病甲；或冰醋酸大蒜淀粉糊涂于病甲。

六、调摄与预防

（1）饮食方面，给予富有营养和易消化食物，适当多吃各种绿色蔬菜、水果，多饮水，戒烟酒，不吃辛辣、油腻以及其他刺激性食品和中医所谓"发物"。常饮些绿豆汤、金银花茶、菊花茶，有清热解毒、清心消暑之功。

（2）运动方面，应在医生指导下适当运动，但同时不能忽视充分休息，运动量不宜过大，对于如足感染等，则不适合运动，必须卧床休息。不能自己活动者，应帮助其经常改变体位。

（3）心理调节方面，应保持乐观的情绪，并对感染的控制在心理上充分予以重视。

（4）注意个人卫生。保持皮肤清洁卫生，干燥清爽，汗腺通畅，避免损伤，及时治疗任何轻微皮损都是预防皮肤感染的要点。养成良好的卫生习惯，做到勤洗澡、勤洗手、勤剪指甲、勤换衣被。注意隔离，防止交叉感染。

（5）有活动性足癣者应同时作癣的治疗，如局部涂酮康唑等抗真菌药物。

（6）糖尿病患者应积极治疗并控制。

（7）经常注意患肢制动固定是否合适，位置是否正确，并用支架撑起盖被，防止患部受压。

（8）热敷时，注意无菌操作，敷巾须煮沸灭菌，且应放在无菌纱布上，患部皮肤涂以无菌凡士林软膏，以免烫伤。

（9）患有瘙痒性皮肤病者，一定要积极治疗，避免搔抓，不可任意挤压排脓，以免炎症扩散。

（10）尽量防止蚊子等昆虫叮咬，避免玻璃、钉子割伤刺伤以及水火烫伤等，防止感染。

七、中西医结合思路与方法

糖尿病合并皮肤软组织感染，包括皮肤疖肿、蜂窝织炎等，相当于中医消渴病合并疖、疔、痈等。中医在治疗本病上效果显著，优势在于：①中医主张辨证论治和整体观，通过对患者机体整体调节，可以明显提高血糖达标率。②"治病求本"，中医认为，糖尿病病机本虚标实，本虚为主，通过中医药扶助正气，患者机体抵抗力明显改善，减少了继发皮肤疾患的几率，提高了疗效并缩短了病程。③中医主张"气血调畅"则安康，其益气活血通络治则治法对糖尿病缺血人皮肤病治疗方法相符，通过中医药治疗，可以明显改善缺血情况。④"天人相应"，中医根据不同的年龄、不同气候特点而有相应治疗原则，从而大大提高了糖尿病性皮肤病治愈率，降低了发病率。⑤中医药治疗费用少，适合目前经济发展程度。⑥强调内治与外治并用的治疗原则，二者都不可偏废。同时注意是热毒或是湿热邪毒。内治法，热毒壅结者，治当清热解毒，方药可选五味消毒饮、仙方活命饮、黄连解毒汤等方加减。湿热证，多见于糖尿病合并真菌性感染，或细菌性感染失治误治病情迁延的情况，治疗当重视清热祛湿、解毒，可选土茯苓、白鲜皮、地肤子、苦参等。外治方面，热毒证，可用三黄散配伍清热解毒凉血的药物，湿热证可配合白鲜皮、地肤子、苦参、苦矾等水煎外洗，收湿止痒。

目前西医治疗多为在严格控制糖尿病血糖水平基础上予以对症治疗，如抗感染、抗凝、保持皮肤清洁与水分等等，但存在血糖控制达标率不高，治疗效果较非糖尿病患者差，再次患病率高、费用高等多种问题。但在局部清创、抗感染、创面清理等方面具有相对优势。

第十二章　糖尿病相关疾病

第一节　糖尿病与高血压病

糖尿病、高血压均是动脉粥样硬化性心脏病的独立危险因素，糖尿病患者常伴发高血压，极大地增高动脉粥样硬化性心脏病、中风、肾病及视网膜病变的危险性及疾病进程，明显影响患者健康及疾病的预后，故须及时诊断和治疗。在中医学文献中，糖尿病被称为"消渴病"，而高血压病，以其临床表现相当于中医"眩晕""头痛"等病证范畴。消渴病兼见眩晕、头痛等，临床十分常见。随着对糖尿病合并高血压病的危害认识越来越深入，近年来有很多大型临床随机对照研究，证实了在 1 型和 2 型糖尿病患者中，严格控制血压对减少糖尿病的并发症有明显益处。

有关糖尿病患者高血压的发生率报道不一，其范围在 10%~80%。美国约有250 万的糖尿病患者同时患高血压；有糖尿病者患有高血压约两倍于无糖尿病者。≤ 55 岁的糖尿病患者伴发高血压，男性多于女性；＞ 55 岁的糖尿病患者伴发高血压的则女性较男性为多。黑种人糖尿病伴发高血压者约 2 倍于白种人。国内田慧等调查了首都钢铁公司 29960 名职工中糖代谢异常人群的高血压患病情况及有关影响因素，发现高血压的患病率随血糖水平的升高而增加；糖尿病组高血压患病率为 37.37%；糖耐量低减组为 29.88%；老龄和肥胖为糖代谢异常和高血压的共同影响因素。不同类型糖尿病患者高血压的发病情况又有不同，各自有其特点。

一、病因和发病机制

糖尿病性高血压的发病机制颇为复杂，包括机体总钠的增高，小动脉对血管收缩物质－肾上腺素、血管紧张素 II 反应性增强，脂质代谢紊乱，胰岛素抵抗等。

1. 水钠潴留

糖尿病伴高血压病患者，无论有无视网膜病变或糖尿病肾病，体内可交换钠离子平均增加 10%，且与血压成显著正相关。有关研究证实：在肾小管近端的前一部分，与 Na^+ 运转相应的葡萄糖再吸收增加，也增加肾小管 Na^+、水的再吸收。1 型糖尿病患者长期肾小管近端 Na^+、水再吸收增加可能与高血压的发生有关。此外，胰岛素可增加肾小管对钠的再吸收，1 型糖尿病患者使用的外源性胰岛素和 2 型糖尿病患者高胰岛素血症均可促进水钠潴留。引起钠、水潴留的其他原因有：高生长激素血症、血清白蛋白浓度下降致使胶体渗透压降低、肾脏微血管病变、肾舒血管因子（如前列腺素 E 或 NO 等）的减少、胶原成分改变使组织对钠的亲和力增加，以及周围神经和自主神经病变等。

2. 肾素 – 血管紧张素系统 – 醛固酮系统（RAAS）的作用

糖尿病患者 RAAS 活跃与糖尿病性高血压密切相关。血管紧张素是强有力的缩血管物质，可直接使血管平滑肌收缩。肾素血管紧张素系统可促进醛固酮分泌，醛固酮分泌增高，可引起钠、水潴留，细胞外液容量增多；同时醛固酮具有促进钠离子进入细胞内的作用，可使平滑肌细胞膜外钠离子向膜内转移，小动脉肌细胞紧张性增高，两者均可促使血压上升。据报道，有视网膜增殖型病变及糖尿病肾病的 1 型糖尿病患者，其肾素分泌调节机制受损，使醛固酮活性、血容量和血钠维持在较高的水平，从而使血压升高。酮症酸中毒时，由于脱水和血 pH 值降低，RAAS 反应活跃。代谢控制较差者，血管紧张素 II 和醛固酮浓度也呈轻度增高，因而促发高血压。

3. 胰岛素抵抗

近年来研究确认，胰岛素参与高血压的发病机制，尤其是胰岛素抵抗在其中起了重大作用。可能的机制有：①胰岛素作用于肾小管促进重吸收；②刺激交感神经使其紧张性增高；③促进以血管平滑肌细胞膜为媒介的 Na^+–H^+ 交换，促进代偿性的 Ca^{2+}–Na^+ 交换；④促使血管平滑肌的增生；⑤使血管平滑肌细胞内的 Ca^{2+} 蓄积和交感神经系统的去甲肾上腺素升高，从而促使血管平滑肌收缩。

4. 脂代谢的影响

糖尿病患者往往合并脂代谢紊乱，表现为高甘油三脂血症及低 HDL–C 血症。

高胆固醇血症亦是糖尿病大血管病变的危险因素。高甘油三脂水平与 HDL-C 成负相关。是高甘油三脂血症易致动脉硬化的原因。此外，高甘油三脂血症也改变了 LDL-C 和 HDL-C 的"质"。富含甘油三脂的 LDL-C 经受体途径代谢发生障碍，富含甘油三酯的 HDL-C 从组织中清除胆固醇的能力减弱，都使 LDL-C 水平升高，从而增加了动脉硬化的危险，促进糖尿病高血压的发生与发展。

5. 神经介质作用

儿茶酚胺调节异常，可同时影响高血压和糖尿病。儿茶酚胺可能作用于胰岛 B 细胞膜上的 α 受体，抑制胰岛素分泌，使血糖升高。儿茶酚胺作用于心血管系统可使心肌收缩力增强，心输出量增加，血压升高。据报道，1 型和 2 型糖尿病患者，不论年龄、治疗方法或有无微血管并发症，其肾上腺素和去甲肾上腺素浓度均增高，对去甲肾上腺素的加压反应增强。最近研究表明，内源性阿片肽类物质对血压和葡萄糖的调节均有一定的作用，糖尿病和高血压可能在这方面有共同缺陷，即所谓的"共同土壤学说"。

二、中医病因病机

消渴病兼见"眩晕"和"头痛"以内伤为主，多由虚损所致。有因气血亏虚、肾精不足，脑髓失养所致者；有因肝肾阴虚，肝阳偏亢，风阳上扰清窍所致者；有因痰浊、瘀血痹阻脑络所致者；亦有因外感风邪，扰动清窍所致。归纳其病因病机主要有以下几个方面。

1. 肝阳上亢

肝为风木之脏，体阴而用阳，主动主升。若素体阳盛，或阴亏于下，阳亢于上，肝阳上扰头目则可发为眩晕；或忧思、恼怒太过，致肝气郁结，气郁化火伤阴，风阳易动，上扰头目而发眩晕；或肾阴素亏，水不涵木，阴不潜阳，肝阳上亢，肝风内动而发为眩晕。

2. 肝肾阴虚

久病伤肾，或禀赋不足，或年老肾亏，或房劳过度，或过服温燥劫阴之品，皆可致肾阴亏虚。肾为先天之本，藏精生髓，而脑为髓之海，肾阴不足，脑海失充，上下俱虚，则发眩晕。肝肾同源，肾阴虚不能上滋肝木，致肝阴亏虚，肝阴虚可下及肾阴，使肾阴不足，故两脏阴液常同亏。或因长期恼怒抑郁，情志不遂，气郁化火，或肝病、温热病后期，耗伤肝阴，肝阴不足，不能上滋头目，亦见头晕目眩。

3.痰浊中阻

脾主运化水谷，又为生痰之源。嗜酒肥甘，饥饱劳倦，伤于脾胃，健运失司，以致水谷不化精微，聚湿生痰，痰浊中阻，则清阳不升，浊阴不降，引起眩晕。

4.瘀血阻窍

跌仆坠损，头颅外伤；或气滞血瘀，或气虚血瘀，或痰瘀交阻，导致脑络痹阻，气血不能上荣头目，脑失所养，故眩晕时作。

本病病位在清窍，由脑髓空虚，清窍失养，或痰火上逆，风邪外犯，扰动清窍，或由瘀血痹阻脑络，且与肝、脾、肾三脏关系密切。眩晕的病性以虚者居多，张景岳谓"虚者居其八九"，如肝肾阴虚，虚风内动；气血亏虚，清窍失养；肾精亏虚，脑髓失充。眩晕实证多由痰浊阻遏，升降失常；痰火气逆、风邪外犯、上犯清窍；或瘀血闭窍。眩晕的发病过程中，各种病因病机，可以相互影响，相互转化，形成虚实夹杂；或阴损及阳，阴阳两虚；或肝风痰火上蒙清窍，阻滞经络，而形成中风；或突发气机逆乱，清窍暂闭或失养，而引起晕厥。

三、临床表现

多数的高血压并糖尿病患者开始并无血管及其他并发症，症状可不明显，但在病变进展及老年时可发生各种并发症，出现多种症状。

（一）肾脏病变

高血压并糖尿病患者少数可能以高血压为首发疾病，但多数是进行性糖尿病性肾小球病变发展至肾功能不全、肾衰而出现继发性高血压。糖尿病肾病常表现有蛋白尿。浮肿、乏力、易倦等症状。

（二）心血管病变

高血压并糖尿病患者由于具有两个冠心病独立的危险因素，因而增加了发生冠心病的危险。未治疗的高血压是左室肥厚的主要原因。加之糖尿病的微血管病变也损伤左心室功能，故高血压并糖尿病患者较早出现左心室功能异常，随之可发生充血性心力衰竭。

（三）脑血管病变

高血压是脑梗死的主要危险因素。糖尿病患者发生中风的几率 2~6 倍于非糖尿病患者。而在糖尿病患者中有高血压者中风的发生几率约 2 倍于血压正常者。高血压并糖尿病患者中风发生率高的机制尚不清楚，有报道血清葡萄糖水平 > 8.9mmol/L（160mg/dl）者发生粥样硬化性血栓性脑梗死的速率 2 倍于较低的葡萄糖水平患者。

（四）卧位性高血压伴立位性低血压

立位时正常的循环调节来自于心肺及动脉的压力反射的激活，这些反射能增高血管阻力及心率，使血流重力性流入身体下部并维持平均动脉压不变。站立时舒张压下降（> 10mmHg）可见于约 12% 的糖尿病患者；收缩压下降可见于老年且伴有久病的严重糖尿病患者，也可发生于坐位的十分虚弱的糖尿病患者。有自主神经功能紊乱的糖尿病患者常有卧位性高血压伴立位性低血压。

（五）肾血管疾病（肾动脉狭窄）

糖尿病患者较非糖尿病患者更早出现动脉粥样斑块。动脉粥样斑块可导致 1~2 支肾动脉狭窄，发生肾血管性高血压。

（六）其他

除上述可能出现的症状外，高血压糖尿病患者还可发生视网膜病变，视力减退；糖尿病男性患者约 20%~30% 发生阳痿。许多抗高血压药物亦有致阳痿的副作用，在选用药物时应予重视。

四、诊断和鉴别诊断

要证实患者有高血压并糖尿病，须进行以下几项检查。

（一）病史

（1）详细询问过去用药情况，注意使用影响血压的药物史如：口服避孕药、类固醇类药物、非类固醇类抗炎药，也要注意有无应用影响血糖水平的药物。

（2）是否存在可手术治疗的高血压，必须排除如肾动脉狭窄、主动脉缩窄、原发性醛固酮增多症、库欣综合征、嗜铬细胞瘤等。应从患者年龄、病史、查体诸方面了解，予以排除。

（3）内科病史应详细询问有关高血压、糖尿病和其他心血管疾病的家族史；了解血压、血葡萄糖水平升高的时间；抗高血压和降血糖治疗的情况；有无继发性高血压的症状；患者的精神、社会、环境因素；其他的心血管病危险因素包括肥胖、吸烟、高脂血症等。

（二）体格检查

（1）在患者休息适当时间，身体和情绪均处于放松状态时测量平卧、坐、立位血压。应在不同日测量2次以上的平卧、坐、立位血压，并测对侧手臂血压；应测量身高、体重；检查眼底，发现高血压或糖尿病视网膜的变化；检查颈部血管杂音、静脉扩张及甲状腺大小；检查心脏大小，心前区隆起，心脏杂音，心率和心律失常。腹部检查有无包块，肾脏肿大，有无杂音；四肢外周动脉搏动是否减弱、消失，有无水肿；此外应进行神经系统检查。

（2）查体要注意能提供继发性高血压的证据：腹部或腰部包块可能为多囊肾；腹部杂音；尤其杂音位于侧面并有舒张期成分应疑为肾血管疾病；股动脉搏动迟缓或减弱须考虑主动脉缩窄；躯干肥胖伴有色素条纹可能是库欣综合征；心动过速、阵发性头痛、出汗伴皮肤苍白应考虑为嗜铬细胞瘤可能。

（三）实验室检查

应进行血色素、血细胞比容、尿常规、血清钠、钾、肌酐、葡萄糖水平及糖化血红蛋白等检查以了解糖尿病的情况，血管疾病的严重性及高血压的可能病因。此外，还应检查血脂，包括低、高密度脂蛋白，空腹三酰甘油水平及心电图，以了解有无致其他心血管疾病的危险因素存在。

五、治疗

高血压并糖尿病患者治疗高血压的目的是预防发病和死亡。在决定患者开始治疗前应考虑两个因素：血压、血清葡萄糖升高的水平（严重程度），同时存在不存在其他并发症或危险因素。除治疗糖尿病外，高血压的药物治疗和非药物治疗应同时并重。

（一）非药物治疗

非药物治疗对 2 型糖尿病患者伴轻度高血压尤其有效，即使在已接受药物治疗的较严重的高血压并糖尿病也适用。非药物处理通过饮食、体重及运动等方面的调节，有利于血糖的下降和高血压的控制。

1. 饮食

减少热量的摄入，控制血糖。饮食中应含充足的水果、蔬菜和高纤维的食品，适当减少饱和脂肪的摄入，可减少心血管病的危险。蛋白质的摄入与常人相同，可取自于植物和动物瘦肉的蛋白，但有糖尿病肾病者应减少蛋白摄入以延缓肾病的进展。饮食中应适度限制钠，每日约 2~5g 食盐，在某些高血压并糖尿病患者有良好的降低血压反应。但在立位性低血压及血容量减少者不应限制钠的摄入。

2. 减轻体重

维持与身高对应的理想体重是治疗高血压并糖尿病的方法之一。临床试验证实减轻体重可降低血压及改善对血糖的控制。在肥胖的 1 型糖尿病患者降低体重是治疗高血压并糖尿病的重要措施，体重在短期内减轻常常可起降压效果。

3. 运动

规律的需氧运动有助于减轻体重和降低血压及血清葡萄糖水平，运动量须渐进，要选择患者适用的有利于心脏病恢复的运动方式。

此外，吸烟对冠心病是危险因素，可使血压急剧上升，加重外周血管疾病，故应劝告戒烟。饮酒亦可升高血压，且对糖尿病不利。亦应做到不饮酒。

（二）药物治疗

高血压并糖尿病的降压治疗，一般认为血压 ≥ 140/90mmHg，经 3 个月的非药物治疗仍无降压效果者就应考虑药物治疗。由于高血压可促发慢性糖尿病的各种并发症，故有人认为即使在临界高血压 140/90mmHg 也应治疗，美国糖尿病协会和 SNC 推荐成人糖尿病患者的降压目标为 ≤ 130/85mmHg。

1. 利尿剂

有噻嗪类、祥利尿剂和保钾利尿剂三类。噻嗪类使用最多，常用的有氢氯噻嗪。降压作用主要通过排钠，减少细胞外容量，降低外周血管阻力。降压起效较平稳、缓慢，持续时间相对较长，作用持久。适用于轻、中度高血压，对单纯收缩期高血压、盐敏感性高血压、合并肥胖或糖尿病、更年期女性、合并心力衰竭和老年人高血压有较强的降压效应。利尿剂可增强其他降压药的疗效。主要不良反应是低血钾症和影响血脂、血糖、血尿酸代谢，往往发生在大剂量时，因此推荐使用小剂量。其他还包括乏力、尿量增多等，痛风患者禁用。保钾利尿剂可引起高血钾，不宜与 ACEI、ARB 合用，肾功能不全者慎用。袢利尿剂主要用于合并肾功能不全的高血压患者。

2. β 受体拮抗剂

有选择性（$β_1$）、非选择性（$β_1$ 与 $β_2$）和兼有 α 受体拮抗三类。该类药物可通过抑制中枢和周围 RAAS，抑制心肌收缩力和减慢心率发挥降压作用。降压起效较强而且迅速，不同 β 受体拮抗剂降压作用持续时间不同。适用于不同程度高血压患者，尤其是心率较快的中、青年患者或合并心绞痛和慢性心力衰竭者，对老年高血压疗效相对较差。各种 β 受体拮抗剂的药理学和药代动力学情况相差较大，临床上治疗高血压宜使用选择性 $β_1$ 受体拮抗剂或者兼有 α 受体拮抗作用的 β 受体拮抗剂，达到能有效减慢心率的较高剂量。β 受体拮抗剂不仅降低静息血压，而且能抑制体力应激和运动状态下血压急剧升高。使用的主要障碍是心动过缓和一些影响生活质量的不良反应，较高剂量治疗时突然停药可导致撤药综合征。虽然糖尿病不是使用 β 受体拮抗剂的禁忌证，但它增加胰岛素抵抗，还可能掩盖和延长低血糖反应，使用时应加以注意。不良反应主要有心动过缓、乏力、四肢发冷。β 受体拮抗剂对心肌收缩力、窦房结及房室结功能均有抑制作用，并可增加气道阻力。急性心力衰竭、病态窦房结综合征、房室传导阻滞患者禁用。

3. 钙通道阻滞剂

根据药物核心分子结构和作用于 L 型钙通道不同的亚单位，钙通道阻滞剂分为二氢吡啶类和非二氢吡啶类，前者以硝苯地平为代表，后者有维拉帕米和地尔硫草。根据药物作用持续时间，钙通道阻滞剂又可分为短效和长效。长效包括长半衰期药物，例如氨氯地平、左旋氨氯地平；脂溶性膜控型药物，例如拉西地平和乐卡地平；缓释或控释制剂，例如非洛地平缓释片、硝苯地平控释片。降压作用主要通过阻滞电压依赖 L 型钙通道减少细胞外钙离子进入血管平滑肌细胞内，减弱兴奋 – 收缩偶联，降低阻力血管的收缩反应。钙通道阻滞剂还能减轻血管紧张素Ⅱ和α₁肾上腺素能受体的缩血管效应，减少肾小管钠重吸收。钙通道阻滞剂降压起效迅速，降压疗效和幅度相对较强，疗效的个体差异性较小，与其他类型降压药物联合治疗能明显增强降压作用。钙通道阻滞剂对血脂、血糖等无明显影响，服药依从性较好。相对于其他降压药物，钙通道阻滞剂还具有以下优势：对老年患者有较好降压疗效；高钠摄入和非甾体类抗炎症药物不影响降压疗效；对嗜酒患者也有显著降压作用；可用于合并糖尿病、冠心病或外周血管病患者；长期治疗还具有抗动脉粥样硬化作用。主要缺点是开始治疗时有反射性交感活性增强，引起心率增快、面部潮红、头痛、下肢水肿等，尤其使用短效制剂时。非二氢吡啶类抑制心肌收缩和传导功能，不宜在心力衰竭、窦房结功能低下或心脏传导阻滞患者中应用。

4. 血管紧张素转换酶抑制剂

降压作用主要通过抑制循环和组织ACE，使血管紧张素Ⅱ生成减少，同时抑制激肽酶使缓激肽降解减少。降压起效缓慢，3~4周时达最大作用，限制钠盐摄入或联合使用利尿剂可使起效迅速和作用增强。ACEI具有改善胰岛素抵抗和减少尿蛋白作用，对肥胖、糖尿病和心脏、肾脏靶器官受损的高血压患者具有相对较好的疗效，特别适用于伴有心力衰竭、心肌梗死、房颤、蛋白尿、糖耐量减退或糖尿病肾病的高血压患者。不良反应主要是刺激性干咳和血管性水肿。干咳发生率为10%~20%，可能与体内缓激肽增多有关，停用后可消失。高血钾症、妊娠妇女和双侧肾动脉狭窄患者禁用。血肌酐超过3mg/dl患者使用时需谨慎，应定期监测血肌酐及血钾水平。

5. 血管紧张素Ⅱ受体拮抗剂

降压作用主要通过阻滞组织血管紧张素Ⅱ受体亚型血管紧张素Ⅰ，更充分有效地阻断血管紧张素Ⅱ的血管收缩、水钠潴留与重构作用。近年来的研究表明，阻滞血管紧张素Ⅰ，负反馈引起血管紧张素Ⅱ增加，可激活另一受体亚型血管紧张素Ⅱ，能进一步拮抗血管紧张素Ⅰ的生物学效应。降压作用起效缓慢，但持久而平稳。低盐饮食或与利尿剂联合使用能明显增强疗效。多数ARB随剂量增大降压作用增强，治疗剂量窗较宽。最大的特点是直接与药物有关的不良反应较少，一般不引起刺激性干咳，持续治疗依从性高。治疗对象和禁忌证与ACEI相同。

除上述五大类主要的降压药物外，在降压药发展历史中还有一些药物，包括交感神经抑制剂，例如利血平、可乐定；直接血管扩张剂，例如肼屈嗪；α_1受体拮抗剂，例如哌唑嗪、特拉唑嗪、多沙唑嗪，曾多年用于临床并有一定的降压疗效，但因副作用较多，目前不主张单独使用，但可用于复方制剂或联合治疗。

六、中医治疗

"消渴病"兼见"眩晕""头痛"的治疗原则主要是虚补实泻，调整阴阳。缓者多偏于虚，虚者以精气虚居多，精虚者填精生髓，滋补肾阴；气血虚者宜益气养血，调补脾肾。急者多偏于实，实证以痰火为常见，痰湿中阻者，宜燥湿祛痰；肝火偏盛者，则当清肝泻火；肝阳上亢，化火生风者，则宜清镇潜降。本病发生多以阴虚阳亢者居多，治疗当以清火滋阴潜阳。虚实夹杂者，或由因虚致实，或由邪实致虚，当扶正以祛邪，或祛邪以安正，临床应权衡标本缓急轻重，酌情论治。

1. 肝阳上亢

主症：眩晕欲仆，头痛头胀。面红目赤，急躁易怒，口干口苦，失眠多梦，每因烦劳或恼怒而诱发加重，舌质红，苔薄黄，脉弦细数。

分析：肝阳上亢，肝风内动，上扰头目，故眩晕欲扑；肝阳上亢，气血上冲，则见头胀头痛，面红目赤；肝失疏泄，气郁化火，故急躁易怒，口干口苦，失眠多梦；情志不舒则肝气更易郁而化火，故每因烦劳、恼怒而诱发或加重眩晕。舌红，苔黄，脉弦或弦数，均为肝阳偏亢，肝火亢盛之象。

治法：平肝潜阳，清热息风。

方药：天麻钩藤饮。方中天麻祛风潜阳，止头痛、眩晕，钩藤清热息风降火，两药并用平肝潜阳；石决明镇肝潜阳；黄芩、栀子清肝泻火；牛膝、杜仲、桑寄生补益肝肾；茯神、夜交藤养血安神；益母草活血通经。全方共奏平肝潜阳，滋补肝肾之功。若见阴虚较甚，舌质红，少苔，脉弦细数较为明显者，可选加生地黄、麦冬、玄参、何首乌、生白芍等滋补肝肾之阴。便秘者可选加大黄、芒硝或当归龙荟丸以通腑泄热。心悸，失眠多梦较甚者，可重用茯神、夜交藤，加远志、炒枣仁、琥珀以清心安神。眩晕欲仆，呕恶，手足麻木或振颤者，有阳动化风之势，加珍珠母、生龙骨、生牡蛎、羚羊角等镇肝息风之品。若眩晕、头痛较甚，耳鸣、耳聋暴作，胸胁胀痛，目赤口苦，舌质红，苔黄燥，脉弦数有力，证属肝火上炎，为实证。可选用龙胆泻肝汤以清肝泻火，清利湿热。方用龙胆草、栀子、黄芩清肝泻火；柴胡、甘草疏肝清热调中；通草、泽泻、车前子清利湿热，生地黄、当归滋阴养血。全方清肝泻火利湿，清中有养，泻中有补。

2. 肝肾阴虚

主症：头晕目眩，耳鸣如蝉，久发不已。健忘，两目干涩，视力减退，胁部隐痛，腰酸膝软，咽干口燥，少寐多梦，舌质红，苔少或无，脉细数。

分析：肝肾阴虚，脑髓失充，头目失养，故头晕目眩，耳鸣健忘，虚证耳鸣多声细如蝉，久发不已。肝开窍于目，肝阴不足，目失滋养，故两目干涩，视力减退。胁部隐痛乃肝脉失养表现。腰为肾府，肾主骨生髓，肾阴不足，髓减骨弱，故腰酸膝软。阴虚生内热，虚热内蒸，故五心烦热；虚热内扰，心神不安，故少寐多梦。阴津亏虚，口舌失润，故咽干口燥。舌质红，苔少或无，脉细数为阴虚之象。

治法：滋补肝肾，养阴填精。

方药：左归丸。方中熟地黄、山茱萸、山药滋补肝脾肾之阴；枸杞子、菟丝子补益肝肾，生精补髓；牛膝强肾益精，引药入肾；龟甲胶滋阴降火，补肾壮骨。全方共具滋补肝肾，养阴填精之功效。若阴虚生内热，表现五心烦热，舌红，脉弦细数者，可加炙鳖甲、知母、黄柏、牡丹皮等滋阴清热；心肾不交，失眠、多梦、健忘者，加夜交藤、阿胶、鸡子黄、酸枣仁、柏子仁等交通心肾，养心安神；若子盗母气，肺肾阴虚，加沙参、麦冬、玉竹等滋养肺肾；若水不涵木，肝阳上亢者，可加清肝、平肝、镇肝之品。

3. 痰浊中阻

主症：视物旋转，头重如裹。胸闷作恶，呕吐痰涎，脘腹痞满，纳少神疲。舌体胖大，边有齿痕，苔白腻，脉弦滑。

分析：痰浊中阻，清阳不升，可致眩晕；浊阴不降，则头重如裹。痰浊中阻，阻碍气机，气机不利，故脘腹痞满、胸闷作恶。呕吐痰涎为痰浊壅盛之象。纳少神疲为脾气虚弱表现。舌胖大，边有齿痕，苔白腻，脉弦滑均为脾虚、痰湿壅盛之征。

治法：燥湿祛痰，健脾和胃。

方药：半夏白术天麻汤。方中陈皮理气健脾，半夏降逆止呕，合用则燥湿化痰；茯苓利水渗湿，白术燥湿健脾，共用以健脾利湿；天麻息风止眩；甘草、生姜、大枣健脾和胃。全方共用，可燥湿祛痰，健脾和胃。若呕吐频繁，加代赭石、竹茹和胃降逆止呕；脘闷、纳呆、腹胀者，加白蔻仁、砂仁等理气化湿健脾；肢体沉重，苔腻者，加藿香、佩兰、石菖蒲等醒脾化湿；耳鸣、重听者，加葱白、郁金、石菖蒲等通阳开窍。

若痰浊郁而化热，痰火上犯清窍，眩晕，苔黄腻，脉弦滑，用黄连温胆汤清化痰热。若素体阳虚，痰从寒化，痰饮内停，上犯清窍者，用苓桂术甘汤合泽泻汤温化痰饮。

4.瘀血阻窍

主症：眩晕时作，头痛如刺，面色黧黑，口唇紫暗，肌肤甲错，健忘，心悸失眠，耳鸣耳聋，舌质紫黯，有瘀点或瘀斑，脉弦涩，或细涩。

分析：瘀血阻窍，脑络不通，脑失所养，故眩晕时作，健忘耳鸣。脑络不通，气机受阻，不通则痛，瘀血为有形之邪，故头痛如刺。瘀血内阻，气血不利，肌肤失养，故面色黧黑，肌肤甲错，口唇紫暗。心血瘀阻，心神失养，故心悸失眠。舌质紫暗，有瘀点或瘀斑，脉弦涩或细涩为瘀血之征。

治法：祛瘀生新，通窍活络。

方药：通窍活血汤。方中用赤芍、川芎、桃仁、红花活血化瘀，祛瘀通络；麝香开窍散结止痛，老葱散结通阳，二者共具开窍通阳之功；黄酒辛窜，以助血行；大枣甘温益气，缓和药性，配合活血化瘀，通阳散结开窍之品，以防耗伤气血。全方共具祛瘀生新，通窍活络之功。若见神疲乏力，少气自汗等气虚证者，加用黄芪，以补气固表，益气行血；若兼有畏寒肢冷，感寒加重者，加附子、桂枝温经活血；若天气变化加重，或当风而发，可重用川芎，加防风、白芷、荆芥、天麻等以理气祛风。如因新近跌仆坠损，瘀血阻络所致者，可加用苏木、血竭等活血化瘀疗伤之品。

此外，外感风邪，上扰清窍，亦可致眩晕，常兼头痛，恶风，恶寒发热，身楚，鼻塞，流涕等，舌质淡红，苔薄白，脉浮。风寒则流清涕，咳痰色白稀薄，咽痒，无汗，苔薄白而润，脉浮紧；风热则流黄浊涕，咳痰黄黏，咽痛，口渴，汗出，舌边尖红，脉浮数；风湿则头重如裹，肢体困重，胸脘满闷，苔腻脉濡。

治当以祛散风邪。风寒证予以川芎茶调散疏风散寒，风热证予以银翘散疏风散热，风湿证予以羌活胜湿汤祛风除湿。

七、调摄预防

（1）病室保持安静、舒适，避免噪声，室内光线以柔和为宜，不要太强。

（2）患者要保证充足的睡眠，注意劳逸结合。眩晕发作时应卧床休息，闭目养神，少作或不作旋转、弯腰等动作，以免诱发或加重病情。

（3）对重症患者要密切注意血压、呼吸、神志、脉搏等情况，发现异常，要及时处理。

（4）患者要保持心情愉悦，增强战胜疾病的信心。

（5）饮食以清淡易消化为宜，多吃蔬菜、水果，忌烟酒、油腻、辛辣之品，少食海腥发物。

（6）虚证眩晕者应适当增加营养。

第二节　糖尿病与血脂异常

糖尿病合并高脂血症是糖尿病比较常见的并发症，它是引发动脉粥样硬化的首要因素，是糖尿病大血管病变非常重要的危险因子。众所周知，糖尿病大血管病变是糖尿病致死、致残的主要原因之一，所以防治高脂蛋白血症对减少血管并发症、降低糖尿病患者死亡率有非常重要的意义。中医学中尚无血脂这一概念，亦无高血脂之病名。从中医生理、病理考证，"血脂"与"脂膏"类同，糖尿病高脂血症属中医学"消渴""痰证""癖证"等范畴。

一、病因和发病机制

（一）胰岛素作用不足

胰岛素作用不足包括胰岛素分泌缺乏和胰岛素作用抵抗两种类型，它是产生脂类代谢障碍的主要原因。

1.脂蛋白酶（LPL）活性下降

LPL 是三酰甘油（TG）的水解酶，当胰岛素作用不足时，LPL 活性下降。由于 TG 分解缓慢，富含 TG 的极低密度脂蛋白（VLDL）和乳糜微粒（CM）分解代谢缓慢，造成 VLDL 和 CM 在血中浓度升高。同时，由于 VLDL 和 CM 分解代谢缓慢，其分解产物如载脂蛋白（Apo）AⅠ、AⅡ、CⅠ、CⅡ及磷脂（PL）等减少，使高密度脂蛋白（HDL）合成受阻，HDL 颗粒形成减少。

2. 肝脏甘油三酯酶（HTL）活性下降

胰岛素作用不足同样影响 HTL 活性，HTL 作用使 VLDL 残粒进一步分解为中间密度（IDL）和低密度脂蛋白（LDL），当 HTL 活性降低时，血中 VLDL 分解速度下降，也使 VLDL 进一步升高。

3. LDL 受体活性下降

胰岛素对 LDL 和 LDL 受体结合及 LDL 摄取起调节作用，当胰岛素不足时，LDL 经受体通路代谢受阻，血中 LDL 水平升高。

4. VLDL 合成和清除障碍

胰岛素作用不足不严重时，肝脏合成 VLDL 和清除 VLDL 的能力相似，故血中 VLDL 堆积情况不严重，但如果胰岛素作用不足严重时，肝脏合成 VLDL 速度大于其清除速度，结果进一步提高了血清中 VLDL 水平。

（二）脂蛋白的糖基化

脂蛋白的糖基化作用可造成以下不良后果：① LDL 糖基化后可通过亲和机制使巨噬细胞摄取 LDL 增多，造成脂质沉积在动脉壁细胞内，促进动脉硬化的过程；②脂质成分改变，不利清除；③血管胶原组织糖基化产物能够捕捉 LDL，从而加速脂质堆积。

（三）脂质过氧化作用（LPO）的增强

LPO（特别是 LDL 的过氧化）不易被 LDL 的受体识别，使 LDL 受体通道代谢受阻碍，LPO 能增加单核细胞的趋化性，使巨噬细胞摄取氧化的 LDL 增多，造成脂质在细胞内堆积从而形成泡沫细胞；LPO 和过氧化的 LDL 可直接作用在血小板，黏附于受损的内皮细胞，可释放生长因子，刺激血管平滑肌细胞增殖，引发动脉硬化过程加速；LPO 还可影响凝血因子及前列环素的活性，促进血栓形成。

糖尿病患者脂质过氧化作用增强的可能机制是：高血糖、高脂血症可使单核细胞释放大量自由基，蛋白质的糖基化中间产物也可释放大量自由基，自由基浓度增高使脂质过氧化作用增强。

二、中医病因病机

（一）痰湿瘀血

痰湿瘀血既是糖尿病高脂血症的重要致病因素，又是脾肾亏虚的病理产物。痰湿瘀血普遍存在于糖尿病高脂血症中，且贯穿于疾病的始终。

痰湿的产生恰如《景岳全书·杂证论》所云："五脏之病虽俱能生痰，无不由乎脾肾，盖脾主湿，湿动则为痰，肾主水，水泛亦为痰，故痰之化无不在脾，而痰之本无不在肾。"现代研究表明，高脂血症是痰证的主要生化物质基础，揭示高脂血症与痰证紧密相关。

糖尿病高脂血症中后期多脾肾俱亏，气阴俱损，气虚则帅血无力，血滞为瘀；阴虚化火，灼伤血分，血凝为瘀；脾虚生湿，阻碍气机，气滞血瘀；肾虚气化失常，血涩为瘀；且久病入络，瘀血之变渐积而成。现代研究证实，糖尿病高脂血症存在血液流变学异常、微循环障碍，多数患者血液呈浓、黏、凝、聚状态，为中医血瘀证提供了微观依据。

痰湿瘀血既生，作为新的致病因素，可进一步加重脾肾亏虚，导致痰瘀再生，加速病情进展，令变证丛生。如痰瘀痹阻于心脏，而发"心悸""胸痹""真心痛"；痰瘀夹风横窜于脑窍而发中风；痰瘀内寄予肾脏而发"水肿"等，可见脾肾亏虚与痰湿瘀血互相影响，互为因果。

（二）脾肾亏损

脾主运化，肾主水液，二者对维持津液正常代谢起着极为重要的作用。若脾气虚弱，运化失常，肾气不足，气化不利，则导致津液代谢障碍，脂代谢受阻，日久浊脂形成。

（1）糖尿病高脂血症与不良的生活习惯密切相关，精神负荷过重是糖尿病高脂血症形成的重要外在条件。嗜食肥甘，嗜饮美酒，缺少锻炼，喜逸恶动，长期精神压力过重，思虑重重，郁郁寡欢，紧张焦躁，凡此种种都可以直接或间接地影响脾胃功能。其次降糖西药双胍类、α-糖苷酶抑制剂均有胃肠道不良反应，中药寒凉清利之品久用多用亦可损伤脾胃。且临床上糖尿病高脂血症患者神倦嗜卧，耐力减退，形体肥胖者众多，所以脾虚气弱是糖尿病高脂血症的重要病机之一。

（2）糖尿病高脂血症发病人群多为中年人，正是肾精渐衰、脏腑功能逐渐减退的年龄，资料表明中年以后，代表肾实质的下丘脑 – 垂体 – 靶腺轴功能紊乱或减退是高脂血症的重要诱发因素，并且糖尿病高脂血症多有头晕耳鸣、腰膝酸软等肾虚之象，可见该病与肾虚有着必然的联系。

（3）糖尿病高脂血症与消渴之初，多肺胃热盛，然病变日久，终归脾肾。因肾为先天之本，居下焦，内寓真阴真阳，为气血化生原动力，他脏之阴皆有赖于肾阴之濡养，他脏之阳皆有赖于肾阳之温煦。脾为后天之本 . 气血生化之源，居中州，灌溉四旁，运化水谷精微；充养五脏，培补先天。脾气虚弱，中州失运则健运、升消、统摄不能；肾精亏耗则滋养、温煦封藏失职，血糖血脂不能正常转化利用，变生浊邪蓄积脉内，故脾肾亏虚是糖尿病高脂血症本虚之根结所在。正如刘完素在《三消论》中所云："心肺像天，脾肾像地，土为万物之木，水为万物之源"，三消"根本者，脾胃肾也"。

三、诊断和鉴别诊断

诊断高脂血症，必须禁食 14 小时以上，测定血清总胆固醇（TC）、甘油三酯（TG）、HDL-C。TC ≥ 5.64mmol/L（220mg/dl）为高胆固醇血症、TG ≥ 1.65mmol/L（150mg/dl）为高 TG 血症，HDL-C ≤ 1.04mmol/L（40mg/dl）为低 HDL-C 血症。根据不同的情况可测脂蛋白电泳或载脂蛋白 AI（APOAI）蛋白（AⅠ、AⅡ、B、CⅡ、CⅢ、E），这样可进一步明确脂蛋白的组分。

高脂血症的分类，可分为原发性高脂血症与继发性高脂血症。糖尿病等引起者为继发性高脂血症，其他的则称为原发性高脂血症。其次有明确家族史等遗传背景的称为家族性高脂血症。具有 LDL 受体变异的家族性高胆固醇血症，亦属于原发性高脂血症的一种。糖尿病为发生高脂血症较多的疾病，但糖尿病本身控制良好时，仍出现持续高脂血症者，则有可能是原发性高脂血症。

四、治疗

对糖尿病患者血脂异常的处理可分为非药物治疗和药物治疗。非药物治疗包括饮食限制、降低体重、体力运动和血糖控制。

（一）饮食限制

饮食治疗是纠正患者血脂异常的基本措施。饮食治疗的目的是通过改变饮食习惯、控制饮食来降低血脂 LDL 胆固醇、VLDL 胆固醇和三酰甘油水平，饮食治疗的主要内容包括减少食物中胆固醇和总脂肪的摄取和降低体重。美国糖尿病组织推荐含高碳水化合物、低脂肪和脂肪酸及低胆固醇饮食。

（1）限制总热量以达到理想的体重。

（2）脂肪摄入量低于总热量的 30%，其中饱和脂肪酸摄入量低于总热量的10%。

（3）胆固醇摄入每日低于 300mg。

（4）蛋白质摄入量每日 0.8g/kg。

（5）50%~60% 的热量从碳水化合物摄取（最好是复合物、非精制的或高纤维素）。

（6）严格控制饮酒。

（二）体力运动

常规的体力运动有益于调节血糖水平，增加胰岛素敏感性和改善血脂异常及体重的控制。对 2 型糖尿病患者，为达到血糖水平控制和增加胰岛素敏感性，建议每周至少进行 3 日体力运动，每次达最大运动量的 50%~70%，且持续20~45 分钟。体力运动开始以前，所有的糖尿病患者均应进行仔细的检查。对 1 型糖尿病患者，应监测运动时引起的高血糖、低血糖、酮症，缺血性心血管疾病或心律失常。许多 2 型糖尿病患者在诊断糖尿病的同时可能已存在冠状动脉粥样硬化性心脏病，为此所有的 2 型糖尿病患者在体力运动开始以前应排除其存在症状性心肌缺血，以往未诊断的高血压、神经病变、视网膜病变和肾病。

（三）血糖控制

胰岛素治疗不仅能改善血糖控制，而且能减轻血浆脂蛋白异常。对 1 型糖尿病患者强化胰岛素治疗可预防其微血管病变。在 1 型糖尿病患者中，血糖水平的控制对脂蛋白的水平起决定性作用，最佳的血糖水平可使血脂和脂蛋白水平正常或低于正常。因为照岛素可减少患者肝源性 VLDL 三酰甘油，尚可能减少 VLDL

和 LDL 的 Apo B 的合成，上调肝细胞 LDL 受体，降低血浆 LDL 水平，有助于 LDL 的清除。经强化治疗后，患者总胆固醇及 LDL 胆固醇处于极低水平。血糖控制良好的患者，其脂蛋白酶活性的增强也有助于有效降低三酰甘油和 VLDL 胆固醇水平相对提高 HDL 浓度。另外，严格的血糖控制可预防由糖化脂蛋白引起的动脉粥样硬化。

在 1 型糖尿病患者中，糖尿病肾病的存在是影响血脂水平的主要因素之一。糖尿病肾病患者往往存在高甘油三酯、高 LDL 胆固醇和低 HDL2。当患者经严格的血糖控制后，仍持续存在明显的高脂血症而无糖尿病肾病的证据时，应怀疑存在遗传性脂质疾病。与 1 型糖尿病患者不同的是，在 2 型糖尿病患者中，糖尿病病情控制与血脂水平无明显联系。用磺酰脲类或胰岛素控制血糖，常引起 VLDL 三酰甘油水平的明显降低。然而，HDL 水平常常不能恢复到正常范围。尽管患者在应用降血脂药物以前严格控制血糖，但对血脂的影响仍较小。然而医生不应该等很长时间才给予降血脂药物的治疗，以免增加大血管病变的危险性，因为 2 型糖尿病患者在明确糖尿病以前许多年，可能已存在大血管病变。另外，在绝大多数 2 型糖尿病患者中，满意的血糖水平的控制是难以达到的。如果 3~6 个月非药物治疗（包括饮食限制、体力运动和血糖控制）血脂水平仍无改善，应给予药物治疗。

（四）药物治疗

由于糖尿病会增加高脂血症对血管壁的损伤。因此建议对于有其他危险因素的糖尿病患者（高血压、吸烟，早年发生动脉粥样硬化家族史，HDL-C < 0.91mmol/L）即使 LDL 和三酰甘油在临界水平，仍应考虑调脂药物治疗（特别是他汀类）。但考虑到目前国内的现实，这一措施往往难以实施。

目前多数学者认为，糖尿病的调脂治疗可参考美国糖尿病协会（ADA）的标准。2000 年 ADA 标准建议，如糖尿病患者合并冠心病或多种血管疾病，则 LDL-C 超过 2.6mmol/L（100mg/dl）即应给予药物治疗；如未合并冠心病、外周血管及脑血管疾病，则 LDL-L 超过 3.4mmol/L（130mg/d1）应当给予药物治疗。不管患者是否合并血管疾病，其治疗目标为：LDL-C 低于 2.6mmol/L（100mg/dl），TG 应控制在 17mmol/L（150mg/dl）以下，HDL-C 达到 1.15mmol/L（40mg/dl）以上。

1. HMG-CoA 还原酶抑制剂（他汀类）

竞争性抑制胆固醇合成过程中的限速酶（HMG-CoA 还原酶）活性，从而阻断胆固醇的生成，而上调细胞表面的 LDL 受体，加速血浆 LDL 的分解代谢。主要降低血清 TC 和 LDL-C，也在一定程度上降低 TG 和 VLDL，轻度升高 HDL-C 水平。适应证为高胆固醇血症和以胆固醇升高为主的混合性高脂血症。他汀类药物是目前临床上最重要、应用最广的调脂药物。主要制剂和每天剂量范围为：洛伐他汀 10~80mg，辛伐他汀 5~40mg，普伐他汀 10~40mg，氟伐他汀 10~40mg，阿托伐他汀 10~80mg，瑞舒伐他汀 10~20mg。除阿托伐他汀和瑞舒伐他汀可在任何时间服药外，其余制剂均为每晚顿服。目前临床应用的他汀类副作用较轻，少数患者出现腹痛、便秘、失眠、转氨酶升高、肌肉疼痛、血清肌酸激酶升高，极少数严重者横纹肌溶解而致急性肾衰竭。他汀类与其他调脂药（如贝特类、烟酸等）合用时可增加药物不良反应，联合应用时应小心；不宜与环孢素、雷公藤、环磷酰胺、大环内酯类抗生素以及吡咯类抗真菌药（如酮康唑）等合用。儿童、孕妇、哺乳期妇女和准备生育的妇女不宜服用。

2. 苯氧芳酸类（贝特类）

激活过氧化物酶体增殖物激活受体 PPARα，刺激 LPL、Apo A I 和 Apo A II 基因表达，抑制 Apo C III 基因表达，增强 LPL 的脂解活性，促进 VLDL 和 TG 分解以及胆固醇的逆向转运。主要降低血清 TG，VLDL-C，也可在一定程度上降低 TC 和 LDL-C，升高 HDL-C。适应证为高甘油三酯血症和以三酰甘油升高为主的混合性高脂血症。主要制剂如下：非诺贝特 0.1g，每天 3 次或微粒型 0.2g，每天 1 次；苯扎贝特 0.2g，每天 3 次或缓释型 0.4g，每晚 1 次。吉非贝齐和氯贝丁酯因副作用大，临床上已很少应用。主要副作用为胃肠道反应；少数出现一过性肝转氨酶和肌酸激酶升高，如明显异常应及时停药；可见皮疹、白细胞减少。贝特类能增强抗凝药物作用，两药合用时需调整抗凝药物剂量。禁用于肝肾功能不良者以及儿童、孕妇和哺乳期妇女。

3. 烟酸类

烟酸属 B 族维生素，作用机制未明，可能与抑制脂肪组织脂解和减少肝脏中 VLDL 合成和分泌有关。能使血清 TG，VLDL-C 降低，TC，LDL-C 及 LP（α）也降低，HDL-C 轻度升高。适应证为高甘油三酯血症和以三酰甘油升高为主的混合性高脂血症。主要制剂有：烟酸 0.2g，每天 3 次口服，渐增至 1~2g/d。主要副作用为面部潮红、瘙痒、高血糖、高尿酸及胃肠道症状，偶见肝功能损害，有可能使消化性溃疡恶化。禁用于慢性肝病和严重痛风，慎用于溃疡病、肝毒性和高尿酸血症，一般难以耐受，现多已不用。烟酸缓释片能显著改善药物耐受性及安全性，从低剂量开始，渐增至理想剂量，推荐剂量为 1~2g，每晚 1 次用药。阿昔莫司 0.25g，每天 1~3 次，餐后口服，副作用较少。

4. 胆酸螯合剂（树脂类）

属碱性阴离子交换树脂，在肠道内与胆酸不可逆结合，阻碍胆酸的肠肝循环，促使胆酸随粪便排出，阻断其胆固醇的重吸收；上调肝细胞膜表面的 LDL 受体，加速由胆固醇合成胆酸，增加血中 LDL 清除，降低 TC 和 LDL-C。适应证为高胆固醇血症和以胆固醇升高为主的混合性高脂血症。主要制剂及每天剂量范围为：考来烯胺 4~16g/d，考来替哌 5~20g/d，从小剂量开始，1~3 个月内达最大耐受量。主要副作用为恶心、呕吐、腹胀、腹痛、便秘。也可干扰其他药物的吸收，如叶酸、地高辛、贝特类、他汀类、抗生素、甲状腺素、脂溶性维生素等。

5. 肠道胆固醇吸收抑制剂

依折麦布口服后被迅速吸收，结合成依折麦布 – 葡萄醛甘酸，作用于小肠细胞刷状缘，抑制胆固醇和植物固醇吸收；促进肝脏 LDL 受体合成，加速 LDL 的清除，降低血清 LDL-C 水平。适应证为高胆固醇血症和以胆固醇升高为主的混合性高脂血症，单药或与他汀类联合治疗。常用剂量为 10mg，每天 1 次。常见副作用为胃肠道反应、头痛及肌肉疼痛，有可能引起转氨酶升高。

6. 普罗布考

通过渗入到脂蛋白颗粒中影响脂蛋白代谢，而产生调脂作用。可降低 TC 和 LDL-C，而 HDL-C 也明显降低，但认为可改变后者的结构和代谢，使其逆向转运胆固醇的功能得到提高。适应证为高胆固醇血症，尤其是纯合子型家族性高胆固醇血症。常用剂量为 0.5g，每天 2 次口服。常见副作用为恶心。偶见心电图 Q-T 间期延长，为最严重的不良反应。

7. n-3 脂肪酸制剂

n-3 长链多不饱和脂肪酸是海鱼油的主要成分，作用机制尚不清楚，可能与作用于 PPARs 并降低 Apo B 分泌有关。可降低 TG 和轻度升高 HDL-C，对 TC 和

LDL-C 无影响。适应证为高甘油三酯血症和以甘油三酯升高为主的混合性高脂血症。常用剂量为 0.5~1g，每天 3 次口服。鱼油腥味所致恶心、腹部不适是常见的不良反应。有出血倾向者禁用。

（五）其他治疗措施

（1）血浆净化治疗有创治疗，价格昂贵，需每周重复，仅用于极个别对他汀类药物过敏或不能耐受的严重难治性高胆固醇血症者。

（2）手术治疗在少数情况下，对非常严重的高胆固醇血症，如纯合子家族性高胆固醇血症或对药物无法耐受的严重高胆固醇血症患者，可考虑手术治疗，包括部分回肠末段切除术、门腔静脉分流术和肝脏移植术等。

调脂治疗一般是长期的，甚至是终身的。不同个体对同一治疗措施或药物的疗效和副作用差异很大。药物治疗过程中，应监测血脂水平以指导治疗，必须监测不良反应，定期检查肌酶、肝功能、肾功能和血常规等。

五、中医治疗

1. 脾虚痰浊

主证：脘腹痞胀，不思饮食，肢体困重，咳嗽有痰，头昏重胀，浮肿尿少，大便溏。舌苔白腻，脉滑。

治则：化湿醒脾，化痰祛浊。

方药：二陈汤加味。

组成：陈皮 12g，半夏 12g，茯苓 12g，竹茹 12g，胆南星 12g，白术 12g，杏仁 6g，草豆蔻 12g。

加减：若脾虚明显，可酌加党参 15g、白术 10g 以助补脾益脾；尿少浮肿，加泽泻 10g、猪苓 12g 以淡渗利水消肿；若纳食减少，不思饮食，加砂仁 9g、佩兰 9g 以芳香醒脾。

2. 脾肾两虚

主证：体倦乏力，腰腿酸软，尿少浮肿，腹胀纳呆，耳鸣眼花，健忘失眠，视物模糊，舌红苔白，脉沉细。

治则：健脾益肾。

方药：清脂汤加味。

组成：生何首乌 15g，生地黄 15g，淫羊藿 10g，菟丝子 10g，女贞子 10g，泽泻 10g，白术 10g，黑芝麻 10g，山楂 10g。

加减：乏力明显可加党参 10g、黄芪 10g 以补气健脾；健忘失眠加黄精 12g、益智仁 10g；若视物模糊可加青葙子 12g、茺蔚子 12g 等。

3. 气滞血瘀

主证：胸闷憋气，胸痛烦躁，痛有定处。舌质暗淡或见瘀点，脉涩。

治则：行气活血，化瘀降浊。

方药：桃仁红花煎加味。

组成：桃仁 12g，红花 12g，丹参 12g，赤芍 12g，香附 12g，当归 12g，延胡索 12g，生地黄 15g，草决明 10g，泽泻 12g，青皮 6g，陈皮 6g。

加减：若两胁胀痛可加柴胡 10g、川楝子 6g 以疏肝理气；胸闷明显加瓜蒌 20g，半夏 10g 以宽胸理气止痛。

六、调摄预防

普及健康教育，提倡均衡饮食，增加体力活动及体育运动，预防肥胖，并与肥胖症、糖尿病、心血管疾病等慢性病防治工作的宣教相结合，以降低血脂异常的发病率。经积极的综合治疗，本症预后良好。

第三节　糖尿病与高尿酸血症

痛风是一种由于嘌呤生物合成代谢增加，尿酸产生过多或因尿酸排泄不良而致血中尿酸升高，尿酸盐结晶沉积在关节滑膜、滑囊、软骨及其他组织中引起的反复发作性炎性疾病。本病以关节液和痛风石中可找到有双折光性的单水尿酸钠结晶为其特点。其临床特征为：高尿酸血症及尿酸盐结晶，沉积所致的特征性急性关节炎、痛风石、间质性肾炎，严重者见关节畸形及功能障碍，常伴尿酸性尿路结石，多见于体形肥胖的中老年男性和绝经期后妇女。随着经济发展和生活方式改变，其患病率逐渐上升。在古代，中医学并无"高尿酸血症"这一病名，且大多数高尿酸血症患者无特异性临床表现，按其临床表现的不同，可分属于中医学"石淋""痹证""水肿""痛风"等范畴。如并发痛风，因其关节有红、肿、热、痛及活动不灵活等主要表现，而关节痛也常为就诊的主要原因，因此痛风属于中医学"热痹""风湿热痹"等痹证的范畴。中医学中亦有"痛风"之名，中医"痛风"一词最早见于梁代陶弘景《名医别录》，朱丹溪《格致余论·痛风》中云："痛风者，四肢百节走痛，方书谓之白虎历节风证是也。大率有痰，风热，风湿，血虚。"

一、病因病机

（一）西医

1. 血尿酸水平在糖尿病前期及 2 型糖尿病患者中的变化

横断面研究显示糖尿病患者的血尿酸水平偏低。Tuomilehto 等报道的亚裔印第安人中，糖耐量减低（IGT）患者血尿酸水平显著升高，而糖尿病患者血尿酸水平则呈显著下降趋势。在白种人中的报道亦可见此结论。Whitehead 等报道，当男性空腹血糖升至 7.0mmol/L 及女性空腹血糖升至 9.0mmol/L 时，血尿酸水平呈伴随升高趋势；而在那之后，血尿酸水平则呈下降趋势。Cook 等在英国人中的报道显示，随着空腹血糖渐升至 8.0mmol/L，血尿酸水平呈伴随升高趋势，而这一正相关关系不能用体质指数（BMI）、年龄及社会地位、有无痛风及是否有过高血压治疗等因素来解释。这可能是血糖与嘌呤代谢之间存在的生物学内在关系所导致的。

在中国人群的研究中也显示出这种相关性。Nan 等报道在山东人群中，随着空腹血糖水平渐升至 7.0mmol/L 时，血尿酸水平伴随性升高，而当空腹血糖再升高时，血尿酸水平则呈现显著下降趋势。

2. 血尿酸水平与 2 型糖尿病发生之间的相关性

研究发现，血尿酸水平较基线值每升高 59.5μmol/L（1mg/dl）时，发生糖尿病的风险将增加 1.14 倍。血尿酸水平最高组比最低组发生糖尿病的几率增加了 5.8 倍。2 型糖尿病的发病率在血尿酸最高组比最低组增加了 1.5 倍。

3. 高尿酸血症和 2 型糖尿病其他危险因素的关系

（1）肥胖 肥胖是全球性流行疾病，是 2 型糖尿病的主要危险因素之一。

高尿酸血症和肥胖之间的关系在数十年前就引起了学者们的关注。1966 年，O'Brien 等在对北美印第安人进行的研究发现，血尿酸水平与体质量及体表面积呈高度相关。同年，Burch 等对 Marian 群岛人群以及 Krizek 对欧洲人群进行的研究也得出了类似的结论。中心性肥胖会导致尿酸的过度合成，但并不影响其排泄。近年的随访研究进一步证实尿酸与肥胖之间关系紧密。青年成人中的冠心病危险性发展研究（CARDIA）显示，BMI 是与血尿酸相关性最强的危险因素。在日本完成的为期 12 年的前瞻性随访研究显示，高尿酸血症的发生与 BMI 的增加是平行的。

肥胖影响尿酸代谢主要有两个方面，即增加尿酸合成和降低肾脏对尿酸的排出功能。而这一现象的产生主要源于胰岛素抵抗引起的高胰岛素血症。另外，新近的研究显示瘦素的作用可能在高尿酸血症、肥胖和胰岛素抵抗之间起作用。在正常男性和中度肥胖的女性中，血尿酸水平与血清瘦素水平呈相关性。Matsubara 等发现在日本女性人群中，经过调整 BMI、体脂分布等因素后，血清瘦素与血尿酸水平独立相关。Bedir 等总结相关研究后，提出瘦素可能是一个调节尿酸浓度的因子，并假设瘦素是肥胖与高尿酸血症之间缺失的一个链接。

（2）血脂异常　Matsubara 等进行的流行病学研究中发现，血尿酸水平高的人群比血尿酸水平低的人群，总胆固醇和血脂水平升高，而 HDL-C 水平则与血尿酸水平呈负相关。近期还有研究发现游离脂肪酸水平高与高尿酸血症相关，独立于高脂血症、肥胖和中心性脂肪分布等因素。高脂血症和高尿酸血症之间相关的机制目前尚不十分清楚。有学者假设是由于在游离脂肪酸合成过程中对还原型辅酶Ⅱ（NADPH）需求的增加，导致尿酸合成也随之增强。

（3）胰岛素抵抗　在高尿酸血症患者中，大约 62.8% 存在胰岛素抵抗。高尿酸血症与胰岛素抵抗之间的机制也存在假说。尿酸在代谢综合征的发病机制中起重要作用，人们因此推断高尿酸水平通过抑制一氧化氮的生物活性抑制了内皮功能。由于胰岛素需要一氧化氮来激活其对葡萄糖的摄取，因此研究者认为高尿酸血症可能是胰岛素抵抗的发病机制之一。

（二）中医

古文中无"高尿酸"，但对"痛风"的病因病机有所描述。有医家认为其为外感所得，如朱丹溪在《格致余论·痛风》中指出"痛风者……大率因血受热，已自沸腾，其后或涉冷水，或立湿地，或扇风取凉，或卧地当风，寒凉外搏，热血得寒，污浊凝涩所以作痛，夜则痛甚，行于阴也。"还指出"肢节肿痛，脉涩数者，此是瘀血"，"寒湿邪痹阴分，久则化热攻痛"等等，其后各家皆宗其说。张景岳提到了痛风者多有肥胖的内因存在，是导致湿聚体内的基础，在《景岳全书·脚气》中提到："外是阴寒水湿，今湿邪袭人皮肉筋脉，内由平素肥甘过度，湿袭下焦，寒与湿邪相结郁而化热，停留肌肤……病变部位红肿潮热，久则骨蚀。"清代医家张石顽在《张氏医通·痛风》中更明确地指出"按痛风一症……多由风寒湿气乘虚袭于经络，气血凝滞所致"。《医学入门》中提到："痛风，形体瘦者，多内因血虚有火；形体肥胖者，多外因风湿生痰；以其循历遍身，日历节风，甚如虎咬，痛必夜甚者，血行于阴也。"《医学准绳六要》曰："痛风，即内经痛痹。上古多外感，故云三气合而为痹。今人多内伤，气血亏损，湿痰阴火，流滞经络，或在四肢，或客腰背，痛不可当，一名白虎历节是也。"《诸病源候论》指出："由饮酒腠理开，汗出当风所致也。"在古代已认识到饮食因素对高尿酸血症的影响，如《万病回春·痛风》所云："所以膏粱之人，多食煎炒、炙搏、酒肉热物蒸脏腑，所以痛风、恶毒、痈疽最多。"

二、实验室检查及其他检查

1. 血尿酸测定

血清标本，尿酸酶法。正常男性为 150~380μmol/L（2.5~6.4mg/dl），女性为 100~300μmol/L（1.6~5.0mg/dl），更年期后接近男性。血尿酸存在较大波动，应反复监测。

2. 尿尿酸测定

限制嘌呤饮食 5 天后，每日尿酸排出量超过 3.57mmol（600mg），可认为尿酸生成增多。

3. 滑囊液或痛风石内容物检查

偏振光显微镜下可见针形尿酸盐结晶。

4. X 线检查

急性关节炎期可见非特征性软组织肿胀；慢性期或反复发作后可见软骨缘破

坏，关节面不规则，特征性改变为穿凿样、虫蚀样圆形或弧形的骨质透亮缺损。

5. 电子计算机 X 线体层显像（CT）与磁共振显像（MRI）检查

CT 扫描受累部位可见不均匀的斑点状高密度痛风石影像；MRI 的 T1 和 T2 加权图像呈斑点状低信号。

三、诊断及鉴别诊断

男性和绝经后女性血尿酸 > 420μmol/L（7.0mg/dl）、绝经前女性 > 350μmol/L（5.8mg/dl）可诊断为高尿酸血症。中老年男性如出现特征性关节炎表现、尿路结石或肾绞痛发作，伴有高尿酸血症应考虑痛风。关节液穿刺或痛风石活检证实为尿酸盐结晶可做出诊断。X 线检查、CT 或 MRI 扫描对明确诊断具有一定的价值。急性关节炎期诊断有困难者，秋水仙碱试验性治疗有诊断意义。

（1）继发性高尿酸血症　如仅发现有高尿酸血症，必须首先排除继发性高尿酸血症，应详细询问病史以排除各种药物导致的血尿酸增高。继发性高尿酸血症或痛风具有以下特点：①儿童、青少年、女性和老年人更多见；②高尿酸血症程度较重；③ 40% 的患者 24 小时尿酸排出增多；④肾脏受累多见，痛风肾、尿酸结石发生率较高，甚至发生急性肾衰竭；⑤痛风性关节炎症状往往较轻或不典型；⑥有明确的相关用药史。

（2）关节炎　①类风湿关节炎：青、中年女性多见，四肢近端小关节常呈对称性梭形肿胀畸形，晨僵明显。血尿酸不高，类风湿因子阳性，X 线片出现凿孔样缺损少见。②化脓性关节炎与创伤性关节炎：前者关节囊液可培养出细菌；后者有外伤史。两者血尿酸水平不高，关节囊液无尿酸盐结晶。③假性痛风：系关节软骨钙化所致，多见于老年人，膝关节最常受累。血尿酸正常，关节滑囊液检查可发现有焦磷酸钙结晶或磷灰石，X 线可见软骨呈线状钙化或关节旁钙化。

（3）肾石病　高尿酸血症或不典型痛风可以肾结石为最先表现，继发性高尿酸血症者尿路结石的发生率更高。纯尿酸结石能被 X 线透过而不显影，所以对尿路平片阴性而 B 超阳性的肾结石患者应常规检查血尿酸并分析结石的性质。

四、中医辨证

中医各家学者对此病的病因病机的认识不尽相同，但是总体可以从以下几方面辨证。

1. 风寒湿痹

（1）行痹　风寒湿邪侵袭肌表，留滞经络，气血运行不畅，不通则痛，故见肢体关节酸痛；因疼痛影响关节活动，故见屈伸不利。行痹以风邪偏盛，风性善行而数变，故疼痛游走不定，时而走窜上肢，时而流注下肢为其特征；外邪束表，营卫失和，故见恶风发热，或恶寒发热。舌苔白，脉浮为邪气外侵之象。

（2）痛痹　感受风寒湿邪，因寒邪偏胜，寒性凝滞，主收引，邪流经络，痹阻气血，故见肢体关节紧痛不移，疼痛较剧；遇寒则血愈凝涩，故痛增剧；得热则寒邪祛散气血运行较为舒畅，故其痛减；寒主收引，筋脉拘急，则肢体关节紧痛而不得屈伸；寒为阴邪，故局部皮肤不红，触之不热。舌质淡红，苔薄白腻为寒湿之象，脉弦紧为属寒主痛之征，脉沉迟而弦为寒胜之象。

（3）着痹　感受风寒湿邪而以湿邪偏盛，因湿性重浊黏滞，湿注经络，留滞关节，气血运行受阻，不通则痛，故见肢体关节肿胀，重着酸痛，痛有定处，活动不便；肌肤络脉为湿浊阻滞，营血运行不畅，而见肌肤麻木不仁。苔白厚腻，脉濡缓为湿邪偏盛之象。

2. 风湿热痹

感受风湿热邪，或风寒湿邪郁而化热，湿热壅滞经络，流注肢节，气血郁滞不通，致局部红肿灼热，关节疼痛不能屈伸；湿热壅盛，营卫郁滞失和，故见恶风，发热；湿热久郁，化燥伤津，故口渴，尿黄；邪热上扰于心，则见心烦郁闷。舌质红，苔黄腻，脉滑数皆湿热壅盛之征。

3. 痰瘀阻痹

痰浊与瘀血互结，留阻经络、关节、肌肉，瘀阻脉络，故肌肉关节肿胀刺痛；痰瘀留于肌肤，则见硬结或瘀斑；邪气深入筋骨，致骨变筋缩，关节僵硬变形，难以屈伸；痰瘀阻滞，经脉肌肤失去气血荣养，故肢体肌肤与顽麻不仁；舌质紫暗或有瘀斑，舌苔白腻，脉弦涩，为痰阻血瘀之征象。

4. 肝肾亏虚

肝主筋，肾主骨，肝肾两虚，筋骨失于濡养，故关节疼痛日久不愈，屈伸不利，肌肉瘦削，腰膝酸软。偏阳虚者，则畏寒肢冷，阳痿，遗精；偏阴虚者，则骨蒸劳热，自汗盗汗。舌脉所见，亦为肝肾亏虚之象。

五、治疗

（一）西医治疗

原发性高尿酸血症与痛风的防治目的：①控制高尿酸血症，预防尿酸盐沉积；②迅速终止急性关节炎的发作；③防止尿酸结石形成和肾功能损害。

1. 一般治疗

控制饮食总热量；限制饮酒和高嘌呤食物（如心、肝、肾等）的大量摄入；每天饮水 2L 以上以增加尿酸的排泄；慎用抑制尿酸排泄的药物如噻嗪类利尿药等；避免诱发因素和积极治疗相关疾病等。特别在放疗或化疗时要严密监测血尿酸水平。

2. 高尿酸血症的治疗

目的是使血尿酸维持正常水平。

（1）排尿酸药　抑制近端肾小管对尿酸盐的重吸收，从而增加尿酸的排泄，降低尿酸水平，适合肾功能良好者；当内生肌酐清除率 < 30ml/min 时无效；已有尿酸盐结石形成，或每日尿排出尿酸盐 > 3.57mmol（600mg）时不宜使用；用药期间应多饮水，并服碳酸氢钠 3~6g/d；剂量应从小剂量开始逐步递增。常用药物：①苯溴马隆（benzbromarone）；25~100mg/d，该药的不良反应轻，一般不影响肝肾功能；少数有胃肠道反应，过敏性皮炎、发热少见。②丙磺舒（probenecid，羧苯磺胺）：初始剂量为 0.25g，每日 2 次；两周后可逐渐增加剂量，最大剂量不超过 2g/d。约 5% 的患者可出现皮疹、发热、胃肠道刺激等不良反应。

（2）抑制尿酸生成药物　别嘌醇（allopurinol）通过抑制黄嘌呤氧化酶，使尿酸的生成减少，适用于尿酸生成过多或不适合使用排尿酸药物者。每次 100mg，每日 2~4 次，最大剂量 600mg/d，待血尿酸降至 360μmol/L 以下，可减量至最小剂量或别嘌醇缓释片 250mg/d，与排尿酸药合用效更好。不良反应有胃肠道刺激，皮疹、发热、肝损害、骨髓抑制等，肾功能不全者剂量减半。

（3）碱性药物碳酸氢钠可碱化尿液，使尿酸不易在尿中积聚形成结晶，成人口服 3~6g/d，长期大量服用可致代谢性碱中毒，并且因钠负荷过高引起水肿。

3. 急性痛风性关节炎期的治疗

绝对卧床，抬高患肢，避免负重，迅速给秋水仙碱，越早用药疗效越好。

（1）秋水仙碱（colchicine）　治疗急性痛风性关节炎的特效药物，通过抑制中性粒细胞、单核细胞释放白三烯 B_4、糖蛋白化学趋化因子、白细胞介素 –1 等炎症因子，同时抑制炎症细胞的变形和趋化，从而缓解炎症。口服法：初始口服剂量为 1mg，随后 0.5mg/h 或 1mg/2h，直到症状缓解，最大剂量 6~8mg/d。90% 的患者口服秋水仙碱后 48 小时内疼痛缓解。症状缓解后调整为 0.5mg，每天 2~3 次，维持数天后停药。不良反应为恶心、呕吐、厌食、腹胀和水样腹泻，发生率高达 40%~75%，如出现上述不良反应须及时调整剂量或停药，若用到最大剂量而症状无明显改善时应及时停药。该药还可以引起白细胞减少、血小板减少等骨髓抑制表现以及脱发等。静脉法：秋水仙碱 1~2mg 溶于 20ml 生理盐水中，5~10 分钟内缓慢静脉注射；如病情需要，4~5 小时后重复注射 1mg；24 小时不超过 4mg。静脉注射时避免药液外漏，否则可引起剧烈疼痛和组织坏死；此外静脉给药可产生严重的不良反应，如骨髓抑制、肾衰竭、弥散性血管内溶血、肝坏死、癫痫样发作甚至死亡，国内极少静脉给药。

（2）非甾体抗炎药　通过抑制花生四烯酸代谢中的环氧化酶活性，进而抑制前列腺素的合成而达到消炎镇痛。活动性消化性溃疡、消化道出血为禁忌证。常用药物：①吲哚美辛，初始剂量 75~100mg，随后每次 50mg，6~8 小时 1 次；②双氯芬酸，每次口服 50mg，每天 2~3 次；③布洛芬，每次 0.3~0.6g，每天 2 次；④罗非昔布，25mg/d，症状缓解应减量，5~7 日后停用。禁止同时服用两种或多种非甾体抗炎药，否则会加重不良反应。

（3）糖皮质激素　上述药物治疗无效或不能使用秋水仙碱和非甾体抗炎药时，可考虑使用糖皮质激素或 ACTH 短程治疗。如泼尼松，起始剂量为 0.5~1mg/（kg·d），3~7 天后迅速减量或停用，疗程不超过 2 周；ACTH 50U 溶于葡萄糖溶液中缓慢静滴。可同时口服秋水仙碱 1~2mg/d。该类药物的特点是起效快、缓解率高，但停药后容易出现症状"反跳"。

4. 发作间歇期和慢性期的处理

治疗目的是维持血尿酸的正常水平（见高尿酸血症的治疗），较大痛风石或经皮溃破者可手术剔除。

5. 其他

继发性高尿酸血症的治疗原则是：①积极治疗原发病；②尽量避免或减少使用可能引发和（或）加重高尿酸血症的药物和方法；③尽快控制急性痛风性关节炎的发作。

高尿酸血症和痛风常与代谢综合征伴发，应积极行降压、降脂、减重及改善胰岛素抵抗等综合治疗。

（二）中医治疗

1. 祛风通络，散寒除湿

方药：防风汤加减。方中用防风、秦艽祛风除湿，通络止痛；麻黄、杏仁散寒宣肺，达邪外出，是取肺主皮毛之意；葛根解肌祛邪；赤茯苓淡渗湿邪；当归养血活血，舒络柔筋，以取"治风先治血，血行风自灭"之理；肉桂温阳，取补火温阳以增散寒之功；生姜、大枣和中调营；甘草一则通经络，利关节，二则调和诸药；唯黄芩一味是为反佐，防其辛温过甚，化火伤血耗气之弊。酸痛以肩肘等上肢关节为主者，可选加羌活、威灵仙、姜黄、川芎祛风通络止痛；酸痛以膝踝等下肢关节为主者，选加独活、牛膝、防己、萆薢通经活络，祛风止痛。酸痛以腰背关节为主者，加杜仲、桑寄生、续断、淫羊藿、巴戟天壮腰强肾；若见关节肿大，苔薄黄，邪有化热之象者，宜寒热并用，投桂枝芍药知母汤加减。

2. 温经散寒，祛风除湿

方药：乌头汤加减。方中以乌头、麻黄温经散寒，除湿止痛；芍药、甘草缓急止痛；黄芪益气固表，并能利血通痹。加减用药，可参阅行痹有关内容。

3. 除湿通络，祛风散寒

方药：薏苡仁汤加减。方中用苡仁、苍术健脾除湿；羌活、独活、防风祛风胜湿；乌药、麻黄、桂枝温经散寒除湿；当归、川芎养血活血；生姜、甘草健脾和中。

关节肿胀者，可加萆薢、木通、姜黄利水通络。肌肤不仁加海桐皮、豨莶草祛风通络。对于风寒湿偏盛不明显者，可用蠲痹汤作为风寒湿痹通用的基础方进行治疗。方中以羌活、独活、海风藤、秦艽、桂枝祛风除湿散寒；当归、川芎、乳香、木香、桑枝、甘草活血通络止痛。风盛加防风、白芷；寒盛加附子、川乌、细辛；湿盛加防己、萆薢、苡仁。根据偏盛情况随症加减。

4. 清热通络，祛风除湿

方药：白虎桂枝汤加味。方中白虎汤清热除烦，养胃生津，桂枝疏风通络。可加忍冬藤、连翘、黄柏清热解毒，除湿通络；海桐皮、姜黄、威灵仙、防己、桑枝活血通络，祛风除湿。皮肤有红斑者，加牡丹皮、生地黄、赤芍、地肤子凉血散风；亦可用宣痹汤，方中以防己、蚕沙、苡仁、赤小豆祛风除湿，疏利经络；连翘、栀子、滑石清热利湿。热痹化火伤津，症见关节红肿，疼痛剧烈，入夜尤甚，壮热烦渴，舌质红少津，脉弦数者，治宜清热解毒，凉血止痛，可用犀角散。酌加生地黄、玄参、麦冬养阴凉血；加防己、姜黄、秦艽、海桐皮清热除湿，通络止痛。

5. 化痰行瘀，逐痹通络

方药：桃红饮加减。药用桃仁、红花、当归尾、川芎活血化瘀，通络止痛；威灵仙祛风通络。痰浊滞留，皮下有结节者，加胆南星、天竺黄；痰瘀不散，疼痛不已者，加穿山甲、白花蛇舌草、全蝎、蜈蚣、地龙搜剔络道；有痰瘀化热之征象者，加黄柏、牡丹皮。

6. 补益肝肾，舒筋止痛

方药：独活寄生汤加减。药用独活、桑寄生祛风湿，补肝肾，强筋骨，除痹痛；防风、秦艽祛风化湿止痛；桂枝、细辛温经通络；牛膝、杜仲补益肝肾；人参、茯苓、甘草健脾益气；当归、川芎、生地黄、白芍养血活血；甘草调和诸药。偏于肾阴虚者，加枸杞子、山萸肉、何首乌、桑椹、女贞子、墨旱莲等滋补肾阴；阴虚内热，低热不净者，加青蒿、鳖甲、地骨皮等养阴退热；偏于肾阳虚者，加鹿角片、淫羊藿、仙茅、肉苁蓉温肾助阳。

六、预后

高尿酸血症与痛风是一种终身性疾病，无肾功能损害及关节畸形者，经有效治疗可维持正常的生活和工作。急性关节炎和关节畸形会严重影响患者生活质量，若有肾功能损害预后不良。

七、思考

糖尿病合并高尿酸血症患者主要由于饮食结构不均衡，食物甜而肥腻，口味重，损伤脾胃，使脾胃运化不利，健运失职，聚湿成痰所致；瘀血主要由于热灼津亏，气虚血瘀、气滞血瘀、气血双亏、痰湿阻络、阳虚寒凝而致。痰瘀阻络，气阴两虚，久病入络导致络病，从而产生络脉瘀阻、络气郁滞、络脉瘀塞、络脉拙急、络虚失荣、络脉瘀结等主要病理变化，引发糖尿病综合征及各种慢性并发症的发生。导致血管内壁增厚，管腔狭窄，而引发络脉闭阻。糖尿病使高尿酸血症患者的代谢紊乱加重，高尿酸血症同时也加重了糖尿病患者的代谢紊乱，两者并发加重了冠心病、动脉粥样硬化和高血压病的发病几率。近年研究表明，高尿酸血症是引发心血管病事件发生概率增加的一个独立因素。目前西医治疗高尿酸血症的药物主要有别嘌呤醇、丙磺舒等，但此类药物均有肝、肾功能损害、骨髓抑制、胃肠道反应等副作用，本研究单纯应用西药治疗组转氨酶升高达到55%，显著高于中西联合应用组。中医认为消渴之阴阳两虚阶段是糖尿病后期，机体功能受损严重，本组药物治疗的选择以通络化痰、清热化湿、活血化瘀为指导思想，方中以黄柏清热解毒燥湿，茯苓渗湿利水，健脾和胃，宁心安神；丹参凉血消痈，祛瘀止痛；佩兰芳香清暑、健胃化湿；青风藤消肿祛湿；山慈菇、忍冬藤化痰通络散结；甘草调和诸药。诸药合用，标本兼治，共奏化痰消滞、清热祛湿、通血络之功，降血清尿酸作用，缓解其临床症状。本临床观察结果表明，中西医结合组总有效率为88%，无效率为12%。西医组总有效率为50%，无效率为50%。两组比较具有统计学意义（$P < 0.05$）。有研究发现，高血尿酸与TG、TC等血脂水平有一定的正相关性，痛风患者的高脂血症皆为原发性，且伴血脂代谢紊乱，合并糖尿病、肥胖及超重的患者尤为常见，可能与内脏脂肪含量有关，利用 BMI、WHR 等对肥胖分组并了解脂肪分布，对与血脂相关的高尿酸血症危险性的预测有积极意义。

第四节　糖尿病与肝脏疾病

糖尿病对肝代谢最直接的影响为脂肪肝的形成。在正常情况下，肝内脂肪约占肝重量的 3%~5%，若肝中脂肪超过肝重的 10%. 或在组织学上，肝实质的脂肪化超过 30%~50% 时，称为脂肪肝。

1 型糖尿病中，脂肪肝的程度与病情控制程度有关。1 型糖尿病中脂肪肝的程度与病程及肥胖有关。有人报道糖尿病患者脂肪肝的发病率为 21%~78%。

中医学早期的文献中无此病名记载，临证依据证候归于"消渴""痰饮"的范畴辨证论治。

一、病因病理

（一）病因

1.胰岛素与肝内糖脂代谢

肝脏从血液中摄取的脂肪酸在细胞中激活成为脂酰 CoA。在胞浆可溶部分的脂酰辅酶 A 可以与 α– 磷酸甘油结合生成三酰甘油（TG）；也可以进入线粒体进行氧化，需依赖肉碱系统载体进入线粒体。肉碱系统的活性受胰岛素及胰高血糖素的调节。当胰岛素水平增高时，肉碱系统活性降低，脂肪酸不易进入线粒体，脂肪酸 β 氧化减慢，促进肝细胞合成甘油三酯。胰岛素水平减低时，胰高血糖素 / 胰岛素比值增高或胰高血糖素水平高时，脂醚辅酶 A 进入线粒体的速度增快。若脂肪酸进入肝细胞过多，超过线粒体所能氧化的程度，虽然肉碱系统的活力很强也只能停留在胞浆可溶部分，与 α– 磷酸甘油结合生成 TG，储存在肝内，形成脂肪肝。

胰岛素能抑制脂肪分解。当胰岛素缺乏时，释放入血的游离脂肪酸增多，易发生高脂血症。进入肝脏的游离脂肪酸增多，合成 TG 增多，形成脂肪肝。

2.胰高血糖素与肝内脂肪代谢

胰高血糖素由胰岛 α 细胞分泌后，经门静脉进入肝脏，肝内含有丰富的分解胰高血糖素的酶系统，胰高血糖素与肝细胞膜上的特殊受体结合后被灭活。各种类型的糖尿病均伴有绝对或相对的血浆胰高血糖素增多胰高血糖素促使肝细胞，cAMP 增加，肝糖原分解增快，它是促使糖原分解最强的激素，也促进肝糖原的异生。胰高血糖素能使肝细胞内 cAMP 增多，肝糖原合成酶活性降低，肝糖原合成减少胰高血糖素还促进肝细胞及肌肉细胞对脂肪酸的摄取，从而使血浆游离脂肪酸降低胰高血糖素通过激活肝内脂肪酶，使三酰甘油分解增快。

3. 生长激素与肝内糖、脂代谢

生长激素在体内代谢过程中形成生长抗胰素（somatin）、降糖素（cataglykin）及生长介素（somatomedin），前两者调节体内糖及脂肪代谢，后者促进生长胰岛素对生长抗胰素的释放有抑制作用，胰岛素对降糖素的释放似乎有促进作用。生长抗胰素有促进肝糖原异生的作用，但作用不很强。生长抗胰素使脂肪细胞对葡萄糖的净摄取量减少，由于糖酵解途径不通畅，细胞内 1,6 - 二磷酸果糖增多、细胞内脂肪酶激活，三酰甘油分解增快。生长抗胰素具有抑制丙酮酸氧化、脂肪酸合成、α - 磷酸甘油生成及三酰甘油合成的作用。

空腹时，血浆胰岛素水平很低，生长抗胰素释放增多，末梢组织对葡萄糖的摄取减少，脂肪动员增快，肝内糖原的异生加速，使血糖保持正常。进食后，血浆胰岛素升高，抑制生长抗胰素释放，使机体将葡萄糖作为能量的主要来源，并将多余的碳水化合物合成脂肪储存在体内。

4. 儿茶酚胺、皮质醇与肝内糖脂代谢

皮质醇与胰岛素的作用相反，它抑制脂肪细胞摄取葡萄糖，抑制脂肪合成。肾上腺素（E）及去甲肾上腺素（NE）都属于儿茶酚胺，它促进脂肪分解的作用除需皮质醇外还需有甲状腺激素参与。对脂肪代谢的影响是促进脂肪细胞对葡萄糖的摄取，有利于脂肪的合成。

儿茶酚胺还能促进肠道对葡萄糖的吸收，抑制胰岛素分泌，促进胰高血糖素分泌，抑制肌肉细胞对葡萄糖的摄取，致血糖升高。

5. 性激素与糖脂代谢

雌激素能增高血浆高密度脂蛋白胆固醇（HDL-C）及 VLDL 水平，减少低密度脂蛋白胆固醇（LDL-C）水平。而雄性激素则降低血浆 HDL 胆固醇及 VLDL、三酰甘油水平，甚至也能降低 LDL-C 胆固醇。临床实验研究证明雌激素参与血浆脂质的多个环节的代谢，降低胆固醇和 LDL-C 的水平提高磷脂与胆固醇的比例，认为两者比值 < 0.89 时易发生动脉粥样硬化。雌激素分泌减少，脂质代谢障碍，易发生脂肪肝。

6. 肥胖与肝内脂肪代谢

肥胖型糖尿病患者，胰岛素水平相对增高，或注射的胰岛素超过胰腺正常分

泌量，造成外源性高胰岛素血症时，血清胰岛素水平升高，促进肝脏对三酰甘油的合成，发生内源性高甘油三酯血症。其机制可能由于血中胰岛素增高，抑制细胞内肉毒碱脂酰转移酶的活性A酰辅酶A不能与肉毒碱载体结合进入线粒体基质氧化，使胞浆中脂肪乙酰辅酶大量积聚，并与 α-磷酸甘油结合成三酰甘油而致高甘油三酯血症。

（二）病理改变

糖尿病患者在糖尿病控制不佳及儿童患者中肝肿大较为多见。组织学改变以肝脂肪变为主。糖尿病患者肝脏异常组织学表现可为局灶性、非特异性改变，包括肝细胞的萎缩，退行性病变及坏死，有时亦间有单核细胞浸润。患者的肝周围细胞浆内含有较丰富的糖原，但在中央细胞中糖原减少或缺失，常见细胞核内糖原沉着的空泡，这种核空泡多见于胞浆糖原最少的细胞。

二、临床表现

不论1型或2型糖尿病患者，如血糖控制不佳，常发生高脂血症及脂肪肝。早期脂肪肝患者以乏力、食欲减退、消瘦为主要临床表现。在酮症酸中毒时往往肝脏迅速增大，有时甚至发生肝区疼痛。肿大的肝脏表面光滑，质地松软，无结节，下缘常扩展至右肋及剑突下数厘米，甚至可达脐平线，叩之有疼痛，有时可误诊为肝炎。但黄疸较少，见发热，肝功能损害不严重。儿童可因肝肿大影响发育。但经胰岛素治疗后，随着糖代谢的纠正，肝脏大小及肝功能可恢复正常。

糖尿病性脂肪肝患者常有明显的血糖升高，三酰甘油升高肝功能异常的发生率较低。可有轻度低蛋白血症及球蛋白升高。亦有碱性磷酸酶及谷丙转氨酶升高，常因病情控制而恢复正常。

三、实验室检查及其他检查

（一）实验室检查

血清转氨酶和 γ-谷氨酰转肽酶（γ-GT）水平正常或轻度升高，通常以ALT升高为主。部分患者血脂、尿酸、转铁蛋白和空腹血糖升高或糖耐量异常。肝硬化时可出现白蛋白和凝血酶原时间异常。

（二）影像学检查

超声检查是诊断脂肪性肝病重要而实用的手段，其诊断脂肪性肝病的准确率高达 70%~80%。CT 平扫肝脏密度普遍降低肝和脾 CT 平扫密度比值，可明确脂肪性肝病的诊断，根据肝和脾 CT 密度比值可判断脂肪性肝病的程度。

（三）病理学检查

肝穿刺活组织检查是确诊 NAFLD 的主要方法，对鉴别局灶性脂肪性肝病与肝肿瘤、某些少见疾病如血色病、胆固醇酯贮积病和糖原贮积病等有重要意义，也是判断预后的最敏感和特异的方法。

四、诊断与鉴别诊断

（一）诊断

（1）病史：糖尿病性脂肪肝患者多有明确的糖尿病史。在血糖控制不满意时，或合并有高脂血症、酮症酸中毒时易发生肝肿大。

（2）症状：脂肪肝首先有原发病的表现，可出现乏力、食欲减退、腹胀、肝区不适或隐痛、恶心、呕吐及腹泻，严重者可发生黄疸、腹水、出血倾向、肝功能衰竭及脑病。

（3）体征：病情轻者肝脏轻度肿大，质稍硬，轻度触痛，糖尿病病情得到控制时，肝肿大可恢复，严重者可出现脾大、腹水及肝硬化。

（4）实验室检查：肝功能检查可有轻度谷丙转氨酶升高，轻度低蛋白血症及球蛋白升高，碱性磷酸酶增高，重者可出现高胆红素血症。超声见肝实质内微细而致密的回声，并呈同深部声衰减图像。CT 扫描可见肝密度降低，核磁共振成像见脂肪变区肝信号强度增加。肝活检为确定诊断的特征依据。

（二）鉴别诊断

1.肝性糖尿病特征

（1）有明确的肝炎病史，肝功能受损程度较糖尿病性肝病为重。在肝病过程中发生糖耐量异常及低血糖症状。肝性糖尿病确诊依据为空腹低血糖发作，伴有食糖后较长时间的高血糖出现，注射肾上腺素及胰高糖素后不产生高血糖（中毒性肝病肝细胞快速大量破坏时，重症肝炎及门脉性肝硬化晚期可发生低血糖酒精性肝硬化，原发性肝癌最易发生低血糖）。

（2）肝病病程中出现典型糖尿病症状，或空腹血糖 ≥ 7.0mmol/L，或葡萄糖耐量试验呈糖尿病型。

（3）血浆免疫反应胰岛素增高。

（4）高 C 肽血症和胰高糖素血症与血清总胆红素水平呈正相关。

2. 血色病

是一种先天性铁代谢异常疾病，临床表现有肝硬化、糖尿病、皮肤色素沉着、性腺萎缩、心脏弥漫性增大、心律紊乱、充血性心力衰竭，诊断依靠肝活检。

五、中医辨证

本病在中医学中归纳为"消渴""痰饮"病证治疗。在消渴病阴虚燥热病证中，燥热损伤胃阴，耗损脾气，致脾胃运化功能失健，又因饮食不节，痰湿内生，聚于胁下变生痰饮之疾。痰饮阻碍气血运行，日久气虚血滞而病。临证可分为痰湿阻滞、阴虚挟湿和正虚挟瘀三型论治。

（一）痰湿阻滞

1. 主症

形体肥胖，气短胸闷，倦怠乏力，或伴腹胀便溏，时有胁下胀痛，苔薄白或腻，舌体胖，脉弦滑。

2. 病机分析

嗜食肥甘损伤脾胃，脾不化津，湿浊内停凝聚成痰，聚于胁下阻碍气机运行，见胁下胀痛。痰湿内聚，脾为湿困，故倦怠乏力，腹胀便溏。痰湿郁阻，胸阳不展，故气短胸闷，形体肥胖，苔腻，舌胖，脉弦滑为痰湿之象。

（二）阴虚夹湿

1. 主症

此证渴而多饮，多食善饥，失眠心烦，头昏耳鸣，脘腹痞闷，大便稀溏，右胁胀痛，舌质红苔白腻，脉濡缓。

2. 病机分析

消渴日久，阴虚燥热内结，灼伤营阴，故渴而多饮水，多食善饥。阴虚内热，虚火上扰心神，故失眠心烦，虚热灼伤肝肾阴液，故头昏耳鸣。燥热耗损脾气，脾运失健，湿邪中阻，故脘腹痞闷，大便稀溏。湿邪聚于胁下气血运行受阻，故右胁胀痛。舌尖红、苔白腻、脉濡缓为阴虚夹湿之征。

（三）正虚夹瘀

1. 主症

右胁下胀痛、刺痛面色紫黯，气短乏力，神倦，语声低怯，头晕目眩，腰膝酸软，耳轮干枯，消瘦，纳呆便溏，舌紫暗，苔白，脉涩。

2. 病机分析

消渴日久，气血两亏，血行无力，血脉瘀滞肝经，故右胁下胀痛刺痛，面色紫黯，气血虚弱，中气不足，故气短乏力，语声低怯、神倦。肝肾阴虚，髓海不足，故头晕目眩。腰为肾之腑，肾精亏虚，无力主骨壮腰，故腰膝酸软。阴血亏虚不能濡养四肢肌肉，故消瘦，耳轮干枯。脾胃虚弱，运化失司，故纳呆便溏，舌紫黯、苔白、脉涩为瘀血之证。

六、治疗

控制血糖，纠正脂代谢紊乱是预防脂肪肝，进而防止肝硬化发生的重要措施。合并酮症酸中毒者应积极纠正酮症酸中毒，合并肝损害者予以适量的保肝药物对症治疗。

（一）调脂治疗

1. 饮食疗法

首先需要饮食治疗，对于糖尿病高血脂、脂肪肝患者，饮食成分对血脂有重要的影响。糖尿病合并高脂血症患者的饮食基本原则是四低（低脂、低胆固醇、低碳水化合物和低热量），饮食限制每日脂肪量占总热量的 10%~30%，同时补充维生素 E，以免体内过氧化脂质生成增加。每日胆固醇摄入 < 300g，限制碳水化合物在 150~300g，并限制食物中单糖和双糖成分每日总热量 6694~10878kJ（1600~2600kcal）可根据标准体重和活动量控制，肥胖型糖尿病伴高脂血症患

者，适当运动有利于血糖的控制和降低血脂水平。

2. 药物治疗

一般糖尿病合并轻度高脂血症患者，不需用降脂药物治疗，仅采用降糖措施，纠正糖代谢异常，即可逐渐使血脂恢复至正常。但对于血浆 TC > 6.7mmol/L，TG > 2.28mmol/L，LDL-C > 2.28mmol/L 或 HDL-C 降低者，在饮食控制无效时可适当加服血脂调节剂。糖尿病伴乳糜微粒血症患者，由于血浆 TG 高达 11.07mmol/L 以上常发生腹痛有发生胰腺炎的危险应积极治疗。每日用 2510~3347kJ（600~800kcal）无脂饮食，可降低血浆 TG 水平，见效后改用低热量、低脂（脂肪点总热量的 20% 以下）饮食，并适当加服血脂调节剂。

血脂调节剂大致从 5 个途径发挥降脂作用：①阻滞肠道的吸收；②阻滞排入肠道的胆汁酸的再吸收；③抑制肝内脂质的合成；④加速脂质的排泄；⑤激活脂质代谢酶的活性。

（二）脂肪肝的治疗

脂肪肝可以通过控制血糖和饮食治疗取得一定疗效。疗效不佳者，可给予药物配合治疗。药物可促进肝内的脂肪氧化、转运，而有利于脂肪肝的恢复。有肝功能异常，降糖治疗未恢复者，给予易善复等保肝药物、能量合剂等治疗。对于脂肪性肝炎可选用多烯磷脂酰胆碱、维生素 E、还原型谷胱甘肽等，以减轻脂质过氧化。胰岛素受体增敏剂如二甲双胍、噻唑烷二酮类药物可用于合并 2 型糖尿病的 NAFLD 患者。

（三）中医治疗

1. 痰湿郁阻

治法：健脾化湿，涤痰散结。

方药：四君子汤合温胆汤加味。

党参、白术、茯苓、甘草、陈皮、半夏、枳实、竹茹。

加减：①脾虚湿重，大便泄泻者加砂仁、扁豆、苍术健脾燥湿；②腹胀便溏、五更泻者加干姜、益智仁，温运脾阳；③胁下聚块者加浙贝母、焦山楂、鳖甲，软坚散结，涤痰化瘀；④胁下胀痛可加玄胡、沉香、木香、槟榔、香附等行气止痛。

2.阴虚夹湿

治法：益气养阴，健脾化湿。

方药：玉女煎合平胃散加减。

石膏、知母、麦冬、牛膝、熟地黄、苍术、厚朴、陈皮、甘草。

加减：①头昏耳鸣加枸杞、枣皮、黄精，滋补肝肾；②脾虚湿盛，面色萎黄，腹胀便溏加扁豆、白术、白蔻仁，温中健脾；③胁下胀痛加玄胡、香附、川芎，行气活血通络止痛。

3.正虚夹瘀

治法：益气养阴，活血化瘀。

方药：八珍汤合失笑散。

人参、白术、茯苓、甘草、当归、芍药、川芎、生姜、大枣、蒲黄、五灵脂、熟地黄。

加减：①气短乏力，语声低微，纳呆便溏加黄芪、砂仁、白蔻仁，补益脾气；②头晕目眩、腰膝酸软加杜仲、何首乌、枸杞等，补益肝肾；③胁下胀痛、刺痛，加丹参、玄胡、牛膝等，活血化瘀止痛。

第五节　糖尿病与胆道疾病

糖尿病并发胆道疾病，临床以胆石症最为常见。国外尸检报告：白种人女性糖尿病合并胆石症者占 38.5%，非糖尿病患者占 21.7%，男性糖尿病合并胆石症者占 17.9%，而对照组为 8.7%。国内报道糖尿病并发胆石症者为 31.5%。中医学早期的文献中无此病名，临证依据证候归入"胁痛""黄疸"的范畴论治。近年来已出现系统的辨证分型及治疗方法。

一、病因与发病机制

（一）病因

1.脂肪代谢障碍

糖尿病患者，由于胰岛素的缺乏，不能有效抑制脂肪分解时，脂肪分解加速，大量的脂肪酸进入肝脏转化为脂酰辅酶 A 和乙酰辅酶 A，由于脂酰辅酶 A 过多，抑制了枸橼酸合成酶及乙酰辅酶 A 羧化酶，使乙酰辅酶 A 既不能合成枸橼酸进入三羧酸循环，也不能羧化再合成脂肪酸，除生成草酸乙酸逆转生成葡萄糖外，其余则生成胆固醇与酮体。

肝脏合成的胆固醇在胆汁中与胆汁酸、磷脂形成微胶粒后，遂其有水溶性。胆汁中的胆固醇、胆汁酸与磷脂含量的比例对维持胆固醇的溶解状态十分重要。胰岛素的缺乏，胆固醇的合成增多，使三者之间的比例失调，胆固醇处于饱和状态，水溶性差，成为结石生成的原因之一。

2.微血管病变

糖尿病患者由于胰岛素的缺乏，都有不同程度的微血管病变，其病理变化以微血管的基底膜增厚、管腔狭窄，甚至闭塞、血流受阻为特点。糖尿病患者由于代谢紊乱，血液黏度增加，红细胞变形性下降，血小板聚集性增强，血液处于高凝状态，严重地影响了微循环功能。胆囊动脉源于肝右动脉，经胆总管深面供血入胆囊。胆囊的微血管病变可引起胆囊供血减少收缩功能下降，胆囊内的胆汁滞留浓缩，胆固醇沉积于胆囊壁，胆囊壁增厚及化学性炎症。浓缩滞留于胆囊内的胆汁形成结石。

3.内脏器官的自主神经病变

糖尿病患者都有程度不同的内脏自主神经功能紊乱，这一病理现象对胆囊最直接的影响是胆囊排空延迟，胆汁流出不畅，黏稠度增大，胆囊管极易发生梗阻，这亦是胆石形成的原因之一。

（二）病理

1.急慢性胆囊炎

急性胆囊炎的病变起于黏膜层，渐波及全层。临床可分为三型：①单纯性胆囊炎；②化脓性胆囊炎；③坏疽性胆囊炎。后者易并发胆囊周围炎及穿孔。

慢性胆囊炎为急性胆囊炎后遗而来，其病理特点：①胆囊纤维组织增多，囊壁增厚。②慢性炎症性细胞浸润。③胆囊黏膜不同程度萎缩，肌纤维萎缩，致使收缩功能减退。④结石机械性刺激和压迫，可致囊壁溃疡，乃至形成慢性穿孔。有些病例形成胆囊、十二指肠内瘘或胆囊、结肠内瘘等。⑤胆囊管因慢性炎症而完全阻塞时，则可形成胆囊积水，并发急性感染，可致胆囊积脓。

2. 胆结石

（1）分类

①胆固醇结石含胆固醇为主，淡灰色，质硬，表面光滑，切面呈放射型或放射叠层型单发大结石，呈椭圆形，多发结石则呈多面形或呈粒状。X线平片不显影。

②胆红素结石以胆红素为主要成分，呈棕黑色或棕红色，质软易脆。有的呈胆泥状，有的呈沙粒状，大小不等。大者剖面呈叠层型或不定型。因含钙量少，故X线平片多不显影。

③混合性结石：由胆红素、胆固醇和钙盐等混合组成。由于所含成分多少不同，结石可呈多种形态和颜色，剖面多呈叠层型，各层色调不一，如含钙量多者X线平片上多可显影。

④稀有结石：如碳酸钙结石，脂肪酸钙结石及黑结石等。

（2）分布

①胆囊结石：多为胆固醇结石或以胆固醇为主的混合结石。

②胆总管结石：多为胆红素结石或以胆红素为主的混合结石，常继发于胆道感染后而形成。

③肝胆管结石：在我国发病率甚高。左肝管结石多于右肝管结石，亦可分布于双侧肝胆管及小胆管内，多为胆红素或以胆红素为主的混合结石。临床上以两种部位结石并存分布者并不少见，若三种以上部位并存者，称之为全胆道结石。

二、临床表现

糖尿病患者合并胆囊结石及慢性非结石性胆囊炎具有发病率高，临床表现不明显的特点，慢性胆囊炎症状多较模糊而不典型，平时有右上腹钝痛或不适感，有腹胀、嗳气、厌油、胃部灼热等消化不良症状。有的常感右肩部隐痛等。或者临床无症状。有明显的胆囊增大及收缩功能降低，称之为"糖尿病神经性胆囊"。如有高度神经功能障碍时，由于知觉的阈值增高，在发生感染或穿孔时，临床症状不明显，但病情变化急剧，死亡率高，为非糖尿病患者的5~22倍。急性发作期可与急性胆囊炎相同，多数患者在缓解期可无任何症状和体征。

三、诊断与鉴别诊断

（一）诊断

糖尿病合并胆道疾患的诊断依据有明确的糖尿病史，并有胆道疾病的症状、体征。糖尿病常合并慢性胆囊炎及胆结石。慢性胆囊炎的急性发作类似于急性胆囊炎，易同时并发胰腺炎。糖尿病合并胆结石，一般症状不典型。但合并感染时，病情可急剧变化，致死率高。

1. 急性胆囊炎

右上腹持续性疼痛伴阵发性加剧可向右肩背放射。多发生于饱餐后或进食高脂食物后或发生在夜间。常有畏寒、发热，重型病例（急性化脓性、坏疽性胆囊炎）可有寒战、高热、恶心、呕吐等胃肠道症状，黄疸较少见，或有轻度黄疸。腹部体征有：右上腹肌紧张和明显压痛，莫非氏征阳性。超声可见：①胆囊的长径和宽径可正常或稍大，由于张力增高常呈椭圆形；②胆囊壁增厚，轮廓模糊；有时多数呈双环状，其厚度大于 3mm；③胆囊内容物透声性降低，出现雾状散在的回声光点；④胆囊下缘的增强效应减弱或消失。白细胞计数增高，中性粒细胞增多，如白细胞计数超过 20×10^9/L，中性粒细胞可有显著的核左移和中毒颗粒，则提示可能有胆囊坏死或穿孔等并发症。血清胆红素稍高，一般为 17~68μmol/L，SGPT，ALP 及血清淀粉酶可升高。

2. 胆囊结石

平时有右上腹钝痛或不适感，有时常感右肩背部隐痛，有腹胀、嗳气、厌油、胃部灼热急性发作时症状、体征及其他检查和急性胆囊炎相同，缓解期可无任何症状和体征。十二指肠引流，可见胆囊胆汁中有成堆的脓细饱，细菌培养或寄生虫检查阳性者，对诊断有意义。超声检查：发现 B 型囊结石，胆囊壁增厚、粗糙，胆囊缩小或变形有确诊意义。胆囊造影发现结石，胆囊缩小变形，浓缩及收缩功能不良或胆囊不显影有助于诊断。

3. 慢性胆囊炎

急性发作期可见右上腹突发的持续性绞痛，或巩膜黄染、呕吐、寒战、发热，右上腹肌紧张压痛，莫非征阳性。白细胞计数增高，中性粒细胞增多。轻型患者仅有右上腹部闷胀或不适感，隐性胆囊结石可无任何症状，常于体检时偶然发现，B超检查为确诊的依据，其声像见胆囊内随体位移动的强回声光团后伴盆影，往往有胆囊壁增厚、粗糙等胆囊慢性炎症的影像表现。部分病例须与胆囊息肉或其他突向腔内的小肿瘤鉴别。

（二）鉴别诊断

1. 消化性溃疡

腹痛位于上腹部，呈周期性、节律性反复发作，与疲劳、饮食有关，胃溃疡疼痛部位在中上腹部偏左，多在餐后0.5~2小时发生疼痛，2小时胃排空后疼痛缓解。十二指肠溃疡疼痛部位在右上腹，多在餐后3~4小时发生疼痛，进食后疼痛可缓解。伴有恶心、嗳气、呕吐、便秘、黑便史及消化不良。可并发消化道出血。特殊类型溃疡如幽门管溃疡、球后溃疡、胃底贲门区溃疡、复合性溃疡等，疼痛可不典型。胃肠钡餐、纤维胃镜及活检为确诊依据。

2. 慢性胃炎

病程缓慢，可长期反复发作。临床表现不规则且无典型症状。多数患者有中上腹部饱闷感、烧灼感或疼痛感，食欲减退，恶心、呕吐、嗳气等。临床分三型：①浅表性胃炎：症状较轻；②萎缩性胃炎：除上述症状外可伴有贫血、消瘦、舌炎、舌萎缩、腹泻等；③肥厚性胃炎。以上腹痛为主要临床表现，酷似消化性溃疡的症状，进食及服碱性药物可使疼痛暂时缓解胃肠道钡餐、纤维胃镜及活检可确诊。

3. 心绞痛

疼痛主要在胸骨体上段或中段之后，可波及心前区及上胸部，常放射至左肩、左臂内侧达无名指和小指，或颈、咽、下颌部，疼痛常为压迫、发闷或紧缩性，偶伴有濒死的恐惧感，持续时间不长，多为3~5分钟后渐消失，常因劳累、情绪激动诱发。发作时心电图S-T段压低。运动负荷试验、心肌扫描、心脏B超等可资鉴别。

四、实验室检查

（一）十二指肠引流术

十二指肠引流术采集的胆汁中可能发现胆固醇结晶、胆红素钙沉淀、被胆汁染黄的脓细胞、柱状上皮细胞、肠形鞭毛虫滋养体等。胆汁细菌培养可发现致病菌。如引流时不能获得第二部分胆汁（胆囊胆汁），可能为胆囊疾患所致的浓缩功能不良或胆囊管梗阻。

（二）口服胆囊造影

适用于观察胆囊形态和功能，主要用于慢性胆囊炎的诊断。禁忌证：严重肝功能损害和严重黄疸（血胆红素＞5~6mg%），幽门梗阻，严重腹泻或呕吐可影响造影剂的吸收。

（三）B型超声检查

可观察胆囊邻近器官组织情况，尚可在超声引导下穿刺造影、针吸细胞学检查、置管引流等，B型超声检查目前已成为诊断胆道疾病的首选方法，它能显示胆道不同部位的扩张，以判断梗阻部位、范围和性质。声像图上，结石多呈强回声光团并伴有声影。但因腹壁肥厚，病灶过小，梗阻轻，肠内气体等因素可影响声像判断。

五、中医辨证

中医学认为，胆囊炎、胆结石为肝胆经疾病。在消渴病阴虚燥热病证中复因饮食、起居不慎，感受湿热，燥热伤阴，肝阴不足，情志不舒，气机闭郁，或砂石阻塞，肝胆瘀热而发生本病。临床可分为：①外感湿热；②肝阴不足；③肝胆瘀热；④胆石阻塞。

（一）外感湿热

1. 主症

突发右胁疼痛，放射至肩背部，发热、恶寒、胁痛、口苦、胸闷、纳呆、恶心、呕吐、目赤或目黄身黄、小便黄赤，舌质红，苔黄腻，脉浮滑数。

2. 病机分析

外邪入侵机体，见发热恶寒湿热蕴结肝胆，肝络失和，胆不疏泄见右胁疼痛。肝经布胁肋，过肩背上颠顶，气机郁滞，疼痛放射至肩背部，湿热中阻，脾运失常，致胸闷纳呆，胃气上逆，恶心呕吐。肝开窍于目，肝火上炎见目赤。湿热交蒸，胆液不循常道而外溢，见身黄、目黄。湿热下注膀胱则尿黄，舌苔黄腻，脉弦滑数为肝胆湿热之征。

（二）肝阴不足

1. 主症

胁肋隐痛，其痛绵绵不休，嗳气频频，脘腹胀满，口干咽燥，心中烦热，头晕目眩，舌红少苔，脉细弦而数。

2. 病机分析

消渴日久，阴血亏耗，血不能濡养肝络，见胁肋隐痛，其痛绵绵不休。阴虚易生内热，见口干咽燥，时觉烦热，肝郁克脾，脾胃失健，脾不运谷，见脘腹饱胀，胃气上逆，嗳气频频。精血亏虚不能上荣，见头晕目眩，舌红少苔，脉弦细而数，均为阴虚内热之征。

（三）肝胆瘀热

1. 主症

黄疸，胁痛，高热烦躁，口苦咽干，胃纳呆滞，恶心呕吐，腹胀满，大便秘结，小便短赤，苔黄糙，脉弦滑数。

2. 病机分析

热邪瘀结胆腑，胆失通降，不通则痛，见胁痛。胆汁瘀滞不循常道，泛溢于肌肤发为黄疸。胆热炽盛见高热、烦躁、口苦咽干，胆胃不和见恶心呕吐、纳呆，热邪热结大肠，腑气不通见腹满便秘，胆热邪移于小肠见小便短赤，舌苔黄糙、脉弦滑数为热邪之征。

（四）胆石阻塞

1. 主症

突发右胁剧痛，向腰背及肩胛放射，可伴身目发黄，发热恶寒，恶心呕吐，小便黄赤，大便色白，舌淡红，苔薄黄，脉弦数。

2. 病机分析

胆道湿热，久经煎熬结成砂石，阻塞胆道致肝经气滞不疏。不通则痛，见突发右胁剧痛，沿肝经循行放射至肩背部疼痛，胆汁因结石阻塞、排泄不畅外溢肌肤，见身目发黄。气机不畅，营卫失调，见发热恶寒。胃气不得肃降上逆见恶心呕吐。湿热之邪下移小肠，尿黄赤，胆汁不下肠道，大便色白，舌淡红，苔薄黄，脉弦数为肝胆郁热之象。

六、治疗

（一）西医治疗

1. 原发病治疗

饮食控制是糖尿病的基本疗法。有效地控制血糖是治疗的首要措施，1型糖尿病患者可使用胰岛素控制血糖至正常范围；2型糖尿病患者用口服降糖药物或胰岛素治疗。

2. 降脂治疗

使用血脂调节剂，治疗高脂血症。

3. 急性胆囊炎治疗

急性单纯性胆囊炎可考虑非手术疗法，待炎症控制后，进一步查明病因，再考虑是否进行择期手术。而急性化脓性或坏疽性胆囊炎、胆囊穿孔等，则急需手术治疗。

（1）非手术治疗：低脂饮食，是否需胃肠减压、禁食视病情及手术需要而定。重点是合理地应用抗生素，要选用针对性强的高敏抗生素在胆汁中浓度高的、抑制革兰阴性杆菌为主的广谱抗生素。常用的有氨苄西林、头孢噻啶、头孢氨苄、红霉素、庆大霉素和氯霉素等。由于常合并厌氧菌感染，故同时可应用甲硝唑等药物。重症者，抗生素多联合应用，而且剂量应足够大，利胆药物可口服33%硫酸镁10~15ml，3次/日；去氧胆酸0.25g，3次/日；胆酸钠0.2g，3次/日，解痉镇痛药可使用阿托品0.5g，肌内注射。

（2）手术治疗手术治疗 一般多主张发病后72小时内进行。因此时胆囊感染和病理改变尚不严重，手术效果好。其指征是：①药物治疗无效，病情仍在继续发展；②有胆囊积脓、胆囊坏疽、穿孔或弥漫性腹膜炎等严重并发症者；③反复发作，病程迁延，尤其伴有胆囊结石者。

4. 慢性胆囊炎治疗

反复发作的慢性胆囊炎，尤其伴有结石者，宜行胆囊切除术，以避免并发症的发生或胆囊癌变。但年老体弱、存在全身性疾病，如高血压、心血管疾病或慢性肝肾疾病等患者，不能耐受手术者，以及患者拒绝手术均可采用中西结合的非手术治疗。

5. 胆结石治疗

胆囊切除术是本病根治性的疗法。较大的结石难以排出，即使排出亦有继发胆总管结石的可能，故有一定的局限性。口服溶石治疗如：①鹅去氧胆酸、熊去氧胆酸等对胆固醇结石有一定的疗效，但疗程长；②采用经皮穿刺胆囊置管药物灌注溶石；③振波碎石治疗等。由于结石的存在，其并发症屡可发生，甚至出现严重的并发症，结石长期刺激可能导致胆囊癌变，为此目前仍提倡手术治疗，非手术治疗仅用于患者坚决拒绝手术或有手术禁忌证者。

（二）中医治疗

1. 外感湿热

（1）治法：清热利湿。

（2）方药：龙胆泻肝汤。

龙胆草、泽泻、木通、车前子、当归、柴胡、生地黄（近代方中有黄芩、栀子）。

加减：①发热、黄疸者加茵陈、黄柏，清热利湿、退黄；②疼痛剧烈、呕吐者加川楝子、延胡索、木香以疏肝和胃，理气止痛；③若湿热煎熬结成砂石，阻滞胆道见胁痛连及肩背者，加金钱草、海金砂、郁金及硝石矾石散等利胆排石；④若兼胃肠燥热、大便不通、腹胀满者加大黄、芒硝泄热通便。

2. 肝阴不足

（1）治法：养阴柔肝，调畅气机。

（2）方药一贯煎加味。

沙参、麦冬、当归、玄参、枸杞子、佛手、川楝子、生地黄。

加减：①肝气不疏、胁痛不解者加合欢花、玫瑰花、白蒺藜等疏肝调气；②心烦失眠者加酸枣仁、丹参，养血安神；③头目昏眩者加桑椹子、女贞子，补益肝肾；④口干口渴、欲饮水者加花粉、玉竹、麦冬、知母，养阴益胃。

3. 肝胆瘀热

（1）治法：清肝利胆、化湿退黄。

（2）方药：清胆汤加减。

柴胡、黄芩、蒲公英、金银花、连翘、丹参、枳实、芒硝、大黄、姜半夏。

加减：①胁痛甚者加川楝子、延胡索、木香疏肝行气开郁通络；②发热、黄疸者加茵陈、金钱草、海金砂，清热利湿退黄；③若湿困脾胃，便秘尿少，口甜，用茵陈胃苓汤，健脾除湿，化气行水。

4. 胆石阻塞

（1）治法：利胆排石。

（2）方药胆道排石汤加减。

柴胡、白芍、延胡索、丹参、枳实、木香、大黄、鸡内金、海金砂、金钱草、蒲公英、紫花地丁。

加减：①疼痛剧烈者加川楝子、佛手、槟榔，行气止痛；②黄疸者加茵陈、虎杖、栀子，清热利湿退黄；③呕吐甚者加半夏、丁香，降逆和胃止呕；④胃肠燥热、大便秘结者加芒硝，泄热通便排石。

七、预防

（一）控制血糖

有效地控制血糖于正常水平，对预防糖尿病合并胆道疾病的发生是关键。

（二）控制饮食

肥胖和高脂血症能影响胆汁中胆固醇的饱和度而成为胆固醇结石形成过程中的重要因素。糖尿病患者由于胰岛素水平低下、脂肪代谢紊乱，易发生高脂血症，促进胆石的形成。有效地控制饮食，纠正高脂血症，是防止胆结石形成的主要措施。

（三）年龄因素

有研究报道，肝脏内胆固醇的分泌率随年龄而增加。但是相反，即使在正常人，其胆汁酸合成随着年龄增加而减少，胆汁中的胆固醇饱和度随之增加。故应加强高龄糖尿病患者的预防。

（四）2 型糖尿病患者尽可能不使用胰岛素治疗

高胰岛素血症能促进胆结石形成，激活低密度脂蛋白受体，使血浆 – 胆汁中低密度脂蛋白增加，促进 HMG 辅酶 A 的活性增加胆固醇在肝内的合成，降低胆汁酸在胆道的分泌，有利于胆石的形成。故应少用胰岛素。

第六节　糖尿病与口腔疾病

糖尿病与口腔疾病关系密切，口腔疾病中特别是牙周疾病是糖尿病的重要并发症之一。虽专家们尚有不一致的意见，但多数资料表明糖尿病患者牙龈炎和牙周炎的发病率明显增高，病情也较严重。世界卫生组织（WHO）召开的第三届牙科预防保健研究会将糖尿病与牙周疾病列为重要研究课题之一。有些牙周脓肿反复发作的患者，经检查发现患了糖尿病。而糖尿病患者患有牙周炎者，经很好控制糖尿病后，牙周病获得好转。

一、病因病理

（一）病因

（1）血管的改变　糖尿病患者牙龈微血管壁上有高碘酸，希夫反应（PAS）阳性物质的沉积，后来使用超微结构方法对牙龈基底膜厚度定量，发现基底膜发红且显著增厚，而且看到膜断裂，在真膜（true memhcene）中有胶原纤维存在，内皮肿胀，以上改变可阻碍氧弥散、代谢废物排除、白细胞移动和导致免疫因子弥散。糖尿病患者血管改变有明显的遗传倾向。基底膜厚度与年龄有关，血管病变与病程及糖代谢障碍程度有关。

（2）微生物　糖尿病牙周炎与非糖尿病牙周炎致病的微生物是一样的。优势菌为革兰阴性杆菌及致病集团（包括菌毛、菌丝、菌膜、膜泡等），年轻的 1 型糖尿病患者兼有牙周炎时，24% 有嗜二氧化碳杆菌（cepnocyrophaga），其他还有放线共生放线杆菌（A），牙龈叶琳菌（pg），腐败埃氏菌，具核酸杆菌，直型弯曲杆菌，中间普氏菌等。牙周炎发病的局部因素中，微生物和菌斑是始动因子。糖尿病患者易患牙周炎，微生物是不可忽视的病因。

（3）白细胞功能缺陷 1型糖尿病患者如果糖尿病未得到很好的控制，会反复发作严重的牙周炎，糖尿病患者多形核白细胞（PMN）趋化功能及吞噬功能都降低。糖尿病有家族史兼严重牙周炎者，PMN趋化功能下降，说明PMN功能缺陷有遗传倾向。糖尿病、牙周炎及PMN不正常功能之间关系作如下解释：① PMN功能受损是牙周病细菌感染的结果；②原发的PMN功能受损使患者对牙周炎有易感倾向。

（4）胶原代谢 随着年龄增长及糖尿病患者不正常代谢，人体内胶原性质有改变，而胶原在牙周结缔组织中占主要成分，约占60%，占骨有机质的90%。糖尿病时胶原合成减少，细胞生长及增殖降低，骨基质生成减少，牙龈胶原酶增加及新合成的胶原降解增加。

（二）病理

王晖等报道糖尿病合并牙周炎患者的牙龈组织与一般性牙周炎样本，光镜下可见粒细胞层、棘细胞层的细胞排列间隙加大，尤其近基底膜处甚明显。而固有层见大量炎细胞浸润，主要为白细胞、淋巴细胞、浆细胞和肥大细胞等。浆细胞变性在糖尿病合并牙周炎组比一般性牙周炎组严重得多。一般牙周炎，浆细胞核呈年轮状，从病理上证明同样治疗，糖尿病合并牙周炎组较一般性牙周炎难恢复。糖尿病合并牙周炎组的眼微血管狭窄闭塞及基底膜变厚显著高于一般性牙周炎组。Keene报道前者为76.1%和后者为20%，Kent报道则分别为71%和19%。毛细血管异常，导致眼部组织供血不足，继而降低组织营养，影响眼部组织对损伤的修复能力。

二、临床表现

（一）牙龈炎、牙周炎

牙龈炎的病变局限于牙龈，不波及深层牙周组织。游离龈和龈乳头由浅粉色变为深红色，龈乳头变为圆钝，牙龈松软，缺乏弹性。游离龈与牙体间形成的龈沟较正常（0.5~2mm）略加深，探诊易出血，见沟液增多、自觉有胀、痒感，刷牙或咬食物时出血，偶有口臭。

牙周炎的病变涉及牙周组织，包括牙釉、牙周膜、牙骨质、牙槽骨。临床症状包括牙釉炎病、牙周袋形成、牙槽骨吸收及牙齿松动等，或见牙龈出血或口臭，咬合无力，钝痛，压之有脓自龈缝溢出，前牙扇形移开，有时会出现牙周脓肿，颌下淋巴肿大，全身发热等症状。

多数资料表明：糖尿病患者牙周病发病率较高，并随糖尿病的病程进展而增多。韩桃娟对 74 例糖尿病患者和 20 名对照组每人均检查牙周指数、血糖等 14 个项目的检查。结果表明牙周病与糖尿病之间有着密切的关系。王晖研究表明糖尿病控制得好、中、差程度与牙槽骨吸收、牙周间隙的改变、骨硬度改变、骨小梁松质骨改变有密切关系。

糖尿病患者抗感染能力差，牙龈炎易发展成牙乳头溢脓，牙周炎易发生牙周脓肿。

（二）龋齿

糖尿病患者与龋齿的患病率，目前尚无定论。但糖尿病控制不良者，龋齿较多，也可能与糖尿病患者唾液减少有关。

（三）牙髓坏死、尖周炎

糖尿病患者可因糖尿病性动脉炎而致牙髓炎症及牙髓坏死，炎症可扩散至尖周而形成尖周炎。

（四）腮腺无痛性肿大

有学者统计糖尿病患者 20% 以上发生腮腺无痛性肿大，或与糖尿病营养障碍及维生素缺乏有关。

（五）舌异常

舌面干燥，缺乏涎液，舌肿大，有齿痕，舌色深红，系由于微血管病变所致。久病可致舌呈维生素缺乏性舌炎，舌面光滑，舌乳头萎缩等症状，糖尿病合并高脂血症者舌背面可有黄色斑块。

（六）口腔黏膜病变

口腔黏膜有弥漫性充血，黏膜红而平失去光泽。唇红部发生燥裂，患者感口干、口渴呼气时有烂苹果样酮味发生在酮症中毒糖尿病患者。糖尿病患者由于白细胞吞噬功能和趋化功能下降，口腔黏膜易受白色念珠菌、球菌或梭状杆菌、文生螺旋体感染而成鹅口疮、膜性口炎及坏死性龈口炎等。

（七）颌面部化脓性炎症

由于糖尿病抗感染能力差，颜面部化脓性炎症包括牙源性颌周脓肿、面部间隙感染、蜂窝织炎、颌骨骨髓炎等，均是颌面部易患的病症。

（八）牙石沉积

糖尿病患者易在短期内形成结石，控制不好的糖尿病患者，口腔卫生不良可沉积大量结石。结石刺激牙龈发炎。口腔卫生较好者，可表现有牙周萎缩，牙颈外露，牙颈部有牙本质过敏。

三、实验室检查及其他检查

除尿糖、血糖、葡萄糖耐量试验、胰岛素释放试验等常用实验室检查外，口腔科尚可采用果糖胺（fructosamine）检查，Tnlh– Unal 提出血清果糖胺水平作为 2 型糖尿病兼有牙周病患者的监测指标。作者在研究中发现果糖胺与牙龈出血程度密切相关而血糖水平与牙龈指数无关。

口腔颌面部的某些疾病，例如牙和颌骨的病变，常因周围组织的包绕，用其他检查方法不能准确地进行诊断。临床上利用 X 线能穿透人体的特性，对牙体和颌骨进行检查，使牙体和颌骨内部结构的病变，在 X 线片上显示影像，结合临床症状以及其他检查方法，达到确诊的目的。X 线检查是口腔内科不可缺少的检查方法之一，它能提供一般检查法所不能获得的诊断依据，但它不能代替一般检查方法。单靠 X 线所见来诊断，常会引起误诊。

四、诊断与鉴别诊断

牙周脓肿的诊断应联系病史和临床表现，并参考 X 线片。主要应与牙龈脓肿及牙槽脓肿相鉴别。

牙龈脓肿仅局限于龈乳头及龈缘，呈局限性肿胀。无牙周炎的病史，无牙周袋，X 线片无牙槽骨吸收。一般有异物刺入牙龈等明显的刺激因素，在除去异物、排脓引流后不需其他处理。而牙周脓肿是牙周支持组织的局限性化脓性炎症，有较深的牙周袋，X线片可显示牙槽骨吸收，在慢性牙周脓肿，还可见到牙周和根侧或根尖周弥散的骨质破坏。

五、治疗

（一）牙龈炎、牙周炎的治疗

糖尿病患者与非糖尿病患者各种牙龈炎、牙周炎治疗方法相同。

急性发作或牙龈、牙周脓肿时，局部切开引流。牙龈袋或牙周袋内用3%双氧水冲洗放入螺旋霉素药膜及甲硝唑药膜，必要时口服利菌沙及甲硝唑。

急性期过后，应当进行龈上洁治、龈下刮治等基础治疗。牙周袋超过5.5mm者，糖尿病控制得较好，身体其他情况允许，可作手术治疗，如不宜手术，可采用酚碘烧灼等非手术治疗。牙周炎症波及牙髓，形成牙髓、牙周联合病变者，需作牙髓治疗。然后作牙周治疗，口牙齿松动可用牙周夹板进行松牙固定。有条件者，牙周炎治疗后3~6个月复查1次，进行维护治疗，防止复发。

（二）糖尿病并口腔疾病治疗原则

（1）糖尿病患者龋齿应进行填补，牙髓炎或牙髓坏死进行牙髓治疗，牙龈炎及牙周炎进行龈上洁治术、龈下刮治术，必要的手术等，与口腔科的常规治疗基本相同，注意一次治疗时间勿过长，以上午为宜。

（2）颌面部小手术，如术后能正常进食，则不须更改原有的糖尿病治疗方案，如术后不能进食者，一般将早晨的降糖药（口服或胰岛素）推迟给药。局麻时勿加用肾上腺素，该药可使血糖上升，还有收缩心脑血管的副作用，并使局部缺血而诱发感染。重症糖尿病患者如施行拔牙或口腔小手术，应将胰岛素剂量酌减1/2，并应在注射胰岛素后0.5~2小时内施行手术，以防进食过迟而发生低血糖。

（3）口腔治疗的器械应严格消毒。术前及术后可适当使用抗生素和维生素B、C。必要时术前可用镇静剂，禁用肾上腺皮质激素。糖尿病患者应特别注意口腔卫生。有条件者3~6个月定期检查口腔。戴假牙者应仔细检查，有否白色念珠菌感染及软组织溃疡或坏死。

（4）如口腔进行较大手术时，应在糖尿病控制稳定后进行。

①如需紧急行较大手术，而血糖＞13.9mmol/L，二氧化碳结合力＜22mmol/L，尿糖及尿酮＞++，应照糖尿病酮症酸中毒治疗。将手术推迟4~6小时。

②口腔科手术大多须禁食，为防止低血糖发生，凡用胰岛素者术前1日剂量减半，服用口服降糖药者，手术前药物取消。手术当日晨起，每6小时皮下注射一次普通胰岛素，每次以原来每日需要量的1/4为基础剂量，以后进行调整，尿糖每增加一个"+"，增加普通胰岛素4U直至尿糖（+）、尿酮（-），服用口服降糖药者宜改用普通胰岛素，每次4~6U给其基础剂量。手术中及手术后，静脉滴注10%葡萄糖液100ml/h，用普通胰岛素2~3U/h。补充钠盐、钾盐、维生素药物及蛋白质制剂等，应根据患者全身情况决定。

③糖尿病患者大手术后，可在短期内病情突变，应密切观察病情。感染、麻醉、缺氧、酸中毒可引起胰岛素抵抗，诱发酮症或高渗性昏迷。禁食，胰岛素过量又可发生低血糖。

（5）糖尿病患者易感染的原因，多由于免疫功能，特别是细胞免疫功能低下。我们曾测定糖尿病患者结核菌素试验（OT）、双链霉试验（SK/SD）、外周血T淋巴细胞数（α-醋酸萘脂酶法）结果显示患者的以上检测指标均低下。经逐步回归法分析，牙周指数与SK/SD呈负相关。临床上应用转移因子治疗糖尿病反复牙周脓肿有一定的疗效。

（三）中医辨证论治

牙龈炎、牙周炎相当于中医的"牙宣""牙漏""牙疔""牙痈""齿挺"等。病因可分为外因和内因，发病的部位在脾、胃、肾。糖尿病主要病症为肾虚，我们临床观察各种牙周炎患者，约70%符合肾虚，故糖尿病兼牙周炎患者病本在肾。

1. 内治

（1）胃火炽盛

①主证：牙龈充血肿胀，出血溢脓，甚至脓肿形成，伴有恶寒发热，口渴喜饮，口干、口臭、口黏，大便秘结，尿黄。颌下有硬结并有触痛。舌苔黄或厚腻，舌质红，脉弦数或浮数。相当于急性牙周脓肿、多发性牙周脓肿、急性龈脓肿、牙周炎急性发作等。

②证候分析：胃火炽盛，侵犯牙龈，气血凝滞则牙龈充血肿胀，热能灼伤脉络，故牙龈出血。气血瘀滞，化腐成脓，故牙龈溢脓。正邪相争，有恶寒发热，热伤胃阴故口渴喜饮。胃热上蒸，故口臭、口干，热伤津液故便秘，尿黄，苔黄、舌质红、脉数皆为实热之象，苔厚腻为湿热所致。

③治法：清阳明经火毒，消肿凉血通便。

④方药：

清胃散

生石膏、生地黄、当归、牡丹皮、升麻、黄连。

发热明显者，重用生石膏，加栀子、黄连，口渴发热者加石膏、芦根、沙参、花粉、知母，促使排脓者加桔梗、皂角刺，出血明显者重用生地黄、玄参、水牛角；淋巴结肿大者用天花粉、夏枯草。

牙周败毒饮

生石膏、黄芩、紫花地丁、玄参、生地黄、大黄。

火热明显者加生栀、黄连、牡丹皮，肿胀甚者加天花粉、连翘、夏枯草、牛蒡子，出血明显者加白茅根、槐花、旱莲草，溢脓多者加皂角刺、花粉、漏芦。

（2）肾气虚损

①主证：病期已久，牙龈红肿不甚，渗血少许，口臭溢脓，脓稀量少，全口多数牙齿松动移位，咀嚼无力，牙间隙变宽。X片上显示牙周膜腔增宽，硬板破损或消失，齿槽骨有吸收。全身症状有腰酸、腿软、耳鸣、脱发、夜尿次数多、怕冷、睡眠不安、阳痿、月经不调等证。舌质淡，少苔，脉细尺弱。

②证候分析：肾阴虚精亏髓少，骨失濡养，齿为之疏豁不固而松动，咀嚼无力。肝肾同源，肾阴虚则有耳鸣、头晕、目眩、睡眠不安、尺脉弱等。腰为肾之府，故腰酸腰痛。肾虚胃热时，又因津液耗伤，胃失濡养，则运化失常，虚火上炎，则牙龈红肿、口臭、溢脓。

③治法：补肾固齿

④方药

固齿丸

熟地黄、山茱萸、附片、肉桂、黄芪、淫羊藿、骨碎补等。

固齿膏

熟地黄、山茱萸、泽泻、牡丹皮、山豆根、枸杞子等。

溢脓多者加漏芦、皂角刺、天花粉、生苡仁；红肿明显者加牡丹皮、玄参、赤芍；出血多者加白茅根、旱莲草、槐花、骨碎补等，虚火上炎加生地黄、知母、黄柏。

2. 外治

（1）含漱　细辛3g，白芷20g，梅片0.5g，玄参10g，金银花30g，甘草5g。煎汤含漱。或黄芩15、淡竹叶10g、白芷20g煎汤含漱。

（2）牢牙散　骨碎补、冰片、大青盐，研细末刷牙用。

生石膏、炒青盐、骨碎补、薄荷、白芷、旱莲草、槐花，先研细末，外用刷牙，按摩牙龈。

第十三章　糖尿病合并心理障碍的护理

糖尿病属于中医消渴范畴，其发生与情志变化密切相关。《灵枢·五变》指出：情志引起消渴（糖尿病）的病理过程为"怒则气上逆，胸中蓄积，血气逆流，髋髀充肌，血脉不行，转而为热，热则消肌肤，故为消渴"。刘河间在《三消论》中明确指出："消渴者……耗乱精神，过违其度，而燥热郁盛之所成也。此乃五志过极，皆从火化，热盛伤阴，至令消渴。"纵观历代医家之说，情志失调，肝气郁结，化火伤阴，上灼肺津，中伤胃液，下耗肾水，而成上、中、下三消。这是中医学在情志方面对糖尿病成因最基本的认识。糖尿病的发病因素是综合性的，与生活方式、行为及社会心理关系密切。由于患者社会角色的转换，糖尿病治疗的长期性，生活方式的改变，家庭经济负担的加重以及疾病本身的内分泌因素，使糖尿病患者的心理问题更加突出。国外研究报道糖尿病患者发生焦虑或抑郁的风险是普通人的 2 倍。糖尿病合并焦虑的患病率在 11%~65% 不等，而普通人的焦虑障碍患病率为 12%~13%。糖尿病患者焦虑、抑郁等负性情绪，可通过神经内分泌系统相互影响和加重，抑郁引起的激素混乱可导致血糖控制不良，使糖尿病患者发生慢性大血管病变和微血管病变的风险增加。因此糖尿病患者的心理问题在临床护理工作中日益受到关注和重视。

一、糖尿病患者常见心理问题

糖尿病患者有其特有的心理特点，在糖尿病初期，患者往往不能接受患病事实而持怀疑、否定心理，因糖尿病是一种难以治愈的终身性疾病，可能出现多种并发症，而产生焦虑、恐惧心理，长期的治疗和花费给家庭带来经济负担，使患者易出现内疚、自责心理，在求学、工作、恋爱遇到障碍时或者治疗效果达不到期望时，常有一种愤怒情感，甚至悲观厌世、自杀。因此，在药物治疗时，也应进行相应的心理疏导，帮助患者急躁摆脱不良心理，恢复自信，有助于提高其生活质量。

（一）心理问题发生机制

1. 神经生理因素

该部分的研究还存在少量争议，但大多数的研究结论大致相似。下丘脑－垂体－肾上腺轴的调节失衡是负性情绪影响血糖病理学升高的主要机制，负性情绪还可能作用于下丘脑－边缘系统的情绪环路，进而导致血糖代谢异常。

2. 社会心理因素

病程长、经济压力大、长期控制饮食、家庭成员的厌烦与矛盾等社会因素极易引发糖尿病患者的负性情绪，负性情绪也能对糖代谢产生影响，其可能的途径为：①内分泌途径：与抑郁有关的皮质醇、生长激素分泌亢进产生拮抗胰岛素样作用而降低葡萄糖的利用，促进糖异生，导致血糖升高；②糖尿病患者伴发悲观、绝望感而影响治疗依从性间接影响糖代谢及治疗效果；③慢性心理应激：不良情绪会影响糖尿病患者认知评价系统，造成认知偏差及消极应对方式，这些易形成慢性心理应激而导致胰岛素抵抗的发生。

（二）影响糖尿病患者心理问题的因素

影响患者心理的因素最重要的是患者对糖尿病的理解、认识和态度，患者与医护人员、家庭及社会的关系，患者的人格状态等。

1. 内因

人格特性、心理因素、自信、情感、精神刺激、抑郁症、认知功能受限、进食障碍等。

2. 外因

环境饮食、治疗环境、家庭社会、与医生的关系、ED、合并症等。

3. 自我管理能力

饮食控制、运动治疗、坚持服药、胰岛素治疗、血糖监测、足部护理、门诊复查。

4. 强化饮食

血糖、HbA1c、胰岛功能、尿蛋白、血压、酮体、症状、并发症、治疗满意度、生活质量。

（三）糖尿病患者的常见心理特征

1. 否定怀疑

否定是一种心理防御反应，也是患者常见心理反应之一，多见于初诊糖尿病患者。他们常常不承认自己患了糖尿病，甚至怀疑医生诊断的正确性，尤其是在血糖得到控制，身体没有明显症状体征的时候，就以主观感觉良好来否定疾病存在的事实，甚至幻想自己已被治愈，从而严重影响患者的遵医行为。这一阶段心理疏导十分关键，通过健康教育帮助患者改变错误的认知，接受现实，增强控制血糖的意识和决心，制定阶段性的目标，如第一周开始控制饮食，逐渐开始运动锻炼，监测血糖等。

2. 恐惧紧张

恐惧感多见于青少年儿童患者和老年人。前者缺乏认知能力，从家长处得到过多的紧张情绪的感染；而后者年龄大，心理脆弱，不能正确对待疾病带来的精神打击，恐惧、怕死、消极情绪多。部分患者惧怕因为疾病而影响自己的将来和自己的家人，惧怕生活方式的改变，惧怕注射胰岛素，惧怕并发症，惧怕死亡，特别是了解到糖尿病目前尚无根治之法，将之与不治之症癌症划上等号，常常表现为对治疗过分关心，甚至出现感觉过敏、精神高度紧张、失眠等。医护人员要耐心倾听患者的诉说，与其进行交流，了解产生恐惧紧张的原因，安抚患者情绪，给予适当的支持和鼓励，指导患者进行疾病和生活的管理。

3. 焦虑抑郁

糖尿病患者中所存在的情感障碍以抑郁和焦虑为主要表现，此情绪常见于对糖尿病缺乏了解，对自己未来没有信心的患者，其中抑郁是糖尿病较多见的心理问题。患者感到被剥夺了生活的权利与自由，对生活失去信心，情绪低落，整天沉浸在悲伤的情绪中，情感脆弱，对治疗采取消极态度。另外由于需要每天服药，正常的日常生活发生了变化，故而焦虑、失眠，当听到糖尿病的种种并发症，可能会导致截肢、失明、尿毒症时，更加重其不良情绪反应，患者往往会丧失生活的乐趣，悲观厌世，或不愿给家庭带来更大的负担，易导致其不愿遵从治疗，甚至绝望而有自杀倾向。医护人员应早期评估患者心理状态，及时进行心理干预，预防糖尿病抑郁发生，有自杀倾向者应预防自伤、自杀。

4. 轻视麻痹

此心理常见于中年患者。患者往往正处于事业的高峰，是家庭的支柱，没有时间顾及自己的健康问题。另外由于糖尿病的早期，患者往往没有明显的自觉症状，故患者易对疾病产生麻痹大意的思想，认为糖尿病并不那么可怕，血糖高一点儿也并没有什么不适，从而满不在乎，不积极配合治疗。针对这类患者，应加强健康教育，指导饮食控制和运动，定期健康检查。

5. 愤怒拒绝

多数患者常常"病急乱投医"，盲目相信虚假广告，期望能在短时间内治愈，当达不到期望时，便出现烦躁易怒。青少年糖尿病患者正处于求学、创业、恋爱的大好时光，得知患糖尿病且无法治愈时，常有一种愤怒情绪，部分患者将愤怒迁至家人、社会甚至自己，表现为脾气暴躁，甚至放弃自己、拒绝治疗，进入一个恶性循环的状态。对此类患者要用亲切、诚恳的语言取得信任，与其建立良好的信任关系，用宣泄法让其表达内心的忧伤、委屈及愤怒，并反复讲述糖尿病的治疗前景，让患者主动配合治疗。

6. 内疚混乱

常见于中年糖尿病患者，患病后不能照顾家庭，常年治疗花费会造成家庭经济困难，他们感到内疚自责，感觉自己会成为社会、家人的负担，甚至担心遗传给自己的下一代。另外有的患者一方面需要改变多年来形成的饮食或生活习惯，食物选择受到限制而出现愤怒、拒绝；另一方面又不得不强制自己接受改变，使自己陷入混乱矛盾的心理情绪。医护人员应让患者了解到糖尿病通过合理饮食、运动、用药以及保持良好情绪可以很好地控制病情，像健康人一样工作、学习和生活。同时，在尽可能的条件下，协助社会各方面关系，帮助患者解决实际困难，减轻其心理负担。

7. 厌世抗拒

多见于有较多并发症、疾病控制不佳的患者，尤其是自己努力后血糖等各项指标仍旧不好，并发症仍在进展时。此类患者易出现不配合治疗，认为无药可医，迟早都得死，自暴自弃，对医护人员不信任，常常表现出一种冷漠、无动于衷的态度，对医护人员不信任。这类患者最好由具有丰富的医疗护理知识和经验的医护人员与其沟通交流，首先用温和的语言主动与患者谈心，并合理提供治疗信息，对病情变化、检验结果向其做科学、保护性的解释，用正确的人生观、社会观和价值观引导患者，促进其克服厌世心理，从而树立起治疗的信心。

二、糖尿病患者常用心理护理技巧

心理治疗也是糖尿病治疗中重要的一环。糖尿病患者心理情绪表现各异，不同年龄、生活经济背景、文化程度都会直接影响到患者的心理情绪变化。高质量的护理不仅仅是身体的，还包括心理的照顾。

建立良好的护患关系是心理护理的基础，常见的心理护理技巧有以下几项。

1. 健康教育及认知治疗

疾病健康教育的原理与作用相当于认知治疗，这一治疗技术最初由美国学者 Beck 提出，是通过认知和行为技术来改变患者不良认知的一类心理治疗方法的总称。由于个体对事物的看法、观念会直接或间接地影响其情绪和行为上的表现，所以在治疗方法上侧重处理认知层次，经由认知上的纠正和更改，便可继发地改善其情绪及行为。糖尿病健康教育通过传导糖尿病相关知识，加强药物、饮食、运动指导，定期检测血糖，使患者及亲属及早认识糖尿病的特点，建立糖尿病相关的合理信念及态度、行为方式，配合医务人员控制好糖尿病及防治并发症的发生和发展。

2. 支持性心理治疗

支持技术包括解释、鼓励、保证、指导、促进环境的改善，例如让患者与糖尿病病友交谈；鼓励家属与患者一起参与糖尿病的健康教育，协助患者管理疾病；加强糖尿病的健康宣传，让社会群众正确认识糖尿病，不歧视糖尿病患者等。支持性心理治疗原则是提供患者所需要的心理上支持，包括同情体贴、鼓励安慰、提供处理方法与原则等，以协助患者善用各种社会支持系统资源。针对糖尿病等慢性心身疾病，支持性心理治疗一般作为其他心理治疗技术的辅助治疗或基础治疗。

3. 松弛治疗

是通过一定程式的训练达到精神及躯体、特别是骨骼肌放松的一种行为治疗方法，具有良好的抗应激效果。常采用的松弛疗法分为泡澡、呼吸法、渐进性肌肉放松等。糖尿病患者进行泡澡时，应注意温度适宜，不宜空腹与饱腹后泡澡，泡澡后避免受凉。渐进性肌肉放松，操作如下：在安静的环境下指导患者闭目想象身处于舒适和放松的环境里，指导语引导从上到下开始放松身体，并配合腹式呼吸和深呼吸。每天 1 次放松训练，每次 15~20 分钟。

4. 音乐疗法

是指运用音乐的非语言审美体验和演奏音乐的活动达到心理调节的治疗技术。其治疗作用在国内外被越来越多的人们所认识，如西方古典音乐《蓝色多瑙河》《卡门》组曲，中国古典音乐《春江花月夜》《病中吟》等音乐，能改善人的心理功能及生理活动。不同的音乐疗法适用的时间不同，护士应根据患者不同的年龄、病情、心情又选择的进行。一般来说，兴奋性的音乐宜在早上或上午听，使人精力充沛，意气风发；镇静性的音乐应在晚上临睡前听，有助于睡眠和休息；解郁性的音乐受限较小，可在任何时间听。另外也可以采用主动式音乐疗法，如参加卡拉 OK、演唱会等形式的活动，自娱自乐，效果也很好。这样通过主动性的文娱活动，可以帮助患者消除孤独感，使之能更好地融入社会。

5. 情志护理

情志护理治疗方法根据患者不同情况采取不同方法进行情志护理：

（1）清静养神法：通过闭目静坐、静卧，全身放松，平静呼吸，以达到全身气血流通顺畅。

（2）顺意从欲法：对于精神压力大的患者，鼓励并引导其倾诉，以疏泄情志。

（3）五行相胜法：是从"喜""怒""哀""思""悲""恐""忧"等方面加以论述的，即"喜胜忧""怒胜思""思胜恐""悲胜怒""恐胜喜"。具体如下：

①控制情绪防暴喜 喜属于对人体有益的情志，"喜则气和条达，营卫通利"。但过喜又可使心神涣散，神不守舍，则出现乏力、懈怠、精神不能集中，甚至失神狂乱等症。因此严格控制探视人员，并叮嘱亲属勿与患者谈论家事、工作等，防止诱发患者情绪激动致使血糖波动。

②疏导劝解以制怒 暴怒伤肝，气血随肝气上逆，引起出血昏厥等。对易

怒的患者，"禁之则逆其志，顺之则加其病"。要在谅解的基础上，给患者正确的疏导。

③解除忧思　多思必忧，忧重必思。忧思者多伤及脾胃功能，可使气血阻滞，脾失健运，表现为饮食少思，腹胀满，大便溏或结等虚症，甚至肌肉消瘦等。伤于心则阴血暗耗，神失所养，故见心悸健忘，失眠多梦等症。对此患者，可采取解释开导法和引导乐观法"告之以其败，语之以其善，导之以其便，开之以其所苦"，针对患者的忧思症结，说服引导，视说病由，解除疑虑，具体护理中互相开导，彼此安慰，互相影响，以达到去忧解烦，增强战胜疾病信心的目的。

④以喜制悲　悲观、悲哀的情志改变往往出现在病情较重或生活中遭遇不幸的患者。如过度悲忧，可使肺抑郁，意志消沉，肺气耗伤，可见胸闷气短，精神萎靡、乏力倦怠等症。对于这类患者，我们应多予关心、体贴，晓之以理，动之以情，用安慰、鼓励的办法使其稳定情绪，也可用中医"五志过极，以其胜治之"，"喜可以胜悲，用欢乐戏谑之言娱之"的理论，采用情志相胜法来以情胜情。

⑤消除诱因防惊恐　恐从内来，惊从外生，护理人员为患者解释病情时不能疏忽了对病患情志护理的重视，中医理论认为这多为惊恐所致"精""气""血"混乱所导致。护理人员应及时给予心理疏导，尽早从惊恐之阴影中走出。

总之，糖尿病患者心理护理应因人而异，宣教时尽量语言通俗易懂。通过对患者的整体护理，从而使其心神尽早平定，精神及早顺畅，心情保持舒缓，从而使气血从散乱中得到调和，脏腑气血功能尽早恢复如常得以旺盛，达到临床早愈目的。经过实践证明，综合性心理干预与系统化健康教育不仅能增加糖尿病患者的相关知识及社会支持还能纠正错误认识及不良行为，增强患者战胜疾病的信心，消除疑虑和担忧，缓解和改善抑郁、焦虑等负性情感，从而提高生活质量。

第十四章　治未病思想与糖尿病预防

"治未病"的预防思想早在两千多年以前《素问·四气调神大论》中就有记载:"圣人不治已病治未病,不治已乱治未乱,此之谓也。夫病已成而后药之,乱已成而后治之,譬犹渴而穿井,斗而铸锥,不亦晚乎!""未病"不是指没有生病,而是就个人机体而言,未来可能发生的病。中医学"治未病"思想的精髓主要体现在以下几个方面:一是"未病先防",在疾病未形成之前即采取各种积极措施,预防疾病的发生;二是"见微知著",早期发现、早期诊断、早期治疗,及时把疾病消灭在起始和萌芽状态;三是"已病防变",善于把握疾病的转变规律,"见肝之病,知肝传脾,当先实脾",及时防止或阻止疾病的蔓延、恶化和转变;四是"未病先治",在疾病尚未发作的稳定期或间歇期即提前采取巩固性治疗或预防性措施,防止疾病的复发。"治未病"思想势必将引导现有医疗模式的改进,疾病治疗重心的提前。而我们要想控制糖尿病的发病,就必须做到"未病先防、既病防变",抓住"可逆性"的时间窗,实施积极有效地有针对性地生活方式干预及治疗措施,这样才能达到事半功倍的效果,这对开展该病的综合治疗及医疗资源的节约也是非常有利的。

第一节　肥胖症

一、概述

肥胖症是因过量的脂肪储存使体重超过正常体重的 20% 以上的营养过剩性疾病,需要长期的治疗和控制才能达到减重并维持。有单纯性肥胖症和继发性肥胖症两类。早在 1948 年肥胖就被国际疾病分类体系定义为一种疾病,尽管肥胖不断被定义为一种疾病,但人类只是最近几年才逐步意识到它是一个严重的公共卫生问题。"肥胖为万病之源"，肥胖可并发其他多种常见病，如血脂异常、睡眠呼吸暂停、高血压病、胰岛素抵抗、糖尿病、脂肪肝、心血管疾病、骨关节病、痛风、静脉曲张、多囊卵巢综合征等疾病。肥胖自古就有之，《礼记》曰："肤革充盈，人之肥也。"汉代许慎之《说文解字》释："肥，多肉也。"中医学对肥胖的认识始于《黄帝内经》，后世医家对此也有论述，但多散见于临床诸病。中医治疗肥胖的优势在于不仅能控制体重，也能治疗肥胖伴随的一系列症状，提高生活质量。中医治疗肥胖方法众多，如中药制剂，体针，耳针，灸法，穴位埋线，按摩，可起到疏通经络气血，振奋机体阳气，增加局部脂肪代谢，调节全身气血作用。

二、病因病机

中医学早在2000多年前就有记载，如《素问·通评虚实论》中说："肥贵人，则高粱之疾也"；《灵枢·卫气失常》论及人体肥瘦时指出"人有肥，有膏、有肉"，后世又有"肥人多痰而经阻气不运也"，"谷气胜元气，其人脂而不寿，元气胜谷气，其人瘦而寿"，"大抵素禀之盛，从无所苦，唯是湿痰颇多"，以及"肥人多痰多湿，多气虚"之说。这些论述对指导我们对肥胖的认识和辨证论治具有重要意义。

肥胖为素体、饮食、情志、劳逸失当共同作用引起。病因不同，发展为肥胖后症状也不尽相同。饮食不节，嗜食肥甘者，胃火亢盛，食欲旺盛，摄食过多，脾运不及而致膏脂痰浊积聚，肥胖乃生。肥胖后多为胃热炽盛，肠燥津亏型肥胖，日久可发展为阴虚内热型。情志失调，肝失疏泄者，气机郁滞，脾胃运化不力，精微不布，痰湿内停，可发展为肝郁气滞，肝火上炎，肝郁脾虚型肥胖，日久可致气滞血瘀型肥胖。素体脾虚之人，脾失健运，水谷精微不能充养身体，反而聚湿生痰，痰湿留于机体产生肥胖，肥胖后多为脾虚湿盛证型。肥胖日久，脾病及肾，可发展为脾肾两虚型肥胖。而有的人素体复杂，患病后症状及转归也呈现多样化。肥胖属本虚标实。本虚以气虚为主，主要为脾虚或肾虚，以及脾肾两虚。标实以痰浊、膏脂为主，常兼水湿，亦兼有气滞、血瘀。病位以脾为主，次及肾及肝胆，亦可累及于心肺，但总以脾肾气虚为多见，肝胆疏泄失调也可见。

三、诊断

（一）临床表现

1.症状

单纯性肥胖可见于任何年龄，幼年型者自幼肥胖；成年型者多起病于 20~25 岁；但临床以 40~50 岁的中壮年女性为多，60~70 岁以上的老年人亦不少见。约 1/2 成年肥胖者有幼年肥胖史。一般呈体重缓慢增加（女性分娩后除外），短时间内体重迅速地增加，应考虑继发性肥胖。男性脂肪分布以颈项部、躯干部和头部为主，而女性则以腹部、下腹部、胸部乳房及臀部为主。

肥胖者的特征是身材外型显得矮胖、浑圆，脸部上窄下宽，双下颏，颈粗短，向后仰头枕部皮褶明显增厚。胸圆，肋间隙不显，双乳因皮下脂肪厚而增大。站立时腹部向前凸出而高于胸部平面，脐孔深凹。短时间明显肥胖者在下腹部两侧、双大腿和上臂内侧上部和臀部外侧可见紫纹或白纹。儿童肥胖者外生殖器埋于会阴皮下脂肪中而使阴茎显得细小而短。手指、足趾粗短，手背因脂肪增厚而使掌指关节突出处皮肤凹陷，骨突不明显。

轻至中度原发性肥胖可无任何自觉症状，重度肥胖者则多有怕热，活动能力降低，甚至活动时有轻度气促，睡眠时打鼾。可有高血压病、糖尿病、痛风等临床表现。

2.体征

体重指数 $\geqslant$ 28kg/m^2 或者腰围男性 $>$ 90cm，女性 $>$ 80cm。

（二）理化检查

1.常规检查

包括身高、体重、腰围、臀围、血压、血糖等；血常规、尿常规、粪常规、血脂、血尿酸、肝功能、肾功能、糖化血红蛋白、葡萄糖耐量试验、胰岛素释放功能、血黏度、体脂含量等。

2.选做检查

头颅、双肾上腺 CT 扫描，T$_3$、T$_4$、TSH，皮质醇；腹部 B 超检查；抗利尿激素测定；雌二醇、睾酮、黄体生成素；以排除内分泌功能异常引起肥胖的可能性。

确诊肥胖的患者需选择性进行尿微量白蛋白、神经传导速度、心脏超声、颈动脉彩超、下肢血管彩超、C-反应蛋白、血沉、DIC初筛试验、动态红细胞沉降率、肌钙蛋白、肌电图、动态血压、交感皮肤测定、肢体动脉检查、动态心电图、CT、MRI等检查。

四、诊断标准

根据体重指数BMI诊断肥胖：BMI=体重（kg）/身高（m）^{2}。一般而言，BMI ≥ 25kg/m^2 为超重，BMI ≥ 28kg/m^2 即为肥胖。

五、鉴别诊断

需要排除继发性肥胖：如多囊卵巢综合征、库欣综合征、垂体及下丘脑病变、甲状腺功能减退、肾上腺皮质肿瘤等引起的肥胖。需进一步做相关检查明确诊断。

六、治疗

（一）治疗原则

（1）合理饮食，减少热量摄入。

（2）体育锻炼，增加机体热量消耗。

（3）辅助药物治疗。

（二）用药原则

（1）肥胖症的治疗应根据肥胖的程度及合并症的情况而定，轻度肥胖（超标准体重的20%~30%）以限制总热卡、脂肪和糖类饮食并加强体力活动为主。

（2）中、重度肥胖（超标准体重的30%及50%）仍需严格控制饮食，体育锻炼，可辅以药物（二甲双胍等）。

（3）对顽固性极度肥胖者各种治疗效果不佳时，可以考虑行空肠回肠短路术治疗肥胖。合并糖尿病建议使用CLP-1受体激动剂（如艾塞那肽）；合并脂肪肝或糖尿病前期征得患者同意后使用 GLP-1 受体激动剂。

（三）饮食治疗

控制饮食是肥胖患者必须长期坚持的治疗，也是减肥能否成功和疗效巩固的关键问题。饮食控制基本原则是；

（1）合理控制总热卡摄入：原则上在减肥阶段每天摄入热卡应低于消耗，使体重逐渐下降，直到体重恢复到理想水平，维持热卡平衡。一般对肥胖成人每天供给热卡比正常量少 125~250kcal，使体重每月下降 0.5~1.0kg 为好。对重度肥胖、体力活动又少者，热卡控制应严格，每天摄入热能比正常量减少 600kcal 左右，使体重每周下降 0.5~1.0kg。每天正常热卡摄入量可根据理想体重、体力活动情况估算，一般轻体力活动的患者正常热卡约为每日 25kcal/kg 体重计算。具体方法可参阅糖尿病饮食治疗。热卡控制应顺序前进，逐步到位，以体重逐渐降低为基准。例如对中度肥胖患者，开始热卡可限制在 1500kcal/d，以后逐步减到 1300kcal/d、1000kcal/d。极低热能饮食（VLCD）疗法，热卡供给低于每天 10kcal/kg（300~800kcal/d），一般适合重度肥胖患者在减肥中心密切观察下短期使用（< 16 周），或作为药物减肥的前期治疗，不能长期采用。

（2）合理供给营养成分：控制总摄入热卡同时，必须注意各营养元素的合理比例。一般碳水化合物占总热卡的 55%~65%，蛋白质不超过 15%（约 1.0g/kg 体重），脂肪占 20%~30% 为宜。高蛋白饮食不但不利于减肥，而且有损于肝、肾功能。饮食中应提供足够的各种维生素和矿物质。限制食盐摄入，3~5g/d，伴高尿酸血症者严格限制嘌呤摄入。

（3）饮食习惯改变：不宜进油煎、炸和甜的饮食。多吃低热量、富含纤维素的食品，每日至少分 3 餐，晚餐应适当少吃，餐次过少不利于减肥。

（四）运动治疗

鼓励患者迈开自己的腿，坚持饭后散步，养成运动的习惯，克服懒惰的心理。运动促进能量消耗、可增强体力及心肺功能，是肥胖治疗的基本方法。运动量必须根据患者体力及健康状况渐进增加，需长期坚持。一般采取轻、中度运动已足够，不宜进行高强度运动。采取动力型、大肌肉群参与的有氧运动。如走路、慢跑步、骑自行车、打球及游泳等。也可采用室内锻炼的方法，每次运动至少达30分钟以上，每天坚持至少2次。具体活动方式应因人而异。

（五）中医药辨证论治

1.脾虚湿盛证

主症：肥胖，浮肿，疲乏无力，肢体困重，舌质淡红，舌苔薄腻，脉濡。

次症：大便溏薄，脘腹胀满，尿少，纳差食少。

治法：健脾化湿。

方剂：六君子汤、防己黄芪汤。

处方：六君子汤（人参、白术、茯苓、炙甘草、陈皮、半夏）。

防己黄芪汤（防己、黄芪、甘草、白术）。

2.胃热湿阻证

主症：形体肥胖，消谷善饥，头胀眩晕，肢重怠惰，舌质红，苔腻微黄，脉滑数。

次症：口臭口干，口渴喜饮，大便秘结。

治法：清热化湿通腑。

方剂：小承气汤。

处方：小承气汤（大黄、厚朴、枳实）。

3.肝郁气滞证

主症：肥胖，胸胁苦满，胃脘痞满，舌质暗红，舌苔白或薄腻，脉细弦。

次症：女性可见月经不调或闭经，失眠，多梦。

治法：疏肝理气解郁。

方剂：柴胡疏肝散、逍遥散。

处方：柴胡疏肝散（陈皮、柴胡、川芎、枳壳、芍药、甘草、香附）。

逍遥散（柴胡、当归、白芍、白术、茯苓、生姜、薄荷、炙甘草）。

4.脾肾两虚证

主症：形体肥胖，虚浮肿胀，疲乏畏寒，少气懒言，舌质淡，苔薄白，脉沉细。

次症：动而喘息，食少纳差，腰膝冷痛，大便溏薄（或五更泄泻），阳痿。

治法：温阳化气利水。

方剂：金匮肾气丸、济生肾气汤。

处方：金匮肾气丸（干地黄、山药、山茱萸、茯苓、牡丹皮、泽泻、桂枝、附子）。

济生肾气汤（熟地黄、山茱萸、牡丹皮、山药、茯苓、泽泻、肉桂、附子、牛膝、车前子）。

5. 气滞血瘀证

主症：形体肥胖，胁胀脘痞，烦躁易怒，舌质暗有瘀斑，脉弦数或细弦。

次症：口干舌燥，头晕目眩，失眠多梦，月经不调或闭经。

治法：疏肝理气，活血化瘀。

方剂：血府逐瘀汤。

处方：血府逐瘀汤（当归、生地黄、桃仁、红花、枳壳、赤芍、柴胡、甘草、桔梗、川芎、牛膝）。

6. 阴虚内热证

主症：肥胖，腰痛腿软，五心烦热，舌尖红，舌苔薄，脉细数微弦。

次症：头昏眼花，头胀头痛，低热。

治法：滋阴补肾。

方剂：六味地黄汤。

处方：六味地黄汤（熟地黄、山茱萸、山药、牡丹皮、泽泻、茯苓）。

（六）中医特色疗法

1. "治未病"疗法

随着检测手段的进步和人们健康意识的提高，肥胖前期患者越来越多。我们根据中医"未病先防，既病防变"的"治未病"思想开展了相关临床及基础研究。

2. 中医传统运动锻炼（太极拳）

"正气存内、邪不可干"，"邪之所凑、其气必虚"。疾病的发生不仅取决于病邪，而且取决于人体抵抗病邪、维持健康的能力。太极拳是一种带有显著中国传统文化特色的运动。太极拳锻炼人体的正气，提高人体抵抗病邪的能力，使人体气血健旺、流行通畅、脏腑协调、代谢正常。通过对糖尿病患者传授太极拳，促进其体质的改善。

3. 埋线、针灸、拔罐疗法

第二节　糖尿病前期

一、概述

糖尿病前期是一种中间代谢状态，是指血糖升高超过正常范围，但仍未达到糖尿病的诊断标准。包括空腹血糖受损（Impaired Fasting Glucose，IFG）和糖耐量降低（Impaired Glucose Tolerance，IGT）。最新流行病学显示，目前我国约有4.934亿成年人处于糖尿病前期状态，糖尿病前期患病率已经达到了50.1%，随着社会经济发展及人口老龄化，这种形势将更为严峻。循证医学资料提示，几乎所有的糖尿病患者都要经过糖尿病前期的阶段，每5~10年约1/3的患者血糖恢复正常，1/3的患者维持在糖尿病前期状态，1/3的患者则会发展转化成为糖尿病。由此伴随而来的慢性并发症，给社会和个人家庭带来了沉重的经济和心理负担。目前，已经有多项世界范围的大规模研究证实，对糖尿病前期人群进行有效干预，可以降低糖尿病的发生率。由此可见，及早进行糖尿病前期的干预意义重大。

各种研究已表明包括二甲双胍、阿卡波糖在内的西药，可以通过多种途径发挥降糖作用，从而有效地将糖尿病前期逆转为正常糖耐量或者维持糖尿病前期状态，降低糖尿病的转化率。但是西药的作用靶点相对单一，且其代谢途径所产生的肝肾损害、乳酸酸中毒、低血糖等副作用及经济负担使不少患者对其心有所忌。相对而言，中医中药有其独特的理论体系，可以通过辨证论治，四诊合参，结合"治未病"理论，通过多条途径有效地降低糖尿病的发生率。且不良反应小，价格相对低廉，弥补了西药存在的缺陷。糖尿病前期属于中医学"脾瘅""消瘅"等范畴。在此阶段，尚无典型的消渴症状，但是已有气虚、阴虚甚至血瘀的表现。

二、病因病机

禀赋异常，过食肥甘，久坐少动，情志失调等为其发病的主要原因。发病之本在气阴两虚，气虚不能推动血液运行，阴虚内热，煎灼津液阴血，血液黏滞，血脉瘀塞或津亏不足以载血运行而为血瘀，成为糖尿病发生发展的动因。《素问·奇病论》曰："……有病口甘者……此五气之溢也，名曰脾瘅。此人必数食甘美而多肥也。肥者令人内热，甘者令人中满。故其气上溢，转为消渴。治之以兰，除陈气也。"久坐少动，脾胃呆滞，纳运迟滞，饮食变生痰浊。或素体阴虚，情志失调，肝火上炎，耗伤阴液，阴虚更重，气阴两虚，发为消渴。

三、诊断

（一）临床表现

1. 症状

糖尿病前期一般无临床症状，多在健康体检或因其他疾病检查时发现，口服葡萄糖耐量试验（OGTT）确诊为糖尿病前期。不少患者常首先发现或兼有高血压、肥胖、血脂异常等。或有少数患者存在神疲乏力，口干多饮等症。

2. 体征

糖尿病前期多形体肥胖或超重，其他体征不明显。

（二）理化检查

检查空腹血糖或餐后 2 小时血糖，或 OGTT。

（三）诊断标准

1. IFG

空腹静脉血浆血糖 ≥ 6.1mmol/L（110mg/dl）且 < 7.0mmol/L（126mg/dl）；及负荷后 2 小时血糖 < 7.8mmol/L（140mg/d1）。

2. IGT

空腹静脉血浆血糖 < 7.0mmol/L（126mg/dl）；及负荷后 2 小时血糖 ≥ 7.8mmol/L（140mg/dl）且 < 11.1mmoL/L（200mg/dl）。

（四）鉴别诊断

女性需与多囊卵巢综合征（PCOS）相鉴别，PCOS 表现为不同程度的月经异常（稀发、量少、闭经、功能失调性子宫出血）及不孕、多毛、痤疮、肥胖等，检查见卵巢多囊性改变、高雄激素血症和黄体生成素（LH）/促卵泡激素（FSH）比值增高，常伴有胰岛素抵抗或高胰岛素血症、血糖升高和高脂血症。

四、治疗

（一）基础治疗

1. 饮食

少食肥甘厚味、煎炸烧烤及膨化食品和碳酸饮料，饮食以清淡为主，适当食用粗粮，多食绿色蔬菜。

2. 运动

单纯糖尿病前期体质强壮者可采用跑步、登山、游泳、打球等强度较大的运动项目，体质虚弱者可采用太极拳、八段锦等强度较小的活动。

（二）辨证论治

糖尿病前期重在早期预防，提倡治"未病"。其中肥胖或超重者多属痰浊，中等体型或消瘦者多属阴虚。痰浊者总以消膏转浊为要，气滞痰阻者治以理气化痰，脾虚痰湿者治以健脾化痰，化热者佐以清热；阴虚气滞者治以养阴理气，消瘦者勿忘养阴。

1. 气滞痰阻证

症状：形体肥胖，腹型肥胖，或见脘腹胀闷，心烦口苦，大便干结，舌质淡红，苔白腻或厚腻，脉弦滑。

治法：理气化痰。

方药：越鞠丸（《丹溪心法》）加减。

香附，川芎，苍术，栀子，建曲，半夏，佩兰，陈皮。

加减：口苦、舌苔黄加黄连、全瓜蒌；脘腹胀闷甚加枳实。

2. 脾虚痰湿证

症状：形体肥胖，腹部增大，或见倦怠乏力，纳呆便溏，口淡无味或黏腻，舌质淡有齿痕，苔薄白或腻，脉濡缓。

治法：健脾化痰。

方药：六君子汤（《校注妇人良方》）加减。

党参，白术，茯苓，甘草，陈皮，半夏，荷叶，佩兰。

加减：倦怠乏力加黄芪；食欲不振加焦三仙；口黏腻加薏苡仁、白蔻仁。

3. 阴虚气滞证

症状：形体中等或偏瘦，或见口干口渴，夜间为甚，两胁胀痛，盗汗失眠，舌质偏红，苔薄白，脉弦细。

治法：养阴理气。

方药：二至丸（《医方集解》）合四逆散（《伤寒论》）加减。

女贞子，旱莲草，柴胡，白芍，枳实，甘草。

加减：两胁胀痛加青皮、橘叶；口干口渴加生地黄、石斛。

（三）其他疗法

1. 中成药

越鞠丸，用于胸脘痞闷，腹中胀满等。

六味地黄丸，用于肾阴亏损，头晕耳鸣，腰膝酸软等。

天芪降糖胶囊，用于气阴两虚，症见倦怠乏力、口渴喜饮等。

2. 针灸

耳针与体针可选用抑制食欲和减肥的穴位。

3. 按摩

进行腹部按摩有利于减肥。

（四）西医治疗原则

1. IGT，IFG 人群的筛查

筛查人群为年龄 ≥ 45 岁者，特别是 ≥ 45 岁伴超重或肥胖者。如年龄 < 45 岁者，有其他危险因素：肥胖、糖尿病一级亲属、高危种族、巨大婴儿生产史或妊娠高血糖、高血压、血脂紊乱、曾为 IGT 或 IFG 者。如筛查正常，3 年后

重复筛查。

2. 强化生活方式干预

生活方式干预可使糖尿病危险率降低 30%~58%。强化生活方式干预一般要求每日减少主食 100~150g，运动量增加 150 分钟 / 周；体重指数（BMI）达到或接近 24，或体重减少 5%~7%，每日减少总热量 1.67~2.09KJ。饱和脂肪酸摄入占总脂肪酸摄入的 30% 以下。

3. 药物干预

IGT 患者对生活方式干预效果不满意，需考虑药物干预。常用的有双胍类药物、α- 糖苷酶抑制剂和胰岛素增敏剂。

第三节　代谢综合征

一、概述

代谢综合征（metablic syndrome MS）是指人体的蛋白质、脂肪、碳水化合物等物质发生代谢紊乱的病理状态，是一组复杂的代谢紊乱证候群，是导致糖尿病心脑血管疾病的危险因素。早在 20 世纪 60 年代至 70 年代，学者们就已经开始关注这组危险因素积聚的现象，而中心性肥胖和胰岛素抵抗是现代研究公认的重要致病因素。国内外学者对胰岛素抵抗、代谢异常、心血管疾病的内在联系和机制等做了大量的研究工作。自从 1988 年 Reaven 提出"X 综合征"以来，MS 被正式引入医学领域。1998 年，世界卫生组织（WHO）提出世界上第一个 MS 的工作定义和诊断标准，采用了 MS 的病名。中医尚无代谢综合征病名，可根据其临床表现，如见体胖腹满、食多、气短、容易疲劳，或胸胁闷胀、头晕目眩、头痛、烦躁易怒、口渴喜饮等，归入中医学"肥气""腹满""消渴""胸痹""眩晕""痰饮"等病证进行论治。

二、病因病机

MS 有多个组分，临床表现复杂，病因也呈现出复杂、多样性。现代中医多认为代谢综合征的主要病因为过食肥甘、久坐少动、情志失调、禀赋不足、体质因素等。而饮食失调、过食肥甘则是代谢综合征中心型肥胖形成的重要原因，《素问·经脉别论》有云："多食肥甘厚腻，肥者令人内热，甘者令人中满"，即是说"多食肥甘"能使中焦气机阻滞，导致脾失健运，脾气亏虚。久坐少动、好逸恶劳是 MS 肥胖形成的另一重要原因。《吕氏春秋·尽数篇》有言"形不动则精不流，精不流则气郁"，即是说缺少运动，则气血运行受限。《素问·宣明五气论》曰："久卧伤气，久坐伤肉"，久坐少动致使人体气机壅塞，气血运行不畅；由于脾主四肢肌肉，运动减少也会影响脾之健运。情志失调，肝气郁滞，影响脾土，导致中焦气滞，致生湿生痰，从而导致各种代谢紊乱。有研究显示，长期情绪异常，会引起交感神经兴奋性增加，能抑制胰岛 B 细胞正常分泌胰岛素，胰岛素的减少，能使脂蛋白酶活性降低，导致脂代谢紊乱，还容易导致其他的内分泌、中枢神经系统功能紊乱。《素问·寿夭刚柔》有云："人之生也，有刚有柔，有弱有强，有短有长，有阴有阳。"这说明先天禀赋不足，元气亏损，脏腑功能不足，可导致人体对某些疾病的易感性增强。痰湿体质极可能是发生 IR 和其他各种代谢紊乱等病理改变的基础。对于 MS 的中医病机，目前尚无统一认识。《内经·通评虚实论》云："凡治消瘅仆击，偏枯痿厥，气满发逆，甘肥贵人，则高梁之疾也。"有研究者通过文献调研的方法，对 2004-2011 年有关 MS 证候研究的 431 篇文献进行了统计研究，结果提示 MS 的主要证候集中在气阴两虚、痰瘀阻络、瘀血阻络、阴虚热盛，主要病理类型为虚、痰、瘀、湿，主要涉及的脏腑为脾、肾、肝。吕千千等认为脾失运化、肝失疏泄、肾气虚弱，而导致痰浊、气滞、血瘀内生，从而导致 MS 的发生。脾失健运：中医学有"肥人多痰"之说。《诸病源候论》亦有"脾胃虚弱，不能克消水浆，故有痰饮也"。《血证论》云："木之性主于疏泄，食气入味，全赖肝木之气以疏泄之，而水谷乃化；设肝之清阳不升，则不能疏泄水谷，渗泄中满之证，在所不免。"《金匮要略·惊悸吐衄下血胸满瘀血病脉证治》曰："病者如热状，烦满，口干燥而渴，其脉反无热，此为阴伏，是瘀血也，当下之。"MS 患者多有肚腹硕大、形体丰腴的表现，因此，由上可见，MS 的发生发展多与脾失健运、肝气郁结、痰浊瘀血等密切相关。

三、诊断

至今为止，国际上尚无统一的代谢综合征的诊断标准，医学界相继正式发表了多个诊断标准/工作定义，按照时间顺序依次是：1999年世界卫生组织（WHO）制定的MS工作定义、1999年欧洲胰岛素抵抗研究组（EGIR）的标准、2001年美国国家胆固醇教育计划（NCEP）成人治疗第三次报告（ATP-Ⅲ）的诊断标准、2003年美国内分泌医师协会（AACE）标准、2004年中华医学会糖尿病学会（CDS）针对中国人的MS建议诊断标准、2005年国际糖尿病联盟（IDF）代谢综合征工作定义、2007年中国成人血脂异常防治指南及2007年ESC指南。

以上标准各有各的特点，世界卫生组织诊断标准对IR要求较高，不太适合基层单位操作，NCEP ATP Ⅲ标准适合用于临床，如用于判断肥胖的腰围切点，不太适合中国人，CDS标准较适合中国人，但是缺乏流行病学证据，是否恰当，需待进一步研究证实，IDF标准与CDS标准有较好的相关性，且IDF标准较后者更严格，易查出MS，利于早期防治，IDF标准是目前比较适合的标准。

（一）临床表现

1.症状

症状：体胖腹满、食多、气短、容易疲劳，或胸胁闷胀、头晕目眩、头痛、烦躁易怒、口渴喜饮等。

（1）早期：体型偏胖，偶感头晕，心悸、腹胀。

（2）中期：形体肥胖，倦怠乏力，脘腹胀满，胸闷，气短，伴有多靶器官损害。

（3）后期：形体肥胖，重度乏力，心慌，气促，动则喘甚，伴有严重的心脑肾病变。

2.体征

中心性肥胖、体重超重、血压偏高等。

（二）临床指标检测

所有患者均于空腹状态下测量血压、身高、腰围、体重、体重指数（BMI=体重（kg）/身高^2（m^2）、三酰甘油、高密度脂蛋白胆固醇、低密度脂蛋白胆固醇及总胆固醇的测定、空腹血糖或餐后2小时血糖或OGTT。

（三）诊断标准

（1）国际糖尿病联盟2005年诊断标准：在具有必备指标的基础上至少还具

有其他指标中的任何两项可被诊断为 MS。目前多以此标准为准。

①必备指标：中心性肥胖（不同种族腰围有各自的参考值，推荐中国人腰围切点；男性 ≥ 85cm；女性 ≥ 80cm）。值得一提的是，在空腹血糖 ≥ 100mg（5.6mmol/L）的人群强烈推荐进行口服葡萄糖耐量试验（OGTT）。

②其他指标：三酰甘油（TG）水平升高 > 1.7mmol/L（150mg），或已接受针对性治疗。

高密度脂蛋白 – 胆固醇（HDL–C）水平降低：男性 < 0.9mmol/L（40mg），女性 < 1.1mmol/L（50mg），或已接受针对性治疗。

血压升高：收缩压 ≥ 130mmHg 或舒张压 ≥ 85mmHg，或已接受降压治疗或此前已被诊断为高血压。

空腹血糖（FPG）升高：FPG ≥ 5.6mmol/L（100mg），或此前已被诊断为 2 型糖尿病。

如果 FPG ≥ 5.6mmol/L（100mg），强烈推荐进行口服葡萄糖耐量试验（OGTT），但是 OGTT 在诊断 MS 时并非必要。

（2）中华医学会糖尿病学分会（Chinese Diabetes Society，CDS）2004 年诊断标准：具有以下 4 项中的 3 项或全部者即可确诊。

①超重或体重指数（BMI）≥ 25kg/m^2。

②空腹血糖（FPG）≥ 6.1mmol/L（110mg）和（或）75g 葡萄糖负荷后 2 小时血糖（2h PG）≥ 7.8mmol/L（140mg）和（或）确诊为糖尿病并治疗者。

③血压（blood pressure，BP）≥ 140/90mmHg 和（或）已确诊为高血压并治疗者。

④三酰甘油（TG）≥ 1.7mmol/L（150mg）和（或）高密度脂蛋白（胆固醇 HDL–C）中，男 < 0.9mmol/L（35mg），女 < 1.0mmol/L（38.9mg）。

（四）鉴别诊断

皮质醇增多症患者的肥胖呈向心性分布，同时伴有满月脸、高血压、痤疮等。单纯性肥胖与皮质醇增多症的实质区别是确定有无皮质醇分泌过多。实验室检查 24 小时尿游离皮质醇测定、皮质醇昼夜节律测定、过夜 1mg 地塞米松抑制试验可以鉴别。

四、治疗

（一）基础治疗

1. 生活方式

改善生活方式是 MS 最重要的环节，应贯穿 MS 治疗的全过程，是防治 MS 的基础。

2. 运动

增加运动量，控制体重：需要遵循适量、经常、个体化的原则，最重要的是安全性的重视。每天保持至少 30 分钟的中等强度活动，体质强壮者可采用跑步、登山、游泳、打球等强度较大的运动项目，体质虚弱者可采用太极拳、八段锦等强度较小的活动。需要注意的是，运动中心率维持在最高心率的 60%~70%（最高心率 =220– 年龄）。

3. 饮食

改变饮食结构：少食肥甘厚味、煎炸烧烤及膨化食品和少饮碳酸饮料，饮食以清淡为主，适当食用粗粮，多食绿色蔬菜，限制饮酒，蛋白质不过量，限制食盐摄入量，尤其是高血压患者，尽量做到个体化，达到膳食平衡。

4. 控制代谢指标

降压、降糖、纠正血脂紊乱。MS 的治疗降糖、降压等治疗需终身服药，饮食控制及运动也需要长期坚持。因此，加强患者教育，提高患者对疾病的认识，提高依从性等尤为重要。

（二）辨证论治

1. 肝胃郁热

症状：形体壮实、面色隐红、口干、口渴、口苦、口臭、多饮、多食、急躁易怒、两胁胀满、小便黄赤、大便下结，舌质红，苔黄，脉弦实有力。

治法：开郁清热。

方药：大柴胡汤加减。

柴胡、半夏、大黄、枳实、黄芩、芍药。

2. 瘀热互结

症状：形体壮实、面色隐红、口干、口渴、口苦、口臭、多饮、多食、急躁易怒、两胁胀满、小便黄赤、大便干结，舌质暗红或隐紫，可有瘀斑瘀点，舌底脉络瘀滞。

治法：清热活血。

方药：加味三黄汤。

生大黄、黄芩、黄连、水蛭、赤芍。

加减：表里三焦俱热者，可用防风通圣散；肺胃热盛者，可用三黄泻心汤；湿热较盛者，可用三仁汤，三石汤；痰热较著者，可用小陷胸汤；偏于酒食生痰者，可用顺气消食化痰丸，素体胃弱，因虚而郁，因郁而热者，可用升阳散火汤、升阳益胃汤；后期气由热耗，出现虚实相兼时，又可用枳实消痞丸、健脾丸、枳术丸等。

3. 气阴两虚

症状：疲倦乏力、气短自汗、口干多饮、夜尿频频、小便清长、舌质淡红、少苔、脉沉细无力。

治法：益气养阴。

方药：参芪地黄汤加减。

生黄芪、党参、生地黄、山萸肉、山药、枸杞子、当归。

加减：肢体肿加桑白皮、冬瓜皮以利水消肿；腹胀加砂仁、炒莱菔子以行气消胀；大便干结加制大黄以导滞通便。

4. 肝肾不足

症状：消瘦乏力、五心烦热、腰膝酸软、头晕耳鸣、目干涩、自汗盗汗、口干口渴、小便短小或尿频、舌瘦红绛或有裂纹、苔少或舌苔光剥、脉沉细。

治法：培补肝肾。

方药：杞菊地黄丸加减。

茯苓、枸杞子、菊花、牡丹皮、山药、山茱萸、熟地黄、泽泻、车前子。

5. 阴阳两虚

症状：倦怠乏力、气短懒言、面色萎黄、畏寒肢冷、腰膝酸软、头晕目眩、食欲不振、小便或短少或清长、多泡沫、腹泻或便秘、舌淡苔少、脉沉细无力等。

治疗：阴阳双补。

方药：地黄饮子加减。

生地黄、芦根、麦冬、人参、白蜜、橘皮、生姜、熟干地黄、黄芪、天冬、枳壳、石斛、泽泻。

加减：腰膝酸痛加炒杜仲、补骨脂以补肾填精，强筋健骨；下肢水肿加猪苓、大腹皮以利水消肿；腹胀加大腹皮以行气消胀。

（三）其他疗法

1. 中成药

越鞠丸，用于胸脘痞闷，腹中胀满等。

六味地黄丸，用于肾阴亏损，头晕耳鸣，腰膝酸软等。

天芪降糖胶囊，用于气阴两虚，症见倦怠乏力、口渴喜饮等。

2. 针灸

耳针与体针可选用抑制食欲和减肥的穴位。

3. 按摩

进行腹部按摩有利于减肥。

参考文献

［1］　廖二元，超楚生.内分泌学［M］.北京：人民卫生出版社，2003.

［2］　陈灏珠，林果为.实用内科学［M］.北京：人民卫生出版社，2009.

［3］　中华医学会糖尿病性分会.中国2型糖尿病防治指南，2013.

［4］　迟家敏.实用糖尿病学［M］.北京：人民卫生出版社，2009.

［5］　徐小萍.糖尿病中医治疗［M］.南京：江苏科技出版社，2004.

［6］　熊曼琪，朱章志.糖尿病中医疗法［M］.广州：华南理工大学出版社，2004.

［7］　吴勉华，王新月.中医内科学［M］.北京：中国中医药出版社，2012.

［8］　宋修道.消渴病机与五脏的关系［J］.河北中医，2007，29（12）.

［9］　孙立，郑博庆，朱禀匡.多虚实因素与糖尿病发病机理的探讨［J］.中国中医基础医学
杂志，2006，12（2）：134-138.

［10］　高华，胡晓灵.试述痰浊瘀毒在糖尿病病机演变过程中的作用［J］.世界中西医结合杂
志，2008，3（7）：425-426.

［11］　陈果为，陈灏珠.实用内科学（第十四版）［M］.北京：人民卫生出版社，2013.

［12］　查锡良，药立波.生物化学与分子生物学（第八版）［M］.北京：人民教育出版社，
2013.

［13］　魏小飞，陈璇.微量元素和糖尿病的关系研究.护理研究［J］.2013.11.27（11）（中
旬版）.

［14］　贾海骅，赵红霞，赵凯维，等.探讨糖尿病（消渴）中医病因病机.中国中医基础医学
杂志［J］.2012，18（1）：22-25.

［15］　赵志玥，刘波玲，张亚军.消渴（糖尿病）病因病机古文献探析.内蒙古中医药［J］.
2014，31：126-128.

［16］　Yaima L. Lightfoot, Jing Chen, Clayton E. Mathews. Immune-mediated cell death in type 1
diabetes: lessons from human cell lines［J］. Eur J Clin Invest. 2012, 42（11）: 1244-1251.

［17］　陆再英.内科学（第7版）［M］.北京：人民卫生出版社，2008.

［18］　查彩琴.糖尿病患者的运动饮食指导［J］.中国社区医师，2014，30（11）：135-137.

［19］　程萃华，张秀英.消渴病人的健康指导［J］.甘肃中医，2009，22（5）：44-45.

［20］ 胡丹丹，陈春华，谭鄂，等.消渴症的中医治疗及饮食调理体会［J］.亚太传统医药，2011，7（5）：153-154.

［21］ 张力辉，王绵，殷立新.糖尿病及其并发症的临床用药［M］.北京：人民卫生出版社，2010.

［22］ 吕仁和，赵进喜.糖尿病及其并发症中西医诊治学［M］.北京：人民卫生出版社，2008.

［23］ 迟家敏.实用糖尿病学［M］.北京：人民卫生出版社，2009.

［24］ 中华医学会糖尿病学分会.中国2型糖尿病防治指南（2013年版）［J］.中华糖尿病杂志，2014，6（7）：449-482.

［25］ 中华医学会糖尿病学分会.新诊断2型糖尿病患者短期胰岛素强化治疗专家共识［J］.中华医学杂志，2013，93：1524-1526.

［26］ 周仲瑛.中医内科学［M］.北京：中国中医药出版社，2007.

［27］ 范冠杰，邓兆智.内分泌专病与风湿病中医临床诊治（第3版）［M］.北京：人民卫生出版社，2013.

［28］ 陈丹，孙志，陈理.针灸治疗2型糖尿病的研究进展，针灸临床杂志［J］.2012，28（7）：77-78.

［29］ 朴耕希，徐玉东，刘艳艳，等.近20年来针灸防治糖尿病并发症选穴特点分析，针灸与推拿［J］.2010，30（11）：1116-1117.

［30］ 刘京丽.针灸治疗消渴的时间效应研究［J］.长春中医药大学学报，2012，28（5）：861.

［31］ 陈佑邦.中国针灸治疗学［M］.2版.北京：中国科学技术出版社，1990：660.

［32］ 余曙光.实验针灸学［M］.上海：上海科学技术出版社，2009：103.

［33］ 武燕，李瑞.电针"胃脘下俞"对2型糖尿病大鼠血糖及血清瘦素影响的实验研究［J］.针灸临床杂志，2014，30（3）：56-57.

［34］ 王玲，陶加平，吴立雄.针灸任脉经穴对糖尿病胃轻瘫胃排空及血糖的影响［J］.针灸临床杂志，2009，25（3）：5-7.

［35］ 钱伟华，钱红，吴桐，等.针刺治疗糖尿病周围神经病变的临床研究［J］.上海针灸杂志，2000，19（6）：9-11.

［36］ 董勤，曹雯萍，鲁佳，等.电针与穴位注射对糖尿病周围神经病变大鼠神经保护作用的比较研究［J］.时珍国医国药，2013，24（4）：1001-1003.

［37］ 温木生.腹针疗法治百病［M］.北京：人民军医出版社，2010：311.

［38］ 王志飞，王宇.灸法治疗糖尿病的研究进展［J］.中医药信息，2013，30（2）：83-85.

［39］ 周昭.推拿治疗糖尿病72例临床分析［J］.湖南中医药导报，2003，9（6）：86-87.

［40］ 王金涛.松振法为主推拿治疗糖尿病18例［J］.山东中医杂志，1999，18（11）：502.

［41］ 于兆华，于尉杰，刘畅畅，等.推拿按脊治疗2型糖尿病近期疗效分析［J］.中国临床康复，2006，10（39）：30-32.

［42］ Wiseman AC. The role of kidney-pancreas transplantation in diabetic kidney disease［J］. Curr Diab Rep, 2010, 10（5）: 385-391.

［43］ Larsen JL. Pancreas transplantation: indications and consequences［J］. Endocr Rev, 2004, 25（6）: 919-946.

［44］ White SA, Shaw JA, Sutherland DE. Pancreas transplantation［J］. Lancet, 2009, 373（9677）: 1808-1817.

［45］ Gruessner AC. 2011 update on pancreas transplantation:comprehensive trend analysis of 25,000 cases followed up over the course of twenty-four years at the International Pancreas Transplant Registry（IPTR）［J］. Rev Diabet Stud, 2011, 8（1）: 6-16.

［46］ Kiberd BA, Larson T. Estimating the benefits of solitary pancreas transplantation in nonuremic patients with type 1 diabetes mellitus: a theoretical analysis［J］. Transplantation, 2000, 70（7）: 1121-1127.

［47］ Margreiter C, Pratschke J, Margreiter R. Immunological monitoring after pancreas transplantation［J］. Curr Opin Organ Transplant, 2013, 18（1）: 71-75.

［48］ Vrochides D, Paraskevas S, Papanikolaou V. Transplantation for type 1 diabetes mellitus: whole organ or islets?［J］. Hippokratia, 2009, 13（1）: 6-8.

［49］ Jamiolkowski RM, Guo LY, Li YR, et al. Islet transplantation in type I diabetes mellitus［J］. Yale J Biol Med, 2012, 85（1）: 37-43.

［50］ 郑成竹, 刘沛. "2010 中国糖尿病手术治疗高峰论坛暨专家共识大会"会议纪要［J］. 中国实用外科杂志, 2010, 7: 576-577.

［51］ 邹大进, 郑成竹, 吴鸿, 等. 手术治疗糖尿病专家共识［J］. 中国实用外科杂志, 2011, 5: 367-370.

［52］ 童颖丹, 何剪太, 张阳德. 2 型糖尿病的外科治疗［J］. 中国现代医学杂志, 2011, 7: 837-840.

［53］ Sarr MG. Patients developed symptomatic gallstones between 3 and 21 months after Roux-en-Y gastric bypass（RYGB）, neither prophylactic cholecystectomy nor treatment with ursodeoxycholic acid is necessary after open RYGB［J］. Surg Obes Relat Dis, 2006, 2（2）: 233; author reply 233.

［54］ Service GJ, Thompson GB, Service FJ, et al. Hyperinsulinemic hypoglycemia with nesidioblastosis after gastric-bypass surgery［J］. N Engl J Med, 2005, 353（3）: 249-254.

［55］ Lee WJ, Chong K, Lee YC, et al. Effects of obesity surgery on type 2 diabetes mellitus Asian patient［J］. World J Surg, 2009, 33（9）: 1895-1903.

［56］ Evans JL, Goldfine ID, Maddux BA, et al. Oxidative stress and stress-activated signaling pathways: a unifying hypothesis of type 2 diabetes［J］. Endocr Rev, 2002, 23（5）: 599-622.

［57］ Lewis GF, Carpentier A, Adeli K, et al. Disordered fat storage and mobilization in the pathogenesis of insulin resistance and type 2 diabetes［J］. Endocr rev, 2002, 23（2）: 201-229.

［58］ Alexandrides TK, Skroubis G, Kalfarentzos F. resolution of diabetes mellitus and metabolic syndrome following roux-en-Y gastric bypass and a variant of biliopancreatic diversion in patients with morbid obesity［J］. Obes Surg, 2007, 17（2）: 176-184.

［59］ Mingrone G, Castagneto-Gissey L. Mechanisms of early improvement / resolution of type 2 diabetes after bariatric surgery［J］. Diabetes Metab, 2009, 35（6 Pt 2）: 518-523.

［60］ 湛奕. 胰高血糖素样肽-1对糖基化终产物诱导内皮细胞凋亡的影响及机制［C］. 南方医科大学, 2012.

［61］ 徐成胜, 吴勇波, 何涛, 等. 瘦素、胰岛素及IL-6对平滑肌细胞瘦素受体mRNA表达的影响［J］. 中国组织化学与细胞化学杂志, 2010, 1: 11-14.

［62］ 徐姝迪, 郑玉建, 丁红, 等. 高脂饲料诱导肥胖及肥胖抵抗大鼠的瘦素、胰岛素水平［J］. 中国妇幼保健, 2011, 17: 2666-2668.

［63］ 刘轶群. 2型糖尿病患者胃旁路手术治疗后脂联素内脂素及sICAM-1水平变化［C］. 中南大学, 2012.

［64］ 林浩, 陈振栋, 王亚洲, 等. 脂肪因子Chemerin与胃转流术治疗2型糖尿病大鼠作用的相关研究［J］. 黑龙江医药科学, 2013, 1: 27-29.

［65］ Yu BS, W ang AR. Glucagon-like peptide 1 based therapy for Type 2 d iabetes［J］. World J Pediatr, 2008, 4（1）: 8-13.

［66］ Lee Y, KwonMK, Kang ES, eta.l Adenoviral vector mediated glu-cagon-like pep tide 1 gene therapy improves glucose homeostasis in Zucker diabetic fatty rats［J］. J GeneM ed, 2008, 10（3）: 260-268.

［67］ Tang SC, Sam banis A. Developm ent of genetically engineered human intestinal cells for regulated insulin secret ion using rAAV-media ted gene transfer［J］. Biochem BiophysR esCommun, 2003, 303（2）: 645-652.

［68］ Choi SH, Lee HC. Long-term, antidiabetogenic effects of GLP-1 gene therapy using a double-stranded, adeno-associated vira l vector［J］. Gene Ther, 2011, 18（2）: 155-163.

［69］ Samson SL, Gonza lez EV, Y echoor V, eta.l Gene therapy for diabetes: metabolic effects of helper-dependent adenoviral exend in 4 expression in a diet-induced obesity mouse model［J］. Mol Ther, 2008, 16（11）: 1805-1812.

［70］ Bindom SM, LazartiguesE. The sweeter side of ACE2: physiological evid ence for a role in diabetes［J］. MolCellEndocrino, 2009, 302（2）: 193-202.

［71］ Keidar S, Kap lanM, Gam liel-Lazarovich A. ACE2 of the heart From angiotens into angiotensin（1-7）［J］. Card iovasc Res, 2007, 73（3）: 463-469.

［72］ DonoghueM, H sieh F, Baronas E, et al. A novel angiotens inconverting enzym e-related carboxypep tid ase（ACE2）converts angiotensin I to ang iotensin 1-9［J］. Circ Res, 2000,

87（5）：E1-9.

［73］ Bindom SM, Hans CP, X ia H, et al. Angiotens in I-converting enzyme Type 2（ACE2）gene therapy mi p roves g lycem ic control in diab etic mice［J］. Diabetes, 2010, 59（10）：2540-2548.

［74］ Nathan D M, Cleary P A, Backlund J Y, et al. Intensive diabetes treatment and cardiovascular disease in patients with type 1 diabetes［J］. N Engl J Med, 2005, 353：2643-2653.

［75］ Berney T, Johnson P R. Donor pancreata: evolving approaches to organ allocation for whole pancreas versus islet transplantation［J］. Transplantation, 2010, 90：238-243.

［76］ Fridell J A, Rogers J, Stratta R J. The pancreas allograft donor: current status, controversies, and challenges for the future［J］. Clin Transplant, 2010, 24：433-449.

［77］ Vardanyan M, Parkin E, Gruessner C, et al. Pancreas vs. islet transplantation: a call on the future［J］. Curr Opin Organ Transplant, 2010, 15：124-130.

［78］ Shapiro A M, Lakey J R, Ryan E A, et al. Islet transplantation in seven patients with type 1 diabetes mellitus using a glucocorticoid-free immunosuppressive regimen［J］. N Engl J Med, 2000, 343：230-238.

［79］ Peck AB, Chaudhari M, Cornelius JG, et al. Pancreatic stem cells: building blocks for a better surrogate islet to treat type1diabetes［J］. Ann Med, 2001, 33（3）：186-192.

［80］ Ber I, Shternhall K, Perl S, et al. Functional, persistent, and extended liver to pancreas transdifferentiation［J］. J Biol Chem, 2003, 278：31950-31957.

［81］ 刘晓芳，王韫芳，李亚里，等. 干细胞治疗糖尿病的研究现状及展望［J］. 中国科学：生命科学，2013，43：291-297.

［82］ Kroon E, Martinson L A, Kadoya K, et al. Pancreatic endoderm derived from human embryonic stem cells generates glucose-responsive insulin-secreting cells in vivo［J］. Nat Biotechnol, 2008, 26：443-452.

［83］ Chen S, Borowiak M, Fox J L, et al. A small molecule that directs differentiation of human ESCs into the pancreatic lineage［J］. Nat Chem Biol, 2009, 5：258-265.

［84］ Alipio Z, Liao W, Rocmcr E J, ct al. Rcvcrsal of hyperglycemia in diabetic mouse models using induced-pluripotent stem（iPS）-derived pancreatic beta-like cells［J］. Proc Natl Acad Sci USA, 2010, 107：13426-13431.

［85］ Bar-Nur O, Russ H A, Efrat S, et al. Epigenetic memory and preferential lineage-specific differentiation in induced pluripotent stem cells derived from human pancreatic islet beta cells［J］. Cell Stem Cell, 2011, 9：17-23.

［86］ Cardinale V, Wang Y, Carpino G, et al. The biliary tree–a reservoir of multipotent stem cells［J］. Nat Rev Gastroenterol Hepatol, 2012, 9：231-240.

［87］ Liu J, Liu Y, Wang H, et al. Direct differentiation of hepatic stem-like WB cells into insulin-producing cells using small molecules［J］. Sci Rep, 2013, 3：1185．

［88］ Yechoor V, Liu V, Espiritu C, et al. Neurogenin3 is sufficient for transdetermination of hepatic progenitor cells into neo-islets in vivo but not transdifferentiation of hepatocytes ［J］. Dev Cell, 2009, 16: 358-373.

［89］ Wang R N, Kloppel G, Bouwens L. Duct- to islet-cell differentiation and islet growth in the pancreas of duct-ligated adult rats ［J］. Diabetologia, 1995, 38: 1405-1411.

［90］ Smukler S R, Arntfield M E, Razavi R, et al. The adult mouse and human pancreas contain rare multipotent stem cells that express insulin ［J］. Cell Stem Cell, 2011, 8: 281-293.

［91］ Zhou Q, Brown J, Kanarek A, et al. In vivo reprogramming of adult pancreatic exocrine cells to beta-cells ［J］. Nature, 2008, 455: 627-632.

［92］ Ho J H, Tseng T C, Ma W H, et al. Multiple intravenous transplantations of mesenchymal stem cells effectively restore long-term blood glucose homeostasis by hepatic engraftment and beta-cell differentiation in streptozocin-induced diabetic mice ［J］. Cell Transplant, 2012, 21: 997-1009.

［93］ Hess D, Li L, Martin M, et al. Bone marrow-derived stem cells initiate pancreatic regeneration ［J］. Nat Biotechnol, 2003, 21: 763-770.

［94］ Kim S J, Choi Y S, Ko E S, et al. Glucose-stimulated insulin secretion of various mesenchymal stem cells after insulin-producing cell differentiation ［J］. J Biosci Bioeng, 2012, 113: 771-777.

［95］ 孙子林. 糖尿病自我管理技巧［M］. 南京: 江苏科学技术出版社, 2011.

［96］ 袁莉, 熊真真. 糖尿病护理与管理［M］. 北京: 人民卫生出版社, 2013.

［97］ 郭晓慧. 中国糖尿病患者胰岛素使用教育管理规范［M］. 天津: 天津科学技术出版社, 2011.

［98］ 中华医学会糖尿病学分会. 中国糖尿病药物注射技术指南［M］. 北京: 人民卫生出版社, 2011.

［99］ 袁丽. 画说糖尿病［M］. 北京: 北京科学技术出版社, 2008.

［100］ International Association of Diabetes and Pregnancy Study Groups Consensus Panel, Metzger BE, Gabbe SG, et al. International Association of Diabetes and Pregnancy Study Group recommendations on the diagnosis and classification of hyperglycemia in pregnancy ［J］. Diabetes Care. 2010, 33 (3): 676-682.

［101］ American Diabetes Association Workgroup on Hypoglycemia. Defining and reporting hypoglycemia in diabetes［J］. Diabetes Care. 2005, 28: 1245-1249.

［102］ English P, Williams G. Hyperglycaemic crises and lactic acidosis in diabetes mellitus［J］. Postgrad Med J, 2004, 80: 253-261.

［103］ Goldman L, Ausiello D. 西氏内科学（中）［M］. 世界图书出版西安公司. 2009.

［104］ Gold AE, MacLeod KM, Frier BM. Frequency of severe hypoglycemia in patients with type I diabetes with impaired awareness of hypoglycemia.［J］. Diabetes Care. 1994, 17 (7): 697-703.

［105］刘清泉.中医急重症学［M］.北京：人民卫生出版社，2012.

［106］张发荣.中西医结合糖尿病治疗学［M］.北京：中国中医药出版社，1999.

［107］方朝晖.中西医结合糖尿病学［M］.北京：学苑出版社，2011.

［108］贵润燥.治疗糖尿病乳酸性酸中毒的经验［J］.辽宁中医杂志，2000，27（05）：193-194.

［109］方朝晖.中西结合糖尿病学［M］.北京：学苑出版社，2011.

［110］林兰.糖尿病中西结合诊疗规范［M］.北京：军事医学科学出版社，2010.

［111］邓丽，刘晓冬.急性脑梗死的治疗进展［J］.中国全科医学，2011，14（3B）：826-828.

［112］中华中医药学会糖尿病分会，糖尿病合并脑血管病中医诊疗标准［J］.世界中西医结合杂志，2011，6（4）：357-364.

［113］衡先培，朱章志，郑健.实用糖尿病中西医治疗［M］.北京：人民军医出版社，2006：430.

［114］方朝晖.中西结合糖尿病学［M］.北京：学苑出版社，2011：201-209.

［115］赵凌云，田绍前，刘晓红，等.糖尿病心肌病的发病机制［J］.中国糖尿病杂志，2003，21（6）：571-572.

［116］史轶繁.协和内分泌和代谢学［M］.北京：科学出版社，2000.

［117］林兰.糖尿病中西结合诊疗规范［M］.北京：军事医学科学出版社，2010.

［118］吴晶，马振成，刘永强.糖尿病及其并发症［M］.北京：化学出版社，2012.

［119］宋莉，颜红兵.2012年ESC急性ST段抬高性心肌梗死治疗指南［J］.心血管病学进展，2012，33（6）：689.

［120］王吉耀.内科学［M］.北京：人民卫生出版社，2010.

［121］陈灏珠，林为果，王吉耀.实用内科学［M］.北京：人民卫生出版社，2013.

［122］李荼果，肖践明.急性心肌梗死多种治疗方法的研究进展［J］.临床医学，2013，33（5）：110.

［123］邓云，李勤，梅春雪，等.糖尿病心肌梗死的治疗［J］.中国误诊学杂志，2013，3（2）：205.

［124］中华中医药学会糖尿病分会，糖尿病合并心血管病中医诊疗标准［J］.世界中西医结合杂志，2011，6（5）：456-458.

［125］贾睿博，唐晓蓉.2型糖尿病下肢血管病变研究进展［J］.中华临床医师杂志，2013，7（22）：10304.

［126］吴晶，马振成，刘永强.糖尿病及其并发症［M］.北京：化学出版社，2012.

［127］李伟，谭思洁.糖尿病下肢血管病变及其运动疗法［J］.实用糖尿病杂志，2011，7（4）：7.

［128］王莉，曹毅，何慧英.糖尿病足的治疗进展［J］.浙江中医药大学学报，2011，34（3）：459.

［129］龚翠芬，乔小利，魏金花，等.糖尿病下肢血管病变的治疗进展［J］.河北中医，

2011, 33（2）：305-306.

[130] 中华中医药学会糖尿病分会. 糖尿病合并脑血管病中医诊疗标准［J］. 世界中西医结合杂志, 2011, 6（7）：619-621.

[131] 方朝晖. 中西医结合糖尿病学［M］. 北京：学苑出版社, 2011：235.

[132] 吴晶, 马振成, 刘永强. 糖尿病及其并发症［M］. 北京：化学出版社, 2012：292-293.

[133] 中华中医药学会. 糖尿病视网膜病变中医防治指南［J］. 中国中医药现代远程教育, 2011, 9（04）：154.

[134] 中华中医药学会糖尿病分会. 糖尿病视网膜病变中医诊疗标准［J］. 世界中西医结合杂志, 2011, 6（7）：632-636.

[135] 彭晓燕, 张永鹏. 糖尿病视网膜病变的治疗趋势［J］. 眼科, 2011, 20（4）：219.

[136] 中华中医药学会糖尿病分会. 糖尿病肾脏疾病中医诊疗标准［J］. 世界中西医结合杂志, 2011, 6（6）：548-552.

[137] 赵大鹏, 隋艳波, 栾仲秋, 等. 糖尿病肾病发病机制的研究进展［J］. 中国医药导报, 2012, 9（36）.

[138] 吴晶, 马振成, 刘永强. 糖尿病及其并发症［M］. 北京：化学出版社. 2012.

[139] 中华中医药学会. 糖尿病肾病中医防治指南［J］. 中国中医药现代远程教育. 2011, 9（04）：151-152.

[140] 中国医师协会内分泌代谢科医师分会. 2型糖尿病合并慢性肾脏病患者口服降糖药用药原则中国专家共识［J］. 中国糖尿病杂志, 2013, 10（10）：866-867.

[141] 苏宏业, 王乃尊. 糖尿病肾病治疗研究［J］. 医学综述. 2008, 14（9）：1378.

[142] 方朝晖. 中西医结合糖尿病学［M］. 北京：学苑出版社, 2011.

[143] 李昌祁, 霍立光, 张永昌. 中西医结合治疗糖尿病并发症［J］. 北京：人民卫生出版社, 2010.

[144] 高喜源, 包桂英, 张雪峰, 等. 高血压病中医辨证与心钠素、肾素-血管紧张素-醛固酮系统、心素钠的关系［J］. 天津中医. 1993, 11：1059.

[145] Shaten BJ, Smith GD, Kuller LH, et al. Risk factors for the development of type II diabetes among men enrolled in the usual caregroup of the multiple risk factor intervene: ion trial［J］. Diabetes Care, 1993, 16: 1331.

[146] Puenell JQ, Marcovina SM. Kennedy H, et al. Lp（a）levels in IDDM: effect of intensive diabetes therapy in the DCCT［J］. Diabetes, 1994, 43: 75.

[147] 胡正松. 高脂血症从痰论治五法［J］. 江苏中医. 1995, 16：32.

[148] 和即仁. 高脂血症中医药治法及作用机理研究进展［J］. 云南中医药杂志. 1999, 20：31.

[149] 徐育珊. 论高脂血症的标本兼治［J］. 江苏中医. 1997, 8：11.

[150] Tuomilehto J, Zimmet P, Wolf E, et al. Plasma uric acid level and its association with

diabetes mellitus and some biological parameters in a biracial population of Fiji [J]. Am J Epidemiol, 1988, 127: 321-336.

[151] Whitehead TP, Jungner I, Robinson D, et al. Serum urate, serum glucose and diabetes [J]. Annals of Clinical Biochemistry, 1992, 29: 159-161.

[152] Cook DG, Shaper AG, Thelle DS, et al. Serum uric acid, serum glucose and diabetes: relationships in a population study [J]. Postgrad Med J, 1986, 62: 1001-1006.

[153] Nan H, Dong Y, Gao W, et al. Diabetes associated with a low serum uric acid level in a general Chinese population [J]. Diabetes Research and Clinical Pratice, 2007, 76: 68-74.

[154] O'Brien WM, Burch TA, Bunim JJ. Genetics of hyperuricaemia in Blackfeet and Pima Indians [J]. Ann Rheum Dis, 1966, 25: 117-119.

[155] Burch TA, O'Brien WM, Need R, et al. Hyperuricemia and gout in the Mariana Islands [J]. Ann Rheum Dis, 1966, 25: 114-116.

[156] Krizek V. Serum uric acid in relation to body weight [J]. Ann Rheum Dis, 1966, 25: 456-458.

[157] Matsubara M, Chiba H, Maruoka S, et al. Elevated serum leptin concentrations in women with hyperuricemia [J]. J Atheroscler Thromb, 2002, 9: 28-34.

[158] Bedir A, Topbas M, Tanyeri F, et al. Leptin might be a regulator of serum uric acid concentrations in humans [J]. Jpn Heart J, 2003, 44: 527-536.

[159] 王颜刚, 苗志敏, 阎胜利, 等. 高UA血症及痛风病人血UA与胰岛素抵抗的关系[J]. 青岛大学医学院学报, 2004, 40 (3): 197-199.

[160] 梁翠翠, 阎胜利, 王飞, 等. 痛风病人胰岛B细胞分泌功能的研究 [J]. 青岛大学医学院学报, 2012, 48 (8): 317-320.

[161] BELL G I, LAYBOURN P J, NAJARIAN R C, et al. Exonduplication and divergence in the human preproglucagon gene [J]. Nature, 1983, 304 (5924): 368-371.

[162] 陈丽萌, 李学. 糖尿璃与核转录因子NF-κB [J]. 国外医学·泌尿系统分册, 2003, 23 (5): 559-562.

[163] 邹贵勉, 车文体, 眭维国, 等. 城市社区居民高尿酸血症与脂代谢异常的关系 [J]. 中华保健医学杂志, 2009, 11 (4): 259-261.

[164] 陈文玉, 孙杜菊. 糖尿病患者与健康体检者血脂及血尿酸水平比较[J]. 中国临床康复, 2004, 8 (27): 5912-5913.

[165] 冼苏. 小剂量胰岛素待续静脉注射治疗糖尿病性肝肿大10例报告[J]. 广西医学院学报, 1992, 9 (1): 32.

[166] 池芝盛. 糖尿病学 [M]. 北京: 人民卫生出版社, 1982.

[167] 孙广辉. 糖尿病或高血脂与老年胆结石的相关研究 [J]. 天津医药. 1994, (1): 20.

[168] 马秀萍, 陈秀田, 周手韬. 2型糖尿病患者伴胆结石的危险因素 [J]. 西安医科大学学报, 1994: 15.

[169] 顾旧芬，王昌成，俞卫男.糖尿病与胆石症关系的临床探讨［J］.医师进修杂志，1996,（4）：15.

[170] 范原，罗尧生，薛元明.2型糖尿病与胆囊结石、非结石性胆囊炎的关系［J］.云南医药，1994,15（6）：404.

[171] 韩桃娟，赵瑞芳，周以钧，等.用逐步回归法分析牙周病是否与糖尿病有关［J］.华西口腔医学杂志，1985,3（4）：229.

[172] 王晖，张蕴惠，裴天祯，等.糖尿病与牙周病的关系糖尿病人牙周病变的分析［J］.临床口腔医学杂志，1982（4）：183.

[173] 王晖，张蕴惠，王顺靖，等.糖尿病兼牙周炎患者的服组织的电镜观察［J］.临床口腔医学杂志，1988,4（2）：65.

[174] Xu Y，Wang L，He J，et al.Prevalence and control of diabetes in Chinese adults［J］.The Journal of the American Medical Association，2013,310（9）：948-959.

[175] David M，Mayer B.Impaired Fasting Glucose and Impaired Glucose Tolerance［J］.Diabetes Care March. 2007, 30：753-759.

[176] Lindstrom J，Ilanne-Parikka P，Peltonen M，et a1.Sustained reduction in the incidence of type 2diabetes by lifestyle intervention：follow-up of the Finish Diabetes Prevention Study［J］.Lancet，2006,368：1673-1679.

[177] Pan XR，Li GW，Hu YH，et a1.Effects of diet and exercise in preventing NIDD in people with impaired glucose tolerance：the Da Qing IGT and diabetes study［J］.Diabetes Care, 1997, 20：537-544.

[178] Li GW，Zhang P，Wang J，et a1.The longterm effect of lifestyle interventions to prevent diabetes in the China Da Qing Diabetes Prevention Study：a 20-year foflow-up study［J］.Lancet, 2008, 371：1783-1789.

[179] Tuomilehto J，Lindstron J，Eriksson JG，et a1. Prevention of type 2diabetes mellitus by changes in lifestyle among subieets with impaired glucose tolerance［J］.N Engl J Med, 2001, 344：1343-1350.

[180] Knowler WC，Barrett-Connor E，Fowler SE，et a1.Reduction in the incidence of type 2 diabetes with lifestyle intervention or metformin［J］.N Engl J Med, 2002, 346：393-403.

[181] Jean-Louis Chiasson，Robert G Josse，Ramon Gomis，et a1.Aearbose for prevention of type 2diabetes mellitus: the STOP-NIDDM randomised trial［J］.Lancet, 2002, 359：2072-2077.

[182] 李瑞峰.二甲双胍干预治疗糖耐量受损临床疗效观察［J］.实用临床医药杂志，2011, 15（3）：79-80.

[183] 刘雷，张连生，梅勇，等.阿卡波糖治疗糖耐量减低人群效果的 Meta 分析［J］.中国全科医学，2013,16（5）：1637-1640.

[184] 伍艳明，林凯玲，陈瑞芳.八段锦养生法对糖尿病前期的干预作用分析［J］.广州中医

药大学学报，2011，28（2）：109-112.

［185］霍达，郭利平.脾瘅病因病机及中药治疗研究进展［J］.辽宁中医杂志，2013，40（12）：2607-2609.

［186］陈筱云，段正胜.2型糖尿病前期中医病机探讨［J］.世界中西医结合杂志，2013，8（1）：4-5.

［187］Wenying Yang，Juming Lu，Jianping Weng，et al. Prevalence of Diabetes among Men and Women in China［J］. N. Engl . J . Med, 2010, 362（12）：1090-1101.

［188］中华医学会内分泌学分会肥胖学组.中国成人肥胖症防治专家共识［J］.中华内分泌代谢杂志，2011，27（9）：711-717.